病理生理学
—— 疾病的机制与防治基础

主　编　欧阳静萍　董传仁
副主编　刘金保　董伟华

编委（按姓氏笔画）

王保华　卢彦珍　刘永明　刘金保　汪长华
余　追　肖庆忠　吴　珂　吴　勇　郑汉巧
陆　丽　杨静薇　欧阳静萍　徐　军　梁仲培
董伟华　董传仁　魏　蕾

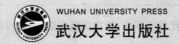
武汉大学出版社

内容提要

本书参考国内外最新文献和教材编写而成。全书分上下两篇，共20章。上篇从细胞、分子水平阐述疾病的发生、发展机制上，分别介绍细胞膜、受体、细胞信号转导、细胞骨架、细胞凋亡、细胞因子、细胞黏附分子、干细胞应用前景、基因与疾病、细胞内环境变化与疾病的关系，为认识疾病的本质提供理论知识。下篇较为全面地介绍了循环、呼吸、泌尿、消化、血液、免疫、内分泌和神经系统功能紊乱及多器官功能衰竭，侧重反映疾病时主要器官、系统的变化及其机制。

本书体系完整、内容科学、资料翔实、图表清晰，可作为医学硕士研究生（含7、8年制医科学生）的教材，也可供相关专业教师和临床医务工作者参考。

图书在版编目(CIP)数据

病理生理学：疾病的机制与防治基础/欧阳静萍，董传仁主编．—武汉：武汉大学出版社，2004.3(2013.7重印)
ISBN 978-7-307-04125-7

Ⅰ.病… Ⅱ.①欧… ②董… Ⅲ.病理生理学 Ⅳ.R363

中国版本图书馆CIP数据核字(2003)第125508号

责任编辑：杨 华 责任校对：黄添生 版式设计：支 笛

出版发行：武汉大学出版社 （430072 武昌 珞珈山）
（电子邮件：cbs22@whu.edu.cn 网址：www.wdp.com.cn）
印刷：荆州市鸿盛印务有限公司
开本：787×1092 1/16 印张：27 字数：650千字
版次：2004年3月第1版 2013年7月第4次印刷
ISBN 978-7-307-04125-7/R·94 定价：42.00元

版权所有，不得翻印；凡购买我社的图书，如有质量问题，请与当地图书销售部门联系调换。

前 言

随着循证医学(evidence based medicine)的兴起,要求任何科学决策都应根据现有最可靠的科学成果为依据。因此,病理生理学务必应用当代医学的最新成就,阐明疾病发生、发展的基本机制和本质,为疾病的防治决策提供理论基础。

本教材参考国内外最新文献和教材编写而成。在教材的结构编排上与国外流行的病理生理学教材同步,并结合我国优秀医学教材的特点,形成本教材的体系。本书从整体、器官、细胞、分子水平以及人与环境的相互关系的角度,分析疾病时机体机能、形态、代谢的变化,探讨疾病的本质,起到了使病理生理学在各基础医学学科之间起着横向联系、在基础医学和临床医学之间起着纵向沟通的作用。

全书共20章,前11章从细胞、分子水平阐述疾病的发生、发展机制,分别介绍细胞膜、受体、细胞信号转导、细胞骨架、细胞凋亡、细胞因子、细胞黏附分子、干细胞应用前景、基因与疾病以及细胞内环境变化与疾病的关系,为认识疾病的本质提供理论知识。后9章较为全面地介绍了循环、呼吸、泌尿、消化、血液、免疫、内分泌和神经系统功能紊乱及多器官功能衰竭,侧重反映疾病时主要器官、系统的变化及其机制。本书可作为医学硕士研究生(含7、8年制医科学生)的教材,也可供相关专业教师和临床医务工作者参考。

本教材的编写、出版得到了武汉大学出版社、各位编委的大力支持,吴珂博士负责全部插图的绘制工作,在此一并致谢!由于我们的水平和时间所限,难免存在不足之处,恳请读者提出宝贵意见。

欧阳静萍　董传仁

2003.7

目 录

第一章 细胞与疾病 …………………………………………………………………… 1
    第一节 细胞的基本概念 ……………………………………………………………… 1
    第二节 细胞膜与疾病 ………………………………………………………………… 2
    第三节 细胞器与疾病 ………………………………………………………………… 5
    第四节 细胞核与疾病 ………………………………………………………………… 9

第二章 细胞膜功能异常 ……………………………………………………………… 11
    第一节 质膜的化学组成 ……………………………………………………………… 11
    第二节 质膜的分子结构 ……………………………………………………………… 15
    第三节 质膜的功能 …………………………………………………………………… 16
    第四节 细胞膜功能异常与疾病 ……………………………………………………… 21

第三章 细胞受体及其异常 …………………………………………………………… 28
    第一节 概述 …………………………………………………………………………… 28
    第二节 细胞受体异常 ………………………………………………………………… 34

第四章 细胞信号转导与障碍 ………………………………………………………… 40
    第一节 细胞信号转导概述 …………………………………………………………… 40
    第二节 细胞信号转导的主要途径 …………………………………………………… 42
    第三节 细胞信号转导障碍与疾病 …………………………………………………… 50

第五章 细胞骨架与疾病 ……………………………………………………………… 57

第六章 细胞凋亡与疾病 ……………………………………………………………… 68
    第一节 细胞凋亡的基本过程 ………………………………………………………… 68
    第二节 细胞凋亡的识别 ……………………………………………………………… 69
    第三节 细胞凋亡的机制 ……………………………………………………………… 71
    第四节 细胞凋亡失调性疾病 ………………………………………………………… 79

第七章 细胞因子与疾病 ……………………………………………………………… 82

第八章 黏附分子与疾病 ……………………………………………………………… 95

第一节	各类型的黏附分子	95
第二节	黏附分子在生理、病理过程中的作用	104

第九章 干细胞及其应用前景 … 111
第一节	干细胞的分类和特点	111
第二节	人胚胎干细胞及其应用前景	113
第三节	间充质干细胞及其应用前景	121
第四节	成体干细胞及其应用前景	128

第十章 基因异常与疾病 … 133
第一节	基因的结构与功能	133
第二节	基因突变的分子机制	139
第三节	基因变异与疾病的病理生理基础	142

第十一章 细胞内环境紊乱 … 155
第一节	水、钠代谢及其调节机制	155
第二节	水、钠代谢紊乱	158
第三节	钾代谢及钾代谢障碍	164
第四节	正常镁代谢及镁代谢障碍	172
第五节	正常酸碱平衡	174
第六节	酸中毒	182
第七节	碱中毒	188
第八节	混合性酸碱平衡紊乱	192

第十二章 循环系统功能紊乱 … 199
第一节	循环系统基本结构和功能	199
第二节	休克	212
第三节	心肌肥厚	221
第四节	心力衰竭	230
第五节	高血压	244
第六节	心肌缺血-再灌注损伤	254

第十三章 呼吸系统功能紊乱 … 266
第一节	肺脏的正常功能	266
第二节	呼吸衰竭	269
第三节	急性呼吸窘迫综合征	278

第十四章 肾脏病理生理 … 286
第一节	肾功能不全的基本发病环节	286

第二节　急性肾功能衰竭 ································· 289
　　第三节　慢性肾功能衰竭 ································· 295
　　第四节　尿毒症 ··· 302

第十五章　消化系统功能紊乱 ································· 307
　　第一节　消化系统的基本结构和功能 ················ 307
　　第二节　肝性脑病 ··· 309

第十六章　血液系统功能紊乱 ································· 318
　　第一节　血细胞生理学特点 ····························· 318
　　第二节　贫血 ·· 324
　　第三节　急性白血病 ······································ 330
　　第四节　弥散性血管内凝血 ····························· 334

第十七章　免疫系统功能紊乱 ································· 346
　　第一节　免疫系统的基本结构和功能 ················ 346
　　第二节　超敏反应 ··· 359
　　第三节　自身免疫性疾病 ································ 363
　　第四节　免疫缺陷病 ······································ 368

第十八章　神经系统功能紊乱 ································· 373
　　第一节　神经系统的基本结构和功能 ················ 373
　　第二节　脑梗塞与脑出血 ································ 379
　　第三节　神经递质 ··· 387
　　第四节　疼痛 ·· 393

第十九章　糖尿病 ··· 404
　　第一节　分类与病因 ······································ 404
　　第二节　发生机制 ··· 405
　　第三节　对机体的影响 ··································· 409
　　第四节　防治的病理生理基础 ·························· 413

第二十章　多器官功能不全 ···································· 415
　　第一节　概述 ·· 415
　　第二节　病因及发病经过 ································ 416
　　第三节　发病机制 ··· 417
　　第四节　主要器官功能改变的特点 ··················· 421
　　第五节　防治的病理生理学基础 ······················ 422

第一章 细胞与疾病

　　细胞是生物体的基本组成单位,是生命活动的基本单位。在多细胞生物中,各种特化的细胞密切合作,共同完成一系列复杂的生命活动。细胞是一个独立有序、能够进行自我调控的结构与功能体系,每个细胞都具有一整套满足自身生命代谢需要的装置。不同组织细胞之间存在广泛的联系和信号联络,表现出精细的分工和巧妙的合作。细胞还会对环境变化及时作出反应,表现为适应或进化。细胞也是生物体生长和发育的基础,是遗传的基本单位。因此,许多疾病的发生都是细胞病变的结果。本章主要讨论正常细胞的基本结构、功能以及细胞异常与疾病的关系。

第一节 细胞的基本概念

　　细胞是生物体的基本结构单位,一切有机体均由细胞构成(病毒除外),单细胞生物体仅由一个细胞构成,多细胞生物体由数以万计的细胞组成。成人机体约含有 6×10^{13} 个细胞,新生婴儿体约含有 2×10^{12} 个细胞。

　　组成生物体的细胞形状千姿百态,大小悬殊,其大小是以微米(micrometer, μm)为测量单位。目前发现最小的和最简单的细胞是支原体,其直径为 $0.1 \sim 0.3 \mu m$,比病毒约大 10 倍。绝大多数细菌直径为 $1 \sim 2 \mu m$,多数高等动植物细胞直径在 $10 \sim 30 \mu m$ 之间。但也有些例外,如动物神经细胞直径可长达 $100 \mu m$ 以上,鸟类卵细胞直径可达数厘米。

　　因细胞大小不同,所以细胞外形和功能也有显著差异。例如,神经细胞呈树枝状,主要功能是传递信息,其神经纤维长度达 1m 以上,可由脊髓延伸至足部肌肉,能将兴奋传至全身。同一个细胞处于不同功能状态时,其形态也发生变化,如巨噬细胞做吞噬运动时,形态会发生很大改变。

　　生物细胞根据进化程度与结构的复杂程度,可分为两大类,即原核细胞(procarytic cell)和真核细胞(encarytic cell)。前者结构简单,如各种致病细菌、放线菌、立克氏体、衣原体等;后者结构复杂,人体细胞及各种动植物细胞均属此类。

　　从基本构造上来讲,细胞都是由最外围的细胞膜(cell membrane)、半透明的液体——细胞质(cytoplasm)和细胞核(nucleus)所组成的(见图 1-1)。此三种构造在细胞中各担负不同的任务,彼此密切合作。

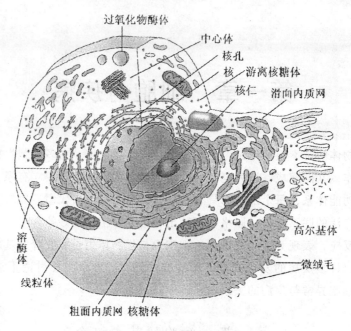

图1-1 细胞基本结构模式

第二节 细胞膜与疾病

细胞膜是围绕细胞外表面、主要由脂类和蛋白质构成的一层膜性结构,其基本作用是维持细胞形状,保持细胞相对独立和稳定的内环境。此外,细胞膜还参与细胞的物质运输、信息传递、能量转换等多种功能,与细胞的新陈代谢、生长繁殖等重要生命活动密切相关。

一、细胞膜的组成

细胞膜的主要化学成分是脂类、蛋白质和糖类,此外还含有水、无机盐、少量的核酸和微量的金属离子等。

(一)细胞膜脂类

生物膜上的脂类称膜脂,为连续的双分子层,构成膜的基本骨架。在细胞膜上可有200多种脂类,主要有磷脂(phospholipid)、胆固醇(cholesterol)和糖脂(glycolipid)三种。

磷脂是膜脂的主体,是一种双亲性分子(amphipathic molecules),其一端亲水,一端疏水。亲水端是各种磷脂酰碱基,叫做头部,它们多数通过甘油基团与疏水端相连。疏水端是两条长短不一的烃链,叫做尾部,其中的一条烃链常含有一个或数个双键。不同细胞,膜磷脂所含碳氢链的长短、饱和度可有所不同。

细胞膜上的胆固醇为中性脂质,也含亲水头端和疏水尾端,但不如磷脂分子排列得整齐有序,其极性头部以亲水羟基与磷脂分子的头部紧靠,尾部呈游离状插在磷脂分子尾部中间。通过这种影响,胆固醇对膜的稳定性发挥着重要作用。

糖脂是细胞膜上含量较少的一种脂类,位于细胞的外表层,约占脂双分子层的外层脂质分子的5%,为磷脂的衍生物,也是双亲性分子,由糖基取代磷脂头部的磷酸胆碱而成。糖脂的功能与细胞同外环境的相互作用有关。

(二) 细胞膜蛋白质

生物膜所含的蛋白质叫膜蛋白。膜脂质双分子层构成膜的基本骨架,而膜蛋白的含量、种类及分布决定了膜的主要功能,不同细胞的膜蛋白各有其特点。

膜蛋白具有多方面的功能,它们中有些是具有催化作用的酶,催化与膜相关的代谢反应;有些是运输蛋白,转运特殊的分子和离子出入细胞;有些是受体,接收和转导细胞外的化学信号;有些是连接蛋白,连接细胞骨架与相邻细胞或细胞外基质;有些则与细胞的运动、支持和保护有关。可见膜的大部分功能是由膜蛋白完成的,多种细胞膜功能的差异,关键在于所含蛋白质种类的不同。一般来说,功能愈复杂的膜,其上蛋白质的含量愈高。

(三) 细胞膜糖类

细胞膜糖类含量很少,只占膜重量的1%~10%。这些糖类物质覆盖在细胞外表面,以糖基的形式共价结合于膜脂和膜蛋白分子上。

糖脂和糖蛋白的糖基游离于细胞膜的外表,形成一层覆盖性的糖被,称为细胞被(cell coat)。细胞被在细胞膜表面具有保护作用,可防止细胞的机械性损伤,保护细胞免受消化酶的作用和细菌的侵袭。同时,它还与细胞的许多重要功能有关,例如,参与细胞与环境的物质交换、细胞识别、细胞增殖的接触抑制、细胞通信等。

二、细胞膜的功能

细胞膜具有多方面的功能,是细胞生命活动得以进行的重要基础,主要表现在物质运输、细胞识别与信息传递、细胞膜抗原与细胞免疫三个方面。

(一) 物质运输功能

细胞进行各种生命活动,就必须与外环境发生一定的物质交换关系,即细胞新陈代谢所需的各种物质不断地摄入细胞内,细胞内的新陈代谢产物及时地分泌或排出细胞外。这些物质交换过程都是通过细胞膜来实现的。

细胞膜的物质运输有多种机制,根据物质进出细胞的形式,可分为跨膜运输和膜泡运输两种方式。

跨膜运输是指物质直接通过膜的运输,是一些离子和小分子物质进出细胞膜的主要方式,包括被动运输(passive transport)和主动运输(active transport)。被动运输指物质通过细胞膜时,不需消耗细胞的代谢能量,顺其浓度梯度将物质从浓度高的一侧经细胞膜转向浓度低的一侧。它又可分为简单扩散(simple diffusion)、协助扩散(facilitated diffusion)和闸门通道扩散(gate channel diffusion)三种。主动运输指物质由低浓度一侧向高浓度一侧逆浓度梯度和电化学梯度进行跨膜运输的方式,此过程要有能量供应,因此需要与某种释放能量的过程相偶联。主动运输过程所需的能量来源可由 ATP 直接供能,也可由离子梯度驱动力间接供能。

膜泡运输是某些特定的大分子,如蛋白质、多聚核苷酸和多糖等进入细胞的主要方式。这些大分子和颗粒物质不能直接通过跨膜而运输,而必须通过膜的一系列膜泡的形成、融合来完成,因此称为膜泡运输。相对而言,物质经过膜泡进入细胞称为入胞作用(endocytosis),反之物质从胞内出来称出胞作用(exocytosis)。

(二)细胞识别与信息传递功能

细胞识别就是细胞通过膜受体对同种或异种细胞以及各种化学信号分子的认识和鉴别。

膜受体是镶嵌在细胞膜脂双分子层中的各种特异性的蛋白质,多为糖蛋白,也有脂蛋白和糖脂蛋白。膜受体有很强的特异性,能够选择性地与胞外的化学信号分子(如激素、生长因子、神经介质、药物及抗原)结合,从而产生相应的细胞效应。

细胞信息的跨膜传递是细胞间通信联系的主要方式,细胞分泌的化学信号分子,如大部分激素(除脂溶性的甾醇类激素外)和神经递质本身,并不进入细胞,只是将一种信号传递给相应的膜受体,膜受体通过信号转换使之成为细胞内的代谢调节信号,以诱发细胞对外界信号作出相应的生物学反应或调节细胞的活动。

就绝大多数组织的细胞来说,信号跨膜传递的分子机构可分为:cAMP 信号体系、甘油二酯、三磷酸肌醇和 Ca^{2+} 信号体系等。

(三)细胞膜抗原与细胞免疫功能

细胞膜上除了上述的载体蛋白分子、受体分子外,还有一种作为细胞自身标志的蛋白类分子,它们多为镶嵌在细胞膜上的糖蛋白和糖脂,具有特定的抗原性,故称为细胞膜抗原(cell membrane antigen)。

细胞膜上有多种细胞膜抗原,其显著特征是它们能刺激机体免疫细胞产生相应的抗体,如红细胞膜上的 ABO 血型抗原、人类白细胞膜上的 HLA 抗原等。它们在输血、器官移植和肿瘤研究中都有重要的意义。

三、细胞膜功能异常与疾病

细胞膜结构与功能的损伤将导致细胞乃至整个机体功能和结构紊乱,从而引起各种疾病。

(一)细胞膜与肿瘤

各种肿瘤细胞都有细胞膜上黏连蛋白的缺失,失去了原来正常细胞与细胞之间的黏着作用,导致肿瘤细胞彼此之间的黏附性和亲和力降低,使肿瘤细胞易于脱落,浸润病灶周围组织或者通过血液、淋巴液转移到其他部位;而且,肿瘤细胞还可以合成新的糖蛋白。肿瘤细胞膜上的糖脂也会发生改变,主要是糖链缩短,糖基缺失。一些肿瘤细胞表面出现特异性抗原。另外,某些肿瘤细胞膜表面出现原有抗原的消失或异型抗原的产生。

（二）受体蛋白缺损与功能不全

受体蛋白缺损与功能不全多数是遗传性疾病，由于基因突变导致膜受体的结构和数量改变。如丙种球蛋白缺乏患者的 B 淋巴细胞膜上，缺少作为抗原受体的免疫球蛋白，因此，B 淋巴细胞不能接受抗原刺激分化成浆细胞，也不能产生相应的抗体，致使机体抗感染功能严重受损，患者常反复出现肺部感染。某些Ⅰ型糖尿病患者由于细胞膜表面胰岛素受体数目减少，使胰岛素不能与细胞膜受体结合产生生物学效应，导致糖尿病的发生。重症肌无力症是由于体内产生了乙酰胆碱受体的抗体，占据了乙酰胆碱受体，封闭了乙酰胆碱的作用。该抗体还可以促使乙酰胆碱受体分解，使患者的受体大大减少，导致重症肌无力症。家族性高胆固醇血症患者是由于低密度脂蛋白（low-density lipid，LDL）受体缺陷，或因受体对 LDL 连接部位的缺失，或因受体有被小窝（caveolae）的缺失，影响 LDL 受体与 LDL 在细胞膜表面的有被小窝处结合，导致细胞对 LDL 的摄取障碍，结果导致血液中胆固醇含量比正常人高 1 倍，患者出现持续高胆固醇血症，未成年便发生动脉粥样硬化，患者多死于冠心病。

（三）物质运输紊乱

物质运输紊乱也多是遗传性疾病，如胱氨酸尿症患者因细胞膜上相应的载体蛋白缺陷，造成转运功能降低，导致尿液中含有大量的胱氨酸，当尿液的 pH 值下降时，胱氨酸沉淀形成结石。肾性糖尿病是由于肾小管上皮细胞膜中转运糖类的载体蛋白缺失而致。

第三节 细胞器与疾病

细胞器是分布于细胞质内，具有一定形态，在细胞生理活动中起重要作用的结构。它包括：内质网、线粒体、高尔基复合体、溶酶体、微丝、微管、中心粒等。下面主要对细胞质中几种主要细胞器的基本结构和功能及其异常与疾病的关系作一介绍。

一、内 质 网

（一）内质网的基本结构和功能

内质网（endoplasmic reticulum）广泛分布于各种细胞中，由单层膜围绕封闭呈囊状、管状和小泡状，在细胞质内形成一个三维的网状结构，多位于细胞核周围的细胞内质区域，其靠近核的一端常与核膜相连接。内质网有粗面内质网（rough endoplasmic reticulum）和滑面内质网（smooth endoplasmic reticulum）两种。前者有许多核糖体附着在其外膜上，后者表面缺乏核糖体附着，呈平滑状。

粗面内质网的功能主要是为负责蛋白质合成的核糖体提供支架，同时也进行新合成蛋白质的粗加工和蛋白质的转运。滑面内质网膜表面无核糖体附着，光滑平整，所以与蛋白质合成无关。其功能比较复杂，是一种多功能性结构。在滑面内质网膜上有合成脂质分子的酶，可合成磷脂和其他脂类。在肝细胞中，滑面内质网膜上的葡萄糖-6-磷酸酶可把肝糖原降解产生的葡萄糖-6-磷酸分解为磷酸和葡萄糖，然后将葡萄糖释放到血液中。肝细胞的滑面内质网还含有与催化药物及有害代谢产物解毒的一系列反应有关的酶,如细胞色素 P450、NADH-细胞色素 C 还原酶等,能使一些脂溶性药物如巴比妥盐、致癌剂等在肝细胞中经过氧化、还原、水解和结合等方式作用后毒性降低,易溶于水而排出体外。此外,滑面内质网还有许多其他功能。如哺乳动物的胃肠分泌细胞、胃壁细胞的滑面内质网丰富,可通过吸收 Cl^- 与 H^+ 结合生成 HCl 并排除胞外,从而调节细胞的渗透压。肝细胞的滑面内质网还参与胆汁的生成及促进胆汁分泌等。

(二)内质网与疾病

内质网是细胞内重要的细胞器,其功能改变将对细胞产生深刻的影响,而且随着细胞的类型和细胞所处的生理状态的不同,内质网的数量、形态以及内含物等均可发生某些变化。

1. 遗传性外周神经疾病

许多与蛋白质构象有关的疾病都和内质网功能改变有关。正常情况下,总有少数蛋白质分子突变而导致蛋白质折叠缺陷,这些缺陷蛋白质分子通过降解而被清除。如果缺陷蛋白质分子未能被降解而在内质网中积累,以至于引起内质网的应激反应,就会引起疾病。某些遗传性外周神经疾病,如脱髓鞘病、海绵样脑病、克雅氏病和 Alzheimer 病等淀粉样沉积病,都与此有关。

2. 内质网与感染

在某些情况下,内质网可以把一些物质包封起来形成包含体。这些包含体可含有感染因子如病毒、细菌、蛋白质、糖类、脂类、色素或这些物质的不同组合,它们在内质网的囊腔内形成各种小泡。浆细胞中的罗氏小体(Russell's body)即为粗面内质网内储存的免疫球蛋白或糖蛋白的聚集体。

3. 内质网与肿瘤

粗面内质网的发达程度,可作为判断细胞分化程度和功能状态的一种形态指标。这一点在不同分化程度的肿瘤细胞中表现特别显著,如实验性大鼠肝癌,凡分化高、生长慢的癌细胞中,粗面内质网很发达;反之,在分化低、生长快的癌细胞中,粗面内质网很少。在人体肝癌细胞中也见到类似情况。可见肿瘤细胞粗面内质网的数量与肿瘤生长速度以及恶性程度之间存在着反比关系。

4. 内质网与肌肉的舒缩功能

肌细胞中滑面内质网以肌质网(sarcoplasmic reticulum)的形式存在,通过释放和摄取 Ca^{2+} 参与肌肉的运动,Ca^{2+}-ATP 酶为肌质网上存在的主要膜蛋白。肌质网释放 Ca^{2+} 于肌纤维丝之间,通过肌钙蛋白等一系列相关蛋白的构象改变和位置变化引起肌肉收缩。当肌肉松弛时,肌质网上的 Ca^{2+} 泵将 Ca^{2+} 摄入肌质网。在心力衰竭的心肌细胞和超负荷等引起心肌肥大的心肌细胞中都能观察到肌质网蛋白表达异常。

二、溶 酶 体

(一)溶酶体的基本结构和功能

溶酶体(lysosome)是由单层生物膜包围、内含多种酸性水解酶类的囊泡状结构。溶酶体所含的酶能催化、降解所有生物大分子，被视为细胞内的"消化系统"。目前已发现溶酶体内约含有 60 多种酶，其中主要包括蛋白酶、核酸酶、糖苷酶、脂肪酶、磷酸酶、磷酸脂酶及硫酸脂酶等，均属于酸性水解酶，这些酶在 pH 值为 5 左右的条件下处于最佳活性状态。在正常情况下溶酶体的膜对这些酶没有通透性，某些原因发生渗漏时，也由于酶在酸性环境才呈现最佳活性，可使细胞免受损害。

溶酶体的主要功能之一就是消化作用，通过其所含多种酶类来消除细胞中无用的生物大分子、衰老的细胞器以及衰老损伤和死亡的细胞，获得的降解产物提供细胞营养再利用。细胞的自溶作用（autolysis）是溶酶体的又一功能活动。细胞的自溶作用指在一定的调节机制下，细胞内溶酶体的膜自行破裂，释放出其中的水解酶，进而引起细胞自身的溶解、死亡，即整个细胞被释放的酶所消化。在某些正常机体的个体发育过程中，在器官和组织的重建和形成以及某些特殊生理活动中，溶酶体的自溶作用具有重要意义。例如，无尾两栖类在变态时蝌蚪尾巴退化，即是由溶酶体中组织蛋白酶的消化作用破坏尾部细胞而成。

（二）溶酶体功能异常与疾病

1. 先天性溶酶体病（inborn lysosomal disease）

先天性溶酶体病是由于基因缺陷使酶蛋白合成障碍，导致溶酶体缺乏某些水解酶，相应的作用底物不能降解而蓄积在溶酶体中，造成细胞代谢障碍而引起的疾病，也称蓄积性疾病（deposition disease）。现已发现 40 多种先天性溶酶体病。例如，Ⅱ型糖原蓄积病（glycogen storage disease type Ⅱ）是最早发现的先天性代谢病。它是由于基因缺陷，肝细胞溶酶体内缺乏 α-葡萄糖苷酶，导致糖原无法被降解而大量蓄积在肝细胞和肌细胞的溶酶体内，使溶酶体越来越大，以致大部分细胞质被溶酶体所占据，导致细胞变性，器官功能受损。此病多见于婴儿，主要表现为肌无力、心脏增大、进行性心力衰竭等，患儿一般于两岁内死亡。

泰-萨氏病（Tay-Sachs disease，又称黑矇性先无愚型），也是由于基因缺陷使脑细胞溶酶体中己糖胺酶缺乏，不能降解糖脂分子，导致脑组织中蓄积了大量的神经节苷脂，超过正常人的 100~300 倍。此病多发生于儿童，在出生后 6~8 个月出现临床症状，一般在 2~6 岁内死亡。

此外，还有溶酶体内黏多糖降解酶缺乏而导致的黏多糖蓄积病（mucopolysaccharidosis），其特征是黏多糖类在各种组织大量沉积，造成患者面容粗犷、骨骼变形、智能发育不全、内脏（肝、脾、心等）损害、角膜混浊等多种损害。

2. 矽肺（silicosis）

矽肺是一种职业病，其形成原因与溶酶体膜破裂有关。当人吸入大量矽尘颗粒（二氧化矽，SiO_2）后，矽尘颗粒即被肺部的巨噬细胞吞噬，而巨噬细胞内的溶酶体不能分解消化这些颗粒，而是在溶酶体内形成矽酸。矽酸中的羧基与溶酶体膜上的受体分子形成氢键，影响溶酶体膜的稳定性，使大量水解酶和矽酸漏到细胞质中，使巨噬细胞自溶。由自溶细胞释放的矽尘颗粒再被健康的巨噬细胞吞噬，如此反复。巨噬细胞的不断自溶刺激肺成纤维细胞分泌大量胶原，形成大小不等的纤维结节，使肺组织弹性减弱、功能受损而形成矽肺。

3. 痛风（gout）

痛风患者由于代谢障碍使大量尿酸在滑液腔和其他结缔组织间隙中沉积。这些尿酸可被中性粒细胞吞噬，并破坏溶酶体膜的稳定性，使溶酶体酶释放。释放到组织中的胶原酶腐蚀关节、软骨组织而产生炎症变化。

4. 类风湿性关节炎（rheumatoid arthritis）

类风湿性关节炎的病因目前尚未完全阐明，但溶酶体与该病的发生有一定关系。某种类风湿因子（如抗 IgG）被巨噬细胞、中性粒细胞等吞入，引起溶酶体膜脆性增加，使溶酶体酶外逸而引起关节骨膜组织的炎症变化以及关节软骨细胞的侵蚀。

5. 肿瘤

溶酶体与肿瘤的发生有关。一些致癌物质可造成溶酶体膜损伤，使溶酶体酶外逸，损伤 DNA 的结构，导致细胞癌变。

6. 休克

在休克发展的过程中，由于组织缺血、缺氧、ATP 产生减少，而致溶酶体膜通透性增高，溶酶体酶外逸；同时，缺血、缺氧还引起细胞 pH 值下降，酸性水解酶（也包括磷脂酶、组织蛋白酶）活化，溶酶体膜裂解。溶酶体酶释放引起细胞和组织自溶，导致组织、器官功能障碍。因此，测定淋巴液和血液中溶酶体酶的含量，可作为休克时细胞损伤严重程度的定量指标。一般常以酸性磷酸酶、β-葡萄糖醛酸酶和组织蛋白酶为测定指标。在休克的治疗中，用大剂量的皮质类固醇来稳定溶酶体膜可以提高休克患者的存活率。

三、线 粒 体

（一）线粒体的基本结构和功能

线粒体（mitochondria）普遍存在于除成熟的红细胞以外的所有真核细胞内。细胞生命活动所需能量的 80% 由线粒体提供。电镜下，线粒体是由双层生物膜套叠而成的封闭性膜结构，两层膜将线粒体与细胞质隔离，并使线粒体内部空间分隔成两个内膜和外膜构成的线粒体支架。

线粒体是细胞的能量转换系统，能将食物中所含的能量经过氧化磷酸化方式转变成含高能磷酸键的 ATP，由此而释放的能量用于分子逆梯度的运转、纤毛颤动、肌肉收缩、核酸和蛋白质合成等。动物细胞中产生 ATP 的最主要原料是葡萄糖、脂肪酸和氨基酸等，能量转换生成中的三羧酸循环、电子传递及氧化磷酸化均在线粒体进行。没有线粒体的细胞（如成熟的红细胞）依赖无氧糖酵解提供 ATP。1 个葡萄糖分子通过无氧糖酵解只能产生 2 个 ATP，而经过线粒体有氧氧化却可产生 36 个 ATP，所以线粒体是细胞的高效产能细胞器。

（二）线粒体功能异常与疾病

细胞内外环境的变化均可引起线粒体形态结构、大小、数目以及酶活性的改变，从而影响整个细胞的正常功能而导致病变。

1. 线粒体肌病（mitochondrial myopathy）

线粒体肌病是肌细胞线粒体异常的疾病，由 Luft 于 1962 年最先报道，属于遗传性线粒体缺陷所引起的疾病。其发生机制是由于骨骼肌线粒体缺少某种酶，引起线粒体基质的跨膜转运障碍、氧化磷酸化障碍或呼吸链障碍。

2. 克山病

克山病是一种心肌线粒体病，以心肌损伤为主要病变，曾对我国东北、西北、西南地区居民的健康造成很大危害。急性克山病患者的主要症状是心力衰竭，突然缺氧引起死亡。患者因缺硒导致心肌线粒体肿胀、嵴稀少和不完整，并伴有琥珀酸脱氢酶、ATP合成酶和细胞色素氧化酶活性降低，从而影响电子传递和氧化磷酸化。

3. 线粒体DNA突变与疾病

由于线粒体DNA是裸露的，缺少组蛋白的保护，所以比核DNA更容易发生突变，并且不容易修复。突变可能发生在所有组织细胞中，包括体细胞和生殖细胞。由于线粒体DNA异常（突变、缺失、重排）引起的人类疾病有100余种，如Leber遗传性视神经病、帕金森病、非胰岛素依赖型糖尿病等，表现为呼吸链的电子传递酶系和氧化磷酸化酶系异常。

4. 线粒体与肿瘤

肿瘤组织中肿瘤细胞呼吸能力减弱，细胞内的线粒体数量相对减少，内膜嵴也减少，电子传递链酶系及ATP酶含量减少。对Rous肉瘤病毒的研究提示，线粒体的核酸和蛋白质合成系统对病毒的复制可能起重要作用，而且线粒体DNA突变也可能是细胞癌变的原因之一。

5. 线粒体与疾病治疗

线粒体上的一些组分，如细胞色素C、辅酶Q和辅酶I等，可以用来治疗某些疾病。细胞色素C是生物氧化的一个重要的电子传递体，可作为组织缺氧的急救和辅助用药，如一氧化碳中毒、新生儿窒息、高山缺氧、肺功能不全、心肌炎及心绞痛等。辅酶Q用于治疗肌肉萎缩症、牙周病和高血压等，也是治疗急性黄疸型肝炎的辅助药物。辅酶I可用于治疗进行性肌肉萎缩症和肝脏疾病等。

第四节 细胞核与疾病

一、细胞核的基本结构和功能

细胞核（nucleus）是细胞进化的产物，原核细胞不具备完整的细胞核，真核细胞的遗传物质由核膜包裹才形成真正的核。细胞核的主要内含物是核酸和蛋白质，核外周有核被膜，核内还有一个蛋白质纤维组成的核骨架，它们共同维持核的形状、核内外物质交换、染色质以及染色体的空间位置。在分裂期，核被膜溶解，核骨架解聚，染色体浓聚固缩，然后每条染色体纵向分裂，此时核消失。当分裂完成，两个子细胞出现时，核又重新形成。

细胞核膜（nuclear membrane）是由脂类和蛋白质构成的膜性结构，它作为界膜将细胞内区分为核与质两个相对独立又有联系的功能区。染色质（chromatin）和染色体（chromosome）是细胞遗传信息的贮存形式，因此是细胞核中最重要的部分。染色质和染色体的化学本质同样是核酸和蛋白质，分别代表了细胞分裂间期和分裂期的典型存在形式。在真核细胞的细胞周期中,遗传物质大部分时间是以染色质的形态而存在的。

细胞核是遗传信息储存、复制和转录的地方,是细胞功能及细胞代谢、生长、增殖、分化的控制中心。整套的遗传信息储存在细胞核内。在细胞分裂周期中,这些遗传信息可通过复制传递给下一代细胞;而且遗传信息表达时,带有指导蛋白质合成信息的mRNA以及在蛋白质合成中起重要作用的rRNA和tRNA都来自于细胞核。

二、细胞核与疾病

细胞核各结构间的协调关系以及细胞核在整个生命活动中起重要作用。如果细胞核的结构或功能受损,将导致严重的后果。

(一) 恶性肿瘤

肿瘤细胞核通常较大、不规则,表现为多形性和染色质增多。核被膜增厚并可出现小泡、小星状突起等,核仁数目增多。常规染色的肿瘤细胞中核仁深染并且增大,这反映了肿瘤细胞中活跃的RNA代谢。银染核仁形成区(AgNOR)染色技术是近几年发展的一项肿瘤研究新技术,AgNOR可作为肿瘤研究的一种新指标,在良性或恶性肿瘤的鉴别,肿瘤的分型、分级,癌前病变的检测及预后等方面有重要应用价值。

(二) 遗传性疾病

由核内的遗传物质发生异常而导致的疾病称遗传性疾病,可分为基因病(genetic disease)和染色体病(chromosomal disease)两大类。基因病是由于基因变异而引起的疾病,可分为单基因病和多基因病。染色体病是指因先天性染色体数目异常或结构畸变而引起的疾病,可按常染色体和性染色体异常分为常染色体病和性染色体病,这些都是医学遗传学研究的主要内容。

(王保华)

参 考 文 献

1. 杨建一主编. 医学细胞生物学. 北京:科学出版社,2000:58~193
2. 高文和主编. 医学细胞生物学. 天津:天津大学出版社,2000:44~139
3. 唐康,张均田. 内质网与阿尔采末病. 生理科学进展,2001,32(4):347~349
4. Kaprielian R, del Monte F, Hajjar R J. Targeting Ca^{2+} cycling proteins and the action potential in heart failure by gene transfer. Basic Res Cardiol 2002, 97 Suppl 1: 1136~1145
5. Graff C, Bui T H, Larsson N G. Mitochondrial diseases. Best Pract Res Clin Obstet Gynaecol, 2002, 16 (5): 715~728

第二章 细胞膜功能异常

细胞膜（cell membrane）又称质膜（plasmalemma），是包围在细胞表面的一层极薄的膜，厚度一般为7～10nm。在高倍率电子显微镜下呈现为两暗夹一明的三层结构，即内外两个电子致密的"暗"层中间夹着电子密度低的"亮"层。这三层结构，又称为单位膜（unit membrane）。

细胞膜的出现，可看做是由非细胞的原始生命演化为细胞生物的一个转折点。质膜最基本的作用是维持细胞内微环境的相对稳定，与外界环境不断地进行物质交换、能量和信息传递，质膜对细胞的生存、生长、分化和增殖都至关重要。细胞膜具有多种功能，与生命科学中许多基本问题都有密切关系，如遗传信息传递、生物能量转换、物质转运、激素作用、神经传导、细胞免疫、细胞识别和肿瘤发生等。近年来，细胞膜的研究在生命科学的各个领域都得到了充分重视。正确认识细胞膜的结构与功能对揭开生命的奥秘和解决医学实践问题都有着重要的意义。

第一节 质膜的化学组成

各种不同类型细胞膜的化学组成基本相同，主要为脂类、蛋白质和糖类，其他还有水、无机盐和金属离子。脂类常排列成双分子层，是生物膜的结构基础，蛋白质通过非共价键与之结合，执行着多种重要功能。糖所占的比例较少，多以复合物形式存在，通过共价键与膜的某些脂类和蛋白质分子组成糖脂或糖蛋白而发挥重要的生物学功能。膜上的水约80%为自由水，20%是与膜上化学分子结合的结合水。金属离子是某些膜蛋白的组成部分，与蛋白质的功能有关。

各种生物膜组成成分的比例不一致，脂类与蛋白质的比例，其范围为1:4～4:1。膜中的脂类和蛋白质含量的变化与膜的功能有关。膜中含蛋白质越多，膜的功能越是复杂多样，如线粒体内膜蛋白质成分可高达75%，脂类约占25%。相反，膜的功能越简单，所含蛋白质的种类和数量越少，如神经髓鞘的功能比较简单，主要起绝缘作用，其膜含脂量可达80%，而蛋白质只有三种，含量也显著低于脂类。人体中的多数细胞膜，其脂类与蛋白质含量大体相等。

一、膜 脂

生物膜上的脂类称为膜脂（membrane lipid），它是细胞膜的主要成分，约占膜重的5%。膜脂有磷脂、胆固醇和糖脂。其中磷脂占55%～75%，胆固醇和中性脂肪占20%～33%，其余为糖脂。脊椎动物各种细胞的胆固醇/磷脂比值不同。细菌和植物细胞的质膜中无胆固醇。每平方微米质膜约含有5×10^6个脂分子。据计算，一个小的动物细胞

的质膜大约由 10^9 个脂分子构成。

膜脂都具有一个极性头部和两条疏水性碳氢尾，绝大多数脂类在水溶液中可自然形成脂质双层结构。这种一头亲水一头疏水的分子称为双型性分子（amphipathic molecules）或称双亲媒性分子、兼性分子。由于膜脂的这一结构特点，它们在水溶液中能自动靠拢，使亲水的头部暴露在外边，疏水的尾部埋藏在里边，形成两种不同形式：一种是脂分子以疏水尾向内，组成球形微粒，此种微粒称为微团（micelle）；另一种是脂分子以疏水尾相对形成脂双层，脂双层片因疏水尾的疏水作用力而自然卷曲成小泡，称为脂质体（liposomes）。脂质体不仅在研究膜的属性方面具有重要的理论价值，而且在实践中还有重要的应用价值，如可用脂质体制成某些药物的缓释微粒，以提高药效。

另外，膜脂的亲水部分与膜蛋白的亲水氨基酸侧链结合，膜脂的疏水部分与膜蛋白疏水的氨基酸侧链部分进行疏水力的结合，这种力的结合使膜成为一种稳定的结构。膜脂对膜功能蛋白的活性起着至关重要的作用，主要表现在两个方面：①膜脂构成膜的骨架，为膜蛋白（酶）维持构象，提供适宜环境，但膜脂本身一般不参与反应；②膜上很多种膜蛋白（酶）活性依赖于膜脂的存在，如果去掉脂类，膜蛋白即失去活性。有些膜蛋白只有在特异的磷脂头部基团存在时才有功能。

（一）磷脂

磷脂（phospolipid）是含磷酸的脂类，几乎所有生物膜中都含有磷脂。磷脂可分为两大类：由甘油构成的磷脂统称甘油磷脂，又称磷脂酸；由鞘氨醇构成的磷脂称鞘磷脂。

体内含量多的磷脂是甘油磷脂，主要由肝、肾和肠合成。它以甘油为骨架，甘油分子1、2位羟基与脂肪酸形成酯键，3位羟基与磷酸形成酯键。磷酸甘油酯的磷酸上的羟基分别与胆碱、乙醇胺、L-丝氨酸等结合形成多种磷脂：磷脂酰胆碱（phosphatidylcholine，PC），又称卵磷脂；磷脂酰乙醇胺（phosphatidylethanolamine，PE），又称脑磷脂；磷脂酰丝氨酸（phosphatidylserine，PS）和磷脂酰肌醇（phosphatidylinositol，PI）等。膜中含量最多的是磷脂酰胆碱，其次是磷脂酰乙醇胺。Ⅱ型肺泡上皮细胞可合成由两个软脂酸构成的磷脂酰胆碱——二软脂酸磷脂酰胆碱，占肺泡表面分泌物的 50%～60%，它是较强的表面活性物质，能降低肺泡表面的张力，有利于肺泡伸张。

鞘磷脂（sphingomyelin，SM）不含甘油，它与磷脂酰胆碱的结构相似，由一个脂肪酸链与丝氨酸连接形成鞘氨醇（sphingosine），鞘氨醇再通过酰胺键和另一脂肪酸链相连接形成神经酰胺（ceramide），后者再与磷酸胆碱连接形成鞘磷脂。

全身各种组织细胞的内质网均有合成磷脂的酶系。磷脂是细胞膜脂类的重要成分，它参与维持细胞的形态，影响膜内蛋白质的功能，并与细胞的物质转运、细胞识别和清除等密切相关。

（二）胆固醇

胆固醇（cholesterol）是生物膜中另一类重要的脂类。在膜中，胆固醇分子散布在磷脂分子之间，其极性的羟基头部紧靠磷脂的极性头部，将胆固醇环固定在近磷脂头部的碳氢链上，使之不易活动。这种排列方式对膜的稳定性十分重要。胆固醇含量与磷脂有一定的比例，其比值为 0.8～1.0。红细胞膜含游离胆固醇较多，胆固醇酯较少。胆固醇也是双型性分子，其极性的羟基与非极性的脂肪酸链间由固醇环相连。胆固醇的兼性特征对细胞膜中脂类的物理状态有一定的调节作用：在相变温度以上阻抗酯酰链的旋转异构化运动，降低膜的流动性；在相变温度以下阻止酯酰链的有序排列，保持膜的流动性，防止向凝胶态转化。

（三）糖脂

所有动物细胞膜都含有由脂类和寡糖构成的糖脂（glycolipids），它在脂双层中呈不对称分布（主要分布于外层中），其糖基暴露于细胞表面，约占外脂层分子的5%。在细菌和植物细胞中，几乎所有的糖脂均是由甘油脂类（一般为磷脂酰胆碱）衍生而来；而动物细胞的糖脂则几乎均由鞘氨醇衍生，称为鞘糖脂，它的结构与鞘磷脂的结构很相似，只是由一个或多个糖基代替了磷脂酰胆碱而与鞘氨醇的羟基结合。

不同类型糖脂的主要区别在于其极性的头部不同。细胞膜中最常见的糖脂是中性糖脂，其头部的极性基团由1~15个或更多个中性糖基组成。最简单的糖脂是半乳糖脑苷脂（galacolipid），它仅有一个半乳糖残基作为极性头部，这种糖脂在髓鞘的多层膜中含量丰富，可能在轴索的相互作用中起作用。其他细胞一般不含脑苷脂。变化最多最复杂的糖脂是神经节苷脂（ganglioside），其分子的头部含有一个或几个唾液酸残基（也叫做N-乙酰神经氨酸，NANA）。这些唾液酸残基使神经节苷脂带负电荷。神经节苷脂在神经细胞的细胞膜中最为丰富，占总脂类的5%~10%，但在其他细胞中含量很少。

儿童所患的一种致死性遗传病——Tay-Sachs病，就是因为其细胞内缺乏氨基己糖酯酶，不能将神经节苷脂 GM_2 加工成为 GM_3，导致大量的神经节苷脂 GM_2 累积在神经和脑细胞中，导致中枢神经系统退化，以致死亡。实验研究发现，神经节苷脂 GM_1 是一种分布在小肠上皮细胞表面的受体，霍乱菌毒素可与之结合，并进入细胞。霍乱菌毒素引起细胞内cAMP浓度长时间增高，导致 Na^+ 和水大量进入肠腔，引起腹泻。现已知破伤风毒素、干扰素、促甲状腺素、绒毛膜促性腺激素和5-羟色胺等的受体也是不同的神经苷脂，这种现象提示糖脂在信号转导过程中有着重要作用。

糖脂还有很多其他功能，如红细胞膜抗原性型、细胞表面的黏附、细胞与细胞间的相互作用等。

二、膜 蛋 白

细胞膜的大部分功能主要由组成膜的蛋白质完成。因此，膜中蛋白质的种类和数量与膜功能有关。根据功能的不同，可将构成膜的蛋白质分为三类：运输蛋白（transport protein）、受体蛋白（receptor protein）和酶。但这三类蛋白质的界限并不严格，有的膜蛋白就兼有两种功能。

在膜中的蛋白质，根据其与膜脂相互作用的方式及其在膜中所处的位置不同，大体上可分为外在蛋白（或外周蛋白，extrinsic or peripheral protein）和内在蛋白（或整合蛋白，intrinsic or integral protein）。膜外在蛋白分布于膜的脂双层的内外表面，主要分布在内表面，占膜蛋白总量的20%~30%，在红细胞则为50%。它们或通过离子键或弱键与膜的整合蛋白相连，或直接与脂类分子的极性头部结合，但不直接与脂双层的疏水部分相互作用。例如，红细胞的血影蛋白（spectrin）和锚蛋白（ankyrin）结合于内表面，而作为细

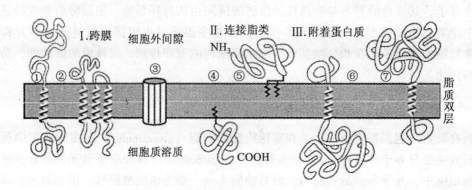

图 2-1 膜蛋白在膜中的几种结合形式

大多数穿膜蛋白是以 α 螺旋一次（如①）或多次（如②）穿膜。其中有些蛋白质同细胞质中的脂肪酸分子共价结合（如①）；有的膜蛋白是构成 β 折叠片筒（β barrel）穿膜（如③）；有的周边蛋白通过寡糖链同外脂单层中的磷脂酰肌醇结合（如④）；还有许多蛋白质是以非共价作用力与其他膜蛋白结合（如⑤、⑥、⑦）。

胞糖被的一些蛋白结合于细胞膜的外表面。外在膜蛋白的结合力较弱，一般用一些温和的方法，如改变溶液的离子强度或浓度，即可将它们从膜上分离下来，而不破坏膜的其他结构。

膜内在蛋白占膜总蛋白的 70%～80%，包括镶嵌在脂双层内部的内在蛋白（如 Na^+-K^+ ATP 酶）和跨越脂双层的跨膜蛋白（transmembrane protein）。跨膜蛋白也是兼性分子，它们跨越脂双层的疏水区，与脂肪酸链共价连接，而亲水的极性部分位于膜的两侧。例如红细胞的血型糖蛋白（glycophorin）和带 3 蛋白（band 3 protein）。跨膜蛋白的穿膜部分的肽链大多以 α-螺旋构象插在脂双层内部。也有的跨膜蛋白是以 β-折叠片构象穿膜，β-折叠片多次穿膜，并围成筒状结构，称为 β 折叠片筒（β barrel）。例如孔蛋白（porin）的穿膜结构即是如此。膜内在蛋白与膜结合非常紧密，只有用去垢剂处理，使膜崩解后，才能将它们分离出来。如非离子型去垢剂曲通（triton X-100）在较高浓度使用时，可与脂类和蛋白质形成团粒，使之溶解。离子型去垢剂十二烷基磺酸钠（SDS）结合于蛋白质的疏水区改变其构型，从而破坏离子键和氢键使蛋白质溶解，常用于提取 DNA 和电泳技术。

另外，还有一组特殊的膜蛋白，它们既不是跨膜蛋白，也不是骨架蛋白类的外在蛋白，而是一类含糖肌醇磷脂的膜蛋白，以磷脂的两个脂肪酸链插入膜，蛋白质在膜外。由于它是靠糖肌醇磷脂固定在膜上的，所以又称糖肌醇磷脂锚固蛋白（glycosyl-phosphatidylinositol anchored protein）。它们都是抑制补体活化的分子，包括衰变加速因子（decay accelerating factor, DAF, CD55）、反应性溶血的膜抑制剂（membrane inhibitor reactive lysis, MIRL, CD59）、补体 8 结合蛋白（C8 binding protein）等。

三、膜糖类

细胞膜中的糖类约占膜总量的 2%～10%。它们主要以寡糖链的形式通过共价键与蛋白质结合，形成糖蛋白（glycoproteins），也有少数与神经酰胺或甘油脂类结合形成糖脂。

在动物细胞膜上的糖类主要有7种：半乳糖、甘露糖、岩藻糖、半乳糖氨、葡萄糖、葡萄糖氨和唾液酸。许多细胞膜具有蛋白聚糖（proteoglycan）分子，蛋白聚糖分子带有几个长的多聚糖链连接于穿越脂双层的内在蛋白质核心。蛋白聚糖主要见于细胞外表面，成为细胞外基质的一部分。

暴露于细胞膜表面上的糖基对细胞的一些特性有重要作用，如决定血型的ABO抗原之间的差别仅在于寡糖链末端糖基组分的不同：A型抗原的糖链末端是N-乙酰基半乳糖基；B型抗原的糖链末端是半乳糖基；而O型则比A、B型少一个糖基。

质膜和细胞内膜系统的糖脂、糖蛋白和蛋白聚糖仅分布于膜的非胞质侧表面，即在细胞膜处暴露于细胞外表，在内膜系统则面向膜腔内侧。大多数真核细胞富含糖类的表面区常称为细胞外被（cell coat）或糖萼（glycocalyx）或细胞表面（cell surface）。细胞外被具有保护作用，可防止细胞的机械性损伤，保护细胞免受消化酶的作用和细菌的侵袭。此外，细胞外被在细胞识别、细胞通信和细胞内外物质的转运方面亦有重要的作用。

第二节 质膜的分子结构

一、质膜的分子结构

膜的流体镶嵌模型指出，生物膜是蛋白质和脂类分子二维排列的流动液态体。膜中脂质双层分子层是膜的主体，既具有固体分子排列的有序性，又具有液体的流动性。膜中球形蛋白质分子以各种镶嵌形式与脂类双层分子层相结合，像一群岛屿一样，无规则地分散在脂类的海洋中。蛋白质分子的非极性部分嵌入脂类分子的疏水区，极性部分则外露于膜的表面。

二、质膜的特性

细胞膜的特性主要表现在两个方面，即膜结构的不对称性和膜的流动性。

（一）不对称性

生物膜以脂质双层分子的疏水端为界可分为近胞质面和非胞质面内、外两层，它们的结构和功能有很大差异，这种差异称为膜的不对称性。膜脂与膜蛋白以及膜表面的糖脂与糖蛋白的不对称分布，对保证膜实现各种功能具有重要意义。

（二）流动性

膜的流动性（fluidity）是指在膜内部的分子运动性（mobility），包括了膜脂的流动性和膜蛋白的运动性。构成膜的脂类，在一定温度下，可以从流动的液晶态转变为晶态（或称凝胶），晶态也可转变为液晶态，这种状态的变化叫做相变（phase transition）。引起相变发生的温度称为相变温度。

在生物膜中，膜类的组分比较复杂，不同磷脂的相变温度不同，因此，存在有分相现象（phase separation），即在某一温度时，有的已转变为凝胶状，有的仍处于液晶态，处于这两种不同状态的磷脂分子分别各自汇集，以致形成相的分离，从而形成一些流动性不一的微区（domain）。在相变温度以上时，液晶态的膜脂总是处于流动状态，而且脂类分子具有不同形式的运动，膜蛋白也处于运动状态。

影响膜脂流动性的因素除了温度、pH 值、离子强度、药物、遗传因子等外，主要还有膜脂的组成成分，归纳起来有以下几点：

1. 脂肪酸链的饱和程度

相变温度的高低和流动性大小决定于分子排列的紧密程度。饱和的脂肪酸链呈直线形，故可排列紧密。不饱和脂肪酸链在双键处发生折曲，使脂分子尾部难以相互靠近，分子链呈弯曲状，彼此排列得较疏松，降低了膜脂分子间排列的有序性，从而增加了膜的流动性。脂质双分子层中含不饱和脂肪酸越多，则相变温度越低，在此温度以上的流动性也越大。膜脂的脂肪酸链不饱和的程度主要通过细胞代谢来调节。这是细胞适应温度及其他变化而调节膜流动性的主要途径。

2. 脂肪酸链的长度

脂肪酸链较短能减低脂肪酸链尾部彼此互相作用的倾向，在相变温度以下，不易于凝集，从而增加了分子的流动性；脂肪酸链增长则会使流动性降低。

3. 胆固醇/磷脂的比值

胆固醇有调节膜流动性的作用，同时能加强膜脂双层的稳定性。在相变温度以上，胆固醇含量的增加可提高膜脂的有序性，从而降低膜脂的流动性；在相变温度以下，可增加脂类分子酯酰链的运动，增强了膜的流动性。

4. 卵磷脂/鞘磷脂的比值

卵磷脂的脂肪酸不饱和程度高，相变温度较低，而鞘磷脂则相反，它的脂肪酸饱和程度高，其相变温度高且范围较宽（25~80℃）。在 37℃ 条件下，两者均呈流动状态，但鞘磷脂的黏度比卵磷脂高 6 倍，因而鞘磷脂含量高则流动性低。在细胞衰老、动脉粥样硬化过程中，细胞膜中卵磷脂/鞘磷脂的比值逐渐下降，其流动性也随之逐渐降低。

5. 膜蛋白的影响

膜蛋白与膜脂结合后，一般具有与胆固醇相似的作用，使膜的微黏度增加。另外，膜骨架蛋白变化也是影响膜脂质流动性的重要原因，某些因素如 Ca^{2+} 浓度增加，氧化损伤等，可使膜骨架蛋白特别是收缩蛋白发生聚集、交联等变化，破坏膜骨架稳定性，使膜脂的流动性降低。

膜脂的流动性具有十分重要的意义。如细胞的形态和功能、酶的活性、物质转运、能量转换、细胞识别、免疫、药物对细胞作用等都与膜的流动性密切相关。如去除胆固醇或降低 C/P 比，膜流动升高，此时红细胞形态转为口形；当膜流动性降低时，膜乙酰胆碱酯酶活性下降，β 肾上腺素能受体对 cAMP 反应下降。

第三节 质膜的功能

质膜在细胞活动中起着重要作用，因为细胞与环境发生的一切联系和反应，都必须通过质膜。如代谢调控、信号转导、细胞识别和免疫等都与质膜的功能有关。质膜最重要的生理功能之一，就是作为细胞与其外周环境间的半透膜屏障，对进出物质有选择性的通透作用。膜的这种作用对维持细胞膜内外的离子浓度差和膜电位、保证细胞内外渗透平衡、保持稳定的内环境、保证生命活动的正常进行有极重要的意义。

物质经过质膜进出细胞的运输活动有两种方式，即离子和小分子的穿膜运输（transmembrane transport）以及大分子和颗粒物质的膜泡运输（transport by vesicle formation）。

一、离子和小分子的穿膜运输

物质穿膜运输可根据运输方向分为被动转运（passive transport）和主动转运（active transport）两类。

（一）被动转运

被动转运是指物质顺电化学梯度（electrochemical gradients）的穿膜运输，不消耗细胞本身的代谢能。电化学梯度是由物质浓度梯度和电位梯度共同决定的。被动转运又可因是否有运输蛋白的协助而分为简单扩散和易化扩散两类。

1. 简单扩散

简单扩散（simple diffusion）是最简单的一种运输方式。它不需要细胞本身的代谢能量，不需要专一的膜蛋白分子，只需要在膜的两侧保持一定的浓度差即可发生这种自由扩散或跨膜运输。运输的速率与物质浓度差成正比。有些疏水性的非极性小分子，如 O_2、N_2、苯、甾类激素等，是以这种方式穿过膜的无蛋白质的脂质双层区进出细胞的。

2. 易化扩散

有些物质如葡萄糖、Na^+、K^+ 等很难溶于脂质，必须在细胞膜上某种蛋白质结构的"帮助"下才能从高浓度一侧扩散到低浓度的一侧，这种形式称为易化扩散（facilitated diffusion）。目前至少有两种机制的易化扩散。

（1）通道介导的易化扩散：有些带电荷的极性物质（如 Na^+、K^+、Ca^{2+}、Cl^- 等）不能直接穿过脂质双层，必须通过纵贯脂质双层膜的嵌入蛋白质中的水相孔道进行扩散，这种孔道称为离子通道（ion channels）。离子通道有两点不同于一般的亲水小孔：①离子选择性。只允许一定大小和具有一定电荷的离子通过，其他离子则不能通过。②可控性。离子通道一般是不开放的，只有在受到刺激时才开放，并随即又关闭。可打开的离子通道有几种类型：对跨膜电压变化发生反应的，称为电压门通道（voltage-gated channel），如神经纤维电兴奋的传导；对机械应力发生反应的称为机械门通道（mechanically gated channel），如内耳听觉毛细胞上的不动纤毛具有机械门通道；对配体结合发生反应的则称为配体门通道（ligand-gated channel），如在神经肌肉接头处，肌膜上具有配体门通道；受胞质内某种离子浓度调控的称为离子门通道（ion-gated channel），如 Ca^{2+} 激活的 K^+ 通道，必须在胞内 Ca^{2+} 浓度增高到一定程度时才会打开。

各种门的开关受通道蛋白质磷酸化和去磷酸化作用的调节。

（2）载体介导的易化扩散：载体是与被转运物质有关的跨膜蛋白，也称载体蛋白（carrier protein）。一些非脂溶性（或亲水性）物质，如糖、氨基酸、核苷酸和金属离子等，需要载体蛋白帮助转运。载体具有高度的特异性，其上有结合点，只能与某种物质进行暂时性、可逆的结合和分离。载体的每一类型对溶质的特异的结合点，能被竞争性抑制物所阻断（与其竞争同一结合点），也能被非竞争性抑制物（对载体各处均可结合并改变其构象）所阻断。至于载体的转运机制，可能是由于载体蛋白构象发生可逆的变化，而不太可能是载体在运输时翻转通过膜,因为用物理学方法研究证实跨膜蛋白很少从脂质双层的一侧翻到另一侧。

现已对人红细胞膜上的葡萄糖载体蛋白分子进行了提纯、克隆和测序,它的分子量为55kU,由12个α螺旋的跨膜蛋白片断组成,主要含疏水的氨基酸,但也有些极性氨基酸结合于膜中。葡萄糖先结合在细胞膜的外面,并引起载体蛋白的构型改变,将葡萄糖的结合位点转向膜内,最终将葡萄糖释放到胞质溶液中,随后载体蛋白构型复原。大多数细胞,细胞外的葡萄糖浓度总是高于细胞内,因此,葡萄糖的转运方向也是从胞外到胞内。然而葡萄糖载体蛋白的构型变化是可逆的,有些情况下,它的转运也可以从胞内到细胞外,如肝细胞可以合成葡萄糖并将它释放到血液中去。

带电荷的无机离子,无论多小,都不能穿过膜的无蛋白脂质双层区。但是有些小的疏水性(脂溶性)分子,可介导离子以被动运输的方式顺电化学梯度穿膜,这类小分子称为离子载体(ionophores),它们不同于运输蛋白。离子载体可分为两种:有的可将离子包围起来,以简单扩散的方式穿膜,这称为可动离子载体(mobile ion carrier),如缬氨霉素(valinomycin);有的则可构成穿膜离子通道,允许单价阳离子顺电化学梯度穿孔而过,到达膜的另一侧,这称为通道形成离子载体(channel-forming ionophore),如短杆菌肽A(grammicidin A)是某些细菌具有的阳离子(如H^+、Na^+、K^+)载体。离子载体溶于膜的脂质双层中,大部分是微生物合成的,有些已被用做抗生素。

(二)主动转运

主动转运是物质逆电化学梯度的穿膜运输,需要消耗细胞的能量,并需专门的载体蛋白参与。动物细胞的主动转运主要通过一些"泵"完成。

1. 钠钾泵

钠钾泵(Na^+-K^+-pump)也称钠泵或Na^+/K^+交换泵(Na^+/K^+ exchange pump)。钠钾泵实质上就是Na^+-K^+-ATP酶,是膜中的内在蛋白。它可把细胞内的Na^+泵出细胞外,同时又把细胞外的K^+泵入细胞内。钠泵蛋白质是由α和β两个亚基组成的二聚体蛋白质,肽链都多次穿越脂质双分子层。α亚基为大亚基,具有ATP酶活性,相对分子质量约为12 000U,其细胞质端有Na^+和ATP结合部位,其外端有K^+和乌本苷(ouabain)结合部位。磷酸化和去磷酸化可引起分子发生构象交替变化,发挥泵的作用。β亚基为糖蛋白亚基,作用尚不清楚,可能与维持酶活性有关。

钠泵在质膜内外可分别为Na^+与K^+所激活,催化ATP水解,为Na^+和K^+的主动转运提供能量。在有Na^+存在的条件下,ATP分子末端的磷酸基被转交给了ATP酶。ATP酶的磷酸化引起了酶分子构象的变化,从而把Na^+运出膜外。随之,在有K^+存在时,ATP酶又脱磷酸化,酶分子恢复到原来的构象,把K^+运进膜内。一般生理情况下,每分解一个ATP分子,可使3个Na^+移出膜外,同时有2个K^+移入膜内。

由于钠钾泵的不断工作,使膜两侧的Na^+、K^+各保持一定的浓度,形成细胞外Na^+浓度高,细胞内K^+浓度高。细胞内约有1/3的ATP是用来供钠泵活动,维持细胞内外的离子梯度的。这种状态的维持有着重要的生理意义,如在膜电位产生、细胞渗透压调节、为某些营养物质吸收提供驱动力,以及在神经和肌肉细胞的冲动传导等方面都起着重要作用。这种泵对强心苷(cardiac glycoside)类化合物很敏感,其外端可同乌本苷或毛地黄苷

(digitalis) 结合，导致酶活性抑制。

2. 钙泵

钙泵存在于细胞膜或某些细胞器的膜上，是由一条大约有 1 000 个氨基酸的跨膜多肽构成的，分子量为 100kU。其氨基酸序列与 Na^+-K^+-ATP 酶大亚基的氨基酸序列很相似，说明这两种离子泵在进化上有一定关系。钙泵也称为 Ca^{2+}-ATP 酶，它能将 Ca^{2+} 泵出细胞质或泵入某些细胞器，使 Ca^{2+} 浓度在细胞质中维持低水平（小于等于 10^{-7} mol/L），而在胞外或某些细胞器中 Ca^{2+} 浓度却高得多（约 10^{-3} mol/L）。这一浓度梯度的维持对细胞的生理活动有很重要的意义。细胞外信号只要引起少量的 Ca^{2+} 进入细胞，即可使胞质中游离 Ca^{2+} 浓度显著提高，激活某些 Ca^{2+} 反应蛋白，如钙调蛋白（calmodulin）、肌钙蛋白等。Ca^{2+} 不仅参与肌肉收缩活动，而且还起细胞内信使的作用。

钙泵的转运机制类似于钠钾泵，每 1 个 ATP 分子水解，运输 2 个 Ca^{2+}，逆向运输 1 个 Mg^{2+}。

3. 协同转运

某些物质的转运必须与 Na^+ 主动转运结合进行，这称为协同转运（co-transport）。例如，动物细胞对葡萄糖和氨基酸的主动转运过程是由质膜上的钠泵和载体蛋白共同协作完成的。载体蛋白有两个结合位点，可分别与 Na^+、糖（或氨基酸等）结合。钠泵需要 ATP 提供能量不断地将 Na^+ 泵出细胞外，造成胞外的 Na^+ 浓度高于胞内的，由此产生电位梯度。Na^+ 和糖借电位梯度的力量相伴进入膜内侧，再与载体蛋白脱离，Na^+ 又可被钠泵排出细胞，载体蛋白又恢复原样，如此反复工作。

以上两种物质运输方向相同，称为同向协同转运（symport）。若两种物质运输方向相反，则称逆向协同转运（antiport），如 Na^+-Ca^{2+} 交换和 Na^+-H^+ 交换。当 Na^+ 顺浓度梯度进入细胞内时，供给能量使 Ca^{2+} 逆浓度梯度排出胞外，这是细胞向胞外驱钙的一种重要机制。在动物细胞中还普遍存在 Na^+-H^+ 交换载体，它把 Na^+ 的流入和 H^+ 的输出相耦联，从而清除细胞代谢过程中产生的过量的 H^+，如图 2-2 所示。

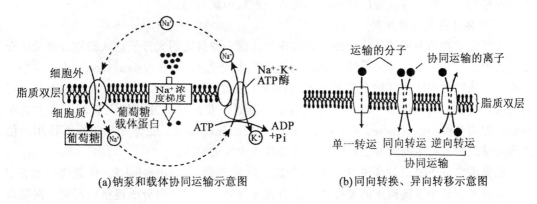

(a) 钠泵和载体协同运输示意图　　(b) 同向转换、异向转移示意图

图 2-2

二、大分子和颗粒物质的膜泡运输

大分子和颗粒物质不能通过跨膜运输，必须经过膜的包围，形成膜泡进行转运，这种

通过膜泡来运送物质的过程称为膜泡运输。物质通过膜泡进入细胞的过程，称内吞作用或入胞作用（endocytosis）；反之，物质通过膜泡从细胞内出来，称为外吐作用或出胞作用（exocytosis）。

(一) 内吞作用

当细胞摄取大分子或颗粒时，首先被摄入物质附着于细胞表面，被一小部分质膜逐渐包围，质膜凹陷，然后分离下来，形成细胞内的小囊（vesicles），其中含有被摄入的物质，这个过程称为内吞作用。根据其吞入物质的状态、大小及特异程度的不同，内吞作用可分为吞噬作用（phagocytosis）、吞饮作用（pinocytosis）和受体介导的胞吞作用（receptor mediated endocytosis）三种方式。

1. 吞噬作用

细胞内吞较大的固体颗粒物质，如细菌、细胞碎片等，称为吞噬作用。吞噬现象在原生动物中广泛存在，是它们获取营养物质维持生存的重要方式。而高等动物和人类，只有少数特化细胞有吞噬作用，如网状内皮系统的巨噬细胞、单核细胞和多形核白细胞等，它们广泛分布在组织和血液中，共同防御微生物的侵入以及消除衰老、死亡细胞。

在吞噬过程中，首先是细胞伸出伪足包围颗粒物质，将其吞入细胞内，然后形成有膜包围的吞噬体（phagosome）。

2. 吞饮作用

细胞吞入的物质为液体或极小的颗粒物质，这种内吞作用称为吞饮作用。细胞周围的某些物质，如蛋白质、氨基酸、离子等，达到一定浓度时，即引起细胞发生吞饮现象。这些物质作为诱导物，首先同质膜上的转移受体结合，或靠静电引力同质膜上的糖蛋白结合，然后在细胞内微丝的作用下，结合部位质膜向内凹陷，包围了这些物质，形成吞饮小泡（pinocytic vesicle），进入细胞内部。

吞饮作用存在于白细胞、肾细胞、小肠上皮细胞、肝巨噬细胞和植物细胞。吞饮的物质同吞噬物质一样，可被溶酶体消化后进入胞液被细胞利用。

3. 受体介导的胞吞作用

大部分动物细胞通过受体介导的胞吞作用，使一些特定的大分子进入细胞。在受体介导过程中，一些特定的大分子结合到特定的细胞表面受体（cell surface receptor），这些受体所处的质膜向内凹陷（称为有被小窝（coated pits）），凹陷处的质膜内表面附着有一层成笼蛋白（也称网格蛋白（clathrin））。有被小窝进一步内陷，并从膜上脱落下来形成小囊泡，称为有被小泡（coated vesicles）。这一过程的速度很快。受体介导的胞吞作用能使细胞大量地摄入特定的大分子，同时又避免吸入大量的液体。

成笼蛋白分子呈三足鼎立状，有三条腿，故称三腿子（triskelion）。成笼蛋白是由3条大肽链和3条小肽链构成的复合物。在有被小窝处，成笼蛋白分子连接成网架，网架由六角形和五角形网格组成。集中有配体-受体复合物的有被小窝向细胞内凹陷，可能是由成笼蛋白牵引所致。有被小泡一旦形成，成笼蛋白衣被随即脱去，分子返回到质膜下方，重新参与形成新的有被小泡。

有被小泡的衣被组成成分中，还有另一种蛋白质，即衔接蛋白（adaptin）。它介于成笼蛋白与配体-受体复合物之间，起连接作用。跨膜受体蛋白的胞质端有一个由4个氨基酸残基组成的序列（Phe、Arg、X、Tyr），此序列是发生胞吞作用的信号，衔接蛋白对此序列有识别能力。

受体介导的胞吞作用的典型例子是细胞对胆固醇分子的摄取。血液中的胆固醇与蛋白质结合成颗粒，称为低密度脂蛋白（low density lipoprotein，LDL）。每一个 LDL 颗粒包含约 1 500 个脂化的胆固醇分子，外面包围着一层含有一种蛋白质的脂单层。LDL 颗粒能特异地与质膜的 LDL 受体蛋白结合。当细胞需要胆固醇时，细胞即合成 LDL 跨膜受体蛋白，并将其嵌插到质膜中。受体进入质膜后，则向有被小窝集中。LDL 颗粒与受体结合，并随有被小窝内陷，有被小窝从质膜脱落形成有被小泡。进入胞质的有被小泡脱掉成笼蛋白衣被，成为平滑小泡，继之小泡同早期内体（endosome）融合，再经晚期内体将 LDL 送入溶酶体。在溶酶体中，LDL 颗粒中的胆固醇酯被水解成游离胆固醇而被利用。家族性高胆固醇血症是一种遗传性疾病。因为 LDL 受体蛋白编码的基因有遗传缺陷，造成血液中胆固醇含量过高，所以患者会过早地患动脉粥样硬化症，往往因易患冠心病而早年夭折。

（二）外吐作用

高尔基复合体形成的分泌囊泡稳定地流动到质膜，然后与质膜融合，并在融合处出现裂口，将囊泡内容一次性地全部排空，囊泡的膜也变成了质膜的组成部分。这种外吐作用称为固有分泌途径（constitutive secretory pathway），普遍存在于所有细胞内。细胞以这种方式产生并分泌大部分细胞外基质的蛋白多糖和糖蛋白。

有些分泌细胞还有第二种分泌途径，即调节分泌途径（regulated secretory pathway）。一些可溶性蛋白和其他物质储存在分泌囊泡内，等待获得信号后释放。这些信号是膜外的特殊化学信号或膜两侧的电位改变，引起 Ca^{2+} 通道开放，由内流的 Ca^{2+} 触发囊泡的移动、锚靠和融合于膜，造成囊泡内容物全部进入细胞外液。以这种途径分泌的物质有激素、神经递质（neurotransmitters）和消化酶等。

第四节　细胞膜功能异常与疾病

细胞膜是维持细胞内环境、调节细胞正常生命活动的重要部分。任何膜结构、成分的改变或功能异常，都将导致细胞发生变化，乃至机体功能紊乱而引起疾病。随着生物医学和分子细胞生物学的发展，已发现许多疾病与质膜异常有关。

一、损伤细胞膜的分子病理学变化

细胞膜易遭受很多损伤因子的损害，引起细胞膜基本化学结构的改变，并使膜流动性、通透性、酶活性和受体功能等发生变化。有些损伤因子如补体可造成质膜上孔洞形成而引起细胞溶解。

（一）生物因子引起的损伤

引起膜损伤的生物因子有病毒、细菌、真菌、寄生虫等。

病毒感染后，通过宿主细胞膜上的受体与细胞膜融合，改变膜脂肪酸的定向排列，并改变膜液态的双分子层结构。如流感病毒可依赖其包膜上的血凝素（HA）棘突的 HA1 部分，通过唾液酸作用使 N-乙酰神经氨酸残基末端附着于宿主质膜的黏蛋白受体上，导致病毒穿入细胞膜，最后病毒在宿主细胞内脱壳、复制、组装，在宿主质膜上出现新的病毒颗粒。艾滋病病毒（HIV）包膜的糖蛋白插入细胞膜或病毒的出芽释放，可增加细胞膜的通透性，造成正常离子屏障的损伤。

有些病毒感染（如乙肝病毒）可造成膜的严重受损，使膜的稳定性遭到破坏，并引起胞质的酶和溶酶体酶的释放，导致细胞溶解。另外，麻疹病毒、流感病毒、单纯疱疹病毒等感染时，病毒与宿主细胞膜发生融合而形成巨细胞。

病毒感染后，由于病毒遗传物质整合入宿主细胞基因组，故可导致宿主细胞膜上出现新的表面成分，如受染细胞膜上表达 HIV 包膜糖蛋白抗原。这种表面成分可通过免疫介导产生直接细胞毒反应或有补体参加的抗体反应而造成膜损伤。另外，HIV 的 gp120（包膜糖蛋白）与质膜上的 MHC II 类分子有一同源区，抗 gp120 抗体能与 T 细胞交叉反应，即病毒诱导的自身免疫使 T 细胞造成免疫损害或功能障碍。

生物因子的合成产物也可损伤细胞膜。如产气荚膜梭状芽孢杆菌能产生外毒素及一些酶类，其中磷酸脂酶 C（α-磷酸脂酶）能分解红细胞膜的磷脂酰胆碱的甘油磷酸键，直接破坏红细胞膜而发生溶血。大肠杆菌合成的有毒蛋白大肠杆菌素，其大肠杆菌素 E_2 可损伤 DNA，E_3 可损伤核蛋白体，E_1 可阻断乳糖、氨基酸和 K^+ 的主动转运。霍乱弧菌产生的外毒素可刺激细胞膜腺苷环化酶，使胞内 cAMP 浓度增加，导致肠的 Na^+、Cl^- 和水分的主动转运增强，引起严重的腹泻。

一些细菌、真菌和寄生虫也可造成膜损伤。例如巴耳通体病（Bartonellosis）的病原体为杆状巴耳通体，为革兰阴性有鞭毛的多形性杆菌，可附着于红细胞表面，使红细胞脆性增加而造成溶血。疟原虫寄居红细胞内产生氧自由基，耗竭红细胞内的氧化还原酶，使红细胞膜脂质过氧化造成红细胞膜僵硬，并使血红蛋白变性。

（二）化学因子引起的损伤

化学因子包括化学物质和化学药物，它们中的许多都能与细胞膜相互作用，并且改变细胞膜的基本结构。

四氯化碳（CCl_4）中毒是膜损伤的典型实例。CCl_4 能分解成 CCl_3 自由基，造成膜广泛过氧化，导致细胞功能异常。严重者由于膜表面的变化，使胞内钙蓄积，ATP 浓度下降，最后导致细胞死亡。近年来由于膜毒理学的发展，发现铅可以抑制血红素合成，使氨基-γ 酮戊酸（ALA）堆积，ALA 可产生自由基引起膜脂质过氧化，从而导致红细胞溶血。已知红细胞内的主要还原作用是在磷酸戊糖旁路过程中完成的，戊糖代谢途径提供还原型谷胱甘肽（GSH）和还原型辅酶 II（NADPH），二者有保护红细胞内巯基和血红蛋白免受氧化损伤的作用。铜能与红细胞膜的巯基结合使红细胞内 GSH 减少，铜还可严重抑制 6-磷酸葡萄糖脱氢酶（G6PD）的活性。G6PD 是戊糖代谢途径的关键酶。由于红细胞内存在的抗氧化物质减少，氧自由基可对血红蛋白及红细胞膜造成损伤，使红细胞变形性降低，膜渗透性增加，因而红细胞寿命缩短。

局麻药与细胞膜作用时，能不对称地插入细胞膜内：如果插入脂质双分子层的外层，则使外层伸展而细胞出现锯齿状外观；如果插入脂质双分子层的内层，会造成表面呈杯状。质膜这种不同部分的伸展会引起质膜流动性、外形和化学结构上的变化。局麻药、秋水仙碱和细胞松弛素 B 可造成膜相关微丝和微管的丢失，改变细胞骨架成分，使植物凝集素结合部位发生变化，表现为膜表面有小附加物、小泡和皱折的形成。

铅可抑制红细胞膜 Na^+-K^+-ATP 酶和 Ca^+-Mg^{2+}-ATP 酶的活性，使红细胞 K^+ 外漏，水分丢失，细胞缩小。同时胞内 Ca^{2+} 升高，使 Ca^{2+} 依赖 K^+ 通道开放，促进 K^+ 外漏。胞内过多的 Ca^{2+} 与骨架蛋白结合使膜变硬，变形性降低，红细胞容易破裂。哇巴因可抑制磷酸甘油酸激酶介导的 ATP 合成，从而降低离子转运能力。洋地黄和特定的肌膜横小管的钠泵结合，抑制横小管系统的功能。代谢抑制剂如氰化物可改变细胞膜蛋白质磷酸化作用调节的某些药物通透性屏障，从而增强某些药物的摄入。

有些药物通过影响血小板膜而抑制血小板功能，如某些抗生素（青霉素类、头孢素类）、右旋糖酐、羟乙淀粉、速尿、苄胺唑啉、抗组胺药、三环类抗抑郁药（如三氟拉嗪）等。

另外一些物质如酒精和锂，可使细胞的表面微绒毛肿胀、呈杵状或消失，严重者可使细胞表面呈现不规则、有粗糙边缘的洞孔。

（三）物理因子引起的损伤

电离辐射可使膜形成脂质过氧化物而改变膜的脂类成分，还能增加膜的通透性、渗透性，并使细胞丢失钾。

低氧可使细胞肿胀、破裂，伴有膜内颗粒的聚集，环核苷酸的变化。由于质膜通透性的改变，胞质中的许多酶可弥散到血循环中。如血清磷酸肌酸激酶活性增加，这是心肌梗死的典型变化。

温度变化也影响膜的结构和功能。热损伤可引起电解质和水分异常、运输功能和膜流动性增加。当温度超过 49℃ 时，红细胞膜收缩、蛋白质变性，使膜弹性及变形减低，红细胞易被破坏。烧伤性休克，血清中游离脂肪酸增加，使红细胞膜内磷脂酰乙醇胺（PE）含量明显降低。PE 含量降低将使膜脂与膜骨架联结，红细胞易被破坏。低温则降低细胞的转运功能。

（四）免疫因子引起的损伤

免疫损伤所致膜变化很多是由补体的连锁反应造成的。C_{56} 或 C_{567} 复合物的 C_7 亚单位可插入膜的磷脂双分子层，这种插入对膜损害特别严重。C_{5b}、C_7、C_8 和 C_9 等含有疏水性多肽链的疏水性分子，与膜的脂类核心部分其他疏水性分子发生反应，造成贯通膜的通道，使水和离子快速流入，导致细胞肿胀、破裂。

抗体与膜受体结合阻断或破坏细胞间连接，干扰细胞间通信。例如天疱疮患者的自身抗体与桥粒结合，引起桥粒解体并分离，使细胞丧失黏合能力。

（五）其他因子引起的损伤

许多遗传因素可引起细胞膜损伤，如镰状细胞性贫血、肌营养不良、家族性高胆固醇血症、氨基酸尿症、胱氨酸尿症等。这些遗传病可累及质膜，使膜的结构和形状及其受体等发生改变。先天性 LDL 缺乏会导致红细胞膜神经磷脂——卵磷脂含量的异常，使膜的流动性降低。

另外，过量的维生素 A 可引起浆细胞膜溶解，甚至累及溶酶体膜，使水解酶释放，引起细胞损伤。

二、膜功能异常与疾病发生机制

(一) 膜转运系统异常与疾病

膜中存在许多与物质转运有关的蛋白质，这些蛋白质的结构缺损或功能异常，会引起物质转运障碍，产生相应的疾病。

胱氨酸尿症是一种遗传病，其病因是细胞膜上载体蛋白的一个氨基酸先天性变异，造成胱氨酸转运能力降低，病人尿中含有大量胱氨酸。当尿的 pH 值下降时胱氨酸沉淀而形成结石。

肾性糖尿病也是一种遗传病，糖的转运载体功能降低是其主要病因。

近年的科学实验证明，机体的钠泵活性异常是许多疾病的重要环节。

1. 原发性高血压

原发性高血压患者细胞膜 Na^+-K^+-ATP 酶活性降低，其原因为：摄入过多的钠和肾脏排钠减少，以致血容量增加，刺激下丘脑释放钠泵抑制因子。该因子能抑制钠泵、增加血管平滑肌细胞对钙的摄取以及增加对缩血管物质的反应性，从而引起细胞内 Na^+ 浓度增高，并通过以下机制引起高血压：①细胞水肿，导致动脉管腔狭窄；②膜去极化，引起膜电位依赖性钙通道开放，Ca^{2+} 内流增加、细胞兴奋性增强；③Na^+-Ca^{2+} 交换减慢，细胞内 Ca^{2+} 增高，影响平滑肌的兴奋-收缩耦联，使血管紧张性增高，导致外周阻力增大，血压增加。

2. 心力衰竭

ATP 是心脏收缩的动力，也是维持钠泵活性所必需的。慢性心力衰竭时，由于胎儿基因的再表达，肌球蛋白 ATP 酶、膜钠泵活性降低，细胞内 K^+、Mg^{2+} 浓度降低，Na^+、Ca^{2+} 浓度增加，严重时影响心脏收缩和舒张功能。早期心衰患者约 1/3 是单纯性舒张功能不全，而引起舒张功能障碍的重要原因是胞内 Ca^{2+} 超负荷，这也与钠泵抑制有关。由于钠泵活性降低，Na^+-Ca^{2+} 交换与 Na^+-H^+ 交换减少，因而使胞内 Ca^{2+}、H^+ 积聚，pH 值降低，出现心衰的早期疲劳现象。另外，心衰时发生洋地黄中毒也与钠泵过度抑制、胞内 Ca^{2+} 超负荷有关。总之，钠泵活性降低所导致的能量代谢障碍、电解质紊乱及心脏舒缩功能障碍是心力衰竭发病机制的重要环节。

3. 冠心病

严重的心肌缺血之后，钠泵活性明显降低。冠心病时引起钠泵活性下降与下列因素有关：①冠脉供血不足，能量供应缺乏；②无氧酵解增加，引起代谢性酸中毒；③产生大量自由基，引起钠泵损伤。

此外，甲状腺素可以引起钠泵合成增加、活性增强；在缺乏胰岛素或胰岛素抵抗状态时，钠泵活性降低，导致血管收缩力和血压增高；躁狂抑郁症患者呈现离子的分布和转运的改变，钠泵活性轻度、中度降低能通过增加膜兴奋性和神经介质释放而导致躁狂，严重的泵抑制和持续的去极化阻断能减少神经介质释放而导致抑郁。

（二）膜组分异常与疾病

1. 阵发性睡眠性血红蛋白尿症

阵发性睡眠性血红蛋白尿症（paroxysmal nocturnal hemoglobinuria, PNH）是一种后天获得性造血干细胞基因突变引起的溶血病。临床上常有慢性贫血及血管内溶血发作，严重时出现血红蛋白尿。

PNH 的共同特点是细胞膜表面缺乏一组膜蛋白。这种膜蛋白通过糖肌醇磷脂（GPI）锚固在膜上，统称糖肌醇磷脂连接蛋白（GPI 连接蛋白），包括 DAF（CD_{55}）、MIRL（CD_{59}）、C_8 结合蛋白。PNH 患者的细胞缺乏这些蛋白，因此对补体敏感，这是发生溶血的主要原因。

PNH 患者的异常血小板缺乏 CD_{59}，因此有更多的含 C_9 聚合物的复合体附着在膜上，引起血小板囊泡化，这种囊泡不能使酸性磷脂维持在内层而暴露在外表面，增加了因子 Va、Xa 的作用面，遂有较多凝血酶原变为凝血酶，这是 PNH 病人容易发生栓塞的一个原因。

2. 遗传性球形红细胞增多症

遗传性球形红细胞增多症（hereditary spherocytosis, HS）是一种红细胞膜骨架蛋白异常引起的遗传性溶血病，特点是外周血中可见到较多的小球形红细胞，主要表现为贫血、黄疸和脾肿大。

红细胞膜的稳定性主要取决于膜骨架蛋白的结构和功能。膜骨架蛋白的主要成分为膜收缩蛋白，由 α 链和 β 链组成。α 链和 β 链按首尾相反方向扭合形成二聚体，两个二聚体再以首尾相联形成四聚体（SPT），其尾端通过 4·1 蛋白和肌动蛋白（actin）与另外的四聚体相连，形成膜骨架蛋白的水平结构。膜骨架蛋白的垂直连接有二：①膜收缩蛋白（四聚体的 β 链）-锚蛋白-带 3 蛋白；②膜收缩蛋白-4·1 蛋白-P_{55} 蛋白和血型糖蛋白 C。

HS 的基本发病机制是由于红细胞膜蛋白基因异常引起的分子病变，主要涉及收缩蛋白、锚蛋白、4·2 蛋白和带 3 蛋白。这些膜蛋白缺乏导致膜骨架蛋白和膜脂质双层的垂直连接障碍，双层脂质不稳定，使未被膜骨架支持的脂质以出芽形式形成囊泡而丢失。膜脂质的丢失使红细胞表面积减少，表面积和体积比例降低，细胞遂变成球形。

3. 遗传性椭圆形红细胞增多症

遗传性椭圆形红细胞增多症（hereditary elliptocytosis, HE）是一组异质性家族遗传性溶血病，特点是外周血中有大量椭圆形成熟红细胞。

HE 的原发病变是膜骨架的异常，主要涉及膜骨架水平方向连接的蛋白，即膜收缩蛋白、肌动蛋白、4·1 蛋白-膜收缩蛋白。在 HE，红细胞膜中的收缩蛋白结构异常，不能相互连接形成四聚体，使膜骨架的稳定性降低。当细胞经过微循环时，在一定切变力的作用下，膜骨架蛋白发生重新连接而变成椭圆形。当外力去除后却不能恢复正常，成为永久性的椭圆形细胞。

（三）膜受体异常与疾病

膜受体的数量、结构以及特异性和结合力的改变，均可引起疾病。此类疾病称为受体病（receptor disease）。其中有的是先天性异常，有的是后天因素引起的受体异常。

遗传性高胆固醇血症患者的血浆中,胆固醇之所以过高,是因为患者的某些 LDL 受体蛋白基因缺陷或变异,导致受体数目减少或结合力降低。

重症肌无力(myasthenia gravis)患者血清中存在乙酰胆碱受体(AchR)的抗体,可与神经肌肉连接处终板膜的 AchR 结合,还可破坏乙酰胆碱受体,受体数量减少,导致神经兴奋信号无法传递到肌肉。

低丙种球蛋白血症(hypogammaglobulinemia)患者往往因反复、严重感染而危及生命,其原因是 B 淋巴细胞表面缺少抗原的受体,不能接受抗原的刺激发育成浆细胞来产生抗体。

(四)细胞表面的改变与肿瘤

细胞癌变的最显著特征是细胞表面结构、理化性质和功能发生改变,以致膜流动性异常、细胞连接和通信中断、细胞识别和黏着能力降低,导致细胞增殖失控并发生浸润转移。

1. 表面糖蛋白改变

P-糖蛋白(p-glycoprotein,P-gp)是最早发现的一种与肿瘤药物耐药有关的跨膜糖蛋白。P-糖蛋白在人体肿瘤中广泛表达,如在肾癌、结肠癌、肝细胞癌、胰腺癌、嗜铬细胞瘤等中均高表达。P-gp 属 ABC 转运蛋白超家族,有特异的药物结合位点和 ATP 结合点,且本身具有 ATP 酶活性。它能利用 ATP 水解释放的能量,将大量结构不相关的药物跨膜移到胞外,使胞内药物浓度减少,从而产生抗药性。另外,P-gp 还能特异地抑制半胱氨酸、天冬氨酸酶(caspase)依赖的肿瘤细胞的凋亡。

黏蛋白为高分子量糖蛋白,按基因不同可分为 7 类($MUC_1 \sim MUC_7$),存在于上皮细胞的极性面,其主要功能是起润滑和保护上皮的作用。在肿瘤组织中它常异常表达,表现为量或质的改变。如整个瘤细胞表面均表达,糖链结构异常等。在瘤细胞的转移过程中,瘤细胞与基膜的相互作用是关键性步骤。在转移过程中,瘤细胞至少 3 次穿过基底膜。瘤细胞通过基底膜分三步:瘤细胞黏附于基底膜,细胞外基质降解以及瘤细胞的迁移。黏蛋白能促进和加强瘤细胞与基底膜蛋白(如层黏蛋白、纤维连接素和Ⅳ型胶原)的黏附力。瘤细胞与基底膜黏附 2~8 小时后,直接或诱导宿主细胞产生蛋白水解酶,并增强其活性,细胞外基质发生溶解,导致瘤细胞扩散转移。另外,黏蛋白可激活凝血因子 X,癌细胞产生内源性凝血素,使血液处于高凝状态。在黏蛋白参与下,肿瘤细胞和血小板之间的相互作用进一步加强,血小板形成血栓将肿瘤细胞包裹并与血管内皮黏附,从而导致肿瘤发生远处转移和逃避宿主免疫系统的监控。

另外,肿瘤细胞有某些高分子量的糖蛋白缺失,也有一些低分子量的肿瘤特异抗原出现,如肝细胞的甲胎蛋白(AFP)、消化道肿瘤细胞表面的癌胚抗原(CEA)等。

2. 肿瘤细胞表面糖脂的改变

肿瘤细胞表面糖链短缺不全,出现一些简单的前体糖鞘脂,而高级的神经节苷脂缺失;细胞表面的糖基转移酶活性降低或糖基水解酶活性增高,使细胞表面的糖链不能延伸接触,黏着力下降,失去接触抑制,导致癌细胞浸润转移。

3. 通透性改变和细胞间隙连接中断

肿瘤细胞的糖吸收量明显增加,对糖和蛋白转运能力加强,受体介导的内吞作用加快,细胞增殖。由于细胞连接中断,细胞失去群体约束,自主生长机会增多。

4. 对外源凝集素的凝集力增强

在细胞癌变的过程中,肿瘤细胞较正常细胞更易于被凝集素凝集。在上皮细胞经不典型增生至癌变的过程中,其细胞表面凝集素受体的含量也逐渐增加。肿瘤细胞与细胞外生长因子等刺激因子结合的机会增多,导致增殖失控。

5. 膜流动性改变

细胞膜的流动性是反映细胞功能状态的综合指标,其变化趋势依瘤细胞的来源不同而异,但基本上遵循下述规律:实体瘤细胞膜的流动性较正常细胞的流动性低,而腹水瘤、白血病等细胞膜的流动性较正常细胞的流动性高。某些药物如维甲酸等可使细胞膜流动性改变,影响细胞膜上蛋白的位置,导致细胞膜上抗原决定簇的暴露或掩盖,从而引起细胞免疫原性的改变。肿瘤细胞免疫原性的增强势必诱发机体的抗肿瘤免疫反应,使肿瘤转移能力降低。

(吴 勇)

参 考 文 献

1. 汪堃仁,薛绍白,柳惠图主编. 细胞生物学. 第 2 版. 北京:北京师范大学出版社,1998:15~108
2. 翟中和主编. 细胞生物学. 北京:高等教育出版社,1995:63~71,93~108
3. 黄芬. 细胞质膜微囊与信号转导. 生物化学与生物物理进展,1997,24(3):194~198
4. Darnell J et al. Molecular cell biology. Scientific American Books.1986:569~612,617~663
5. Bretscher M A. The molecules of the cell membrane. Scientific American, 1985, 253(4):100~109
6. Villar E. Membrane fusion mechanisms and applications: assessment of current knowledge. Molecular Membrane Biology, 1999, 16:1
7. Buckley C D et al. Cell adhesion: more than just glue (Review). Molecular Membrane Biology, 1998, 15:167
8. Foerster J. Red cell fragmentation syndromes. In: Lee G R, et al (Eds). Wintrobe's clinical Heovatology, Williome and wilkins. Baltimore: 1999:1305~1328
9. Lee G R. Acquired hemolytie anemiao resulting from direct sffeits of infections, chemical, or physical oqents.In: Lee G R, et al (Eds), Wintrobe's clinical Heovatology.Williame and Wilkins. Baltimore.1999:1289~1304

第三章 细胞受体及其异常

第一节 概 述

一、受体的基本概念

受体(receptor)是存在于效应细胞细胞膜或细胞内的一种天然大分子,可以识别并特异地与有生物活性的化学信号物质结合,激活或启动一系列生物化学反应,最后导致该信号物质特定的生物效应。无论是生物体内源性物质,如神经递质、激素、代谢物、抗原、抗体等,还是进入体内具备生物活性的外源性物质,如药物、毒物等,要产生生物效应,都必须是这些物质的相对的小分子和体内某些大分子相互作用,或是这些小分子改变了生物大分子的构象或所在微环境,使大分子的功能活动受到影响的结果。

受体主要有两方面的功能:第一是识别(recognition)功能,即识别自己特异的信号物质,并与之特异性地结合。然而仅仅有特异识别还不够,例如突触后膜表面存在乙酰胆碱脂酶,它可与底物乙酰胆碱特异结合并使其分解,但并不产生胞内信号。所以,受体的第二个功能是信号转导(transduction)功能,即受体与信号物质结合以后,能把识别和接受的信号准确无误地放大并传递到细胞内部,启动一系列胞内生物化学变化,最后导致特定的细胞反应。要使胞外信号转换为胞内信号,受体的两个功能缺一不可。从生物信息论观点看,激素作为信息物质,无选择地把信息传至各种组织细胞。而所谓靶细胞一般是指含有某种激素的特异受体的细胞。受体能从撞击细胞的杂乱的激素分子中"识别"特异信号,如细胞外液中生物分子的总浓度为 10^{-3} mol/L,胰岛素的生理浓度是 $10^{-9} \sim 10^{-12}$ mol/L。也就是说,受体要从 $10^6 \sim 10^9$ 个生物分子中和一个胰岛素分子相识别,并以某种方式中继信号,起"转导"作用,随之发生细胞效应。

与受体呈特异结合的物质(如激素、递质等)称为配体或配基(ligand)。配体除了与受体结合外本身并无其他功能。它不能参加代谢产生有用产物,也不直接介导任何细胞活性,更无酶的特点。它惟一的功能就是通知细胞在环境中存在一种特殊信号或刺激因素。配体有两类:与受体结合后产生效应者称为激动剂(agonist),不产生效应且妨碍激动剂与受体结合者称为拮抗剂(antagonist)。拮抗剂又分两类:在受体大分子中,与激动剂的结合部位相同者称为竞争性拮抗剂,或简称拮抗剂;与激动剂结合部位不同者称为非竞争性拮抗剂。

二、受体的主要特性

(一) 受体与配体结合的特异性

一定的信号分子可与受体蛋白质一定构形的接受部位结合,这就是受体的特异性。这是受体的最基本特点,否则受体就无法辨认外界的特殊信号——配体分子,也无法准确地传递信息。具有该激素受体的组织细胞称靶细胞或靶组织。配体与受体的结合是一种分子识别过程,它靠氢键、离子键与范德瓦尔斯力的作用而结合。这些弱键本身并不形成高水平的特异性,但是随着两种分子空间结构互补程度的增加,相互作用基团之间距离就会缩短,作用力就会大大增强。因此配体与受体分子空间结构的互补性是特异结合的主要因素。

然而受体的特异性也不是绝对的,它不能简单地理解为任何一种受体仅能与一种配体结合。在同一细胞或不同类型的细胞中,同一配体可能有两种或两种以上的不同受体,例如乙酰胆碱有烟碱型与毒蕈型两种受体,肾上腺素有α及β两种受体。又如,胰岛素分子除了可以高亲和力与其受体结合,产生很强的调节代谢效应外,也能以低亲和力与类胰岛生长因子受体结合,导致微弱的刺激生长效应,这种现象称为受体交叉(receptor crossover)。受体交叉现象的存在说明受体分子与配体分子的契合并不完美,但交叉结合的亲和力比特异性配体结合的亲和力低,又说明受体分子与配体分子之间的契合比与其他分子的契合要好。

(二) 受体与配体结合的可逆性

配体与受体的结合反应是快速的,但此反应又是可逆的,也就是在发生结合反应的同时,也有解离反应。结合反应与解离反应均符合质量作用定律,最后可达到平衡。

(三) 受体的高度亲和力

配体与受体的结合服从质量作用定律,它可用简单的可逆平衡式表示,如:

$$[H] + [R] \underset{Kd}{\overset{Ka}{\rightleftharpoons}} [HR]$$

$$Ka = \frac{[HR]}{[H][R]}$$

$$Kd = \frac{1}{Ka} = \frac{[H][R]}{[HR]}$$

式中 [H] 为游离配体浓度(摩尔/升,mol/L),[R] 为游离受体浓度,[HR] 为配体-受体复合物浓度。Ka 为结合速率常数(亲和常数),Kd 为解离速率常数,[HR] 与 [H] 或 [R] 成正比例。

Kd 值为 50% 受体被配体结合时的配体浓度,其值愈小,亲和力愈高。如胰岛素受体与胰岛素的 Kd 值为 2×10^{-8} mol/L 或 $0.12 \mu g/ml$,因为每毫升血液的总蛋白质达几十毫克,所以胰岛素可在比它高 10 万倍的其他蛋白质存在时,特异地与胰岛素受体结合。

受体与激素的亲和性可因环境的酸碱度、温度等条件变化而变化。如当 pH 值由 7.4 下降到 6.8 时,胰岛素与受体的结合即下降到原来的一半。有些配体与受体的结合过程中，亲和力也会发生变化，多数情况下，表现负协同作用（negative cooperation），即当细胞的一部分受体与配体结合时，其余受体对配体的亲和力即降低，加速解离，如胰岛素、β肾上腺素、乙酰胆碱等。个别配体，如抗利尿激素等则表现正协同作用（positive cooperation）。

（四）受体与配体结合的饱和性

配体与受体结合，一种是很快达到饱和，称为特异性结合，亲和力很高；另一种是在配体浓度很高时也不能达到饱和，称为非特异性结合，其亲和力很低。这种低亲和力的非特异性结合可能是一种物理吸附作用。

特异性结合很容易达到饱和，反映出受体在靶细胞上的数目是一定的。每个靶细胞的某种配体或受体数量在一定条件下是相对恒定的，一般在 2 000～100 000 之间。例如，有人根据实验测得，每个单核细胞膜上胰岛素受体约为 2 200 个，而肝细胞膜上则有 3 000 个。

然而受体数目恒定也是相对的。配体本身就会对受体数目产生影响。例如，动物与人血流中胰岛素浓度高时，靶细胞胰岛素受体浓度下降，其肝脏细胞、脂肪细胞、心肌细胞中受体数目下降 50%～70%。但此时激素与受体的亲和力、负协同作用等特性没有变化。

三、受体的分类

根据配体的结构、受体的定位与结构、信号转导方式及效应，常将受体分为两大类：膜受体与核受体，前者占受体的绝大多数。

（一）膜受体

膜受体是细胞膜上的结构蛋白，配体大多为肽，因此有时称为肽受体。基于膜表面受体信号转导的机理和受体分子的结构特点，可将膜受体分为激动剂控制的离子通道型受体、G 蛋白耦联型受体、酪氨酸蛋白激酶型受体三类。

属于离子通道型受体的有烟碱型乙酰胆碱受体（nAchR）、γ-氨基丁酸受体（GABAR）、甘氨酸受体等。这类受体本身就是离子通道，借此将信号传入胞内。G 蛋白耦联型受体是受体中最重要的一类，如 α_2 与 β 肾上腺素受体、毒蕈碱型乙酰胆碱受体及视网膜视紫红质受体等都属此类。它们须与 G 蛋白耦联后才能产生胞内信使，如 cAMP、cGMP、DG、IP3 等，将信号传到胞内。胰岛素和大多数细胞生长因子（如表皮生长因子、血小板生长因子、类胰岛素生长因子等）的受体与产生信使效应部分都存在于一个膜整合蛋白之中，这部分受体被称为酪氨酸蛋白激酶型受体。

（二）核受体

核受体存在于细胞浆或细胞核内，实质上是一类配体依赖的转录调节因子。按核受体的结构与功能可将其分为类固醇激素受体家族和甲状腺素受体家族。类固醇激素受体家族包括糖皮质激素受体、盐皮质激素受体、性激素受体（雄激素、雌激素、孕激素等）等。类固醇激素受体除雌激素受体外均位于胞浆。甲状腺素受体家族包括甲状腺素受体、维生素D受体和维甲酸受体等，位于核内。近来有报道，有些多肽激素，如胰岛素、生长激素、催乳素等也有胞内受体的存在。

类固醇类激素和甲状腺素是低分子物质，而且具有疏水性与亲脂性，能够通过细胞膜进入细胞内，与细胞内受体结合，形成活性复合物。活性复合物再进入细胞核内，通过促进DNA分子基因转录作用及RNA合成，进而诱导特异蛋白质生成而发挥生物效应。

四、受体的基本结构与功能

（一）膜受体的结构与功能

膜受体绝大多数为糖蛋白或脂蛋白，一般具有胞外的配体结合区、跨膜区和胞内区。实验已证明，胰岛素受体的分子量约为300 000U，是高度不对称的蛋白质分子，由多个亚单位组成，是一种糖蛋白；胰高血糖素受体及垂体促肾上腺皮质激素受体则为脂蛋白；乳腺催乳素受体及睾丸的促性腺激素受体则为分子量在194 000U左右的蛋白质分子。下面分别对三种不同类型膜受体的结构和功能加以介绍。

离子通道型受体都是由几个亚基组成的寡聚体蛋白，除含有配体结合部位外，本身就是离子通道，借此将信号传入胞内，如图3-1所示。依赖于神经递质的离子通道型受体属于这类受体，它们是激动剂控制的受体-离子通道。这类离子通道型受体位于突触后膜上，接受神经递质刺激后，通道开放，导致离子跨膜流动，引起突触后膜去极化或超极化，继而产生生物效应。

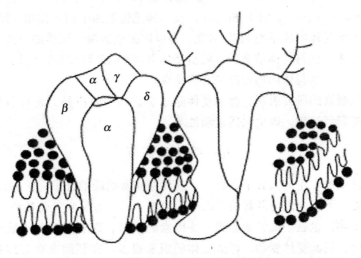

图3-1 离子通道型受体结构模式图

G蛋白耦联型受体均由一个单肽链形成7个α螺旋的跨膜结构，每个疏水跨膜区段由20~25个氨基酸组成，但各区段之间由数目不等的氨基酸组成的环状结构连接，其中1~2，3~4，5~6环在胞内侧，2~3，4~5，6~7环在胞外侧。N端由不到49个氨基酸组成，位于胞外侧，C端氨基酸残基相差很大，位于胞内侧。现已知道比较大的5~6胞内侧环与C端具亲水性，它们是与G蛋白相互作用的区域。至于与配体结合位点似乎7个α

螺旋跨膜区都与它有关，但确切的结合位点的结构仍不清楚。此类受体的结构相似，表明它们可能来自同祖先基因。然而也不能忽视此类受体各成员之间氨基酸顺序上的差别，例如 $β_1$ 与 $β_2$ 肾上腺素受体一级结构的差别约 50%，α 与 β 体的差别就更大了。这种差别显然与配体专一结合或与它们不同 G 蛋白类型相互作用特点有关。

酪氨酸蛋白激酶型受体本身是一种具有跨膜结构的酶蛋白，其胞外域与配体结合而被激活，通过胞内侧激酶反应将胞外信号传至胞内。它们本身具有酪氨酸蛋白激酶活性，整个分子分为 3 个结构区，即细胞外与配体的结合区、细胞内部具有激酶活性的结构区和连接两个部分的跨膜结构区。这一结构既具受体的功能，又具有把胞外信号直接转化成胞内效应的能力，是一种新颖的细胞信号跨膜传递方式。

（二）核受体的结构与功能

核受体是胞浆内的可溶性蛋白，由内质网合成，分子量约为 50 000~200 000U，沉降系数在 3.5~5S 之间，它们常以聚合形式与其他蛋白质结合而储存于细胞浆。如皮质激素的受体由 A、B 两个亚单位组成，此两亚单位的分子量分别为 110 000U 及 117 000U，两者聚合成沉降系数为 6S 的聚合物。雌激素受体也是由 A、B 两个亚基组成的聚合分子，分子量为 200 000U，沉降系数达 8S。

这类受体具有 N 端的转录调节区、居中的 DNA 结合区以及 C 端的配体结合区。在没与配体结合前，它们是无活性的。如类固醇激素受体未与配体结合前与热休克蛋白（heat shock protein，HSP）结合而存在，处于非活化状态。配体与受体的结合使 HSP 与受体解离，暴露 DNA 结合区。激活的受体二聚化并转移入核，与 DNA 上的激素反应元件（homone response element，HRE）相结合，或与其他转录因子相互作用，增强或抑制靶基因转录。甲状腺素受体家族不与 HSP 结合，多以同源或异源二聚体的形式与 DNA 或其他蛋白质结合，配体入核与受体结合后，激活受体并经 HRE 调节基因转录，调节机体的生长、发育、生殖，并参与体内的免疫与炎症反应。

有关糖皮质激素的研究表明，胞内受体除了引起基因效应外，还可引起基因外效应，如影响蛋白质的翻译过程，改变膜的流动性等。

五、受体的调节

受体是机体细胞产生的大分子，也是体内代谢非常活跃的分子，它一方面与其他细胞内物质一样，处于不断合成与降解的动态平衡之中；另一方面它又受各种生理或病理因素的影响而发生变化，也就是说经常受到一些因素的调节，而表现为受体数量（结合容量）与亲和力的变化。引起受体变动、调节受体的因素很多。在胚胎发育及细胞分化、分裂、生长过程中，细胞上的受体在何时表达及表达多少均受到精细的调控。如子宫的雌激素受体数目在月经周期中呈明显的周期性变化，松果体的 β 受体呈昼夜节律变化，不少受体数目随年龄增大而降低。此外，受体还受到神经、体液（激素）和细胞内成分等配体物质的调节。下面主要讨论配体物质对受体的调节。

（一）受体下调（down regulation）

一般而言，大多数膜受体与体内高浓度的相对应激素、递质及人工合成的激动剂等配体物质结合后，都可出现受体数量减少，邻近受体的亲和力也降低，此种现象即称受体下调，也叫衰减调节或反向调节。出现靶细胞受体下调时，细胞对该配体刺激的反应性减弱或消失，因此对靶细胞来说也叫失敏或脱敏（desensitization）。

下调或失敏本来是机体的一种自身调节机制，它可使靶细胞免受过度刺激而衰竭。如高胰岛素血症导致靶细胞上胰岛素受体数目减少，对胰岛素反应性下降，血糖升高。因此在治疗上应用胰岛素是无效的，而降低血中胰岛素的治疗反而有益。但在有些情况下，下调或失敏也可成为一种病理现象。如接受非选择性β肾上腺素能受体激动剂治疗的心力衰竭患者，其外周血液中淋巴细胞的β受体数目减少；嗜铬细胞瘤患者由于内源性儿茶酚胺产生剧增，其淋巴细胞膜上的腺苷酸环化酶对异丙肾上腺素的刺激反应大为减弱。

根据配体与受体的对应关系，下调或失敏又分为同种下调和异种下调两种情况。同种下调指某配体长期增多，使体内能特异地与该配体结合的受体数量减少。胰岛素、生长素、加压素、促甲状腺素、绒毛膜促性腺素等都可导致同种受体失敏现象。例如，肥胖者常常因摄食过多导致血糖过高，促使胰岛素过量分泌。胰岛素浓度长期增高，可使靶细胞胰岛素受体减少，亲和力减低，对胰岛素的敏感性降低，结果血糖更加升高。异种下调是指某配体浓度增高，使其他与之无直接关系的受体减少。如雌激素增多，可使体内生长素受体减少。这就可解释为什么有些女性雌激素分泌过多，女性副性征特别发育，可是身体比常人矮小；反之，雌激素分泌不足的女子，常常呈细高个子。

下调一般有剂量依赖性和时间依赖性，即在一定范围内，配体浓度越高，作用时间越长，受体减少越明显。同时下调还具有可逆性，即去除配体作用后，受体的数量在短时间内即恢复到原有水平。下调作用对配体生物活性具有依赖性，可见，配体的生物活性和反向调节之间有一定的平行关系。

（二）受体上调（up regulation）

当体内递质、激素等配体浓度增高时，靶细胞的受体数量增多、亲和力增加，称受体上调，也叫正向调节。出现上调时，靶细胞对配体的敏感性增高，因此对靶细胞来说也叫增敏或超敏（ultrasensitization）。上调或增敏实际上是一种配体作用的放大机制，类似于正反馈作用，主要见于性激素及与免疫功能有关的受体。

上调或增敏根据配体与受体的对应关系，也分为同种上调与异种上调两种情况。同种上调是指某种配体浓度增高时，靶组织该配体的受体随之增多。如雌激素增多时，子宫内膜雌激素受体也增多，很快进入月经周期的增生期。参与免疫功能的受体，虽然是膜受体，但正向调节较多见，这对保证机体受到抗原刺激后能迅速动员防御功能具有重要意义。异种上调是指某种配体增多时，使另一种配体的受体增多，靶组织敏感性增高，这种现象较之同种增敏更为多见。如卵泡成熟过程中雌激素增多时，该卵泡的FSH受体也随之增加。这就使该卵泡对FSH更加敏感，从而促使优势卵泡优先发育成直径为8~15mm的成熟卵泡。

第二节　细胞受体异常

一、受体异常的分类

受体异常也称为受体病,是指因受体的数量、结构或调节功能变化,使之不能介导配体在靶细胞中应有的效应所引起的疾病。

受体病可分为原发性与继发性两类,也可分为受体缺失与受体亲和力降低两类。但最通用的是把受体病分为下列 3 类:

(一)遗传性受体病

这类疾病为数最多,是指由于受体基因突变使受体数量改变或结构异常而造成的遗传性疾病。如睾丸女性化综合征、Kahn 氏 A 型胰岛素抵抗性糖尿病、家族性高胆固醇血症、先天性肾性尿崩症等。

(二)自身免疫性受体病

受体的本质是蛋白质,故在一定情况下可作为抗原,引起抗受体自身抗体的产生,通过抗原抗体反应即可引起疾病。抗受体抗体主要有两类:一类是封闭型,其与受体结合后,可干扰受体与配体的结合,从而阻断受体的正常作用,导致靶细胞功能低下。如体内的抗乙酰胆碱受体抗体封闭乙酰胆碱受体,因而阻断神经冲动的传递,导致重症肌无力症。另一类为刺激型,该型抗体与受体结合后,可刺激受体,模拟配体的作用,使靶细胞功能亢进。典型的例子是促甲状腺激素受体的抗体,即所谓长效甲状腺刺激物(LATS)或 LATS 保护物(LATS-P),该抗体可促使甲状腺合成和分泌过多的甲状腺素从而引起甲亢。

(三)继发性受体异常

继发性受体异常通常指在疾病发展过程的某一阶段所出现的受体变化,该变化可影响疾病的发展与转归,亦可随病情好转而恢复。受体受自身配体的向上或向下调节就是受体调节性改变的典型例子。受体数量和亲和力还受其他多种因素的影响,如有炎症时,血液中的内毒素、炎症介质或细胞因子可以上调白细胞和内皮细胞表面的某些黏附分子,导致两种细胞的黏附增强,利于白细胞穿过内皮细胞向炎症部位游走。临床上有的患者对某种激素产生耐受性的机制至少有一部分是由于长期使用该激素,血中激素浓度持续过高,继发地使该激素受体数目减少造成的。

总之,目前已确定的受体病较多,可归纳如表 3-1 所示。

表 3-1　　　　　　　　　　细胞受体异常及其分类

分类	异常受体
1. 遗传性受体病	
雄激素抵抗症	雄激素受体(AR)

续表

分类	异常受体
甲状腺素抵抗综合征	甲状腺素受体（T3R）
糖皮质激素抵抗症	糖皮质激素受体（GR）
维生素 D_3 抵抗性佝偻病	1，25-$(OH)_2D_3$ 受体
假性低盐皮质激素症 I 型	盐皮质激素受体（MR）
A 型胰岛素抵抗症	胰岛素受体（INSR）
Laron 型侏儒症	生长激素受体（GHR）
假性甲状旁腺素抵抗症 I 型	甲状旁腺素受体（PTHR）
妖精貌综合征	胰岛素受体（INSR）
家族性高胆固醇血症	低密度脂蛋白受体（LDL-R）
家族性肾性尿崩症	ADH V_2 型受体
视网膜色素变性	视紫质
遗传性色盲	视锥细胞视蛋白
严重联合免疫缺陷症	IL-2 受体 γ 链
2．自身免疫性受体病	
B 型胰岛素抵抗症	胰岛素受体（INSR）
重症肌无力	乙酰胆碱受体（AchR）
甲状腺功能亢进症（Graves 病）	促甲状腺素受体（TSHR）
甲状腺功能低下症（部分桥本病）	促甲状腺素受体（TSHR）
变态反应性鼻炎、哮喘	β-肾上腺能受体（β-AdrR）
原发性慢性肾上腺皮质功能低下（Addison 病）	促肾上腺皮质激素受体（ACTHR）
恶性贫血	胃泌素受体（Gastrin R）
部分缺铁性贫血	铁运转蛋白受体（TfR）
毛细血管扩张性运动失调症	5-羟色胺受体（5-HTR）
精神分裂症	多巴胺受体（Dopamin R）
3．继发性受体异常	
肥胖和糖尿病	胰岛素受体
衰老	雌雄激素受体（ER）、GR、Dopamin R TRHR、脑啡肽受体（Enkephalin R）
应激与休克	GR、α-adrR、β-adrR、AchR、阿片肽受体（Opioid R）、TRHR、P 物质受体
心力衰竭	$β_1$ 肾上腺素能受体
帕金森病	多巴胺受体
肿瘤	生长因子受体

二、遗传性受体病

由于编码受体的基因突变使受体缺失、减少或结构异常而引起的疾病称遗传性受体病。其主要特征有：病人出现缺乏某种激素的各种症状，血中激素水平正常或上升，激素的生物活性正常，且血中无该激素的抗体或受体的抗体，对外源性激素无反应或反应不良。

（一）家族性高胆固醇血症

家族性高胆固醇血症（familial hypercholesterolemia，FH）是由于低密度脂蛋白（LDL）受体（LDL-R）的缺陷而引起的，常易导致动脉粥样硬化症。

LRL-R 广泛存在于肝细胞膜表面及肝外组织的细胞膜表面，它能与血浆中富含胆固醇的 LDL 颗粒相结合，并经受体介导的内吞作用进入细胞。在细胞内，受体与 LDL 解离，再回到细胞膜，而 LDL 则在溶酶体内降解并释放出胆固醇，供给细胞代谢需要并降低血浆胆固醇含量。LDL-R 的主要功能是摄取胆固醇，供细胞生长、发育之用；此外还能降解血浆中的 LDL，维持血浆及细胞内胆固醇的自身稳定。在某些细胞（如肾上腺细胞）摄取的胆固醇还可作为合成类固醇激素的前质。人 LDL 受体为 160 000U 的糖蛋白，由 839 个氨基酸残基组成，其编码基因位于 19 号染色体上。

FH 是由于基因突变引起的 LDL 受体缺陷症，为常染色体显性遗传。

按 LDL 受体突变的类型及分子机制可分为：

（1）受体合成障碍：由于 LDL 受体基因突变使之不能正常编码受体蛋白，造成受体合成减少，受体数量不足。此型最为常见，约占所发现突变的 50% 以上。

（2）受体转运障碍：因编码受体转运信号的基因突变，在内质网合成的受体前体不能正常转运至高尔基体，影响了受体的翻译后加工过程。

（3）受体与配体结合障碍：由于编码 LDL 受体配体结合区的碱基缺失或点突变，使配体结合区缺乏或变异，有缺陷的受体虽能转运到细胞膜但不能与配体结合；或内吞的受体不能释放脂蛋白，难以进行受体的再利用。

（4）受体内吞缺陷：因编码胞浆区的基因发生突变使生成的 LDL 受体结构异常，受体与 LDL 结合后不能聚集成簇并内吞入细胞。

因 LDL 受体数量减少或功能异常，使血浆 LDL 的清除能力降低，患者出生后血浆 LDL 含量即高于正常，发生动脉粥样硬化的危险也显著升高。此病患者幼年、少年期即有冠心病危险，纯合子患者在儿童时期即可出现主动脉狭窄和心绞痛，若不经治疗，则患者常在 20 岁前因严重动脉粥样硬化而死亡。

（二）家族性肾性尿崩症

因肾小管对 ADH 反应性降低引起的尿崩症称为肾性尿崩症。由遗传性 ADH 受体异常引起的，称家族性肾性尿崩症。

ADH V_2 受体位于远端肾小管上皮细胞膜或集合管上皮细胞膜。当 ADH 与受体结合后，可增加 AC 活性，在 PKA 的催化下，使微丝、微管磷酸化，促进位于胞浆内的水通道蛋白向集合管上皮细胞管腔侧膜移动并插入膜内，集合管上皮细胞膜对水的通透性增加，管腔内水进入细胞，并按渗透压梯度转移到肾间质，使肾小管腔内尿液浓缩，尿量减少。

编码人 ADH 受体的基因位于 X 染色体，故家族性肾性尿崩症系性连锁遗传，其发病机制是由于基因突变使 ADH 受体合成减少或受体胞外环结构异常。无论是受体数量不足还是亲和力降低，均使 ADH 对远端肾小管上皮细胞膜和集合管上皮细胞的刺激作用减弱，cAMP 生成减少，对水的重吸收降低。家族性肾性尿崩症患者多在 1 岁以内发病，男性显示症状,具有口渴、多饮、多尿等尿崩症的临床特征,但血中 ADH 水平在正常水平以上,女性携带者一般无症状。

(三) 甲状腺素抵抗综合征

因靶细胞对激素反应性降低或丧失而引起的一系列病理变化称为激素抵抗综合征(hormone resistance syndrome)。临床表现以相应激素的作用减弱为特征,但循环血中该激素水平升高。人类有 α 和 β 两型甲状腺素受体,分别由独立基因编码。目前仅发现编码 β 型受体的基因突变可使外周组织对甲状腺素抵抗。有缺陷的甲状腺素受体不能与 T_3 结合,难以调节含甲状腺素反应元件的基因转录。患者的临床表现取决于突变受体的数量,可从轻微的甲状腺素不足到严重的甲状腺功能减退,具体表现为:甲状腺肿大(轻到中度)、甲低症状,血中 T_3、T_4 水平增高。少数有甲亢症状,血中 TSH 升高,还可能伴有其他遗传缺陷(如聋哑)。治疗上用大剂量 T_3、T_4 可使甲状腺缩小,症状改善。有甲亢表现者,禁用抗甲状腺药物,因其可使症状恶化,甲状腺更为肿大。有甲低表现或潜在甲低者,使用抗甲状腺药物后,可使甲低症状暴露,故也不能用。

(四) 妖精貌综合征

妖精貌综合征(Leprechaunism)是一种具有丑陋容貌的遗传性疾病,病人两眼距离大于常人、双耳低位、多毛。在内分泌代谢方面有糖耐量减低、高胰岛素血症、对外源性胰岛素不发生低血糖反应等。本病受体变化有两种情况,部分病人细胞上的受体数量减少,故胰岛素与受体结合减少,但残存的受体在质的方面是正常的,即亲和力正常。另一部分病人胰岛素与受体结合正常,检查其单核细胞的胰岛素受体浓度和亲和力都正常,缺陷可能发生在胰岛素与受体结合以后的变化,故属于受体后缺陷。但进一步研究发现,受体与胰岛素结合时对 pH 值和温度变化的反应不正常,这表明受体本身还是有障碍的,障碍在于受体传递信息到细胞内的能力有改变。

三、自身免疫性受体病

自身免疫性受体病是因体内产生抗受体的自身抗体而引起的疾病,可因刺激性抗体引起细胞对配体的反应性增强,或因阻断性抗体干扰配体与受体的结合,导致细胞的反应性降低而引起。

(一) 重症肌无力

重症肌无力是一种神经肌肉间信息传递功能障碍的自身免疫病,主要特征为受累横纹肌稍行活动后即迅速疲乏无力,经休息后肌力有程度不同的恢复。轻者仅累及眼肌,重者可波及全身肌肉,甚至因呼吸肌受累而危及生命。

正常的运动神经兴奋传递是通过突触前膜释放乙酰胆碱,作用于突触后膜的胆碱能受体(AchR),使受体构型改变,离子通道开放,Na^+ 内流形成动作电位,而使肌纤维收缩。1971 年 Almon 与 Bender 分别在重症肌无力病人体内检出抗 AchR 抗体,且证明这种受体抗体能与 AchR 特异结合,从而阻断了受体与神经递质的结合。AchR 抗体是 7S 的 IgG,分子量大于 50 000U,此 AchR 一旦与受体结合,不但阻断了 AchR 的功能,且能诱导 AchR 降解。所以本病病人突触后膜上 AchR 数量显著减少，使神经递质——乙酰胆碱失效，目前认为这就是重症肌无力的发病原因。

研究表明，在患者的胸腺上皮细胞及淋巴细胞内含有一种与 AchR 结构相似的物质，它可能作为自身抗原而引起胸腺产生抗 AchR 的抗体。在实验性重症肌无力动物或临床重症肌无力患者的血清中可检测到抗 AchR 的抗体，其含量与疾病的严重程度呈正相关。将重症肌无力患者的血浆注射给小鼠，可诱发类似重症肌无力的变化，由此进一步证明 AchR 抗体的致病作用。抗 AchR 抗体通过干扰 Ach 与受体的结合，或加速受体的内吞与破坏，最终导致运动神经末梢释放的 Ach 不能充分与运动终板上的 AchR 结合，使兴奋从神经传递到肌肉的过程发生障碍，从而影响肌肉的收缩。

（二）自身免疫性甲状腺病

促甲状腺素（TSH）是腺垂体合成和释放的糖蛋白激素，它与甲状腺细胞膜上的 TSH 受体相结合，经 Gs 激活 AC，增加 cAMP 生成；亦可经 Gq 介导的 PLC 增加 DG 和 IP_3 生成，其生物学效应是调节甲状腺细胞生长和甲状腺素分泌。

多种甲状腺自身抗体均可引起自身免疫性甲状腺病，根据自身抗体的性质不同，患者的临床表现各异。TSH 受体抗体分为两种：①刺激性抗体：它与 TSH 受体结合后能模拟 TSH 的作用，通过激活 G 蛋白，促进甲状腺素分泌和甲状腺腺体生长。在 Groves 病（弥漫性甲状腺肿）患者的血液中可检出 TSH 受体刺激性抗体，这与甲状腺功能亢进和甲状腺肿大的临床表现有关。②阻断性抗体：阻断性抗体可存在于桥本病（慢性淋巴细胞性甲状腺炎）和特发性黏液性水肿患者血中，它与 TSH 受体的结合减少了 TSH 与受体的结合，减弱或消除了 TSH 的作用，抑制甲状腺素分泌，造成甲状腺功能减退。近年来的研究表明，刺激性抗体和阻断性抗体都可与 TSH 受体的胞外区结合，但刺激性抗体与 TSH 受体 30~35 位氨基酸残基结合，而阻断性抗体则与受体 295~302 和 385~395 位氨基酸残基结合，这种与 TSH 受体结合部位的不同为解释 Graves 病和桥本病临床特征的差异提供了分子学基础。

（三）B 型胰岛素抵抗症

这是抗胰岛素受体抗体所引起的受体病。患者为中年妇女，有血沉加速、白细胞减少、斑秃、关节痛及肾炎等免疫病理学方面的改变。这种病人血液中有一种免疫球蛋白可与胰岛素受体结合，这种结合可阻断胰岛素的结合及作用。部分病人对胰岛素抗拒可转化为低血糖，也可以自行缓解或用免疫抑制剂治疗后缓解，亦有个别病例死亡。

四、继发性受体异常

许多疾病过程，配体的含量、pH 值、膜磷脂环境及细胞合成与分解蛋白质的能力等变化均可引起受体数量及亲和力的继发性改变。其中有的是损伤性变化，如膜磷脂分解引起受体功能降低；有的是代偿性调节，如配体含量增高引起的受体减敏，以减轻配体对细胞的过度刺激。继发性受体异常可进一步影响疾病的进程。

(一) 肥胖和糖尿病

部分肥胖者出现高胰岛素血症并伴有糖耐量异常,且血中的胰岛素浓度一般与肥胖程度成正比。实验表明,部分轻度肥胖者单核细胞及脂肪细胞表面的受体浓度降低,同时细胞对胰岛素的敏感性亦下降。随着肥胖的加重,受体活性也出现异常,致使靶细胞对胰岛素的反应性下降而出现糖尿病症状。肥胖者受体的减少可能是患者摄入过多,使血糖浓度增高,再引起血中胰岛素的浓度升高,通过胰岛素对自身受体的反向调节所致。受体减少导致细胞对胰岛素的敏感性降低,反过来造成血糖及胰岛素水平的进一步增高,这就形成了恶性循环。节制饮食可阻断这一恶性循环,使血中胰岛素浓度下降,从而提高胰岛素受体的数量。从遗传学的角度分析,胰岛素受体的基因突变多发生在一条等位基因上,所形成的杂合子对胰岛素抵抗的症状一般较轻微,临床上并不表现为显性糖尿病,但这部分人对糖尿病的遗传易感性较高,而肥胖极可能成为这些人患糖尿病的诱因。

(二) 心力衰竭

肾上腺素能受体及其细胞内信号转导是介导正常及心力衰竭时心功能调控的重要途径。正常人心肌细胞膜含 β_1、β_2 和 α_1 肾上腺素能受体,其中 β_1 受体占 70%~80%,是调节正常心功能的主要肾上腺素能受体亚型。大量研究表明,心力衰竭患者及动物的心脏对异丙肾上腺素引起的正性肌力反应明显减弱,即 β 受体对儿茶酚胺刺激发生了减敏反应。心力衰竭时,β 受体下调,特别是 β_1 受体数量减少,可降至 50% 以下,β_2 受体数量变化不明显,但对配体的敏感性亦有降低。β 受体减敏是对过量儿茶酚胺刺激的代偿反应,可抑制心肌收缩力,减轻心肌的损伤,但也是导致心力衰竭发展的原因之一。

(汪长华)

参考文献

1. 吕宝璋,卢建,安民榜主编. 受体学. 合肥:安徽科学技术出版社,2000
2. Stanford C, Horton R W. Receptors. Oxford:Oxford University Press,2001
3. Baniahmad A. Thyroid hormone receptors. Totawa: NJ Humana Press,2002
4. Brown B L, Dobson P R M. Cell signaling. New York:Raven Press,1993
5. Municio A M, Miras-Portugal M T. Cell signal transduction, second messengers, and protein phosphorylation in health and disease. New York:Plenum Press,1994
6. 卢建,余应年,徐仁宝主编. 受体、信号转导系统与疾病. 第2版. 济南:山东科学技术出版社,2002
7. Michael S D, William G H. Toxicant—Receptor Interactions: Modulation of Signal Transduction and Gene Expression. Taylor & Francis,1998

第四章 细胞信号转导与障碍

第一节 细胞信号转导概述

细胞是所有生命体最基本的结构和功能单位。要完成生命体的各种复杂功能,细胞在接受各种内外环境的变化,并对各种变化产生相应反应的同时,细胞之间必须相互沟通、相互联系、相互协调,形成一个统一的整体。在长期的进化过程中,细胞逐步建立和完善了一个能够对细胞外的刺激或信号起反应,并调节细胞代谢、增殖、分化等各种功能活动的系统,即信号转导系统(signal transduction system)。细胞通过位于细胞膜或细胞内的受体感受细胞外信号分子的刺激,经过复杂的细胞内信号转导系统的转导而影响或改变细胞的生物学活性,这一过程称为细胞信号转导(cellular signal transduction)。各种外源性的信号(包括激素、神经递质、细胞因子、药物、代谢产物等)大多不能直接通过细胞膜,它们携带的信号必须被膜受体接受后,再转导至细胞内,这种细胞信号转导的方式称为跨膜信号转导(transmembrane signal transduction)。某些激素,如类固醇激素、甲状腺激素等,不需要膜受体转导,可直接进入细胞内,与位于胞内的受体结合,从而改变细胞的生物学活性。

一、细胞信号的分类

细胞信号(signal)是指能被细胞接受并能启动细胞内信号转导过程的各种刺激。一般按细胞信号的理化特性分为以下几类:

(一)化学信号

化学信号主要是各种化学物质,也称为配体。化学信号通过细胞中的受体起作用,是生物体内最主要的信号转导方式。化学信号包括细胞间的化学信号(如激素、神经递质和神经肽、细胞生长因子、细胞因子、局部化学介质、细胞的代谢产物、药物、毒物等)和细胞内的化学信号(如 cAMP、cGMP、DAG、IP_3、Ca^{2+}、H^+、NO 等)。前者主要位于细胞外,通过细胞的受体起作用;后者大多是细胞信号转导分子,通过各自相应的信号转导方式介导下一级的信号转导。化学信号绝大部分为水溶性的,少部分为脂溶性的。水溶性的化学信号分子一般不能穿过生物膜,需先与膜表面受体结合后,通过跨膜信号转导产生效应。脂溶性化学信号分子能进入细胞,与细胞内的核受体结合后产生生物学效应。

(二)物理信号

物理信号是指各种物理性刺激,如光、电、摩擦力、压力、牵张力、剪切力等。物理信号的刺激可启动细胞内的信号转导途径，导致细胞形态和功能的改变，并与临床多种疾病的发生有关。但迄今为止，绝大多数物理信号刺激导致的信号转导的具体方式尚不清楚。

（三）结构信号

结构信号是指决定生物大分子（如蛋白质、多糖类、核酸等）三维结构的特定序列。生物大分子的结构信号在细胞间识别和黏附、信号分子与受体的识别和结合、信号转导分子的连接及信号复合物的形成等中具有重要作用。

此外，根据细胞信号对细胞功能、结构等的影响，可将其分为：增殖信号、分化信号、代谢信号、功能信号等。当这些信号作用于细胞时，可改变细胞的增殖、分化、代谢、功能等。

二、信号转导的一般规律

信号转导系统由受体或离子通道、细胞内的信号转导系统以及效应器三部分组成。信号转导的方式主要包括膜受体介导的跨膜信号转导和核受体介导的胞内信号转导。无论以何种方式进行细胞信号转导，多遵循信号转导的一般规律。

（一）信号的放大与抑制

信号的放大是指靶蛋白的浓度要高于输入的信号强度。信号放大的机制在于信号转导过程中的蛋白质磷酸化的级联反应，信号转导的步骤越多，活性信号分子的寿命越长，放大作用也就越强。

信号的抑制是指靶蛋白的浓度要低于输入的信号强度。信号抑制包括对胞外信号的抑制和拮抗，以及对细胞内信号转导分子的抑制和拮抗。信号抑制可防止细胞接收过强的信号刺激而导致细胞功能和代谢的紊乱，具有维持内环境稳定的意义。

（二）信号的发散与会聚

一种信号可产生多种效应称为信号的发散。如肾上腺素可以促进代谢、收缩血管、增强心肌收缩力等。信号会聚的机制是一种特定的信号可以激活多种细胞内信号通路，具体表现为：①一种信号可以激活多种受体，如肾上腺素可激活 α_1、β_1、β_2 受体；②一种信号可以激活多种细胞内的信号转导通路，如血管紧张素Ⅱ与受体结合后，可同时激活G蛋白介导的信号转导通路、PTK的信号转导通路以及JAK-STAT信号通路等；③一种信号转导通路中的信号分子可激活另一信号通路。

信号的会聚是指不同信号在信号转导通路的不同环节中有共同的信号分子，产生相同或相似的生物学效应。例如，多种儿茶酚胺都可以通过相同的G蛋白转导信号，导致血管的收缩。

（三）信号转导的反馈调节

信号转导的反馈调节包括正反馈调节和负反馈调节。信号在细胞内转导的过程中，激活的下游信号分子能降低上游信号分子的激活状态和信号转导能力的现象，称为负反馈调节；反之，则称为正反馈调节。一般而言，负反馈调节具有稳定细胞功能、结构和代谢的作用，在体内较为多见。正反馈调节多见于炎症反应和肿瘤。如某些生长因子及相关的癌基因产物可将促增殖信号传给肿瘤细胞，在促使细胞增殖的同时，诱导其他癌基因或生长因子基因的表达，后者进一步对细胞增殖产生影响。这种正反馈作用是肿瘤细胞恶性增殖的重要原因之一。

（四）信号转导通路的通用性与特异性

信号转导通路的通用性是指一种信号转导分子可以在不同的信号转导通路中起作用，或不同的受体能利用同一条信号转导通路转导信号。如多种 PTK 型受体、细胞因子受体、G 蛋白偶联受体和黏附分子都具有共同的 Ras-Raf-MAPK 信号通路促细胞增殖。Ras-Raf-MAPK 信号通路又称为共同通路。信号转导通路的通用性是配体作用多效性和重叠性的基础。

信号转导通路的特异性是指不同信号作用于同一细胞或同样的信号作用于不同的细胞可产生不同的细胞效应。如肾上腺素作用于骨骼肌血管可导致其舒张，而作用于内脏血管可导致收缩。信号转导通路的特异性是信号转导特异性的结构基础，由于细胞信号转导分子组成、表达和分布的多样性或不均一性，信号分子间连接机制的差异，细胞效应器的不同等，均可导致信号转导的特异性。

（五）信号转导通路间的相互协同与拮抗作用

不同的信号转导通路之间存在交互交谈（cross-talk），它们相互影响、相互调节、相互协同和相互制约，共同影响细胞的代谢、功能和结构等生物学活动。

信号转导通路间的相互协同表现为：①部分信号分子的激活需要多个上游信号转导途径的共同作用，如 MAPK 上游的 Raf 的激活是活化的 Ras 信号通路、激活的 PKC 信号通路和磷脂酸信号通路共同作用的结果；②一个信号转导通路中的信号分子可调控另一个信号转导通路中的信号分子，如表皮生长因子可激活 MAPK，而 MAPK 又可使雌激素受体的 N 末端转录激活区磷酸化，从而激活雌激素受体；③一条信号通路的激活依赖于另一条信号通路。例如，只有整合素启动其自身相应的信号通路后，生长因子才能激活 MAPK 通路，发挥其相应的生物学效应。

与信号转导通路间的相互协同作用相反的是信号转导通路间的拮抗作用，它广泛存在于不同信号通路间。如 TNF-α 与受体结合，在启动自身信号转导通路的同时，可抑制 IRS-1/Ras/Raf/MAPK 信号通路。信号通路间拮抗作用的意义在于控制信号的强度，使调节更加精细和准确。

第二节 细胞信号转导的主要途径

一、核受体信号转导途径

核受体是一个超家族，包括甾体激素受体、甲状腺激素受体和孤儿受体。孤儿受体（orphan receptor）是指目前在体内尚未找到相应配体的受体。核受体超家族成员属激素依赖性转录调节因子，当它与配体结合并被活化后，可和靶基因的激素反应元件结合，并在辅助因子、基础转录因子和其他转录因子的调节下，促进或抑制靶基因的表达，引起生物学效应。

下面以甾体激素受体为例介绍核受体信号转导途径。

不同种属的同种甾体激素受体的一级结构具有很高的同源性（达85%以上），都含有如下数个高度保守的功能域：

1. 激素结合区

激素结合区位于受体的C端，约由250个氨基酸残基组成。该区是受体-激素结合的部位，决定受体的激活或抑制。

2. DNA结合区

DNA结合区位于受体的中部，由66~68个氨基酸残基组成，富含精氨酸、赖氨酸等碱性氨基酸残基，其中9个位置相对固定的半胱氨酸构成锌指（zinc finger）结构。DNA结合区决定了甾体激素调节靶基因表达的特异性。

3. 热休克蛋白结合区

当受体与配体结合前，受体与热休克蛋白（heat shock protein，HSP）结合形成寡聚体，此时不具有转录活性。当受体和配体结合后，受体与热休克蛋白解离，受体构象发生改变，进行二聚体化，受体与靶基因相互作用，并调节靶基因的转录过程。

4. 核定位信号区

核定位信号区是指受体分子结构中的一段特殊的顺序，该顺序能引导蛋白质进入细胞核。

5. 二聚体化区

二聚体化区有两个受体二聚体化区：一个位于DNA结合区，其作用较弱，不受激素作用的调节；另一个位于激素结合区，作用较强，具有激素依赖性。

6. 转录激活功能区

有两个转录激活功能区，分别位于受体分子的N端和C端，前者为非激素依赖性，后者为激素依赖性。转录激活功能区具有细胞特异性。

甾体激素信号转导的具体过程如下：在与配体结合前，甾体激素受体通过热休克蛋白结合区与热休克蛋白等结合在一起，以无活性的寡聚体形式存在。甾体激素受体与激动剂结合后，甾体激素受体磷酸化，并出现构象的改变，受体与热休克蛋白解离，暴露DNA结合区。活化的受体二聚化并在核定位信号区的引导下转入核内，激素-受体复合物特异性地与靶基因中的激素反应元件（hormone response elements，HREs）结合，增强靶基因转录。由于甾体激素受体DNA结合区的结构特点决定了一种甾体激素受体只能与其靶基因中的HREs特异结合，从而保证了各类甾体激素作用的特异性。

甾体激素受体抑制基因表达可能通过如下机制实现：①甾体激素受体与拮抗剂结合，抑制甾体激素受体磷酸化；②受体与靶基因中的负激素反应元件（negative hormone response elements，nHREs）结合；③受体通过蛋白质间的相互作用而抑制其他转录因子的转录激活；④受体与通用辅助因子相互作用，使其不能与其他转录因子进行有效结合而抑制其转录激活。

二、G蛋白介导的细胞信号转导途径

G蛋白即鸟嘌呤核苷酸（GTP）结合蛋白。

（一）G蛋白的结构与分类

G蛋白是由α、β、γ 3个亚基组成的多聚体。α亚基是功能亚基，为每一种G蛋白所特有，它具有GTP结合位点，决定G蛋白与受体及效应器相互作用的特异性。α亚基至少有5类，即Gs、Gi、Gt、Gq及Go，它们分别担负不同功能：Gs能激活腺苷酸环化酶（AC），使cAMP增高或者调节Ca^{2+}通道；Gi抑制AC，调节K^+通道；Gt又称传导素（transducin），可调节视网膜cGMP-磷酸二酯酶的活性；Go激活磷脂酶C；Gq激活磷脂酶A和磷脂酶C。G蛋白的种类和功能见表4-1。

表4-1　　　　　　　　　　G蛋白的种类和功能

G蛋白	效 应	受 体	毒 素
Gs	刺激AC	β受体	CTX
	激活心肌Ca^{2+}通道		
Gi	抑制AC和	mAch	PTx
	肌醇磷脂水解	$α_2$	
Gq	PLC	mAch	无
	PLA	$α_1$	
Go	神经元Ca^{2+}通道	mAch	PTX
Gt	心房K^+通道	mAch	PTX

G蛋白的β亚基有4种亚型，γ亚基有7种亚型。β和γ亚基组成二聚体，一般认为γ亚基决定二聚体的功能。

（二）G蛋白的生物学功能及作用机制

1. G蛋白的生物学特性

G蛋白的主要功能是传递信号。在与受体作用前，G蛋白三聚体中的α亚基与GDP结合，当激动剂与受体结合后，G蛋白与GDP解离，形成G蛋白、受体和配体构成的复合体，该复合物对GTP具有高度亲和力，从而形成αβγ-GTP。在Mg^{2+}参与下，α亚基被激活，G蛋白被分解为α-GTP和βγ二聚体。与此同时，G蛋白与受体脱离，受体也由对激动剂的高亲和状态变为低亲和状态，游离的α-GTP和βγ二聚体就参与调节相应的酶效应或离子通道。随后α亚基发挥GTP酶催化作用，水解GTP为GDP，重新形成GDP-αβγ，完成一个信息传递循环。

GTP酶在这一过程中起重要作用。首先，水解作用是不可逆的，这使信号传递是单方向的；其次，水解作用缓慢，被激活的受体与G蛋白脱离后水解也不快，使其可以与多个G蛋白α亚基反应，出现一个活化受体激活多个G蛋白的现象，这使传递信号得以放大。

目前认为，不仅Gα具有传递信息的作用，Gβγ也能调节多种效应器。Gα和Gβγ既可各自发挥作用,也可相互协同作用,还可起相互抑制甚至拮抗作用。此外,Gβγ可使Gα对GDP的亲和力提高约100倍,起稳定非活性状态的作用。

2. 与G蛋白偶联的受体

目前已知与G蛋白偶联的受体有150余种,其中40余种已经分离并克隆成功,包括许多激素、体液因子、细胞因子和一些特殊刺激因素(如光、气味、味道)等的受体。这些受体都是具有7个跨膜段的单体受体,如肾上腺素受体、多巴胺受体、乙酰胆碱受体、嘌呤受体、5-羟色胺受体、组织胺受体、ACTH受体、阿片受体、TRH受体、加压素受体、缓激肽受体、AT Ⅱ受体、PAF受体、PDGF受体、TXA_2受体、PGI_2受体、$PGF_2\alpha$受体、视紫红质受体和嗅觉感觉器等。

(三)G蛋白介导的细胞内信号转导

G蛋白介导的细胞内信息传递途径主要有三类:AC-cAMP、PLC-IP_3/DAG和离子通道。它们控制着许多细胞功能,如细胞增殖分化、基因表达及代谢水平的调节,在许多疾病过程中发挥重要作用。

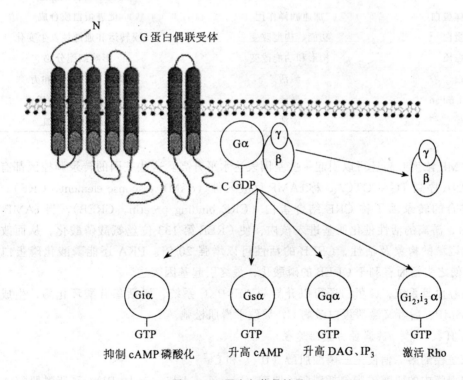

图4-1 G蛋白与信号转导

值得注意的是,这些信号传递途径也不是完全被G蛋白支配,有些效应酶也可以激活GTP酶。

1. 腺苷酸环化酶-cAMP途径

cAMP是第一个被发现的第二信使。当激素与受体结合后,通过G蛋白可以激活或抑制AC,使cAMP升高或降低。同一激动剂(如肾上腺素)作用于不同受体可以产生不同效应，其原因就是耦联的G蛋白种类不同。β_1、β_2受体与Gs耦联，α_2与Gi偶联，前者产生刺激作用，后者产生抑制作用。cAMP的改变可以激活或抑制依赖cAMP的蛋白激酶C和蛋白激酶A（PKA）。PKA催化一些蛋白质的丝氨酸和苏氨酸残基的磷酸化，从而调节各种代谢功能，见表4-2。

表4-2　　　　　　　　　　　　　PKA对一些酶的调节

被磷酸化的蛋白质	磷酸化的结果	对代谢的影响
磷酸化酶b激酶	激活	糖原分解增加
糖原合成酶Ⅰ	抑制	抑制糖原合成
脂肪酶	激活	促进脂肪分解
丙酮酸激酶	抑制	抑制糖酵解
磷酸果糖激酶	抑制	有利于糖异生
核内组蛋白	DNA上基因去阻抑加速复制转录	促进核酸合成、蛋白和酶合成
酸性蛋白	加速转录	mRNA合成加速
核蛋白体蛋白	加速翻译作用	促进蛋白质合成
细胞膜蛋白	功能、构型改变	膜转运和通透性发生变化
微管蛋白质	构形和功能改变	影响细胞分泌
肌钙蛋白	激活	降低与Ca^{2+}亲和力
phaspholamban	激活	SR Ca^{2+}-ATPase活化
电压依赖Ca^{2+}通道	激活	Ca^{2+}内流增加

cAMP浓度升高还可以引起一些基因表达水平升高。这些基因的转录调控区都有一共同的DNA序列TGACGTCA，称cAMP反应元件（cAMP response element，CRE）。能与CRE结合的转录因子称CRE结合蛋白（CRE binding proetin，CREB），当cAMP激活PKA后，游离的活性催化亚基进入核内，使CREB第133位丝氨酸磷酸化，从而改变转录活化区域的构象及活性，CREB的活性可以增强20倍。PKA还能磷酸化磷蛋白磷酸酶-1，使之失活而有利于CREB的磷酸化，最终引起基因表达。

在心血管系统，G蛋白还可以介导cGMP-PKC系统，激活鸟苷酸环化酶，生成第二信使cGMP，后者又激活蛋白激酶C，导致平滑肌松弛。

2. IP_3、Ca^{2+}/钙调蛋白激酶途径

该途径的第二信使是三磷酸肌醇（IP_3）和Ca^{2+}。

细胞膜内的肌醇磷脂包括磷脂酰肌醇（phosphatidyl inositol，PI）、磷脂酰肌醇-4-磷酸（phosphatidyl inositol-4-phosphate，PIP）和磷脂酰肌醇-4,5二磷酸（phosphatidyl inositol-4,5-bisphosphate，PIP_2）。它们占细胞磷脂总量的5%~10%。其中PI约占三种肌醇磷脂的90%；大部分PI存在于内质网，PIP和PIP_2的大部分以及PI的小部分存在于质膜。

肌醇磷脂在生物信号的跨膜传递中起重要作用。激动剂激活膜受体后，PIP_2可被活化的磷脂酶C（PLC）水解，产生两个第二信使：肌醇-1,4,5三磷酸（IP_3）和1,2-二酰基甘油（diacyl gceroe，DG）。IP_3是小分子化合物，可进入胞内，从而将信号传递至胞

内。在肌质网膜表面有 IP_3 受体。IP_3 受体是分子较大的四聚体，其亚基的羟基端部分构成钙通道。当 IP_3 与 IP_3 受体结合后，受体变构，钙通道开放，贮存于肌质网的 Ca^{2+} 释放入细胞内，使细胞内 Ca^{2+} 浓度升高。IP_3 还可以激活细胞膜的钙通道，引起胞外 Ca^{2+} 内流，也可使细胞内 Ca^{2+} 浓度升高。胞浆 Ca^{2+} 浓度升高可诱发一系列变化。因此，IP_3 的作用是通过 Ca^{2+} 完成的。大多数激素、神经递质以及生长因子都是通过此途径升高胞液内 Ca^{2+} 水平的。

IP_3 很快被磷酸酶去磷酸化，水解成为肌醇。肌醇可与 CDP-二脂酰甘油重新合成磷脂酰肌醇，再磷酸化成 PIP_2，参与下次信号转导。

Ca^{2+} 对维持细胞功能十分重要。胞外液 Ca^{2+} 浓度为 5mmol/L，胞内液 Ca^{2+} 浓度仅 $0.1\sim10\mu mol/L$，相差 5 000~10 000 倍。细胞膜对 Ca^{2+} 的通透性很低，细胞膜的 Ca^{2+} 泵可将胞内 Ca^{2+} 逆浓度梯度泵出胞外，以维持这种胞内外浓度差。大多数激素通过 IP_3 引起细胞内 Ca^{2+} 浓度升高。神经、肌肉可通过电压依赖 Ca^{2+} 通道使胞外 Ca^{2+} 内流。还有些激素通过 cAMP 激活 PKA 而导致钙通道磷酸化，也可使胞内 Ca^{2+} 浓度升高。

Ca^{2+} 浓度升高能激活 Ca^{2+}/钙调蛋白依赖性蛋白激酶（Ca^{2+}/calmodulin dependent protein kinase, CaM 激酶）。钙调蛋白（CaM）有 4 个 Ca^{2+} 结合位点。当 4 个位点均结合 Ca^{2+} 后，钙调蛋白变构而使依赖 Ca^{2+}/CaM 的蛋白激酶激活。可被 CaM 激活的酶有：糖原合成酶、磷酸化酶激酶、腺苷酸环化酶、Ca^{2+}-Mg^{2+}-ATP 酶、3-P-甘油醛脱氢酶、磷脂酶 A_2、丙酮酸羧化酶、丙酮酸脱氢酶、α-酮戊二酸脱氢酶等。

CaM 激酶还可以使肌球蛋白轻链磷酸化，从而引起平滑肌收缩能力增加；激活酪氨酸羟化酶、色氨酸羟化酶而加速儿茶酚胺、5-羟色胺等神经递质的合成；使细胞微丝蛋白、微管蛋白磷酸化而调节细胞形态或移动。

3. DG-蛋白激酶 C 途径

此途径的第二信使是肌醇磷脂代谢产生的甘油二酯（DG）。近年来发现 DG 还可以来源于磷脂酰胆碱。DG 能活化蛋白激酶 C（protein kinase C, PKC）。PKC 能使许多蛋白磷酸化，产生许多生物效应。

PKC 至少有 10 种亚型，它们分布于不同组织，使这条信号转导途径在各个生命活动中发挥广泛而重要的作用。PKC 能使各种底物的丝氨酸和苏氨酸残基磷酸化，可作为 PKC 底物的蛋白大致可分为以下几类：①代谢途径中的关键酶如糖原合成酶（如磷酸化酶激酶等），离子通道（如 Ca^{2+} 通道、Na^+-H^+ 交换）等。②与信号转导有关的蛋白质，如表皮生长因子受体、胰岛素受体、α_1-肾上腺素受体；还有细胞内与信息转导有关的蛋白质，如 RAS、GTP 酶活化蛋白、Raf 蛋白激酶等。③调控基因表达的转录因子或与翻译有关的因子，如 c-fos、c-Jun 和 c-myc 等。

值得注意的是，具有促癌作用的佛波酯（12-Otetradecanoyl、phorbol-13-acetate）能直接激活 PKC。PKC 使核内磷酸酶磷酸化，后者再使 Jun 去磷酸化而促进基因表达，这可能是佛波酯促癌的主要机制。

三、配体门控离子通道介导的信号转导途径

配体门控离子通道（ligand-gated ion channels），又称为离子通道型受体（ionotropic

receptor)。受体本身就是通道的组成部分,当此类通道与胞膜内外相应的化学配基结合后,可打开离子通道,使相应的离子进入细胞介导信号转导。

下面以位于质膜上的烟碱型乙酰胆碱受体(nAchR)为例介绍配体门控离子通道介导的信号转导途径。

nAchR 由 α、β、γ 和 δ 四个多肽亚单位组成,每个亚单位具有相似的结构。亚单位最保守的区段是 4 个跨膜区($M_1 \sim M_4$)。完整的受体通道由 5 个亚单位组成,为 β、γ、δ 及两个 α。受体的大部分在膜的细胞外侧,小部分在胞浆侧。5 个亚单位在垂直于膜的中心轴周围呈对称排列,通道即在此中心轴部位。通道两端的开口很大,直径约为 2.5nm,并在膜的外侧、内侧形成大致呈圆柱体的前庭,长度分别为 6.5nm 和 2nm。两个前庭之间由跨膜的疏水内芯缩窄区相连,长度约为 3nm,这一区域可对离子流起限制作用。每个亚单位长的 N 末端肽段构成细胞外前庭部的大部分,每个亚单位 M_3 和 M_4 之间的细胞内环形成受体的细胞内前庭,而孔道的缩窄区则是由各亚单位跨膜区 M_2 呈 α 螺旋构成的。Ach 的结合点位于 α 亚单位 N 末端的二硫键附近,每一个受体可结合两分子 Ach。

静息时,nAchR 处于关闭状态。运动神经末梢释放的 Ach 通过弥散作用与 nAchR 结合,形成配基-受体复合物,导致 nAchR 构象的改变而开放通道,使肌细胞产生一个短暂的内向电流,从而引起细胞膜的去极化和触发动作电位。通道开放以短暂暴发形式出现。在暴发期,通道忽开忽闭,激动剂一旦撤离,受体就会慢慢恢复到原来的状态。如果将 nAchR 较长时间(数秒或数分钟)暴露于 Ach 或其他激动剂,受体就会脱敏或丧失反应性。

四、蛋白激酶介导的信号转导途径

(一)酪氨酸蛋白激酶(PTK)受体介导的信号转导

PTK 受体位于膜上,在未与配体结合前以无活性的单体存在。与配体结合后,PTK 受体的胞外区的构象发生改变,受体在细胞膜上迁移、聚集,形成寡聚化(主要是二聚化)的受体-配体复合物。寡聚化的受体激活 PTK,导致受体二聚体内发生相互交叉的 Tyr 磷酸化,进一步增高受体与配体的亲和力,同时进一步激活受体 PTK。后者可进一步使外源性底物的 Tyr 磷酸化,由此调节其底物蛋白的活性。这些底物蛋白中含有的 pY 序列又可被其他含有 SH2 区的蛋白所识别和结合,从而导致细胞内蛋白质磷酸化的级联反应及信号转导。现已发现 30 多种 PTK 的胞内底物(见表 4-3)。它们都含有一种或多种具有接头作用的信号域,即 SH2 区、SH3 区和 PTB 区。其中 SH2 区和 PTB 区能特异性地与含 pY 的基序结合,而 SH3 区能与具有多聚脯氨酸的蛋白结合。接头结构能介导信号分子的连接,以形成信号复合物。

被激活的受体可因与其配体的解离而钝化,回到无活性的单体状态。

一种 RTK 激活后,可通过多种底物蛋白启动多条信号转导通路。如 PDGF 受体激活后,其胞内区能产生 8 个含 pY 的部位,它们可分别结合 8 个不同的含 SH2 区或 PTB 区的底物蛋白并激活不同的信号转导途径。可见,受体 PTK 的激活可导致多种蛋白质按一定组合相互作用,从而构成了细胞内不同的信号转导通路和错综复杂的信号转导网络。

表 4-3	PTK 作用底物
分类	作用
酶类	激活相应底物，参与信号转导
磷脂酶 C-γ（PLC-γ）	
磷脂酰肌醇-3 激酶（PI-3K）	
非受体型 PTK	
酪氨酸蛋白磷酸酶	
接头蛋白	在 PTK 的信号通路中起连接或接头作用
Grb2	
Shc	
胰岛素受体底物-1 和 2	
rasGTP 酶激活蛋白（rasGAP）	能激活 Ras 的 GTP 酶活性，分解 GTP，使 Ras 转为与 GDP 结合的无活性形式
JAK-STAT 通路	介导细胞因子受体的信号转导
G 蛋白耦联受体	介导 G 蛋白耦联受体的信号转导
BAG-1	参与细胞凋亡

（二）丝/苏氨酸蛋白激酶（PSTK）型受体介导的信号转导通路

丝/苏氨酸蛋白激酶受体分为Ⅰ型受体和Ⅱ型受体，其胞内都有 PSTK 区，但只有Ⅱ型受体能单独与配体结合。当配体与Ⅱ型受体结合后，Ⅱ型受体与Ⅰ型受体形成寡聚体，并使Ⅰ型受体磷酸化而激活。激活的Ⅰ型受体可使 Smad 蛋白家族磷酸化，磷酸化的 Smad 蛋白以二聚体的形式转移至细胞核内，通过与其他 DNA 结合因子结合，促进靶基因的转录，产生相应的生物学效应。

五、鸟苷酸环化酶受体（GC）介导的信号转导途径

鸟苷酸环化酶受体（guanyl cyclase, GC）介导的信号转导途径多存在于心血管系统和脑内。

鸟苷酸环化酶型受体是由二硫键结合的四聚体，其胞内区含有蛋白激酶样结构区和鸟苷酸环化酶（GC）区。受体与配体结合后可使胞内区的 GC 活化，导致细胞内的 cGMP 水平增高，后者可通过调节离子通道、依赖 cGMP 的蛋白激酶、cGMP 激活的磷酸二酯酶或 cGMP 抑制的磷酸二酯酶发挥生物学作用，如图 4-2 所示。

心房钠尿肽（atrial natriuretic peptide, ANP）、脑钠尿肽（brain natriuretic peptide, BNP）、C 类钠尿肽（C-type natriuretic peptide, CNP）、一氧化氮（NO）和一氧化碳（CO）等均采用此种方式转导信号。

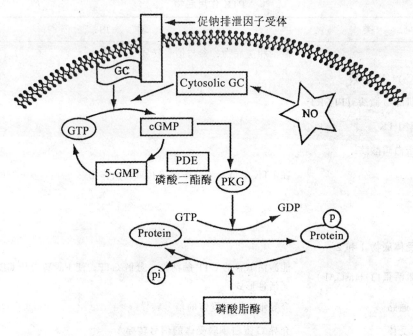

图 4-2 cGMP 介导的信号转导途径

第三节 细胞信号转导障碍与疾病

细胞的信号转导系统是一个受到严格调控的网络系统,控制着几乎所有的细胞活动。当细胞内信号转导出现障碍时,将导致细胞生长、分化、代谢等各种功能发生变化,使机体自稳态(hmeostasis)紊乱而引发疾病。

细胞信号转导障碍是指由于受体或受体后信号转导通路中的分子因数量、结构、功能等发生异常,导致细胞信号转导过强或过弱,引起靶细胞的功能障碍和代谢障碍。常见的细胞信号转导障碍导致的疾病见表 4-4。

表 4-4　　　　　　　　　　常见细胞信号转导障碍与疾病

信号转导通路的异常	疾病
1. 受体异常	
膜受体异常	
LDL 受体	家族性高胆固醇血症
ADH V2 型受体	家族性肾性尿崩症
视紫质	视网膜色素变性
视锥细胞视蛋白	遗传性色盲
IL-2 受体	联合免疫缺陷症
胰岛素受体	糖尿病
血管紧张素受体	高血压

续表

信号转导通路的异常	疾病
成纤维细胞生长因子（FGF）受体	胃癌
c-erbB-2	乳癌
RET	多发性内分泌腺肿瘤
ALK	Ki-1 淋巴瘤
核受体异常	
雄激素受体	雄激素抵抗综合征
维生素 D 受体	维生素 D 抵抗性佝偻病
T_3 受体	甲状腺素抵抗综合征
雌激素受体	雌激素抵抗综合征
糖皮质激素受体	糖皮质激素抵抗综合征
RARa/PML	急性髓前性白血病
自身免疫性受体病	
Ach 受体	重症肌无力
TSH 受体	自身免疫性甲状腺病
胰岛素受体	糖尿病
ACTH 受体	Addison 病
继发性受体异常	
肾上腺素能受体	心力衰竭
多巴胺受体	帕金森病
胰岛素受体	肥胖
生长因子受体	肿瘤
2. 细胞内信号转导分子异常	
cAMP 依赖性蛋白激酶（PKA）	肌紧张性肌营养不良
G 蛋白	假性甲状腺旁腺机能减低症
	霍乱
	肢端肥大症
	巨人症
小 G 蛋白 Ras	多种肿瘤
ABL 酪氨酸蛋白激酶	慢性髓性白血病
ITK/BTK	X-连锁的免疫缺陷症
NO	缺血-再灌注损伤
$NF_{-k}B$	炎症
3. 多个环节细胞信号转导障碍	
受体、信号分子	糖尿病
	高血压
	肿瘤

导致信号转导过弱的因素包括：①由于受体数量减少或亲和力异常导致细胞对配体的

敏感性降低。此种变化主要发生在受体环节。②细胞信号转导分子的数量减少或缺失、结构异常、功能活性降低等使信号转导过程减弱或中断。例如，因遗传因素导致信号分子数量减少或结构异常，因磷酸化异常导致信号功能活性降低等，都可以使细胞信号转导过程减弱。细胞信号转导过程增强的原因有：①信号转导分子的过度表达；②信号分子的异常或持续激活态；③某些癌基因产物和抗体对信号分子的模拟作用。

无论是信号转导过弱还是信号转导过强，均可对细胞功能产生一定的影响。具体可表现为：①影响细胞代谢，如胰岛素信号转导障碍可导致Ⅱ型糖尿病；②改变细胞功能，如抗乙酰胆碱受体的抗体的产生，可使肌肉收缩降低，导致重症肌无力；③影响细胞的增殖或凋亡，如多种肿瘤的发生均与此有关。

细胞信号转导障碍的病因主要包括遗传性的因素、自身免疫性的因素和继发性的因素。按其发生障碍的环节可将细胞信号转导障碍分为受体前障碍、受体障碍、受体后障碍和多个环节细胞信号转导障碍。

本节重点讨论受体后信号转导障碍的概念、原因及发生机制，有关受体障碍的内容请参考相关章节。

一、G蛋白异常与疾病

（一）霍乱

霍乱是由霍乱弧菌附于小肠黏膜进行繁殖而引起的烈性肠道传染病。其典型症状是起病急骤，患者剧烈呕吐、腹泻，常有严重脱水、电解质紊乱和酸中毒，可因循环衰竭而死亡。霍乱发生的主要机制在于霍乱弧菌产生的霍乱毒素可干扰细胞内信号转导过程。霍乱毒素由A、B两个亚基组成，其中B亚基可与细胞膜上的受体结合，A亚基能穿过细胞膜，催化细胞内的NAD^+中的ADP核糖基不可逆地结合在Gs的α亚基上，使α亚基与β、γ亚基分离并与GTP结合。但此时GTP酶活性丧失，不能将GTP水解成GDP，从而使Gsα处于持续激活状态，不断刺激AC生成cAMP，从而使胞浆中的cAMP含量不断增加，甚至可达到正常值的100倍以上，导致小肠上皮细胞膜蛋白构形改变，促使大量的Cl^-和HCO_3^-离子从细胞内进入肠腔，细胞内外渗透压失去平衡，使大量水分进入肠腔，引起严重的腹泻和脱水。

（二）假性甲状旁腺功能减退症（pseudohypoparathyroidism，PHP）

假性甲状旁腺机能减退症是由于靶器官对PTH抵抗所产生的以低钙、高磷以及高PTH血症为特征的遗传性疾病。

甲状旁腺激素（parathyroid hormone，PTH）受体是与Gs蛋白耦联的受体，PTH与肾脏近曲小管细胞上的甲状旁腺激素受体结合后，通过Gs蛋白激活腺苷酸环化酶（AC），使细胞内cAMP增高，产生如下作用：①抑制肾脏近曲小管对磷的重吸收；②促进肾脏-1，25$(OH)_2$-D_3的生成，增加肾远曲小管重吸收钙；③促进骨钙磷的释放，维持正常水平的血钙和血磷浓度；④胚胎期促进骨和软骨的形成。

PHP发生的关键环节在Gs的含量和活性的变化上。根据给予PTH后患者尿中cAMP及磷升高与否，可将假性甲状旁腺机能减退症分为Ⅰ型PHP（PHP1型）和Ⅱ型PHP

(PHP2 型)。PHP1 型的缺陷在 AC 或 AC 之前，给予 PTH 后患者尿中 cAMP 及磷均不升高。PHP2 型的缺陷在于 cAMP 产生之后的信号转导通路，给予 PTH 后，患者尿 cAMP 升高，但尿磷不升高。

PHP1 型又分为 PHP1A 型和 PHP1B 型。PHP1A 型的发病机制可能是由于编码 Gsα 等位基因的单个基因突变和/或 Gsα mRNA 的降低。已报道有近 10 种 Gsα 的突变，如翻译起始密码子 A-G 的突变，第 10 外显子和内含子剪接位点的 G-C 突变，以及一些错义突变等。突变所表达的 Gsα 结构功能异常，可活化 AC，但不能与膜受体耦联，导致 PTH 受体与 AC 之间信号转导脱耦联。Gs 基因突变除对 PTH 反应降低外，还可引起其他与 AC 相连的激素抵抗症，如 TSH、LH 和 FSH 抵抗症等。PHP1B 型的具体发病机制不明，其 Gs 的含量及活性正常，PTH 受体也无遗传学改变，患者存在对 PTH 抵抗。

PHP 患者由于靶器官对 PTH 无反应，导致肾小管对磷重吸收增加，血磷升高；肾小管对钙重吸收减少及 1,25-$(OH)_2$-D_3 生成减少，尿钙升高和血钙降低，患者血浆 PTH 继发性升高。PHP1A 型患者可出现短肢、小下颚、头骨变形和短指畸形等与 Albright 遗传性骨营养失调相似的体征（AHO 症状）。PHP1B 型患者一般无 AHO 症状。

(三) 青春期提前合并假性甲状旁腺功能减退症

青春期提前（precocious puberty）是指男孩未满 9 岁、女孩未满 8 岁而提前出现第二性征。青春期提前见于下列疾病：①家族性男性青春期提前（familial male precocious puberty, FMPP）是一种常染色体显性遗传病，患者 LH 受体组成型激活。正常时，LH 与睾丸 Leydig 细胞膜上的 LH 受体结合后，通过 cAMP 的信号转导途径，促进睾丸酮的分泌。FMPP 时，由于 LH 受体组成型激活（即受体在没有 LH 存在时也能活化 Gs）增高胞内 cAMP，使 Leydig 细胞不受控制地过多分泌睾丸酮，导致青春期提前。②McCune-Albright 症候群，也是一种遗传性疾病。由于 gsp 基因编码变异，使 AC 激活，cAMP 生成过多，性激素等激素分泌异常增加，导致症候群的发生，具体表现为青春期提前、多骨纤维性发育异常和皮肤色素沉着。

在青春期提前的患者中发现了一种 Ala366Ser 突变的 Gsα，这种突变的 Gsα 对热不稳定，在机体组织中（37℃）迅速被降解而失去功能，故在肾小管细胞中不能介导 PTH 的作用。但在睾丸组织中（温度在 33℃ 左右）具有活性，可使 GsαGDP 释放 GDP 加快，并迅速转变成 GsαGTP 形式，增加胞内 cAMP，促进睾酮分泌，使患者青春期提前，但患者同时合并有表现为 Gsα 失活的假性甲状旁腺功能减退症。

(四) 肢端肥大症（acromegaly）和巨人症（gigsntism）

生长激素（growth hormone, GH）由腺垂体分泌，其功能是促进机体生长。GH 的分泌受下丘脑 GH 释放激素和生长抑素的调节。GH 释放激素可促进分泌 GH 的细胞增殖和分泌，生长抑素则抑制 GH 分泌。

在生长激素分泌性垂体肿瘤中，癌基因 gsp 的编码产物为一种变异的 Gsα，即 Gsα 的 Arg201Cys/His、Gln227Arg/Leu。gsp 的变异抑制了 GTP 酶活性，使 Gsα 处于持续激活状态，导致腺苷酸环化酶持续激活，cAMP 增高，造成垂体细胞功能亢进，分泌过多的生长激素，在成人引起肢端肥大症，在儿童则引起巨人症。

二、胞内信号转导分子、转录因子异常与疾病

(一) NO 与疾病

近年研究发现，一氧化氮（nitric oxide，NO）具有细胞内信使功能。NO 为非囊泡性释放，经一氧化氮合酶催化而生成，能自由地穿透细胞膜而直接作用于靶蛋白，引起不同的生理功能。NO 能激活鸟苷酸环化酶，调节细胞内 cGMP 水平，因此也被称为内源性鸟苷酸环化酶激活因子。一氧化氮激活胞浆内游离的鸟苷酸环化酶，使细胞内 cGMP 增加，进而作用于 cGMP 依赖性蛋白激酶（PKG）、cGMP 调控的离子通道与 cGMP 调节的磷酸二酯酶（PDE）。此外，一氧化氮也能激活多聚 ADP 核糖合成酶（poly ADP-ribose synthetase），导致神经毒性作用。

尽管 NO 作为信号转导分子在心血管疾病发生中的具体作用尚不清楚，但是现有的研究资料已表明：①NO 与心肌缺血：心肌缺血时，心肌内 NO 合酶活性增加，NO 生成进行性升高，胞内 cGMP 大量生成，进而激活 PKG。②NO 与心衰：实验表明，左心衰患者心肌可表达诱导性的 NO 合酶（iNOS），使 NO 产生。NO 激活 GC 产生的 cGMP 能直接抑制心肌细胞的缓慢 Ca^{2+} 内流，促进心肌的舒张，并减弱 β 受体介导的正性肌力的作用。此外，NO 的细胞毒作用可诱导细胞凋亡和抑制心肌氧的消耗。

(二) 核因子-κB 与炎症

核因子-κB（nuclear factor-kappa B，NF-κB）是一种能与 κB 序列特异性结合的核蛋白因子。未激活时，NF-κB 与抑制蛋白单体 IκB 结合存在于细胞浆中。当 TNFα、IL-1 等与相应受体结合后，激活胞浆中的 NF-κB 诱导激酶（NIK），NIK 再通过激活作为 NF-κB 抑制亚基的 IκBα 的激酶（IKK），导致 IκBα 磷酸化降解，使 NF-κB 激活。NF-κB 转移入核与 DNA 特定的 κB 序列结合，调节多种蛋白质，特别是炎性细胞因子，如 IL-6、IL-8 等的表达。

(三) 多个环节细胞信号转导障碍与疾病

1. 胰岛素的信号转导障碍与胰岛素抵抗

胰岛素抵抗（insulin resistance）是指胰岛素敏感细胞对正常或高于正常的血胰岛素反应性降低。胰岛素抵抗是 II 型糖尿病和胰岛素抵抗综合征（insulin resistance syndrome）发生的重要原因。胰岛素抵抗发生的关键环节在于胰岛素的信号转导障碍。

胰岛素与胰岛素受体结合后，胰岛素受体发生酪氨酸磷酸化，同时受体的 PTK 被激活。激活的 PTK 可使底物蛋白，如 IRS-1 等 Tyr 磷酸化，由此启动磷酸化的级联反应并导致信号的进一步转导。经 IRS-1 后胰岛素信号转导通路有以下去向：①IRS-1 与 Grb2、Shc 等结合，通过 Sos 激活 Ras-MAPK-RSK 信号转导通路，该通路能磷酸化并激活转录因子，导致基因表达，磷酸化翻译因子促进蛋白质合成，从而导致细胞的增殖；②IRS-1 与磷脂酰肌醇-3 激酶（PI-3K）结合，并激活 PI-3K，该酶活化后可促进葡萄糖转运蛋白 4（GLUT4）转位到膜上，从而增加外周组织摄取葡萄糖的能力；③IRS-1 与含有 SH2 区的酪氨酸蛋白磷酸酶 1 和酪氨酸蛋白磷酸酶 2（SHPTP1 和 SHPTP2）结合，通过脱磷

酸作用终止胰岛素的信号转导。当胰岛素信号转导通路发生异常时，就有可能导致胰岛素抵抗。

导致胰岛素抵抗的病因可以是遗传性的、自身免疫性的或继发性的。迄今胰岛素抵抗的发病机制还没完全阐明。从理论上讲，凡是可导致胰岛素在细胞内信号转导或作用障碍的环节或因素都可以导致胰岛素抵抗综合征，已证实的和可能的异常有参与胰岛素信号转导的受体、多种细胞内的信号转导蛋白以及效应蛋白，此外可能还有与胰岛素作用相关的酶或蛋白质。

(1) 胰岛素受体改变的原因为：①IR 的基因突变：以点突变为主，造成受体异常的分子机制包括 IR 数量减少、IR 与胰岛素结合的亲和力降低以及 IR 的 PTK 活性降低等。②体内出现 IR 抗体：自身免疫性胰岛素抵抗征患者血中可测到抗胰岛素受体的抗体，这种抗体以阻断型为主，与受体结合后可阻断胰岛素与受体的结合及效应。但在体外培养的细胞中，该抗体却可模拟胰岛素的作用。③受体其他改变：对伴有肥胖和 NIDDM 的胰岛素抵抗综合征患者的靶组织细胞（如骨骼肌和脂肪组织）的研究表明，多数患者有 IR 含量减少、IR-PTK 活性下降、$12^-/12^+$ IR 的比例降低以及 IR 的内吞和再循环障碍等。

(2) 受体后信号转导障碍：在胰岛素抵抗综合征患者中，尚未发现受体后信号转导障碍和效应蛋白的异常与该病直接相关，但已在部分患者的靶组织中发现 PI-3K 和 PKC 的活性降低，其机制尚不清楚。另外还发现作为胰岛素效应蛋白的 GLUT4 和糖原合酶的活性降低，可能是糖原合酶活化途径或 GLUT4 的转位障碍。GL-UT4 基因位于染色体 17p13 上，由 11 个外显子和 10 个内含子组成。虽然已有一些 GLUT4 基因突变的研究，但尚无证据表明 GLUT4 的基因变异与 NIDDM 的发病有关。

2. 高血压

高血压的血管改变主要为血管平滑肌细胞增殖肥大和结缔组织含量增加，这些都与高血压时细胞促增殖信号转导的异常有关。

(1) 促增殖信号产生增多：促增殖信号包括：①机械信号。机械刺激是血压增高最早、最重要的刺激。机械性刺激可改变细胞内信号转导和基因表达，促进全身或局部分泌血管活性物质、生长因子和细胞因子等。机械信号和化学信号相互刺激、相互作用，共同参与细胞增殖肥大的发生发展。②化学信号。高血压时血浆中或血管壁局部血管活性物质和促生长因子的含量增加，如去甲肾上腺素（NE）、血管紧张素Ⅱ、内皮素-1（ET-1）和多种生长因子等增多，这些刺激通过不同的信号转导途径导致细胞增殖。

(2) 细胞内信号转导途径的改变：促增殖信号通过调节离子通道的开放和启动蛋白质磷酸化的级联反应，促进 c-fos 和 c-jun（其产物可组成异二聚体的转录因子 AP-1）等基因的表达；也可通过激活 S6K 等，诱导细胞 RNA 和蛋白质的合成，最终导致细胞的增生肥大。细胞内信号转导途径的改变具体表现为：①通过各种机制使细胞内 Na^+、Ca^{2+} 浓度增加。机械性刺激可激活对机械性刺激敏感的离子通道，使 Na^+ 和 Ca^{2+} 内流增多；机械性刺激、激素如 Ang Ⅱ 以及生长因子等，还可通过 PLC-IP3 途径使细胞内 Ca^{2+} 浓度升高。细胞内 Na^+、Ca^{2+} 浓度增高可使细胞内的 RNA、蛋白质合成明显增加。②激活 PKC。PKC 是多种激素和生长因子信号转导途径中的一个重要的蛋白激酶。PKC 可通过多种机制促进基因表达，刺激细胞的增殖。③激活 MAPK 家族的信号通路。牵拉激活 PLC，通过其产物 DAG 激活 PKC。PKC 通过 PKC-Raf-MEK-MAPK/ERK 激活下游的

MAPK通路。激活的ERK可转入核中，通过调节转录因子的磷酸化而调节基因表达。激活的MAPK通路还能促进核糖体中蛋白质的翻译过程，其结果都可促进细胞的增殖，参与细胞肥大的形成。④激活PI-3K。PI-3K活化后可通过激活p70-S6激酶（p70-S6K），促进细胞周期的运行，导致细胞的增殖。⑤激活Src，参与细胞增殖、肥大的发生。

3. 心衰

心衰是指因心脏的收缩和/或舒张功能障碍，使心输出量绝对或相对下降，以致不能满足机体代谢需要的病理生理过程或综合征。研究表明，心衰时心肌细胞的信号转导发生障碍，儿茶酚胺对心肌的正性肌力作用减弱，心脏进行性扩张，心室壁变薄，还可以出现心肌细胞凋亡。

心衰时心肌组织中信号转导通路的变化如下：①左心室的AT_1受体减少，而AT_2受体不变；②心肌组织$β_1$受体的密度减少，而$β_2$受体的数量无变化；③β受体脱敏；④G蛋白的改变表现为Gi增多或Gs功能性紊乱；⑤心肌可表达诱导性的NO合酶(iNOS)，使心肌局部产生的NO含量增加。这些变化可使心脏对肾素-血管紧张素系统和儿茶酚胺所致的正性肌力作用降低，导致心脏的收缩功能下降，引发心衰。由于Gi增多或Gs功能性紊乱，可造成β受体的正性肌力作用减弱，通过Gi介导作用的M胆碱受体的负性肌力作用增强。而NO在减弱β受体介导的正性肌力作用的同时，可通过激活GC产生的cGMP直接抑制心肌细胞的缓慢Ca^{2+}内流。此外，NO的细胞毒作用可诱导细胞凋亡或调节心肌氧的消耗等。

（汪长华）

参 考 文 献

1. 孙大业，郭艳林，马力耕主编．细胞信号转导．北京：科学出版社，2001
2. Merrill A H, Hannun Y A. Sphingolipid metabolism and cell signaling, Part A. San Diego: Academic Press, 2000
3. Merrill A H, Hannun Y A. Sphingolipid metabolism and cell signaling, Part B. San Diego: Academic Press, 2000
4. Brown B L, Dobson P R M. Cell signaling. New York: Raven Press, 1993
5. Municio A M, Miras-Portugal M T. Cell signal transduction, second messengers, and protein phosphorylation in health and disease. New York: Plenum Press, 1994
6. 卢建，余应年，徐仁宝主编．受体、信号转导系统与疾病．第2版．济南：山东科学技术出版社，2002

第五章 细胞骨架与疾病

细胞骨架（cytoskeleton）是位于细胞核和细胞膜内侧面的一种纤维状蛋白基质，呈网状、束状或带状等不同形态。由于细胞骨架能在胞核、质膜和细胞器等细胞结构之间形成连续的动态的联结，不仅能支持细胞的形态和结构，而且还参与细胞内外的物质交换和运输、细胞信号转导等，因此在细胞的运动、变形、增殖、分化、细胞黏附、跨膜信号转导等方面起着重要作用。

细胞骨架是一个复杂而精细的系统，主要由微管（microtubule）、微丝（microfilament）、中间纤维（intermediate filament）组成。它们在结构和功能上各自独立而又相互联系，分别与细胞质膜上的蛋白质脂质分子相互连接。

自1928年Kolzoff提出细胞骨架的概念以来，随着研究设备和技术手段的创新，可以进一步观察细胞中的纤维网络，更深入地了解细胞中的骨架成分。研究表明，除形态和化学性质不同的微管、微丝和中等纤维等三种骨架结构外，细胞质中还存在有一个比微丝还细小的纵横交错的纤维系统，被称为微梁系统（microtrabecular system）或微梁网格（microtrabecular lattice）。由于这些"细胞骨架"成分均存在于细胞质中，故确切地讲应该叫做"细胞质骨架"，简称胞质骨架（cytoskeleton）。而更广义的"细胞骨架"系统应该还包括存在于细胞核中的核骨架（nuclear skeleton）和细胞外基质中的细胞外骨架。

一、细胞骨架的结构、功能及其调控

(一) 微管

1963年Slauterback和Porter相继在水螅刺细胞和植物细胞中发现了微管，现在已证明它们存在于所有的真核细胞中。目前微管的研究已经成为细胞生物学的一个重要领域。

微管是细胞骨架中直径最大的纤维，呈中空的圆柱状结构，直径为20~30nm。不同细胞中的微管由于连接的蛋白不同，其形态差异很大，但大多表现为弯曲且富有弹性的管状结构。在系统发育过程中，微管蛋白始终维持着一种保守而稳定的结构，少有变化。秋水仙素可以使之解离。

1. 微管的结构

构成微管的基本单位是微管蛋白（tubulin），它是一种酸性蛋白质，是由两种密切相关的α和β亚基构成的异二聚体，等电点的pH值为5.2~5.4，分子量为55kU。微管蛋白异二聚体经头尾方式紧密相连，排列组成念珠状的原纤维，13条原纤维定向排列并盘绕形成中空的管状结构，即微管。微管蛋白也是一种三磷酸鸟苷（GTP）结合蛋白，与信号转导系统中的G蛋白有明显的氨基酸序列同源性，并且也具备G蛋白的功能特征。同时，微管蛋白也是百日咳毒素和霍乱毒素的核糖基化底物。

微管蛋白与很多酶连接紧密，如微管蛋白-酪氨酸连接酶、磷酸蛋白激酶、甘油二酯激酶等。这些都与微管的聚合有关，也有学者认为微管蛋白本身也具有酶的活性，但这一点还有待于进一步证实。

微管蛋白亚基在一定的条件下可组装形成多聚体（即微管），而多聚体的微管也可以重新解离拆卸成为微管蛋白亚基单体，这是微管的显著特征。因此，细胞内微管系统是以微管蛋白亚基单体和微管蛋白多聚体（微管）的形式混合存在的，两者之间存在着动态平衡。也可以说，微管是一个动态的结构。

细胞内微管的数量和组装程度是由微管蛋白亚基单体的浓度决定的，但是越来越多的研究发现，这一过程同时还受到微管相关蛋白（microtubule associated proteins，MAPs）的调控和影响。

MAPs是附着在微管上面的小分子蛋白，与微管蛋白共同参与微管的组成，它能够增加微管的稳定性，同时又作为细胞内源性信号cAMP、Ca^{2+}等的受体来调节微管的功能。在微管系统这个整体中，微管相关蛋白与微管蛋白在组装的过程中维持着一定的比例。

微管相关蛋白一般是从大脑中分离的，目前至少已经发现10种以上的MAPs，主要有高分子量的MAP-1（286kU）和MAP-2（271kU）、低分子量的tau蛋白（55～77kU）等。这两种蛋白质的作用，一是抵抗解聚，稳定微管；二是调节微管和其他细胞成分的相互关系。这两种蛋白质均有两个功能区：一个是结合到微管，它可同时结合几个未聚合的微管蛋白分子，在体外MAPs加速微管蛋白聚合成集结状态；另一个功能区可能涉及微管和其他细胞成分的连接。MAPs通过改变动态性及稳定性微管间的转换及调节聚合速率，在微管聚合、稳定及与其他细胞器的连接等多方面起主要作用。另外一个重要发现是，MAPs不仅分布在中枢神经系统中，而且还在其他许多细胞和组织中存在，在某些特定细胞类型中可以明显看到某些特殊的MAP成分。

当MAP被磷酸化后就失去结合微管的能力，从而使微管处于不稳定的状态。引起MAP磷酸化的最重要的激酶是MAP激酶，MAP-2也可被PKC和PKA等磷酸化。而tau蛋白则可以被钙调素激酶Ⅱ（CaM KⅡ）、PKA以及P42MAP激酶等磷酸化。MAP-2和tau蛋白的磷酸化在神经元发育、骨架降解及重建等方面有积极意义。tau蛋白主要参与36s多聚微管蛋白的形成（环形体和螺旋体），没有tau蛋白就不可能形成微管。

研究还发现，MAPs与肌动蛋白微丝、中间丝蛋白的成分相互作用；在细胞骨架网络的功能结构调节下，它们之间可能具有一定的功能相关性。

微管主要分布在核周围，并呈放射状向胞质四周扩散，在细胞分裂时微管会解聚并重新形成纺锤体。微管对细胞形状、运动、极性、胞质内运输都起着巨大作用。

2. 微管的功能

（1）构成细胞的支架。细胞形状的维持与微管的支撑作用密切相关。如哺乳动物红细胞呈双凹形，这种形状是靠质膜周围许多环形微管束来维持的。这些微管束构成边缘带，支撑着细胞，并使其具有一定弹性。对血小板来说，膜下的表面微管维持着血小板的形态，而血小板内部致密的微管对支撑血小板外形起着更为重要的作用。

（2）参与物质的运输。细胞内各类小泡、色素颗粒等的定向运输与微管密切相关。最典型的例子是神经元递质的快速运输，包括小泡和蛋白质颗粒，其速度约为250mm/d或3μm/s。这种快速转运可从细胞主体到突触或从突触到细胞主体两个相反的方向进行，即正向转运和逆向转运。破坏微管的化学药物，如秋水仙素、长春花碱等，均有阻断这种快速运输的作用。现已发现正向转运和逆向转运分别是由驱动蛋白（kinesin）和类似动力蛋白（dyneinlike protein）提供原动力，使转运小泡或颗粒沿着微管单向转运。

（3）参与细胞器运动。微管参与细胞器运动表现为通过微管的聚合、微管的相互滑动，使染色体位移和分裂，使纤毛和鞭毛摆动从而驱动细胞运动。

在细胞有丝分裂中，染色体着丝点上的微管、中心体的星体微管及纺锤体微管，均参与染色体的分型和位移，从而使染色体平均分配到两个子细胞中。染色体运动与微管作用机制是当今细胞生物学研究的热点之一。

（二）微丝

和微管一样，在细胞内也广泛分布着大量的微丝。微丝是一种实心的细丝状结构，是细胞骨架系统中直径最小的结构成分，只有 5~7nm。和微管不一样的是，微丝对细胞松弛素敏感，但对秋水仙素不敏感。

1. 微丝的结构

微丝蛋白主要由肌动蛋白（actin）和肌球蛋白（myosin）组成，两者的比例约为 10:1。其中肌动蛋白构成微丝的主链，又称为肌动蛋白丝。微丝是由双股肌动蛋白丝以螺旋形式组成的纤维，直径为 7nm，1/2 螺距为 36nm，在微丝中两股肌动蛋白丝是同方向的。每个肌动蛋白亚基是有极性的，所以装配成的微丝也有极性。

（1）肌动蛋白。肌动蛋白是细胞中含量最多的蛋白质，在生物进化中高度保守，不同物种之间的差异很小。由肌动蛋白组成的螺旋状且有极性的细纤维，是构成应力纤维、肌肉纤维、小肠绒毛轴心等的基本结构。

肌动蛋白有两种存在形式，即单体和多聚体。单体的肌动蛋白分子是由一条多肽链构成的球形分子，又称球状肌动蛋白（G-actin），分子量为 43kU。肌动蛋白的多聚体形成肌动蛋白丝，又称为纤维状肌动蛋白（F-actin）。

每一个肌动蛋白单体都是以同样的方式和相邻的单体相接，在一定的离子浓度（Mg^{2+}、K^+、Na^+）和 ATP 存在的条件下，G-actin 单体两两相互以右手螺旋排列成直径为 7nm、间距约为 36nm 的双链结构，聚合形成纤维状的 F-actin，并进一步形成螺旋状的微丝。而在含 Ca^{2+} 和 ATP 的溶液中，肌动蛋白纤维（F-actin）则解聚为单体。同微管类似，微丝的装配和解聚也是一个动态过程，而只有聚合态的肌动蛋白才具有生物学作用。

根据肌动蛋白丝在细胞内分布的不同，可将微丝大致分为三个部分：

①皮质网（cortex web, CW）：位于胞浆膜下，在此区域内微丝形成致密网络，无细胞器存在。皮质网可增加细胞表面的机械强度，也易使细胞改变形状，产生运动。

②细胞连接相关微丝：实际上是一种特化的 CW，位于细胞间连接处。

③应力纤维（stress fiber, SF）：是一种肌丝样的纤维束，包括腔侧和基底部 SF，前者一端与 CW 相连，另一端与基底膜上的黏附点（focal adhension, FA）相连。后者两端均与黏附点连接。

研究发现，胞浆中存在着很多蛋白质可以特异地以各种形式与肌动蛋白结合或反应，并调节微丝的聚合和解聚，这些蛋白称为肌动蛋白结合蛋白（actin associated protein）。已被鉴定的肌动蛋白结合蛋白就有 20 多种。这些蛋白连接在肌动蛋白单体上，但并不与微丝形成稳定的复合体，而是可逆地结合。它们能以不同的方式影响微丝的组装、去组装、形状和功能等，还能控制微丝的组成并与微管或其他结构的交联。肌动蛋白结合蛋白的分类见表 5-1。

表 5-1　动物细胞中主要的肌动蛋白结合蛋白

类　型	功　能
调节蛋白：	
1. 原肌球蛋白（tropomyosin）	与肌动蛋白相连，调节肌动蛋白与肌球蛋白的结合
2. 肌钙蛋白（calmodulin）	与 Ca^{2+} 结合，活化肌球蛋白轻链激酶
连接蛋白：	
1. α-辅肌动蛋白（α-actinin）	参与微丝与质膜的结合
2. 纽带蛋白（vinculin）	肌动蛋白纤维端点与细胞膜之间结合的中介
交联蛋白：	
1. 丝束蛋白（fimbrin）	使纤维状多聚体肌动蛋白平行连接成束
2. 细丝蛋白（filamin）	与 F-actin 结合，使之形成三维网状结构
3. 血影蛋白（spectrin）	与锚定蛋白结合，并与肌动蛋白交联
4. 锚定蛋白（ankyrin）	血影蛋白与膜上的肌动蛋白相连的中介
间隔蛋白：	
抑制蛋白（profilin）	结合于 G-actin 单体，可逆性抑制微丝聚合
切断和封端蛋白：	
1. 凝溶胶蛋白（gelsolin）和绒毛蛋白（villin）	低 Ca^{2+} 对微丝进行封端，高 Ca^{2+} 将微丝切成片段
2. 封端蛋白（capping protein）	结合于微丝（+）端，阻止 G-actin 加上或脱落

　　一些特殊药物可改变肌动蛋白的聚合状态，影响细胞的生物特性。细胞松弛素（cytochalasin）是由真菌所分泌的代谢产物，它可阻止肌动蛋白分子聚合，使动物细胞的各种活动瘫痪，包括细胞移动、吞噬作用、胞质分裂等。细胞松弛素不抑制有丝分裂的纺锤体形成，因为它是由微管组成的。细胞松弛素也不抑制肌肉收缩，因为肌纤维中肌动蛋白丝是稳定结构，不发生组装及解聚的动态过程。细胞松弛素的主要作用是和肌动蛋白快速生长的正极处结合，阻止肌动蛋白分子聚合成微丝。

　　另一种药物鬼笔环肽（phalloidin）是由毒蕈提取的剧毒生物碱，不同于细胞松弛素，它能稳定微丝，抑制解聚。因为它不易穿过细胞质膜，必须将它注射入细胞内才能阻断变形虫和培养细胞的迁移运动。由于鬼笔环肽只与聚合的微丝结合而不与肌动蛋白单体分子结合，破坏了微丝聚合及解聚的动态平衡，所以用荧光标记的鬼笔环肽对细胞进行染色，可得到微丝分布图，用来代替标记抗肌动蛋白抗体对微丝的染色。

　　（2）肌球蛋白。肌球蛋白是由两条轻链和两条重链构成的粗丝状四聚体，与肌动蛋白一起参与细胞骨架的形成，并具有收缩功能。

　　肌球蛋白是一个特殊的蛋白，它的头部是一个球状结构的酶，尾部是一个纤维状结构的蛋白。平滑肌和横纹肌中的肌球蛋白分子存在着一定的差异，说明这两种肌肉可能有不同的收缩调节机制。从肌肉中提取的肌球蛋白单体分子都含有两条相同的重链（200kU）和两条不同类型的轻链（20kU）。每条重链含一个球状结构的头（或称"头盔"（headpiece））以及一条长棒状的螺旋区域（或称"尾"），而两条不同类型的轻链则结合在重链的头部。在自然状态下，α螺旋片段中的两条重链相互结合在一起形成棒状结构，而它们的两个头则从棒中伸出。头和棒状分子之间的结合是柔韧的，头的运动对肌肉收缩起着重要的作用。

在肌肉中，许多肌球蛋白单体形成一个特异的双极性聚合体，称为粗丝（thick filament），其中含有300~400个肌球蛋白分子。在粗丝的中间区域是无"头"的结构，它们由一些互相平行的尾排列组成。在粗丝的两端区域，粗丝的长度不等，肌球蛋白的头从粗丝表面以螺旋的方式伸出。免疫化学研究表明，粗丝中间区域的肌球蛋白多肽和末端区域中的肌球蛋白多肽稍有不同。

用低浓度的蛋白酶（如胰蛋白酶）处理肌球蛋白，得到两个片段：球状结构的头，称为肌球蛋白重链（酶解肌球蛋白，heavy meromyosin，HMM），棒状的片段称为肌球蛋白轻链（light meromyosin，LMM）。

早期对肌动蛋白和肌球蛋白的生化研究发现，肌球蛋白具有ATPase活性，但若无肌动蛋白，这种活性几乎检测不到。当加入纯肌动蛋白纤维后，ATP水解速率可增加200倍，每个肌球蛋白分子每秒可水解500个ATP分子。同样，SI蛋白水解片段也具有ATPase活性且也能被肌动蛋白激活，所以可以推测SI是肌球蛋白和肌动蛋白的作用位点。事实上，在无ATP的情况下，肌球蛋白和肌动蛋白纤维会聚集成一个大而复杂的纤维网状结构。在这种结构中，一根肌动蛋白微丝可结合几个肌球蛋白分子。当加入ATP后，肌球蛋白和肌动蛋白的结合就会被破坏，这有力地说明了ATP的水解能影响肌动蛋白和肌球蛋白之间的相互作用。

2. 微丝的功能

（1）肌肉的收缩功能。微丝最重要的作用是参与肌肉纤维的形成并维持其功能，参与脏器、肌肉和血管的运动等。有机体的一切机械运动及各脏器的主要生理功能都要通过肌肉的收缩与松弛才能实现。肌细胞（肌纤维）内含有许多肌原纤维（myofibril），后者又是由粗肌丝（thick myofilament）和细肌丝（thin myofilament）构成的。

关于肌肉收缩的机理，早在20世纪50年代末Hanson等就提出了肌肉收缩的"滑动丝模型"（sliding filament model），认为肌肉的收缩是由于粗肌丝与细肌丝之间相互滑动的结果。近年的研究进一步表明，肌肉的收缩单位是肌动蛋白丝和肌球蛋白丝。肌球蛋白头部与肌动蛋白形成横桥（cross bridge），肌肉依靠能量，使横桥在相邻的肌动蛋白丝与肌球蛋白丝之间来回摆动，成为向肌肉收缩提供动力的结构。当肌肉松弛时，肌球蛋白头部含有紧密结合的ADP和Pi，肌球蛋白头部向外伸出，与肌动蛋白丝成90°，但不与之结合，从而阻止了二者的相互滑动。当肌肉受刺激后，肌质网（sarcoplasmic reticulum）释放Ca^{2+}，引起肌球蛋白头部结合在相邻的肌动蛋白丝上。随后ADP和Pi释放出来（放能），肌球蛋白构象改变，使肌动蛋白丝与肌球蛋白丝彼此产生滑动，其结果引起肌肉的收缩。

（2）支撑功能。许多细胞中存在一种较稳定的肌动蛋白纤维束结构，称为张力纤维（stress fiber，或称应力纤维）。这种纤维在细胞膜下沿细胞长轴平行排列，通过附着点与质膜相连，从而产生等位收缩，提供用以对抗细胞表面张力或细胞与基质表面张力的力量，使细胞维持一定的形状。

（3）微丝与细胞运动。微丝的另一重要功能是使细胞产生各种运动。在非肌细胞中的微丝表现出的运动功能与微丝存在形式密切相关。质膜下的微丝呈网络状，与细胞定向运动，变皱膜运动以及细胞内吞、外吐活动有关，微绒毛中的微丝呈同向排列，与微绒毛的伸缩有关；而胞质分裂时的收缩环和应力纤维的微丝呈反向束状排列，与细胞胞质分裂和细胞分化时的运动有关。

原生动物变形虫、高等动物部分白细胞及巨噬细胞能表现出变形运动，即在前进时细胞伸出一个或数个大小不同的伪足。若用细胞松弛素 B 处理细胞，即可终止伪足的形成和细胞的运动，由此表明微丝参与了这类运动。

单层培养的成纤维细胞，细胞膜表面变皱，形成许多波浪式的皱褶和突起。细胞的移动则是这些皱褶和突起不断交替地与接触表面作用的结果。同样地，用细胞松弛素 B 也可终止这种运动，若去除此药 1~2 小时，变皱膜运动又可恢复。可见变皱膜运动与微丝密切相关。细胞有丝分裂产生于细胞的胞质分裂过程中，微丝形成收缩环，使细胞表面产生凹陷，从而将母细胞一分为二。此外，细胞的内吞作用和外吐作用也与微丝密切相关。

（三）中间纤维

中间纤维是包含有一群蛋白亚单位的异质群体，普遍存在于真核细胞中，是胞质骨架的主要成分之一，因其直径（10nm 左右）介于微管和微丝之间而得名。以前人们认为它可能是微管的降解产物，近十年来才逐渐发现中间纤维种类很多，根据它们的免疫性和生化性质，中间纤维可分为 5 种主要类型：

(1) 角蛋白（keratin 或 cytokeratin）：分子量为 40~65kU，出现在表皮细胞中，在上皮细胞中形成张力丝，是皮肤和毛发中的特异性结构蛋白。

(2) 结蛋白（desmin）：分子量约为 52kU，存在于骨骼肌和平滑肌两种肌肉细胞中，可横越肌细胞而相互联结成网络。

(3) 波形蛋白（vimentin）：又名波形纤维蛋白，分子量约为 53kU，存在于间充质细胞和中胚层细胞中，如心肌结缔组织。

(4) 胶原纤维酸性蛋白（glial fibrillary acidic protein）：分子量约为 50kU，仅存在于星形神经胶质细胞，形成了胶质细胞细丝。

(5) 神经丝蛋白（neurofilament protein）：具有三联体亚单位，分子量分别是 60~70kU、105~110kU 和 135~150kU，存在于中枢和外周神经系统的神经纤维中，是神经细胞轴突和树突中主要的细胞骨架成分。

1. 中间纤维的结构

中间纤维共有的分子结构是一条有 310 个氨基酸的 α 螺旋组成的杆状区域，其中间连接部位非常稳定，而头尾两端则是高度可变的。两条 α 螺旋杆首先形成双股超螺旋，两对超螺旋再形成四联体，并由四联体形成一条亚丝，四条亚丝围绕形成一个完整的中间纤维，总共有 32 条多肽。

中间纤维是各种不同类型细胞的特异蛋白质，在大多数细胞中只含有一种中间纤维，但也有少数例外，如肌细胞中就含有结蛋白和波形蛋白。

中间纤维不像微管和微丝那样是组装和去组装的动态结构，它是细胞骨架中最稳定的成分。有实验发现，蛋白磷酸化作用可以调控中间纤维的聚合与解离，但有待进一步证实。

1976年Small应用免疫荧光技术首次证实在心肌细胞内有结蛋白的存在，发现结蛋白主要分布在Z线及心肌细胞闰盘区，而且结蛋白是除α-actinin、actin外在Z线存在的第三类蛋白。同时用间接免疫荧光对Z线进行研究发现，结蛋白分布于Z线周边，而α-actinin及actin则分布于Z盘的中央，结蛋白纤维将Z线与闰盘相连，同时结蛋白包绕细胞核将核膜与细胞膜相连，结蛋白通过核膜孔复合体或直接穿过核膜与核纤层（lamina）进而与核骨架联系起来，形成中间纤维结蛋白-lamina-核骨架系统。在心肌细胞内，结蛋白是与核骨架联系最密切的，而且有研究表明，中间纤维结蛋白与lamina同源，这就提示结蛋白在核质物质运输、信号转导方面可能起重要作用。结蛋白不完全降解产物进入核内，与染色质上的组蛋白结合，调节基因的表达。结蛋白在Z线处与心肌收缩纤维、胞质中细胞器、胞膜共同相连，使心肌细胞被整合成为一个收缩整体。因此，结蛋白在心肌细胞内不仅具有主要支持作用，还具有信号分子的功能。中间纤维结蛋白-lamina-核骨架的网络作用已越来越为人们所重视。

尽管中间纤维的结构能稳定地出现在某些细胞中，但由于未能找到一种像秋水仙素对微管或细胞松弛素B对微丝作用的药物，能特异地、可逆地影响中间纤维，因此对它的功能目前知道的还不多。有实验证实，中间纤维网络的破坏并不影响微管和微丝的结构，也不影响细胞的形状和运动，或细胞的生长和分裂。但如果用秋水仙素破坏微管后，中间纤维也随之崩溃，这意味着中间纤维的作用依赖于微管，表明中间纤维主要是给细胞提供一种机械的支撑和加固的力量，而并不像微管和微丝那样与细胞的形状和运动有关。

2．中间纤维的功能

(1) 骨架功能。中间纤维在细胞质内形成一个完整的支撑网架系统。近来发现中间纤维在近核区域多次分支，最后与核表面特别是核纤层（lamina）及核孔复合体相连，而核纤层又与核骨架相连。同时，整个纤维网架通过细胞质终止于细胞膜，这种联系可能起着维持细胞器和核的位置及形态的作用。此外，中间纤维还可与细胞外基质如纤维黏连蛋白等结合并参与桥粒等的构成。

(2) 信息传递功能。近年的研究表明，中间纤维蛋白本身是一种信息分子或者信息分子的前体。有研究发现中间纤维在体外与单链DNA高度亲和，提示它与DNA的复制和转录活性有关。同时，实验证实中间纤维还与构成核小体的四种核心蛋白有高度亲和性，这是由于Ca^{2+}激活的中性硫酸蛋白酶和另一种蛋白水解酶优先解聚中间纤维的N末端，使中间纤维蛋白失去组装成纤维的能力，但仍保持与DNA和组蛋白的反应活性。

此外，中间纤维与微管、微丝不同，不同的中间纤维蛋白在各类组织中有特异的表达，表明它与细胞的分化具有密切关系。

二、细胞骨架与疾病

(一) 心血管系统疾病

烧伤后，心肌细胞骨架损伤不仅决定性影响心肌细胞力学特性，而且心肌细胞骨架损伤早于肌纤维膜断裂，是心肌细胞不可逆损伤的早期标志之一，也是不可逆损伤的征象。

1．剪切力异常

一般认为，当内皮细胞暴露在血流剪切力作用下或血管扩张时，细胞骨架的排列会随血流方向重新排列，使细胞能对抗机械力的冲击，起保护作用。

细胞骨架的微丝在剪切力作用后重新分布，证实细胞骨架是一个主要的机械刺激受体。正常细胞的微丝主要分布在细胞的周围和核周等处，内皮细胞周围的微丝形成致密周围束。常态培养的内皮细胞只有在融合成单层后才出现致密周围束。受剪切力作用后，致密周围束消失，内皮细胞中央出现沿流体流动方向排列的束状应力纤维。应力纤维的长度和粗细随剪切力水平的提高和作用时间的延长而增加。

Olkama等发现微丝的重组出现在形态变化之前，证实剪切力引起内皮细胞形态变化是微丝重组的结果。用细胞松弛素B解聚培养内皮细胞的F-actin，内皮细胞在剪切力作用下伸长不明显。解聚因剪切力作用已伸长的内皮细胞，内皮细胞则变圆。体内外的研究均表明，剪切力是影响内皮细胞应力纤维表达的主要因素。此外，Shen等研究发现，在剪切力作用下，内皮细胞微管出现一过性增多现象，可能参与内皮细胞局部黏附的稳定。还有研究表明，在受剪切力作用后，不仅F-actin的分布发生了变化，其含量也发生改变，Morita等研究发现，F-actin可向G-actin发生转换。

剪切力作用后，内皮细胞形态学改变的关键是骨架的重建，这一重建是针对力学环境的适应，F-actin与跨膜分子相连，是跨膜力传递的主要环节。中间丝是单体蛋白分子，不溶于盐溶液，胞液中又无溶解库，在整个骨架重建中处于被动但不容忽视的地位。骨架系统与细胞各成分、各部分的相互作用产生稳定的细胞内张力状态，是细胞赖以生存、分化和生长的重要内部力学环境。剪切力在分子中以扭曲力的形式改变了受体刚性，刚性改变通过机械耦联传递到骨架网络，从而引起骨架和张力状态的重建。

内皮细胞骨架的变化除改变内皮细胞的形态和排列外，还涉及内皮细胞的通透性、迁移、增殖以及生物活性物质的合成、释放等一系列细胞功能。

2. 心肌缺血

诸多证据表明，心肌组织缺血、心肌细胞缺氧可直接导致心肌细胞骨架损伤。Steenbergen等通过特异的细胞骨架蛋白免疫荧光化学技术观察了心肌缺血细胞骨架变化，在不可逆性损伤的缺血心肌细胞，骨架蛋白vinculin明显减少或消失，同时伴有α-辅肌动蛋白的丧失。

Hein等进一步研究证明，心肌细胞收缩和骨架蛋白变化先于心肌缺血的超微结构改变，此损害明显影响心肌细胞正常结构和功能的恢复。目前，有关心肌细胞骨架的损伤机制尚不十分清楚。有实验表明，去甲肾上腺素可引起大鼠心肌细胞骨架微管网络断裂。心脏去甲肾上腺素浓度增加通过兴奋β受体引起心肌细胞钙离子浓度增加，钙离子诱导微管断裂已在猴的肾细胞、成纤维细胞以及培养的大鼠心肌细胞的实验中得到证明。

另一重要的机制涉及钙激活中性蛋白酶（CANP calpain），此酶可引起细胞骨架蛋白降解。心肌缺血收缩还可牵拉细胞骨架，细胞水肿外推心肌细胞膜的机械作用也是心肌细胞骨架损伤不可忽视的原因。

3. 心肌肥大

细胞骨架不仅与保持细胞形态有关，还与细胞内蛋白激酶磷酸化级联反应等生理功能有关。因此可以设想，细胞骨架可能与细胞自分泌活化有关，从而通过这一途径参与牵张刺激心肌肥大反应。

实验结果显示，细胞骨架解聚剂可能通过抑制牵张刺激引起的心肌细胞生长因子自分泌，从而部分抑制牵张刺激的心肌细胞肥大反应。其具体机制可能与加速细胞内分泌囊泡向细胞外运输有关。

值得注意的是，心肌肥大时出现微管增生。微管可参与蛋白质合成过程，推测微管对细胞骨架细胞蛋白合成过程有调节作用。因此，增生的微管和中间丝可能对核酸和细胞蛋白质合成有刺激作用。而这一刺激主要是对细胞质非特异性的细胞骨架网架，降低了细胞的收缩物质，导致心肌收缩能力下降。

4. 扩张型心肌病

已有实验表明，心肌肥大和扩张型心肌病退行病变的心肌细胞微管密度增加。

心肌肥大时，心肌细胞器退变，收缩物质减少是一重要的病理特征，而细胞骨架蛋白，诸如结蛋白、管蛋白和纽带蛋白不成比例的增加，也导致心脏收缩功能的降低。

(二) 神经系统疾病

1. 阿尔茨海默病（Alzheimer's Disease，AD）

早在30多年前，大脑皮层组织的电镜研究首次证明，在AD的神经元中微管缺乏，在有缠结甚至没有缠结的细胞体中都是如此。尽管微管与其成分单体α和β微管蛋白是平衡的，在一个神经细胞中微管蛋白的总量也可能是正常的，但聚合的功能管却减少。在这种情况下，轴浆流也逐渐减少而引起轴突丧失：第一，脑内一些功能部分之间的联系被阻断；第二，变性轴突可激活小胶质细胞，分泌细胞因子（cytokine）引起轴突进一步溃变；第三，由于轴突变性，其摄取功能大为降低。因此，神经元的细胞体只能从其支配的靶区获得有限的营养因子。又由于逆行运输流不充分，可运输至神经元细胞体的营养因子极少。这样，导致细胞体最后通过凋亡的方式死亡，而细胞体的死亡必然进一步加速突触丧失。

微管或神经管不仅存在于神经突起中，也存在于神经元的细胞体。在胞体中，微管的作用除了有丝分裂之外，还参与细胞器的组建。一个重要事实是，当微管不稳定时，高尔基体发生溃解，这无疑就对蛋白质的翻译加工造成严重影响，这种影响甚至也可能涉及淀粉样前体蛋白。究竟是什么原因引起神经元（包括神经突起和细胞体）内的微管丧失？关于这个问题，到目前为止，已知的最好理由是AD脑中tau蛋白的过磷酸化。

tau蛋白是一种神经元微管相关蛋白，其异构体来自单一基因，由mRNAs通过不同的剪接而形成。tau主要集中于胞体和轴突。微管是神经元轴突和树突内胞浆运输的通道，这种分子通道的稳定性需要微管相关蛋白tau来维持。在成年人脑内有6种同工型tau，它们表现为三个或四个微管结合域。在AD脑中，tau蛋白异常磷酸化所造成的脑损伤由6个同工型tau组成，它们组装成宽度为820nm、间距为80nm的双股螺旋细丝。这种细丝具有不溶性，由于构象不同，使之不能与微管结合，从而失去了促使微管蛋白聚合的能力。过磷酸化tau蛋白可动摇或溃解微管，引起微管网萎陷。在电镜下，变性的神经元纤维丝状物呈现为螺旋、卷曲或直线状。在光镜下观察，最为常见的是聚集成束而形成的神经元纤维缠结（neurofibrillary tangle）和神经毡线（neuropile thread），它们是AD病理学的特征性标志。还要提到的是，在缠结前状态，不正常磷酸化tau也可能动摇微管而对轴浆流产生相似的影响。最近，在神经元骨架上发现载脂蛋白E具有保护tau不被磷酸化的重要作用。其中ApoE-3的保护功能更强，而ApoE-4的保护功能很弱甚至缺乏这种功能。

研究发现，在 AD 的神经元细胞中累积的神经丝主要是高分子磷酸化神经丝，而非磷酸化神经丝的改变不明显。高分子磷酸化神经丝是神经丝与其他细胞骨架的主要联系体，在轴浆流运输中起重要作用。细胞骨架的磷酸化可使转移后的神经丝更为紧密，以防止它们的蛋白质溶解变性。正常情况下，神经丝的磷酸化主要在轴索中进行。在 AD 的神经元细胞体内发现了大量的高分子磷酸化神经丝的积聚，可能是由于神经纤维损伤和流动受阻，导致神经丝转运障碍而在其近端部蓄积，或是神经元细胞内发生了异常的磷酸化过程。由于在 AD 患者中神经元纤维缠结及老年斑中发现的 tau 蛋白多是磷酸化的，在帕金森病的 Lewy 体中也发现了磷酸化神经丝及双螺旋丝的沉积，因而神经元细胞体内的异常磷酸化可能是造成这种障碍的主要原因。

（三）呼吸系统疾病

细胞骨架蛋白的改变与气道平滑肌的机械特性及收缩性有关。研究显示，角蛋白-7（CK-7）在肺泡Ⅰ型和Ⅱ型上皮细胞、肺巨噬细胞、Clara 细胞中呈阳性，尤其在肺泡Ⅱ型上皮细胞和 Clara 细胞中呈强阳性。CK-7 在 Clara 细胞中的表达可能与分泌物的释放有关，在肺泡Ⅰ型上皮细胞中的表达可能与物质转运有关，在肺泡Ⅱ型上皮细胞的表达可能参与表面活性物质的分泌释放。波形蛋白表达于肺泡Ⅰ型上皮细胞、肺巨噬细胞和血管内皮细胞。细胞骨架在巨噬细胞中的表达与巨噬细胞形成伪足、变形运动以及在抗原呈递中起重要作用。

最近的研究发现，上皮细胞角蛋白和波形蛋白的过度表达与癌的发生有关。临床上可根据细胞角蛋白的异质性表达或过表达来诊断癌的组织起源，这有助于对癌的诊断和治疗。另外，国内外的研究表明，波形蛋白在上皮癌中异常表达，与癌细胞的侵袭和转移潜能有关，说明中间丝的异常表达与疾病的发生，特别是与癌的发生密切相关。

（四）消化系统疾病

正常胆道括约肌细胞含有大量排列整齐、集结成束的微丝，这是胆道括约肌产生"高压带"以调控胆流的重要结构基础。如果某些因素促使这一结构发生构型或数量的变化，必将影响胆道括约肌的收缩功能，继而对整个胆道系统产生重大影响。因此胆道括约肌细胞骨架的改变对胆道括约肌功能紊乱及胆结石成因等的解释均具有重要意义。

三、展　望

目前的研究认为，细胞骨架尤其是肌动蛋白丝与细胞本身的张力和韧性有关，主要由细胞内的应力纤维调节。但是目前许多与组织顺应性、细胞张力及韧性有关的疾病，却鲜有从细胞骨架方面去研究疾病的发生机制，及从这一途径寻找治疗方法的。如舒张性心功能不全的心肌细胞骨架、阻塞性睡眠呼吸暂停综合征时气道可塌陷性增加的细胞骨架改变等。相信在不久的将来，随着细胞骨架基础研究的进展，从这方面探讨疾病的发病机理和治疗手段将大有可为。随着研究手段和技术的发展，必将揭示细胞骨架在这些疾病发生中的作用，进而找到更好的治疗方法。

（刘永明）

参 考 文 献

1. Born Schwartz. Vascular endothelium: physiology, pathology and therapeutic Opportunities. Schattauer 1998
2. Gundersen G G, Cook T A. Microtubules and signal transduction. Current Opinion in Cell Biology, 1999 (11): 81~94
3. McCance K L, Huether S E. Pathophysiology: The biologic basic for disease in adults & children. 4th ed. Mosby, 2002
4. Janmey P A, Shah J V, Tang J X, Stossel T P. Actin filament networks. Results and Problems in cell Differentiation. 2001, 32: 181~199
5. Janmey P A, Kas J, Shah J V, Allen P G, Tang J X. Cytoskeletal networks and filament bundles: regulation by proteins and polycations. The Biological Bulletin, 1998, 194 (3): 334~345
6. 胡金麟. 细胞流变学. 北京: 科学出版社, 2000

第六章 细胞凋亡与疾病

细胞死亡分为细胞凋亡和细胞坏死。细胞凋亡（apoptosis）是指细胞在自身调控下，启动其内部机制，主要是内源性 DNA 内切酶的激活而发生的一种主动性死亡的过程。

apoptosis 一词来源于希腊语，由 apo（脱离）和 ptosis（下降）两词组合而成，原意描写秋天树叶脱落的现象。1972 年 Kerr、Wyllie 及 Gurrie 等根据在许多正常组织中存在散在的不完整细胞及细胞碎片的形态等特征，首先将 apoptosis 一词引入生物界。细胞凋亡和程序性细胞死亡（programmed cell death, PCD）同属于细胞生理性死亡，这两个名词通常交叉使用或作为同义词，但严格而言，两者是有区别的。前者侧重于形态学概念，而后者是机能学概念。因为这种细胞死亡是在自身基因调控下，严格按程序发生的系列调控基因瀑布式激活所致。

细胞凋亡是器官发育成形的主要雕刻力量，它能使特定的细胞群体在特定的时间和特定的部位死亡。如蝌蚪变蛙时，其尾部细胞消亡。细胞凋亡是机体细胞数量精确调控的主要形式。如线虫在发育过程中有 1 090 个细胞，成熟期的线虫仅有 959 个细胞，其中 131 个细胞通过凋亡而消亡。此外，通过细胞凋亡，能消除具有潜在危险的细胞，如自身反应的淋巴细胞、被病毒感染或电离辐射受损的细胞等。总之，细胞凋亡在多细胞动物的发育和稳态维持中居核心地位的观点已被广泛认可。

细胞凋亡亢进或受抑在一些疾病的发生、发展中居重要地位。如原发性高血压、心肌病、心肌炎、艾滋病、神经变性等与细胞凋亡亢进有关，某些类型的心律失常、肿瘤、白细胞增多症等与细胞凋亡受抑有关。由于细胞凋亡异常所致的疾病称为凋亡失调性疾病（diseases of dysregulated apoptosis, DDA）。

第一节 细胞凋亡的基本过程

细胞凋亡的过程大体可分为以下三个阶段：

（一）决定死亡（decision to die）

此阶段是细胞通过生与死的抉择，进而作出自杀决定的过程。不同细胞作出自杀决定的机理可能是不同的。而这以后各阶段的机理则可能是共同的。细胞自杀决定的作出受许多胞内和胞外因素的影响。例如，死亡受体的激活（如 Fas 与 Fas 配基的结合）、生长因子的撤走、DNA 受损、代谢或细胞周期紊乱等，均可通过激活细胞死亡中心信号促进细胞作出自杀决定。而原癌基因 bcl-2 的表达增加，则可能阻止细胞自杀。

(二) 执行死亡 (execution of death)

通过目前尚不十分清楚的机理,激活细胞核内的一种 Ca^{2+}-Mg^{2+} 依赖性 DNA 内切酶,使 DNA 在核小体 (nucleosome) 与核小体之间的联结处被切断,形成长度与核小体长度 (180~200bp) 成整数倍数关系的 DNA 片段。因此,在 DNA 的琼脂糖电泳图谱上,呈现所谓的 DNA 片段"梯"(ladder pattern of DNA fragments),也称核小体梯 (nucleosomal ladder)。核小体梯目前被视为细胞凋亡的标记 (hallmark)。在 DNA 断裂的同时和之后,细胞骨架改组,细胞表面发生某种尚不清楚的改变,后者将信号传递给邻近的细胞,使细胞凋亡进入下一阶段。

(三) 残体消除 (removing of corpse)

这一阶段包括邻近细胞对凋亡细胞的包裹和消化。实施包裹和消化的邻近细胞,既可以是巨噬细胞,也可以是邻近有核的实质细胞。所有有核的细胞可能都具有某种程度的吞噬潜能。对凋亡细胞的包裹可以发生在凋亡细胞尚未解体之前;但凋亡细胞若没有及时被邻近细胞吞噬,则可先裂解为两个或多个由完整的膜包裹的球形体,后者被称为凋亡小体 (apoptosis body)。在体内,凋亡小体最终还是被邻近的细胞吞噬和降解。有趣的是,在缺乏吞噬作用时 (例如在细胞培养时),这些小体继续被膜保护着,在一定时间内具有排斥生命染料 (vital dyes,如台盼蓝) 的能力。

由此可见,细胞在凋亡过程中,其内容物始终没有泄露到膜外,因而避免了炎症反应的发生,同时也就不累及周围的组织细胞。细胞凋亡过程非常干净利落,全过程耗时约数分钟至数小时。

第二节 细胞凋亡的识别

细胞死亡的两大形式——细胞凋亡与细胞坏死 (necrosis) 之间,在形态学、生物化学和分子生物学方面,均具有明显的区别 (见表 6-1)。

表 6-1　　　　　　　　　细胞凋亡与细胞坏死的主要区别

	细胞凋亡	细胞坏死
组织水平	多累及单个细胞,无炎症反应	常累及多个细胞,伴炎症反应
细胞水平	细胞呈脱水状,体积缩小,质膜完整	细胞肿胀,体积增大,质膜破损
亚细胞水平	核染色质浓缩,核膜下聚集,线粒体早期完好	核染色质溶解、消失,线粒体早期肿胀、破裂、溶解
分子水平	DNA 有序裂解成 180~200bp 整数的倍数的片段梯	DNA 无序裂解成大小不等的碎片
	有新的蛋白质合成	无新的蛋白质合成

一、细胞凋亡的形态学特征

在组织、细胞和亚细胞水平上,细胞凋亡与细胞坏死有明显的区别。从组织水平看,细胞凋亡往往在局部只累及单个细胞，且无明显的炎症反应相伴。从细胞水平看，凋亡细胞呈脱水表现，其体积缩小，细胞器变密集，胞浆和胞核的密度均升高。

在亚细胞水平，凋亡细胞的核、胞浆和细胞均有特征性改变。①核的改变：凋亡细胞核表现为染色质浓缩，首先出现于核膜下，后累及核的绝大部分；核仁解体（nucleolar disintegration）；核塌陷（nucleolar collapse），核碎裂（nucleolar fragmentation）并被溶酶体膜包裹。②细胞浆的改变：早期线粒体保存完好（为细胞凋亡过程提供能量），内质网扩张，细胞骨架改组（cytoskeletal reorganization），微管解体（disruption of microtubules）。③细胞膜的改变：细胞凋亡早期细胞膜的完整性不受损害。后期有膜泡形成（membrane blegbbing）并脱落。凋亡细胞未被及时吞噬时，则裂解成若干个仍由膜包裹的凋亡小体。

此外，在组织学检查中，有时尚可见凋亡细胞或凋亡小体被包裹在另一细胞内或被邻近的几个正常的细胞紧密包围的征象。凋亡细胞的形态学特征在电镜下是比较容易识别的；在光镜下，有经验的病理学家也能识别。然而，需要指出的是，细胞凋亡特征性的改变持续的时间很短，仅数分钟或几小时，加之在局部往往只累及一个细胞，因而不太容易被捕捉到，尤其给在体定量研究带来了困难。正因为如此，常需结合生物化学、免疫组织化学和细胞化学以及分子生物学的有关技术来识别细胞凋亡。

二、细胞凋亡的 DNA 裂解特征

（一）DNA 片段梯

如前所述，在细胞膜完整性尚未受损之前，凋亡细胞的核内 DNA 即被一种内源性的 DNA 内切酶在核小体之间的联结处切断为寡核小体大小的片段（oligonucleo-somesized fragments），即形成 DNA 片段的大小是核小体长度（180～200bp）的整数倍数。因此，在 DNA 电泳谱上，凋亡细胞的 DNA 片段呈现梯样构图（ladder pattern）。这种特征性的 DNA 片段梯，目前被普遍认为是细胞凋亡的检验标记（hallmark）。因为，在细胞坏死时，DNA 的裂解发生在细胞膜完整性丧失之后，而且是被非特异性地降解为随机大小的碎片，因此其 DNA 呈电泳连续的"涂片"（smear）样表现。

（二）原位缺口末端标记（in situ nick end labeling）

自 1992 年起，有人开始采用这一方法检测组织切片中的细胞凋亡。这一方法的基本原理是利用末端脱氧核苷酸转移酶（terminal deoxynucleotidyl transferase）将带有标记物（生物素或同位素）的脱氧核苷酸结合到 DNA 片段末端的缺口上，从而显示被检测的各细胞中有无 DNA 碎片存在。这一技术的优点是能显示细胞死亡的组织分布，且能提供是何种细胞的死亡信息（有时须结合对细胞特异性抗原的显示）。其缺点在于，尽管伴随的形态学改变有助于鉴别阳性细胞是凋亡还是坏死，但末端标记本身不能区别细胞凋亡和坏死，因为两种细胞死亡在一定阶段均可能有 DNA 碎片出现。不过，在能排除坏死发生的前提下，这一技术可用于显示细胞凋亡的组织分布的凋亡细胞记数。

（三）末端缺口标记后 DNA 片段梯的检测

在前述常规的 DNA 片段梯电泳技术中，通常采用溴化乙锭显色，它对 DNA 片段梯的显示和敏感性有限。为提高 DNA 片段梯的可检测性,可采用末端缺口标记后 DNA 片段梯的检测技术,其原理是采用末端脱氧核苷酸转移酶,将带有 ^{32}P 的三磷酸二脱氧腺苷(^{32}P-dideoxyadenosine triphospate)标记到从组织细胞中提取的 DNA 的末端上,然后再对此 DNA 进行电泳。继之的放射性自显影则能对被标记的 DNA 所在各区段进行敏感的显示。

三、细胞凋亡的特征性蛋白质

至少有相当一部分的细胞凋亡依赖于主动的蛋白质合成。目前已经发现,有几种蛋白质的合成或合成增加可作为某些细胞凋亡的标志。通过对这些蛋白质的免疫组织/细胞化学检测,可以识别某些细胞凋亡。

(一) 硫酸糖蛋白-2 (sulfated glycoprotein-2,SGP-2)

SGP-2 也称睾酮抑制性前列腺信使 2 (testosterone-repressed prostaic message-2,TRDM-2,或簇素 clusterin)。SGP-2 最早是作为睾丸足细胞 (sertoli cells) 的一种主要分泌蛋白质而被发现的。原位杂交显示,在鼠胚胎发生时,这一蛋白的 mRNA 存在于正在分化的上皮细胞。对 GSP-2 表达的调节既可以是基础性的 (constitutive),也可以是诱导性的 (induced),而且因组织类型和发育阶段不同而异。SGP-2 是一种多功能蛋白,其功能之一是通过对膜改造 (remodelling) 和损伤的效应而在膜完整性的维持中起作用。在几种情况下,SGP-2 的表达增加与细胞凋亡联系在一起,这导致了 SGP-2 是细胞凋亡分子标志观点的提出。迄今,已经发现至少在胸腺细胞、前列腺细胞、肾小管细胞和某些胚胎细胞发生凋亡时,SGP-2 表达增加。而在神经元发生细胞凋亡时,无 SGP-2 表达增加。

(二) Fas 抗原 (Fas antigen)

Fas 和 Apo-1 抗原的纯化及其 cDNA 的分子克隆证明,Fas 与 Apo-1 是同一蛋白。Fas 抗原是细胞上的一种跨膜蛋白,属于肿瘤坏死因子/神经生长因子 (tumour necrosis factor/nerve growth factor,TNF/NGF) 受体大家族的成员。Fas 配基与 Fas 结合可致细胞凋亡。Fas 抗原的 mRNA 在心脏、卵巢和肺中均有表达。已有研究显示,在缺氧引起培养的心肌细胞发生凋亡和缺血后脑细胞凋亡时,Fas 抗原 mRNA 表达增加。Fas 介导的 T 淋巴细胞凋亡可能是获得性免疫缺陷综合征 (AIDS) 的重要发病机理。

第三节　细胞凋亡的机制

尽管目前对细胞凋亡的机制并不完全清楚,但有关细胞凋亡的诱导因素和抑制因素、基因的调控途径及信号转导的轮廓还是比较明确的,三者表现形式多种多样,而且相互之间又有交叉的联系,形成复杂的网络系统。细胞凋亡的主要诱导因素和抑制因素见表 6-2、表 6-3。

表 6-2　　　　　　　　　　细胞凋亡的主要诱导因素和靶细胞

诱导因素	靶细胞类型
糖皮质激素，Fas/Apo 激活	胸腺细胞、白细胞
辐射，高温，低温	各种组织细胞
致畸药物，TNFa，自由基	各种组织细胞
谷氨酸	神经元
内毒素	巨噬细胞
转化因子 β_1（TGFβ_1）	肝细胞

表 6-3　　　　　　　　　　细胞凋亡的主要抑制因素和靶细胞

抑制因素	靶细胞类型
雄激素	前列腺
雌激素	乳腺
白介素 1，白介素 2	胸腺
白介素 3，白介素 5	嗜酸性粒细胞
神经生长因子	神经元
血小板性源生长因子	胶质细胞
促 RBC 生长素	RBC 前体
成纤维细胞生长因子	内皮细胞

一、细胞凋亡的诱导因素

在心血管疾病中，引起细胞凋亡的诱导因素主要有：①物理因素，包括血流剪切力（shear stress）、心脏负荷过重、经皮球囊导管扩张、血管栓塞、紫外线、放射线；②化学因素，包括缺血、缺氧、化学物质或代谢产物（如芥子气、胆固醇和雌激素氧化代谢物）；③生物因素，包括生物毒素（内毒素、蛇毒）、生物活性物质（自由基、热休克蛋白、一氧化氮、氧化型低密度脂蛋白及某些细胞因子、生长因子）。

细胞凋亡的诱导因素具有启动细胞凋亡的作用，并具有以下主要特性：①多样性，事实上诱导因素远远不止上述因素，许多体内外信号刺激在一定条件下均能启动细胞凋亡。②相对敏感性，体内不同类型靶细胞对诱导因素具有相对敏感性。例如，性激素减少主要诱发前列腺细胞凋亡，神经生长因子缺乏诱发神经元凋亡，γ射线最易引起生殖细胞凋亡等，表明不同靶细胞对诱导因素具有不同敏感性。但这种敏感性是相对的，多数情况下同一种诱导因素能诱发多个靶细胞凋亡，或同一类靶细胞能被多种诱导因素诱发凋亡。例如，糖皮质激素最易诱发胸腺细胞凋亡，但也能诱发骨髓细胞、B 淋巴细胞、嗜酸性粒细胞凋亡；胸腺细胞凋亡可由糖皮质激素以及白介素 1、白介素 2 缺乏诱发。③两面性，不同诱导因素对细胞凋亡具有两面效应。如对血管而言，TNF、一氧化氮、氧化型低密度脂蛋白、导管球囊扩张等可促进细胞凋亡，而剪切力、热休克蛋白、胰岛样生长因子-1（ILGF-1）和某些药物可抑制细胞凋亡；对心脏而言，缺血-再灌注损伤、压力或容量负荷、移植排斥可促进细胞凋亡。④自发性，有些靶细胞的凋亡，诱导因素不明，具有自发性。例如脂肪肉瘤、基底细胞癌、鳞状细胞癌、恶性黑色素瘤等。

二、细胞凋亡的基因调控

近年来的研究已鉴定出数百种细胞凋亡的调控因素,包括调控基因,限于篇幅在此不能一一列举,表 6-4 仅表明其中一小部分。

表 6-4　　　　　　　　　　　细胞凋亡的相关基因

促细胞凋亡基因	抑细胞凋亡基因
Bax	Bcl-2
Bcl-Xs	Bcl-XL
ced-3,ced-4	Mcl-1,ced-9
c-myc 表达,生长因子缺乏	c-myc 表达,生长因子存在
野生型 p53	突变型 p53
Fas/Apo-1	H-ras
TNF	腺病毒 EIB
RP-2,RP-8	V-raf,V-abl
c-rel	c-fes

现将主要的调控基因及其他因素说明如下。

(一) 抑细胞凋亡基因

1. Bcl-2

Bcl-2 是 B 细胞淋巴瘤/白血病-2 (B-cell lymphoma/leukemia-2,Bcl-2) 的缩写。Bcl-2 基因最初是从 B 细胞淋巴瘤中分离鉴定出来的。

Bcl-2 基因常位于第 18 号染色体上,但可易位到第 14 号染色体上,易位后的 Bcl-2 基因所编码的蛋白结构不变,但表达量可大量增加。Bcl-2 蛋白定位于线粒体膜、核膜及溶酶体膜上。实验表明:①在 Bcl-2 转基因细胞株中,Bcl-2 过度表达能使细胞在去除生长因子后生存期延长,对诱导触发因素如放射线、化学药物有明显抵抗作用;②Bcl-2 转基因小鼠其免疫系统细胞 Bcl-2 可大量表达,且这些细胞在体外存活期延长;③当采用某些方法(如 EB 病毒)使细胞内源性 Bcl-2 蛋白表达增强时,能抑制 EB 病毒感染所致的细胞凋亡;④人体内一些生存时间较长的细胞,如神经细胞、胰腺内分泌细胞等,Bcl-2 产物呈阳性表达。据此,Bcl-2 的主要功能是促进细胞生存,延长细胞寿命,抑制细胞凋亡,是公认的人体细胞"长寿基因"。Bcl-2 基因产物抑制细胞凋亡的机制不明,可能是影响直接参与细胞增殖或生存有关的环节。

2. Bcl-Xl

Bcl-Xl 基因是 Boise 所发现的一种与 Bcl-2 基因有 44% 同源的基因,该基因编码两个不同功能的蛋白质,即 Bcl-Xs 和 Bcl-Xl 蛋白。Bcl-Xs 蛋白促细胞凋亡,其功能类似于 Bax 基因;Bcl-Xl 则抑制细胞凋亡,其功能类似于 Bcl-2 蛋白,但其抑凋亡作用可能弱于 Bcl-2。

3. Mcl-1

Mcl-1 基因为一种 Bcl-2 相关基因,该基因编码一个 37kU 蛋白质,该蛋白的作用相当于 Bcl-2，能抑制细胞凋亡。

(二) 促细胞凋亡基因

1. Bax

Bax 是 Bcl-2 相关基因，它的表达产物是由 192 个氨基酸残基组成分子量为 21kU 的蛋白质，与 Bcl-2 的同源性为 21%。Bax 蛋白具有对抗 Bcl-2 抑制细胞凋亡的能力。研究发现，Bcl-2、Bax 两蛋白之间的比例是决定抑制细胞凋亡强度的关键因素。

2. Bcl-Xs

Bcl-Xs 是 Bcl-2 的另一相关基因。Bcl-Xs 具有促细胞凋亡及抑制 Bcl-2 蛋白功能的作用。

3. ced-3 和 ced-4

ced-3 和 ced-4 是从雌雄同体的低等蠕虫——透明线虫中发现的。ced-3 编码一个具有许多潜在磷酸位点的蛋白质，而 ced-4 编码的蛋白有两个潜在的 Ca^{2+} 结合结构区。研究发现，若在 ced-3、ced-4 两个基因中任何一个基因突变而失活，细胞不会死亡；若两者均被激活，则细胞死亡，所以有人称 ced-3、ced-4 为"死亡基因"。

有意义的是，还有一个与 ced-3、ced-4 功能相对抗的基因，即 ced-9，它对 ced-3、ced-4 起着"制动作用"，当 ced-9 基因功能突变使其功能失活时，促细胞凋亡。

4. c-myc

c-myc 的表达既可促进细胞增殖，也可促进细胞凋亡，这种相互对立的作用依赖于关键性的生长因子的存在与否。c-myc 的作用一般可出现三种状态：c-myc 不表达，生长因子对细胞生长抑制；c-myc 表达，生长因子缺乏时，细胞凋亡；c-myc 表达，生长因子存在时，细胞大量增殖。

5. p53

正常细胞内野生型 p53 基因对细胞凋亡起促进作用，而突变型 p53 基因抑制细胞凋亡。野生型 p53 促细胞凋亡的可能机制：①降低细胞内源性 Bcl-2 蛋白表达和抑制其功能；在恶性肿瘤中，p53 蛋白和 Bcl-2 蛋白表达呈明显负相关；②提高细胞内 Bax 蛋白的表达；③使 Bcl-2、Bax 蛋白比例失调而促进细胞凋亡，Bax 可作为 p53 立即早期反应基因（immediate early response gene）。Bax 和 Bcl-2 可作为 p53 的调节基因。

(三) 其他因素

1. Fas 抗原及其配体 FasL

Fas 抗原是一种细胞膜抗原，其主要功能是介导细胞凋亡，具有抵抗 Bcl-2 蛋白、促进细胞凋亡的作用。Suda 克隆了 Fas 抗原配体 (FasL)，也生产出 FasL 单克隆抗体，发现 FasL 同样具有促细胞凋亡的作用。

2. TGF-β

转化生长因子-β（TGF-β）能抑制人类正常上皮细胞和肿瘤细胞增生，促进恶性卵巢上皮细胞凋亡，且呈时间和剂量依赖性，但不能诱导正常上皮细胞凋亡，这可能与恶性细胞比正常细胞更易诱导凋亡有关。

三、细胞凋亡的信号转导

研究表明,众多的调控基因正逐渐被组装成一条条信号转导通道,并以瀑布式反应相继被激活,导致细胞凋亡;不同的细胞凋亡诱导因素主要通过某些相同的通道转导死亡信号,因此可把这些不同诱导因素共同的通道视为细胞凋亡的基本通道。现仅就 Fas/FasL 和 TNF/TNFR1 系统、KG/PKC 系统加以说明。

(一) Fas/FasL 和 TNF/TNFR1 系统

许多细胞凋亡的诱导因素,如糖皮质激素、生长因子的缺乏、TNF 病毒感染、活性氧等,主要通过 Fas/FasL 和 TNF/TNFR1 这一共同途径进行细胞凋亡信号转导。

1. 死亡因子和死亡因子受体

肿瘤坏死因子(tumor necrosis factor, TNF)亚家族至少有 12 个成员,包括 Fas 配体(FasL)、TNF/TNFR1、相关凋亡诱导性配体(TNF-related apoptosis inducing ligand, TRAIIL)等。TNF、FasL 及 TRAIL 被称为死亡因子(death factor)。死亡因子的受体、TNF 受体(TNFR)家族包括十余个受体成员,均为 I 型膜蛋白,其膜外部分在各成员间有 25% 序列相似,而胞浆内部除死亡因子受体 Fas、TNFR1 和其他两个成员外则很少相似。Fas、TNFR1 的胞内区都有一约 80 个氨基酸构成的高度同源性的功能区,它为转导死亡信号所必需,称为死亡区(death domain, DD)。

2. 参与死亡区下游信号转导的蛋白

能与 Fas 或 TNFR1 死亡区相互作用的蛋白有 Fas 死亡区结合蛋白(Fas-associating protein with death domain, FADD,又称 MORT1)、TNFR1 死亡区结合蛋白(TNFR1-associating protein with death domain, TRADD)和受体结合蛋白(receptor interacting protein, RIP)。FADD、TRADD、RIP 亦含有与 Fas 或 TNF1 同源的死亡区 DD,这三种蛋白中任何一种蛋白过度表达,均可诱导细胞凋亡。FADD 的死亡区位于其 C 末端,其 N 末端区域(被称为死亡效应区,DED)负责向下转导凋亡信号。TRADD 和 RIP 死亡区亦位于 C 末端,但与 FADD 不同的是,TRADD 和 RIP 并不含 DED,其死亡信号仍由死亡区转导。换言之,FADD 的 DD 是信号接收区,DED 是信号转出区,而 TRADD 和 RTP 的 DD 既是信号的接收区,也是信号的输出区。FADD 不仅能转导 Fas 死亡信号,而且 TRADD 可通过死亡区与 FADD 死亡区结合而转导 TNFR1 激活的死亡信号,因此,Fas 及 TNFR1 以 FADD 作为通用的信使并共同使用 FADD 下游的信号蛋白。

3. Caspases 相关蛋白的级联反应

天冬酰胺特异酶切的半胱氨酸蛋白酶(systeinyl aspartate-specific proteinases)家族已发现有 10 个成员(见表 6-5),因该家族蛋白酶均具有半胱氨酸蛋白酶类和特异酶切 Asp 氨基位点两大特点,故又称为 Caspase 蛋白酶家族,并按表 6-5 顺序依次命名为 Caspase-1,Caspase-2……至 Caspase-10。再根据它们与 ICE 和 ced-3 序列的同源性高低,分 ICE 亚家族,包括 Caspase-1,Caspase-4 和 Caspase-5,其余成员为 ced-3 亚家族。在功能上,Caspase-3(CPP32/Apopain/yama)与线虫 ced-3 极为相似,激活后可导致多种细胞死亡,故又称为"死亡蛋白酶"。

表 6-5　　　　　　　　　　Caspase 家族蛋白酶的识别序列及切割底物

蛋白酶	识别序列	切割底物
ICE	YVAD	proICE, proICE1, proICH$_2$, proCPP^{32}, proIL-β
Nedd-2/ICE-1		
YAMMA/CPP^{32}/apopain	DEVE	proICH1, proMch2, proMch3, PARP, DNA-PK
TX/ICE-2/ICE-rel/Ⅱ		
ICErel-Ⅲ		
Mch-2	VEID	proCPP^{32}, Laimin
ICE/LAP-3/Mch-3/CMH-1	DEVD	proMch2, proMch3, PREP, SREBP
FLICE/MACH/Mch-5		Caspase 家族蛋白酶前体, PREP
ICE-LAP-6		PARP
Mch-4/FLIC-2	DEVD	Caspase 家族蛋白酶前体, PREP

所有的 Caspase 蛋白酶均是在天门冬氨酸后的位点切割底物, 表明这类蛋白酶是级联反应。在 Caspase 蛋白酶级联反应中, 存在启动 (initiation) 凋亡、信号放大及执行凋亡的瀑布式反应过程。

启动凋亡: 位于 FADD 信号下游并能与 FADD 结合的蛋白是 Caspase 家族的蛋白酶前体——FLICE (Caspase-8)。末端区域含两个 ED 区, 它们是与 FADD 的 DED 区的结合位点。当 FADD 和 FLICE 结合后, 导致后者活化并裂解, 其裂解产物 P^{10} 和 P^{20} 亚基形成异聚体后, 即成为有活性的半胱氨酸蛋白酶, 从而启动 FLICE 下游 Caspase 家族其他成员酶的级联反应。

信号放大: 当 FLICE 激活后, 能相继激活 Caspase-1、Caspase-3、Caspase-6、Caspase-7, 从而起级联放大效应。在这一过程中, 尚存在复杂的网络联系, 例如: ①CPP^{32} (Caspase-3) 与 Mch2 (Caspase-6) 能相互激活, 存在正反馈调控; ②在 Bax 促细胞凋亡过程中是通过活化的 Caspase-3 作用; Bcl-Xl 能抑制 Caspase-3 活性, 进而抑制细胞凋亡, 表明作为细胞凋亡调控基因的 Bcl-2 蛋白家族是通过 Caspase 起作用的; ③细胞色素 C 的促细胞凋亡作用具 Caspase 依赖性。

综上所述, 对 TNF 受体家族诱导凋亡信号转导的途径主要是: FasL 与 Fas 结合导致 Fas 胞内的死亡区形成三聚体的活化形式, 随后引起与之结合的 FADD 构象发生改变, FADD 再与 FLICE 结合后导致后者的活化并被裂解, 其裂解产物 P^{10} 和 P^{20} 亚基形成异聚体后即成为有活性的半胱氨酸蛋白酶, 从而启动 Caspase 相关蛋白酶, 最终导致细胞凋亡 (见图 6-1)。

(二) DG/PKC 系统

1. PKC 的活化

蛋白激酶 C (PKC) 的活化有多种途径: ①最主要的是细胞外信号经跨膜信息转导产生二乙酰甘油 (DAG), DAG 再活化 PKC, 细胞接受诱导因素如细胞因子、抗细胞受体

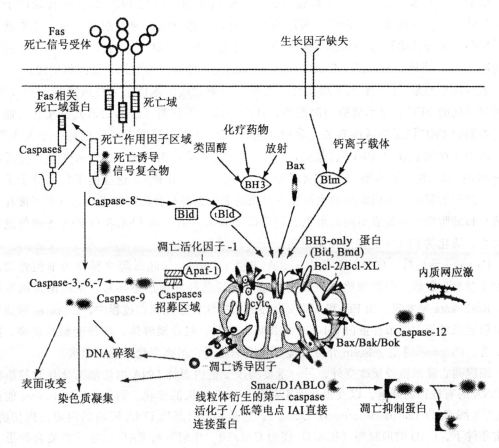

图 6-1 细胞凋亡信号转导示意图

抗体等，这些诱导因素和各自的受体相互作用，通过酪氨酸激酶（PTK）活化磷脂酶 C（PLC）或磷脂酶 A_2（PLA_2），或者通过刺激性 G 蛋白（Gs）或其他途径活化 PLC。PLC 能催化 4，5 二磷酸肌醇磷脂（PIP_2）水解产生 1，4，5 三磷酸肌醇（IP_3）和 DAG，DAG 进而活化 PKC；IP_3 可使 Ca^{2+} 从胞内释放，Ca^{2+} 可活化 PKC；此外，细胞外信号可活化磷脂酶 D（PLD），它和 PLC 都可催化磷脂酰胆碱（PC）直接或间接产生 DAG。② PTK 活化的 PLA_2 可促使 PC 分解产生花生四烯酸（AA）等不饱和脂肪酸（FFA）和溶血性磷脂酰胆碱（Lysopc），AA 可在脂加氧酶作用下，产生白三烯 B_4（LTB_4），LTB_4 和 Lysopc 可活化 PKC。③DAG 的类似物佛波酯类可直接活化 PKC，抑制性 G 蛋白（Gi）也可活化 PKC。④在用 T 细胞受体（TCR）活化 T 细胞中，$P21^{ras}$ 蛋白从 GDP 结合状态转化为 GTP 结合状态，导致 $P21^{ras}$ 水平增高，$P21^{ras}$ 可活化 PKC。

一般认为 PKC 以无活性形式存在于细胞质中，活化时则从细胞质转位到细胞膜的脂质环境中。

2. PKC 的作用

活化的 PKC 既可引起细胞凋亡，也可引起细胞增殖，其效应方向与 PKC 的下游事件密切相关。Kizaki 等的研究表明，当胸腺 T 细胞中 PKC 活化时，能使 G 蛋白磷酸化而下调，引起 cAMP 水平增高，诱发细胞凋亡。有资料表明，活化 PKC 能促进转录因子如 NF-κB 磷酸化，使其进入细胞核，通过相关基因的表达调控，导致细胞增殖。正常状态下，NF-κB 常与其抑制剂 IKB 形成复合物存在于胞浆中。PKC 活化后，能使 IKB 磷酸化而解除 NF-κB 束缚，分离的 NF-κB 进入核内，通过一些基因的调控，使细胞增殖。

值得注意的是，cAMP 水平增高往往出现细胞凋亡或细胞增殖两种截然相反的效应，从而使活化的 PKC 也显示效应的两面性，其机制迄今不甚明了。新的研究证实它可能和不同类型的 PKC 同工酶活性有关。目前认为，PKC 是由三组同工酶组成的一个大家族，第一组为经典的 PKC（cPKC），包括 α、$β_{11}$、$β_1$ 和 γ；第二组为新 PKC（nPKC），包括 δ、ε、η 和 θ；第三组为非典型的 PKC（aPKC），包括 ε、λ、μ 和 ι。这些同工酶在分子量大小、激活剂的需求、不同组织和生长发育时期的表达上都有自己的特点，它们很可能在细胞凋亡和细胞增殖中扮演不同的角色。初步研究表明，活化的 PKC-β 和 PKC-δ 能促进细胞凋亡，活化的 PKC-ε 能促进细胞增殖。

Caspases 活化后，可使肌动蛋白 actin、核蛋白 lamin、fodrin 等多种作为细胞骨架的底物蛋白发生裂解，导致细胞从所黏附的基质上脱落和细胞形态异常，从而出现细胞凋亡。Kothakota 等发现，由 Fas 和 TNFa 介导的人中性粒细胞凋亡过程中，Caspases 激活后最早引起肌纤蛋白调节性蛋白 gelsolin 的裂解，进而引起骨架解体、细胞变圆及核裂，据此认为，Caspases 通过 gelsolin 介导可能是影响细胞凋亡形态变化的重要因素。

细胞凋亡除细胞骨架改变外，另一重要的改变是内源性 DNA 内切酶活化导致核染色体 DNA 的有规律的降解，以及由此而引起的核形态结构的变化。研究表明 Caspases 能激活 DNA 酶 CAD（caspases-activated DNase），它是一种引起核 DNA 降解的内源性内切酶。正常条件下，CAD 的抑制剂（ICAD）作为 CAD 的"伴侣"与 CAD 以非活性复合物形式存在于细胞浆内，活化的 Caspases 能裂解 ICAD，解除 ICAD 对 CAD 的抑制效应，CAD 便进入细胞核和降解染色体 DNA。此外，另外一些内源性 DNA 内切酶，如 DNaseⅠ、DNaseⅡ、DNaseγ 及 cyclophilins 等在降解核染色体 DNA 中也起一定的作用，但与 Caspases 间关系尚待深入研究。

综上所述，细胞凋亡的机制大体可概括为：细胞凋亡是在凋亡诱导因素的作用下，通过 Caspases、PKC 等介导的死亡信息转导，在死亡相关基因调控中，导致内源性 DNA 内切酶被激活，从而出现核的 DNA 有规律降解及细胞骨架解体的过程。

四、线粒体在细胞凋亡中的作用

尽管在细胞凋亡的早期，线粒体的结构是完整的，但最近研究证实，线粒体的功能有明显变化，而且在细胞凋亡发生、发展中起重要作用。这种作用集中表现在线粒体的功能变化影响细胞凋亡的调控，特别是对 Caspases 的活化和调控具有重要的意义，主要表现在：

1. 释放凋亡诱发因素

许多致凋亡物质，如放射线、TNF 等，可使线粒体内膜的通透性增大，线粒体内膜的跨膜电位（$\Delta\Psi m$）下降，导致位于线粒体内膜、外膜之间的通透性转换孔（permeability transition pore, PTP）开放，使线粒体膜通透性进一步增大，导致线粒体释放一系列凋亡诱发因素，如细胞色素 C、凋亡蛋白酶激活因子（Apaf）、凋亡诱导因子（AIF）等。细胞色素 C 与 Apaf 相互作用可激活 Caspase-9。AIF 可激活 Caspase-3，并可作用于核内的内切酶原转化为内切酶，使 DNA 降解。应用线粒体 PTP 抑制剂可抑制细胞凋亡。

2. 抑凋基因 Bcl-2 通过线粒体起作用

Bcl-2 能降低线粒体内膜通透性，防止线粒体内膜跨膜电位下降，阻抑 PTP 开放，抑制线粒体释放细胞色素 C、Apaf 等凋亡诱发因素。

第四节 细胞凋亡失调性疾病

细胞凋亡不足或（和）亢进所致的疾病称为细胞凋亡失调性疾病。许多研究发现，过去认为是细胞坏死性疾病中往往有凋亡亢进，或认为是细胞增生性疾病中往往有凋亡不足，有些情况下是细胞凋亡亢进和不足兼而有之。

一、细胞凋亡亢进性疾病

1. 艾滋病（AIDS）

AIDS 是一种严重的细胞免疫缺陷病，主要表现为免疫器官 $CD4^+$ 细胞的大量丢失及大脑萎缩——脑痴呆。$CD4^+$ 细胞的丢失主要是通过巨噬细胞感染 HIV 后增加 TNFα 和减少 IL-1 而诱发 $CD4^+$ 细胞的凋亡。故 AIDS 的治疗原则主要是抗病毒治疗及免疫重建。

2. 神经元退行性疾病

许多疾病，如 Alzheimer 病、肌萎缩性侧索硬化症、脊肌肉萎缩、小脑退行性病、遗传性视网膜退行性病变等，不伴有炎症反应，而是在体内外因素作用下诱发神经元凋亡。

3. 心肌缺血-再灌注损伤

最近证实，心肌缺血-再灌注损伤既有细胞坏死，又有细胞凋亡。细胞坏死是严重缺血、缺氧导致的非可逆性病理性死亡。细胞凋亡是在亚致死量条件下所致的一种生理性死亡。在一定情况下，特别是在细胞凋亡的早期，似为可逆的，从而为减轻或逆转心肌缺血-再灌注损伤提供了依据。心肌缺血-再灌注损伤，其早期、轻症以细胞凋亡为主；晚期、重症以细胞坏死为主。细胞凋亡与缺血缺氧所致氧化应激、死亡受体 Fas 上调、p53 基因的激活有关。

4. 心力衰竭

心力衰竭不仅有心功能降低，而且有细胞凋亡。实验证明，当心肌肥大使其重量增加 30%～50% 时，心肌细胞数可由正常的 25.3% 降至 17.6%，非心肌细胞数可由正常的 74.7% 增高至 82.4%，前者的降低是通过细胞凋亡；后者的增高是通过细胞增殖。心肌细胞凋亡与氧化应激、压力或容量负荷、缺血、缺氧、TNF 等细胞因子等作用有关。

5. 心肌病和心肌炎

心肌病的组织学特征是广泛存在的局限性纤维化和存活心肌的肥大。实验证明，心肌病不仅存在细胞增殖，也存在细胞凋亡，而且心肌细胞纤维化可能是由细胞凋亡引起的。临床资料表明，病毒性心肌炎患者，4%～8% 可转化为扩张型心肌病。病毒感染可诱发心肌细胞凋亡，细胞凋亡可能是心肌炎时细胞损伤的一种途径。

二、细胞凋亡不足性疾病

1. 肿瘤

肿瘤，特别是恶性肿瘤组织，不仅存在细胞增殖过度，而且存在细胞凋亡不足。诱导细胞凋亡已成为治疗肿瘤的一种新思路。肿瘤细胞凋亡不足与促凋亡基因的突变或（和）抑凋亡基因的过度表达有关。例如，前列腺癌、结肠癌等癌组织抑凋亡基因 Bcl-2 过度表达，非小细胞肺癌促凋亡基因 p53 的突变率为 50% 以上，小细胞肺癌高达 80%。

2. 自身免疫疾病

自身免疫疾病是自身抗原受到自身抗体或致敏 T 细胞的攻击而导致的组织器官损伤性疾病。多发性硬化症、胰岛素依赖性糖尿病、慢性甲状腺炎等自身免疫性疾病，存在针对自身抗原的免疫细胞的凋亡不足，即自身免疫 T 细胞难以凋亡，其机制可能与 Fas-FasL 胞内转导途径障碍有关。应用糖皮质激素治疗自身免疫性疾病的原理之一，在于促进自身免疫 T 细胞的凋亡。

3. 病毒感染

某些病毒，如 EB 病毒、杆状病毒、痘病毒等的感染，宿主通过产生 p53 蛋白、TNF-α、IFN-γ 等物质，诱发细胞凋亡以杀死病毒。而病毒的表达产物可灭活 p53 蛋白，或以促进 Bcl-2 高表达等方式抑制细胞凋亡而促进疾病发生、发展。

三、细胞凋亡亢进伴细胞凋亡不足性疾病

人类的组织器官是由不同类型的细胞组成的。由于细胞的异质性，在体内外因素的作用下，有些细胞表现为凋亡亢进，而另一些细胞可表现为凋亡不足。

动脉粥样硬化（atherosclerosis，AS）时，对血管内皮细胞而言，是凋亡过度、增殖不足；对血管平滑肌细胞而言，是凋亡不足、增殖过度。细胞凋亡和细胞增殖是 AS 斑块中的基本细胞学变化，其中内皮细胞的凋亡高达 34%，同时伴有单核/巨噬细胞和 T 细胞的凋亡，于是导致血管内皮屏障功能降低，促进脂质沉积。AS 时，尽管平滑肌细胞也显示凋亡，但凋亡的发生率较低，约为 29%，而以细胞增殖占优势，以致血管壁变厚、变硬，促进 AS 的发展。

AS 时细胞凋亡的主要诱导因素是：氧化型低密度脂蛋白、一氧化氮、活性氧、某些细胞因子和生长因子（如血小板源性生长因子（PDGF），胰岛素样生长因子-1（IGF-1），碱性成纤维细胞生长因子（bFGF）以及 IL-1β、INFα 及 IFN-γ 等炎症因子）。参与凋亡调控的相关基因主要有 c-myc、Bcl-2、p53、腺病毒基因 EIB 等。凋亡信号主要通过 Fas/FasL 及 TNFR1 途径转导。

（董传仁）

参考文献

1. 汪学军，董传仁. 细胞凋亡与缺血-再灌注损伤. 国外医学生理. 病理科学与临床分册，1997，17（1）：32

2. Nagata S, Golstein P. The Fas death factor. Science, 1995, 267 (10): 1449
3. Thompsom C B. Apoptosis in the pathogenesis and treatment of disease. Science, 1995, 267 (10): 1456
4. Nagata S. Apoptosis by death factor cell. Science 1997, 88: 355
5. Thornberry N A, Lazebnik Y. Caspases: Enemied within. Science, 1998, 281: 1312~1316
6. W Ying. Deleterions network hypotosis. Medical Hypothesis. 1998, 50: 393~398

第七章 细胞因子与疾病

细胞因子（cytokines）是指一类主要由免疫细胞产生和分泌、具有调节细胞功能的、高活性、多功能的蛋白质或小分子多肽。在免疫应答过程中，细胞因子对细胞间的相互作用，细胞的生长、分化和代谢都有主要的调控作用。

细胞因子被发现已经数十年了，近20年来进展迅速，正成为当今免疫学、生物化学和分子生物学领域最活跃的课题之一。历史上，曾经出现过四类细胞因子：病毒学家们研究干扰病毒复制的细胞因子——干扰素（interferon，IFN）；细胞生物学家对影响组织细胞生长和分化的因子——多肽生长因子感兴趣；血液学家们研究的焦点是促进骨髓细胞增殖、分化形成集落的因子——集落刺激因子（colony stimulating factor，CSF）；免疫学家们则更热衷于来自淋巴细胞和巨噬细胞并对这些细胞发挥作用的细胞因子——白细胞介素（interleukin，IL）。人们当初设想，一种细胞因子来源于一种细胞，对某一类细胞起作用。因此细胞因子的名称往往反映出它们最初的作用。迄今为止，各国学者已经从各自的研究中描绘出数百种细胞因子。自从20世纪80年代初期成功地克隆出 α、β 干扰素的 cDNA 以来，已有近百种细胞因子的基因被克隆出来，而且每年都有几个新的细胞因子克隆成功。当对这些克隆产品进行深入研究时，人们惊讶地发现，每一种细胞因子的来源都远不止一种细胞，而同一种细胞因子又具有许多互不相关的生物学活性。例如，白细胞介素-1（IL-1）具有集落刺激因子活性；干扰素-γ（IFN-γ）和 IL-2 是多肽生长因子；集落刺激因子（colony stimulating factor，CSF）、IFN-α 和肿瘤坏死因子-β（tumor necrosis factor-β，TNF-β）具有白细胞介素活性，而 IL-1、TNF-α 及 IL-6 又具有干扰素和多肽因子活性；神经生长因子也具有粒细胞集落刺激因子（G-CSF）活性等。

一、细胞因子分类

细胞因子的分类，目前国际上尚无统一的分类标准。常用的分类方法有如下几种：

(一) 按细胞因子的来源分类

(1) 由淋巴细胞产生的细胞因子：大多数白细胞介素，如 IL-1、IL-3、IL-4、IL-5、IL-6、IL-9、IL-10 和 IFN-γ 等源于淋巴细胞，亦称淋巴因子。

(2) 由单核巨噬细胞产生的细胞因子：亦称单核因子（monokine），如 IL-1、IL-8、TNF-α、IFN-α、G-CSF、M-CSF 和 GM-CSF 等。

(3) 其他类型细胞产生的细胞因子：由成纤维细胞、内皮细胞、基质细胞等产生的细胞因子，如 IL-7、表皮生长因子（epidermal growth factor，EGF）、血小板衍生的生长因子（PDGF）、促红细胞生成素（EPO）、TNF-β、IL-1、IL-2 等。

但是，几乎没有一种细胞因子是由单一类型细胞产生的，如成纤维细胞生长因子（fibroblast growth factor，FGF）可由垂体、视网膜、肾、肾上腺、胎盘、肝脏、心肌、软骨等组织细胞以及血管内皮细胞产生。IL-6 可由 T 细胞、B 细胞、单核细胞、成纤维细胞、肾小球细胞、角膜细胞和内皮细胞生成。故这种分类法有其局限性，但在免疫学领域有一定的应用意义。

（二）按细胞因子的生物活性分类

（1）具有抗病毒活性的细胞因子：主要有 IFN、TNF 等。

（2）具有免疫调节活性的细胞因子：主要有 IL-2、IL-4、IL-5、IL-7、IL-9、IL-10、IL-12、转化生长因子-β（transforming growth factor-β，TGF-β）等。

（3）具有炎症介导活性的细胞因子：如 TNF、IL-1、IL-6 和 IL-8 等。

（4）具有造血生长活性的细胞因子：包括 IL-3、CSF、EPO、IL-11 等。

（三）按细胞因子对细胞周期的依赖性分类

（1）感受因子（competence factor）：能使处于 G0 期细胞通过 G0/G1 限制点而进入 G1 期，但本身单独不能使细胞通过整个细胞周期完成细胞分裂增殖，需要在增进因子存在的条件下，才能表现出促进细胞分裂增殖的活性，如 PDGF、IL-6 和 bFGF 等。

（2）增进因子（progression factor）：这些因子本身可以促进处于 G1 期的细胞通过整个细胞周期而完成细胞的分裂增殖，如 IL-1、胰岛素样生长因子（insulin-like growth factor，IGF）和 EGF 等。

二、细胞因子的特性

（一）细胞因子的一般特性

一般来说，细胞因子是分子量为 15～23kU 的糖蛋白，由一个糖基、氨基和羧基末端构成。氨基端和羧基端的不同导致了细胞因子的异质性。糖基为其生物活性所必需，而且也决定细胞因子的理化性质。

与酶不同的是，细胞因子的生物活性相当稳定，大多能在 4℃ 条件下保存几个月，56℃ 存活 10～60min，如 IFN-α、IFN-γ、IL-2、IL-4、IL-8、TNF-α、TNF-β、GM-CSF、TGF-β 和制瘤素 M（Onco M）。有些细胞因子在 pH 值为 2 时也很稳定，如 IFN-α、IL-2、IL-4、M-CSF、GM-CSF 和 Onco M。而有些细胞因子，如 IFN-γ，在酸性环境中却失活。

大多数细胞因子的基因定位已经清楚。生物活性相近的细胞因子多位于相同染色体上。例如，具有抗增殖作用的细胞因子的基因都位于 6 号染色体，大多数与生血作用有关的细胞因子都定位于 5 号染色体长臂上，包括 IL-2、IL-3、IL-4、IL-5、IL-9、IL-10、M-CSF 和 GM-CSF。这种定位的准确机制目前尚不清楚，可能与细胞因子之间的协调作用有关。

细胞因子在体内的浓度很低，在体液内仅为 pg～ng/ml，生存期仅数分钟到数小时，但有很强的生物活性，对细胞的增殖、分化、生长和代谢活动有明显作用。

（二）细胞因子的生成特性

正常静息状态的细胞必须经过激活才能合成和分泌细胞因子，然后分泌至胞外发挥作用，刺激消失后合成也很快停止并被迅速降解。

1. 多源性

细胞因子与激素不同，激素常是一种特定细胞产生特定激素。但是，几乎没有一种细胞因子是由一种细胞产生的。如 IL-1 可由活化的 B 细胞、NK 细胞、巨噬细胞、内皮细胞、平滑肌细胞、中性粒细胞、星形胶质细胞、成纤维细胞、郎罕氏细胞、树突状细胞、角质细胞、关节滑液细胞、肾小球细胞、软骨细胞、T 细胞以及胸腺上皮细胞等细胞生成，几乎所有的细胞都可产生 IL-1。血小板源性生长因子不仅可来源于血小板，而且可来源于平滑肌细胞、内皮细胞以及胶质细胞。细胞因子的这种多源性，不仅弥补了其作用短暂的不足，而且也形成了一个互相影响的细胞因子网络（cytokine network），显示出协同或拮抗作用。

2. 连锁性

细胞因子生成的另一特点是连锁性，即一种细胞因子能刺激或抑制另一种细胞因子的产生。如 IL-1 作用于小鼠胸腺细胞，可以诱导 IL-2 生成。TNF 和 IL-1 能诱导多种细胞产生 IL-6、GM-CSF、IL-8、M-CSF。TNF-α 可以刺激 TNF-β 产生，IFN-α 可以刺激 IL-1 产生。IL-4 和 IL-6 分别抑制 TNF 和 IL-1 产生。细胞因子生成的连锁性，表现为其作用的协同性或拮抗性。若出现协同性，则往往是协同作用的效果大于单个细胞因子作用之和。

（三）细胞因子的作用特性

1. 多效性

许多细胞因子都是多功能的，如 TNF 具有许多与肿瘤坏死无关的作用：血管形成、诱发炎症反应、抗病毒作用以及与免疫相关作用。又如 TGF-β，几乎对所有细胞均有作用，它可以增加间质蛋白合成，参与和调节肌肉与骨骼的形成，增强单核细胞功能，抑制淋巴细胞增殖，抑制造血干细胞和祖细胞的增殖，拮抗 IL-1、IL-2、IL-3 以及 TNF 功能。TGF 究竟发挥何种作用，取决于细胞类型、分化状态、生长条件以及其他细胞因子的存在。干扰素的作用也不仅是抗病毒，还可以调节细胞生长和分化，促进子宫中胚层植入等。可以认为，细胞因子在细胞之间传递信息，改变着细胞的行为。这种作用的多效性，构成了机体复杂的细胞调节网络基础。

2. 高效性

细胞因子的生物活性很强，有效浓度在 $10^{-10} \sim 10^{-4}$ mol/L 之间，生存期仅几分钟。如此微量的物质能引起非常明显的功能效应，与其作用方式有关。细胞因子通过自分泌、旁分泌和内分泌发挥作用。自分泌（autocrine）指产生细胞因子的细胞自身有其受体，即靶细胞就是产生细胞因子的细胞。IL-2 是自分泌作用的典型例子，T 细胞产生 IL-2，IL-2 又作用于 T 细胞，促进 IL-2 受体的表达，IL-2 与其受体作用后又进一步促进 IL-2 产生，于是使 IL-2 作用强度明显增加。另外，单核巨噬细胞产生的 IFN-γ 和 IL-2 可以刺激单核巨噬细胞产生 TNF-β，并使之处于激活状态，产生更多 TNF 和其他细胞因子，从而发挥更强的细胞毒作用。旁分泌（paracrine）指产生细胞因子的细胞与靶细胞邻近。这可能是体内细胞因子的主要作用方式。如骨髓基质细胞产生大量集落刺激因子维持造血细胞增殖、分化，T细胞产生的IL-2可以通过旁分泌作用刺激B细胞分化、增殖和抗体产生。内分泌（endocrine）即激素的作用方式、产生细胞因子的细胞远离靶细胞，需经血液循环才能到达效应器官。EPO由肾脏产生，靶细胞在骨髓中；血小板生成素（thrombopoietin, TPO）在肝中产生，靶细胞也在骨髓中。通过这种网络作用，细胞因子显示出极强的生物学效应。

3. 反应迅速性

对刺激因素的迅速反应是细胞因子的又一特点。例如，当失血时，造血集落刺激因子含量迅速增加，CSF和IL-3作用于最早阶段的造血干细胞，GM-CSF作用于稍晚阶段的髓系造血细胞，G-CSF作用于粒细胞系造血细胞，M-CSF作用于单核系造血细胞，IL-7作用于淋巴系造血细胞，IL-6作用于巨核系造血细胞，EPO作用于红系造血细胞，并促进骨髓、肝血窦细胞进入血循环，从而纠正由失血带来的不良后果。由抗原刺激所引起的多种白细胞介素的合成及分泌，可以对机体免疫系统及其他系统产生快速影响。

4. 环境依赖性

即使在同一细胞内，某一特定分子的作用也需视周围环境条件而定，即依赖于其他效应分子和受体的存在。如TGF-β，在EGF存在时，显示出抑制成纤维细胞生长的作用；而在PDGF存在时，则显示出促进其生长的作用。在造血祖细胞中，IL-4能加强M-CSF、G-CSF和EPO的有丝分裂原效应，但却抑制IL-3的有丝分裂原作用。

细胞因子的作用还取决于靶细胞的分化和发育阶段。例如，TGF-β刺激早期人胚胎成纤维细胞的有丝分裂，却抑制晚期胚胎成纤维细胞的有丝分裂。TGF-β刺激极早期软骨系细胞合成胶原蛋白，却抑制发育晚期的相同细胞的同一作用。

5. 双重性

细胞因子具有生理和病理双重作用。其生理作用十分广泛，如白细胞介素对免疫系统的调节，造血生长因子对血细胞的再生作用，干扰素的抗病毒作用，肿瘤坏死因子的抗肿瘤作用等。另一方面，细胞因子的病理学作用也引人注目。如IL-6参与骨髓瘤的生长，TNF与感染性休克、恶液质和各种炎症有关，TGF-β与自身免疫性疾病有关等。而作为炎症介质的细胞因子更多，包括MIF、MAF、CSFS、IL-1、IL-2、IL-6、IL-8、TNF、INF-γ、MIP-1、MIP-2等。目前证实，自身免疫性疾病、肿瘤、神经系统疾病的发生均与细胞因子有关。

三、细胞因子受体及其信号转导

细胞因子的作用是通过特异的受体介导的。近十年来，由于现代分子生物学技术手段的采用，对细胞因子受体的分布、分子量和配体结合部位的研究都取得了令人瞩目的进展。

（一）细胞因子受体的特点

大多数细胞因子受体的功能和结构与神经递质受体不同。前者的功能是介导细胞增殖、分化和生长。而神经递质受体主要通过开放离子通道和引起细胞电位改变来调节细胞功能。两种受体的结构区别主要表现在跨膜部分。多数细胞因子受体只有单个跨膜序列，而神经递质却有7个跨膜序列。

多数细胞因子受体本身就是蛋白激酶。在未与配体结合时，酶活性很低，一旦与配体结合，活性增强，引起受体自身磷酸化。其磷酸基团结合部位在酪氨酸上，当酪氨酸磷酸化后，受体的蛋白激酶活性明显增强，并使其他蛋白底物磷酸化。

细胞因子受体的另一个特点是受体亲和力的不均一性。大多数细胞因子至少有两种亲和力，即高亲和力和低亲和力。IL-2R比较特殊，它具有三种亲和力。IL-2R由α和β两条链组成，IL-2Rα的低亲和力较低，IL-2Rβ的亲和力较高，IL-2Rαβ的亲和力最高。IL-2与低亲和力受体结合迅速，解离也迅速，与高亲和力受体结合迅速，解离缓慢。而与中亲和力受体结合缓慢，解离亦缓慢。这种现象的生理意义目前还不十分清楚。据推测，IL-2Rα与IL-2迅速结合后，再交给IL-2Rβ，产生效应。

此外，细胞因子受体与神经递质受体不同的是，一种神经递质只与一种受体结合，而有些细胞因子却可以和另一类细胞因子受体结合，如FGF可以作用于EGF受体，从而引起与EGF相似的生物学效应。结构不同的IL-1α和IL-1β可与同一受体作用而发挥相同作用。最近的研究发现，有些细胞因子受体共同使用一条多肽链，如IL-3、IL-5和GM-CSF共同使用同一条β链，IL-2、IL-4和IL-7共同使用同一α链，因此会使用共同的信号转导途径，发生类似的生物学效应。

（二）细胞因子受体的分类

根据受体的结构和功能，可将细胞因子受体分为如下几类：

1. 膜受体型酪氨酸蛋白激酶

这类细胞因子受体的共同特征是受体的胞内区段含有酪氨酸蛋白激酶活性域，该酶可使受体自身和多种蛋白底物磷酸化，磷酸化部位为酪氨酸残基（tyr）。其结构分三部分：胞外配体结合区、跨膜区和胞内区。

（1）胞外区：由500~850个氨基酸组成，这部分氨基酸顺序表现出较大的变化性。其功能主要是结合特异配体，参与受体构象变化和信号的跨膜转导。在该区域中，不同的酪氨酸蛋白激酶受体（receptor protein tyrosine kinase, RPTK）具有不同特点的结构域，如富含半胱氨酸、免疫球蛋白样或亮氨酸的结构域等。

（2）跨膜区：由22~26个氨基酸组成一段保守片段，并具有高度的疏水性，其功能是联结受体的胞内区和胞外区，并将受体锚定在细胞膜上。一般认为，该区在跨膜信息转导中不起重要作用。

（3）胞内区可分成三个部分：第一部分近膜区由41~50个氨基酸组成，具有高度保守性。该部分某些氨基酸残基被修饰后，RPTK活性受到影响，说明它可能是RPTK活性和功能的调节部位。第二部分为PTK活性位点所在的催化区，这部分的氨基酸组成和结构表现出最高的保守性。该部分有一个ATP结合位点和一个底物结合位点，它们在信号转导中发挥重要作用。第三部分是C末端尾部，主要是由小分子量氨基酸构成的疏水性结构，并具有高度可塑性。这个结构可能通过其可塑性，用不同的折叠方式来影响和调节PTK活性。更重要的是它具有自身磷酸化的氨基酸残基，说明它是PTK活性最重要的调节位点。

该型受体家族包括 IGF-1R、EGFR、PDGFR、M-CSFR、FGFR、NGFR 和 HGFR 等。

2. 不具有 PTK 活性的受体

该类受体包括 NGFR、IGFR、TGF-βR、IL-2βR、IL-3R、G-CSF 和 GM-CSFR 以及 EPOR 等。该类受体的胞内区缺乏 PTK 活性，其受体中有信号作用的亚基的胞内区近膜部有与胞内 JAK（just another kinase or janus kinase）家族成员结合的部位。JAK 的分子中含有典型的 PTK 结构。受体与细胞因子结合后，其 β 亚基发生聚化，使与 β 亚基胞内区结合的胞内 PTK 活化，活化的 PTK 可自身磷酸化、蛋白底物磷酸化而转导信息。

此外，还有一类趋化因子（chemokine）受体家族也不具有 PTK 活性，包括 IL-8、MCP-1、MCP-3、MIP-1、PAF 等。该型受体是具有七个跨膜区与 G 蛋白耦联的受体。有些趋化因子可能有共同的受体，一种趋化因子可结合一种以上的受体。

3. 可溶性受体

一般认为细胞因子和受体的关系好像钥匙和锁，钥匙游离，锁固定，即细胞因子是游离的，受体是固定的。近年来发现体液中有不少可溶性细胞因子受体，它们来自：①脱落（shedding）受体，即合成的受体在细胞表面被蛋白酶在跨膜区酶解，整个受体胞外区蛋白由细胞膜上脱落成为可溶性受体；②跨膜区的突变或缺失导致可溶性受体的产生。

可溶性受体具有与细胞因子结合的能力，但却没有信号转入细胞内。可溶性受体的作用为：

（1）抑制细胞因子的作用。如造血因子的可溶性受体可抑制造血作用，所以可将其视为负调节因子。

（2）保护细胞因子的作用。可溶性受体与细胞因子结合可免受蛋白酶的破坏和灭活，解离后恢复活性，故可延长细胞因子的生存期。

（3）转移和消除结合在细胞外基质上的结合型细胞因子。细胞因子的可溶性受体是细胞因子的天然匹配物，在功能上有拮抗作用，但无抗原性，在生理条件下可低水平存在，故是比较理想的抗细胞因子治疗物。

（三）细胞因子介导的细胞内信息通路

细胞因子受体活化后，在细胞内引起多种效应，包括蛋白激酶活化、蛋白质磷酸化、离子运动和交换、磷脂酶激活、蛋白质和 DNA 合成增加等，最终导致细胞增殖和分化效应。这一系列反应似乎是一个不间断的级联反应，最后将信号传递到细胞核内。目前，对这一不间断的传递过程尚不完全清楚，这也正是当前生物学领域最活跃的课题之一。

1. 受体酪氨酸蛋白激酶信号转导途径

PTK 信号转导途径的激活始于细胞因子与受体膜外部分结合。这种结合使受体在膜上聚合，并随之发生受体蛋白胞内段的酪氨酸残基磷酸化，同时便具有了催化其他蛋白质磷酸化的性质。其底物包括磷脂酶 C（phospholipasec, PLC）、RasGTP 酶活化蛋白（Ras-GAP）、磷脂酰肌醇-3 激酶（PI-3K）、Raf-1 激酶（Raf-1K）、有丝分裂素激活蛋白激酶（mitogen-activated protein kinase, MAPK）、细胞内非受体型 PTK 和与 PTK 作用相反的细胞内酪氨酸蛋白磷酸酶。上述酶活化可以启动以下信号转导通路：①激活 PLC，使磷脂酰肌醇-4, 5-二磷酸（PIP_2）分解为甘油二酯（DG）和 1, 4, 5-三磷酸肌醇（IP_3），从而调节一系列生理过程。IP_3 导致 Ca^{2+} 释放，启动细胞内 Ca^{2+} 系统，调控许多生理活动；

DG 则通过激活 PKC 而发挥作用。②Ras 通路：当 RasGAP 磷酸化后，使 Ras 蛋白和 GPT 结合而具有活性，后者相继激活 Ras-1K、MAPK 激酶、MAPK。MAPK 具有广泛催化活性，介导核内信号传递过程，使转录因子磷酸化。酪氨酸蛋白激酶受体家族多通过此途径转导信号。与其他信号系统相比较，这种信号转导方式更为直接、简单，因为 RPTK 本身的多功能性使其把受体、膜上信号转导机构和胞内效应分子的功能集于一身。从功能上讲，它包括了信号的接收、膜上的转化以及向细胞内的转导，最后导致一定的生理效应，而且它还具有自身的调节功能。

2. JAKs 信号转导途径

有些细胞因子受体缺乏酪氨酸激酶活性，而借助 JAK 家族蛋白实行信号转导。目前已发现 4 个 JAKs 家族成员：JAK_1、JAK_2、JYK_2 和 JAK_3。当细胞因子与受体结合后，诱发受体蛋白二聚化，导致与 JAK_2 亲和力增强，并使其接合到配体-受体复合物上，JAK_2 因而聚集，其自身磷酸化位点交叉磷酸化使其蛋白激酶活化，活化的 JAKs 再催化底物蛋白，将信号继续传递至信号转导子和转录激活子（signal transducer and activator of transcription, STAT），使之磷酸化。活化的 STATs 穿过核膜，与特定的反应元件结合，调节特定的基因表达。

3. G 蛋白信号转导途径

趋化因子受体家族与其他细胞因子受体不同，该受体家族耦联 G 蛋白。当 G 蛋白与 GTP 结合后，使腺苷酸环化酶活化，通过 cAMP 依赖的蛋白激酶，使某些特异的转录因子磷酸化，从而调控基因转录，也可通过 IP_3 和 DAG 进行信号传导。

四、细胞因子在生理、病理过程中的作用

细胞因子具有广泛的生物学效应，一种细胞因子可以有几种生物学效应，几种细胞因子又可能具有相同的生物学活性。一种细胞可以产生几种细胞因子，几种细胞因子又可能作用于同一种细胞。各种细胞因子之间具有直接或间接、协同或拮抗的效应，使得细胞因子的作用更为复杂。现将细胞因子主要的生物学效应概述如下：

（一）细胞因子与免疫

免疫系统是机体发挥特异性免疫功能的结构基础。当抗原随血液或淋巴液进入淋巴结时，首先被淋巴结中的树突状细胞和巨噬细胞俘获，加工并提呈给 Th 细胞，同时使之激活它。激活的 Th 细胞将携带的抗原转运给 T 效应细胞，或转运到淋巴滤泡处协同激活 B 细胞，产生细胞免疫和体液免疫。几乎所有的细胞因子都直接或间接参加了各种免疫细胞的活化、增殖和分化。这些细胞因子均以非特异性方式起作用，既不与抗原反应，也不表现抗原特异性，其作用不受 MHC 限制，也不与抗免疫球蛋白抗体和抗独特性抗体相互作用。细胞因子的靶细胞是多种多样的，包括淋巴细胞、单核细胞、巨噬细胞、多形核细胞、胸腺细胞、NK 细胞、骨髓细胞、成纤维细胞和内皮细胞等几乎所有免疫细胞。另一方面，几乎全部免疫活性细胞，包括 T 淋巴细胞、B 淋巴细胞、非 T 非 B 淋巴细胞、巨噬细胞及其他辅助细胞均可产生细胞因子。在体内，这些细胞因子的作用十分复杂，由于细胞类型不同、细胞分化阶段不同以及其他细胞因子存在与否等，细胞因子可以使免疫系统功能上调或下调。许多细胞因子（包括具有生血活性的 EPO、G-CSF、GM-CSF）都能

引起免疫系统功能活化。但是有些细胞因子（如 TGF-β、IL-4、IL-6 和 IL-10）却能抑制 IL-1 和 TNF 的产生，从而抑制免疫系统功能。

（二）细胞因子与生血

血细胞的发生始于造血干细胞。在一定微环境和某些因素调节下，增殖分化为不同造血祖细胞，包括红细胞系造血祖细胞、粒-巨噬细胞系造血祖细胞、巨核细胞系造血祖细胞。这些不同的祖细胞在细胞因子的作用下，经一系列连续发展过程，分别成为成熟的红细胞、粒细胞、单核细胞和血小板。淋巴细胞则来自淋巴造血干细胞。

目前认为，IL-1 和 IL-6 可以激活静止的干细胞群进入细胞周期，并诱发对其他 ILs 和 CSFs 的反应性。TNF、TGF-β 和 IFN 则对造血过程有抑制作用。EPO 刺激红祖细胞和早幼红细胞形成成熟的红细胞集落，还可作用于骨髓巨核细胞前体细胞。此外，对其他生血细胞均无作用。EPO 的产生受体内血氧含量和血氧分压的调节，在失血和低氧情况下，EPO 迅速增加。但在红细胞生成过程中，还需要 IL-3、GM-CSF、IL-1 和 IL-6 的协同作用，它们共同诱导干细胞变成红祖细胞。

G-CSF 刺激粒细胞形成，M-CSF 刺激巨噬细胞形成，GM-CSF 则作用于干细胞，促进其增殖、分化，形成巨噬细胞、粒细胞、红细胞和嗜酸性粒细胞等几乎所有血细胞。G-CSF 和 M-CSF 主要作用于造血干细胞，使其定向分化，这种分化是不可逆的。M-CSF 还可刺激骨髓单核细胞分泌 G-CSF、GM-CSF，形成一个逐渐放大的细胞因子网络，促进中性粒细胞产生，并增强这些终末细胞的功能。

TGF-β 和 TNF 对造血干细胞和祖细胞具有抑制作用，二者还具有协同作用。TNF 可以抑制人多向性细胞和红系细胞的增殖和分化。TGF-$β_1$ 的作用却是多功能的，它可以选择性抑制小鼠早期造血祖细胞的生长，抑制 IL-3 依赖性粒系集落形成，抑制 IL-3 和 EPO 依赖的红系细胞生成，但对 GM-CSF、M-CSF 和 EPO 单独引起的分化几乎没有影响。20 世纪 80 年代以来，基因重组技术生产的人类 EPO 已在临床大量使用，在肾性贫血的治疗中获得极好的疗效，是目前最有实用价值的细胞因子之一。

（三）细胞因子与血管生成

在炎症、肿瘤以及创伤修复过程中均有血管生成。新血管生成的详细机制目前尚不完全清楚，其关键过程包括内皮细胞增殖、新毛细血管周围细胞间质的降解。FGFs 具有很强的血管生成活性。FGF 能刺激血管内皮细胞增殖和迁移，并释放胶原酶和纤溶酶原激活剂，后两者可以降解胞外间质蛋白。此外，FGF 还可以诱导产生新的细胞间质成分，如胶原、纤维黏连蛋白、纤溶酶原激活物抑制剂等。在新生血管处，FGF 能使内皮细胞和成纤维细胞突破胞外骨架而形成新血管。TGF-β、TGF-2、TNF 和 IL-1 也具有血管生成活性。也有研究表明 TNF 和 IFN 能显示出抗血管生成作用。

血管生成（angiogenesis）是在原有的微血管床（主要是毛细血管和细静脉）的基础上发生、发展的。血管生成受多种细胞的调控和影响，包括内皮细胞、周细胞、平滑肌细胞、单核-巨噬细胞、中性粒细胞、肥大细胞、结缔组织和周围血细胞等。这些细胞如何被激活和释放细胞因子来调控血管生成的过程目前还不十分清楚，缺氧、组织低灌流所致的酸性环境和高乳酸浓度可能是最主要的因素，它们诱导 VEGF、血小板衍生生长因子

(platelet derived growth factor, PDGF)、转化生长因子（transforming growth factor, TGF）等多种促血管内皮细胞生长因子的分泌。来自细胞外基质的肝素、血栓素以及蛋白糖的裂解产物都可导致成纤维细胞生长因子（fibroblastic growth factor, FGF）、PDGF 和 TGF 的释放，诱导新生血管的形成。

从形态方面看，血管生成过程可分为五个阶段：①内皮细胞分泌的蛋白酶，降解基底膜；②内皮细胞迁移，穿过基底膜，进入血管周围基质；③内皮细胞增殖、相互连接；④增殖的内皮细胞形成三维结构的管腔；⑤形成基底膜包围管腔，并相互吻合形成管襻和网。血管生成诱导剂如 bFGF 的共同特征是：对内皮细胞的迁移、蛋白降解和生长等三种活动，均有特异的刺激作用。内皮细胞的移动作用，使其向血管刺激因素趋化，并排列形成血管芽。蛋白水解使血管芽在细胞基质内穿行、扩张。而内皮细胞的增生活动，保证了血管腔的形成和建立新的血液循环通路。

近年来有关血管新生的基础研究是从血管生成的促进因子开始的，如 VEGF 及其受体的发现，促进了血管生成的基础研究，形成了一个研究血管生成的高潮。促进新生血管形成和生长的因子很多，其中主要的是 VEGF、PDGF、FGF 和 TGF 等。

1. 血管内皮细胞生长因子/血管通透因子（VEGF/VPF）

N.Ferrara 等首先从牛垂体星状滤泡细胞的培养上清中分离得到的一种能促进血管内皮细胞有丝分裂的因子，后来发现它也能增加毛细血管的通透性，故又称为细胞通透因子（VPF）。VEGF 为一组碱性二聚体糖蛋白，有四种裂变体，分别为：VEGF121、VEGF165、VEGF189、VEGF206，其中 VEGF121 含量最高，分布最广。VEGF 广泛表达于多种细胞，包括脑垂体细胞、巨噬细胞、纤维母细胞、平滑肌细胞、内皮细胞以及肿瘤细胞。很多肿瘤细胞都分泌 VEGF，如胶质细胞瘤、乳腺癌、肝癌、结肠癌、子宫癌、黑色素瘤、肉瘤等肿瘤细胞。VEGF 的受体（KDR、FLT-1、FLK-1）表达于血管内皮细胞，因此，它是一个特异作用于血管内皮细胞的因子。

2. 碱性成纤维细胞生长因子 bFGF

其生物作用为：①刺激间质及外胚层细胞生长；②促血管内皮细胞分裂、移动和产生纤溶酶原激活物（plasminogen activator）；③促进肿瘤生长。bFGF 是第一个被证实的促血管生长因子，它由多种细胞表达，包括平滑肌细胞、纤维母细胞、内皮细胞、巨噬细胞、心肌细胞以及肿瘤细胞。它结合在肝素化硫酸蛋白糖上并储存于细胞外基质中，由蛋白酶的裂解作用而释放出来，广泛作用于人体组织细胞的细胞膜。

3. 转化生长因子 β（TGF-β）

TGF-β 是由 50 个氨基酸组成的多肽链，分子量约为 25kU，细胞合成其前体后经蛋白水解酶作用而成为有活性的因子。鼠颈背部注射 TGF-β，能刺激巨噬细胞、纤维母细胞增多，胶原合成及微血管形成。TGF-β 家族又可分为 TGF1～TGF5，其受体也分为 I～V，其中受体 I、II 为主要的受体。TGF-β 有较广泛的生物学活性，其受体几乎分布于所有的组织细胞膜上，1～5ng/ml 能刺激微血管内皮细胞增生。TGF-β 在正常组织中的含量较低，而在乳腺癌、肝癌、胃肠癌、肺癌、黑色细胞瘤、淋巴瘤、平滑肌肉瘤等多种恶性肿瘤组织中高表达。根据细胞的种类、生长条件、细胞分化的不同，TGF-β 起着不同的作用，主要是促使新生组织分化成熟、分裂增生及原始干细胞的转化。同时，TGF-β 是一个双向作用因子，它对小血管的内皮细胞有促生长作用。

4. 血小板源性内皮细胞生长因子 (PDGF)

PDGF 是一组由二硫键连接的二聚体蛋白,分子量约为 30kU。PDGF 可分为 PDGF-α 和 PDGF-β,最初发现它表达于巨噬细胞、血小板细胞。PDGF-β 的受体表达于胎盘、毛细血管内皮细胞,是一种酪氨酸激酶,有 α 受体和 β 受体两种。PDGF 具有多种生理功能,主要为:①是一种分裂原,可刺激纤维母细胞、胶质细胞、动脉平滑肌细胞和内皮细胞生长;②化学趋向因子;③抑制 NK 细胞活性。PDGF 可通过旁分泌直接诱导血管内皮细胞的增殖,当新生血管管腔形成后,PDGF 受体立即下调。

5. 肿瘤血管生成因子 (TAF)

1968 年 Greenblatt 发现由肿瘤分泌的一种可扩散的物质,可诱发血管生成,促使小静脉和微血管内皮细胞分裂、增生,故命名为 TAF。TAF 诱发血管生成的机制是促进内皮细胞的有丝分裂和诱导内皮细胞的游走。

6. 肝素结合内皮细胞生长因子 (heparin binding endothelial cell growth factors)

从脑组织内分离的嗜碱性纤维母细胞生长因子对肝素有很强的亲和性。它可分为两类:一类主要由阴离子多肽构成,等电点为 5~7,分子量为 15~18kU;另一类由阳离子多肽组成,等电点为 8~10,分子量为 16~18kU。这两类肝素结合内皮细胞生长因子不仅能在体外诱导内皮细胞增生 (1~10ng/ml),而且在体内也具有血管生成活性。

7. 血管生成素 (Angiogenin)

血管生成素最早从人腺癌细胞系的条件培养基中分离出来,具有强烈的血管生成反应。血管生成素是由 22~24 个氨基酸组成的单条多肽链,分子量为 14.4kU,不能和肝素结合,对内皮细胞没有促分裂作用。其作用机制目前尚不完全清楚,据推测,它能引起宿主细胞释放内皮细胞分裂剂。

8. 肿瘤坏死因子 (TNF)

TNF 是一种多肽,可从巨噬细胞内分离,它能使小鼠的某些移植肿瘤发生出血、坏死和退行性病变,并能抑制移植瘤的生成。TNF 还能促进内皮细胞表面抗原的表达、促进细胞生长等。Frater-Schroder 等发现 TNF 在体外是一种强有力的非细胞毒性内皮细胞生长抑制剂,但在体内,它不但不能抑制内皮细胞的生长,相反却能刺激血管新生。

9. 其他血管生成因子

许多结构和功能尚未定性的因子也已显示了血管生成活性。根据它们的特性可分为三类:①低分子内皮细胞分裂因子,已部分地从大鼠肿瘤内提纯,但它在血管生长中的作用还难以评价;②内皮细胞趋化因子,已能从伤口的液体和单核细胞中提取,它能直接刺激内皮细胞的运动,但无增生作用;③某些前列腺素(如 PGE_1 和 PGE_2)具有血管生成活性,而 PGA 或 PGF 则无此活性,其机理目前尚不清楚。

体内还有抑制血管生成的细胞因子,如 IFN-γ、GLA-60、重组人血小板第 4 因子 (rhPF-4)、血管生成抑制素、TGF-β、TNF-β 等。

(四) 细胞因子与病毒、细菌和寄生虫感染

IFN 抗病毒的作用早已被公认。近年发现 TNF、LT、IL-1 和 IL-6 也有抗病毒作用。有些非 IFN 活性的细胞因子也可直接或间接通过 IFN 产物来发挥抗病毒作用。一般认为,病毒的双链 RNA 可以诱导 IFN 产生,细菌、支原体和原生动物也可以刺激 IFN 产生。此

外, M-CSF、TNF 和 IFN 本身亦可促进 IFN 的合成和释放。IFN 具有广谱抗病毒活性,但它并不直接杀伤病毒,而是通过宿主细胞本身实现。IFN 同宿主细胞表面受体结合,干扰病毒 DNA 或 RNA 复制,并通过旁分泌机制使邻近细胞进入抗病毒状态。IFN 还可增强 NK 细胞的杀伤性,促进 MHC Ⅱ 类分子表达而增强 CTL 对病毒感染细胞的识别和杀伤作用。

IFN 和 TNF 对细菌、真菌和寄生虫感染也有作用。如在寄生虫感染时,常检出高 TNF 和 IFN 水平。

细胞因子参与炎症反应,其作用涉及炎症时的发热、血管反应、细胞激活、趋化、吞噬等防御反应以及组织修复过程。

趋化因子家族至少包括 19 种细胞因子,如 IL-8、PF-4、巨噬细胞炎症蛋白 (MIP)、单核细胞趋化蛋白-1 (MCP-1)、生长相关基因蛋白 (growth related gene protein, GRGP) 等,主要是中性粒细胞趋化和激活因子。MCP-1α 和 MCP-1β 主要趋化激活单核细胞。此外,MCP-1 还可激活嗜碱性粒细胞并使之释放组胺,增加细胞内钙流动。这些趋化因子能增加黏附分子的表达,有利于血液中白细胞结合到血管内皮细胞,进一步迁移至炎症部位。

除趋化因子外,TNF-β、IFN-γ 和 PDGF 也可以参与炎症反应。TNF 和 IFN-γ 可作为内源性致热原引起发热;PDGF 对中性粒细胞、单核细胞、肥大细胞、成纤维细胞以及平滑肌细胞均具有趋化和激活作用,并刺激嗜中性粒细胞和单核细胞脱颗粒。GM-CSF 具有活化某些粒细胞的作用,如抗体依赖的细胞毒作用、吞噬作用、化学毒作用和氧化代谢作用。

(五) 细胞因子与创伤修复

正常的创伤修复分成三个不同时相,即持续数天的炎症反应、持续数周的成纤维细胞增殖和胶原形成、持续数月的疤痕再造。创伤修复涉及炎症细胞和修复细胞的一系列活动。主要的炎症细胞包括单核巨噬细胞、中性粒细胞、淋巴细胞等;主要的修复细胞包括成纤维细胞、内皮细胞、表皮细胞等。这些细胞的活动受全身和局部因素的影响,细胞因子在其中发挥重要作用。它们可以直接或间接、单独或协同作用于炎症细胞或修复细胞,产生趋化作用、合成分泌作用、增殖分化作用,影响创伤与修复。

细胞因子可以使 G0 和 G1 期效应细胞跨越限制点进入分裂增殖。感受因子和增进因子在时间和效应上连续协同作用,推动细胞通过限制点进入 S 期,开始合成 DNA。

细胞因子对细胞活动的调节也包括抑制分裂和促进分化。有些细胞因子,如 TGF-β、FGF、NGF、TNF 等,对细胞分裂增殖的影响是双向的。如 TGF-β 抑制内皮细胞、上皮细胞增殖,却促进大鼠肾成纤维细胞增殖。当局部细胞因子减少或受体下调时,G1 期细胞难以进入 S 期。

在创伤修复过程中,细胞因子也影响修复细胞的分泌和合成功能,这主要表现在细胞间基质的形成,如胶原、糖蛋白和蛋白聚糖等。TNF-α、IL-1 和 TGF-β 和 PDGF 等均可刺激成纤维细胞产生胶原蛋白和胶原酶。在组织重建过程中,胶原酶使胶原反复溶解、沉淀,不断更新,使组织结构强度增加。

(六) 细胞因子与神经内分泌

细胞因子与各种内分泌器官（如下丘脑、垂体、肾上腺和性腺等）之间均有关系。IL-1、IL-2 和 TNF 都能调节生长因子、催乳激素、肾上腺皮质激素和 β-内啡肽的释放。脑星形细胞可以产生 IL-1、TNF、LT 和 IL-6。神经生长因子（NGF）作用于中枢和外周神经系统的各类细胞，促进神经系统的发育，诱导神经纤维定向生长，控制神经元存活数量，刺激胞体和树突发育，影响神经纤维支配区密度和神经元的分化。成年期后，部分交感神经元仍需依赖 NGF 存活。NGF 对神经元的损伤修复、再生均有促进作用。IL-1、TGF 和 EGF 却能调节下丘脑-β 垂体和胎盘激素的产生，调节肾上腺和性腺中类固醇激素的合成和分泌。

(七) 细胞因子与癌症

有些细胞因子可直接或间接地发挥抗癌作用。TNF 和 LT 可以杀死肿瘤细胞而不杀死正常细胞。还有些细胞因子可使宿主与肿瘤之间关系紊乱，如减少对肿瘤的血液供应和营养供应。另一些细胞因子则可以刺激宿主的免疫反应从而加强抗肿瘤作用。TNF 是最受重视的抗肿瘤细胞因子，其作用机制包括对肿瘤细胞的直接抑制作用和细胞溶解作用，使肿瘤血管血栓形成引起肿瘤坏死，活化巨噬细胞和 NK 细胞介导自然细胞毒细胞的杀瘤作用等。CSFs 也有类似功能。IFN 甚至在一些国家已被批准用于治疗某些癌症。

有些细胞因子，如胰岛素样生长因子（IGF）和 NGF，可以刺激肿瘤细胞运动而加速癌症转移。

五、细胞因子治疗

细胞因子治疗（cytokine therapy）包括用重组或天然细胞因子补充其不足，以及用中和剂或拮抗剂治疗其过剩，即细胞因子疗法和抗细胞因子疗法。

1. 细胞因子疗法

目前最成功的例子是 EPO 治疗肾性贫血，已使许多患者解除痛苦。一般来说，起内分泌作用的细胞因子，如 EPO、TPO，只要掌握好适应症，都可获得较好疗效。在国内外的生物工程产品中，细胞因子占有很大比例，不仅有各种重组的细胞因子，还有根据需要设计的新细胞因子，如 IL-3 和 GM-CSF 的融合蛋白、TNF-α 和 TAF 的融合蛋白等，都有极好的应用前景。

2. 抗细胞因子疗法

抗细胞因子疗法包括细胞因子抗体、受体拮抗剂、天然拮抗剂、可溶性受体以及基因敲除等方法。其治疗范围涉及各种疾病，如糖尿病、哮喘、结核、缺血、感染性结肠炎、肿瘤、再生障碍性贫血、心肌肥大、血管再狭、动脉粥样硬化等。抗细胞因子疗法是当前国内外研究的热点之一。

（刘永明）

参 考 文 献

1. 周廷冲. 多肽生长因子——基础与临床. 北京:中国科技出版社,1992
2. 芮耀诚,曾国钱. 细胞因子与心血管疾病. 见:陈修,陈洲,曾贵云主编. 心血管药理学. 北京:人民卫生出版社,1997
3. 吴克复. 细胞间信息传递及调控. 见:刘景生主编. 细胞信息与调控. 北京:北京医科大学、中国协和医科大学联合出版社,1998,18
4. Drexler H, Hornig B. Endothelialdys functionin human disease. J. Mol Cell Cardiol, 1999, 31: 51~60
5. Aggarwal B, Pocsik K. Cytoskines: fromclonetoclinic. Archives Biochem Biophys, 1992, 292 (2): 335~359

第八章 黏附分子与疾病

黏附分子（adhesion molecule，AM）指一类能介导细胞与细胞、细胞与细胞外基质黏合附着作用的分子，大多为糖蛋白，少数是糖脂。AM一般由单体或二聚体肽链构成，可分为细胞外片段、跨膜片段和细胞内片段3部分。细胞外片段含有决定黏附分子与同类物或配体结合的特异序列，细胞内片段的氨基酸序列可与细胞浆的连接蛋白相连，再与细胞骨架连接。黏附分子只有与其相对应的配体结合，才能发挥其生物学效应。生理状况下，黏附分子在胚胎发育、正常组织结构的维持中发挥着重要作用。病理情况下，黏附分子在炎症、肿瘤、血栓形成、血管再生、伤口修复、动脉粥样硬化等病理过程中起着相当重要的作用。

由于黏附分子广泛存在，且具有重要的生物学功能，因而成为分子生物学、生理学、免疫学、病理生理学等多个领域的研究热点。

根据其结构，黏附分子大致分为整合素超家族（integrin superfamily）、免疫球蛋白超家族（immunoglobulin superfamily）、选择素超家族（selectin superfamily）、钙依赖黏附素超家族（cadherin superfamily）和其他类型的黏附分子。

第一节 各类型的黏附分子

一、整合素超家族

整合素超家族（integrin superfamily）的黏附分子分布在细胞表面，其主要作用是介导细胞与细胞外基质黏附使之成为"整体"。经过多年的研究发现，整合素除了介导细胞-细胞、细胞-细胞外基质黏附之外，也与组织结构的完整，细胞的迁移、增殖、分化密切相关，还参与细胞信号的转导和细胞凋亡。

（一）整合素的分子结构

整合素是由α、β两个亚基通过非共价键连接而成的异源二聚体（heterodimer）。两个亚基都含有一条较长的细胞外片段、跨膜片段和较短的细胞内片段。α亚基分子量多在150~210kU之间，有15种形式；β亚基多在90~130kU之间，有8种形式。多数α亚基只能与一种β亚基相连接构成异源二聚体，而β亚基却可与多种α亚基连接，因此能组成庞大的整合素家族，目前分离出来的整合素有20多种。根据β亚基的不同，可以把整合素分为8个亚家族，每个亚家族的整合素β亚基相同而α亚基各异。

各种β亚基氨基酸序列相同的部分占40%~48%，各序列之间相对保守，都有56个半胱氨酸残基，其中大部分位于细胞外片段上4个富含半胱氨酸残基的重复序列。各种α

亚基的氨基酸序列则表现出相异性,其细胞外片段含有 Ca^{2+} 结合区。

整合素的细胞外片段有结合配体的部位,细胞内片段通过细胞内连接蛋白与细胞骨架相连,维持细胞的形态和传导机械力。

(二) 整合素的组织分布

整合素分布广泛,如纤维母细胞、上皮细胞、内皮细胞、肝细胞、白细胞和血小板等均有分布。一种整合素可在多种细胞上表达,一种细胞也可以同时表达几种不同的整合素。不过,不同的组织细胞所表达的整合素的种类有所不同,某些整合素分子的表达具有明显的细胞类型特异性。GPⅡb/Ⅲa(αⅡbβ_3)主要表达于巨核细胞和血小板;β_2 整合素的 3 个成员——CD11a/CD18($\alpha L\beta_2$)、CD11b/CD18($\alpha M\beta_2$)和 CD11c/CD18($\alpha X\beta_2$)主要表达于白细胞表面。

(三) 整合素的分类及其识别的配体

按照 β 链的结构,可以把整合素超家族分为 $\beta_1 \sim \beta_8$ 共 8 个亚家族,其中较为重要的是 β_1、β_2、β_3 亚家族。

1. β_1 整合素

β_1 整合素又称迟现抗原(vary late antigen,VLA)亚家族,已确定的有 8 个成分。它们的 β 链相同,分子量为 130kU;α 链各不相同,因此 β_1 整合素被命名为 VLA1~VLA8。该组成员分布广泛,见于各种组织细胞。其中 VLA4($\alpha_4\beta_1$)主要表达于白细胞,通过 VCAM-1 介导淋巴细胞、单核细胞、嗜酸细胞和 NK 细胞等与激活的血管内皮细胞黏附。β_1 整合素的配体是胶原蛋白、纤维连接蛋白、层黏蛋白等。

2. β_2 整合素

β_2 整合素又称白细胞黏附受体亚家族。β_2 亚基的分子量约 95kU,只表达于白细胞,介导白细胞与内皮细胞之间的黏附。β_2 整合素包括 3 种:

(1) 淋巴细胞相关抗原(lymphocyte function associated antigen-1,LFA-1,CD11a/CD18):表达于淋巴细胞、髓样细胞(单核细胞、巨噬细胞、粒细胞)表面,配体是 ICAM-1、ICAM-2、ICAM-3。LFA-1 的功能主要是参与 T 细胞的免疫应答,介导 T 细胞与其他细胞的黏附;炎症过程中 LFA-1 介导白细胞与内皮细胞的黏附。

(2) 巨噬细胞分化抗原-1(Mac-1,CD11b/CD18):分布于髓样细胞和血小板上,在 T 细胞不表达,其配体是补体蛋白 C3bi、ICAM-1 等。炎症过程中,Mac-1 在单核细胞、中性白细胞与内皮细胞的黏附和渗出中起重要作用。

(3) P150·95(CD11c/CD18):分布于巨噬细胞等髓样细胞,配体是纤维蛋白原、补体蛋白 C3bi 等。其作用与 Mac-1 相似,参与单核细胞、中性白细胞与内皮细胞的黏附和渗出。

β_1 整合素和 β_2 整合素对单核细胞与内皮细胞的黏附也起着不同作用。在黏附的早期,β_1 整合素在稳定单核细胞与内皮细胞接触中起关键作用;β_2 整合素主要介导单核细胞与内皮细胞的牢固黏附。

3. β_3 整合素

$β_3$整合素又称血小板糖蛋白亚家族。$β_3$亚基的分子量约105kU,主要包括GPⅡb/Ⅲa和玻连蛋白受体(VNR-$β_3$)等。前者主要表达于巨核细胞和血小板,配体是纤维蛋白原、vWF等。后者分布广泛,如内皮细胞、中性白细胞和巨噬细胞等,配体是纤维蛋白原等。

与配体结合时,整合素只能识别配体中几个氨基酸短肽序列并与之结合,大多数整合素所识别的是精-甘-天冬氨基酸(RGD)序列。细胞外基质蛋白,如纤维连接蛋白(fibronectin, FN)、纤维蛋白、血管性假血友病因子(即von Willebrand factor, vWF)等多含有RGD序列,因而能被整合素识别。正常的RGD序列是隐蔽的,要经过活化才能暴露。炎症、肿瘤侵袭等病理情况能使基质蛋白水解,RGD序列暴露,与相应整合素受体结合。

(四)整合素的作用

整合素的细胞外片段可与细胞外基质或相邻的细胞黏附,细胞内片段间接与细胞骨架连接,使不同细胞形成组织的"整体"。在胚胎组织发生阶段,整合素的表达较高,对促进胚胎早期的形态发生、细胞分化及迁移等起着重要作用。成熟的组织中,整合素的表达相对较低,能促使细胞与细胞外基质黏附,维持机体的整体性。如内皮细胞表面的整合素介导内皮细胞与血管壁的黏附,维持血管壁的完整性和正常通透性。

在炎症过程中,整合素具有参与髓样细胞、淋巴细胞与内皮的黏附和渗出。当T细胞和其他白细胞进入细胞外基质,$β_1$整合素、$β_3$整合素介导这些细胞与细胞外基质的识别和黏附。

整合素具有参与血管再生的作用,其中最重要的是$αvβ_3$。引起血管再生的细胞因子能使血管内皮上$αvβ_3$明显增多,相应的抗体可阻断bFGF引起的血管再生。此外,$αvβ_5$也参与VEGF、TGFβ和PMA诱导的血管再生。

整合素与配体结合的过程也参与细胞的信号转导且呈双向性——内向信号转导(outside-in signaling)和外向信号转导(inside-out signaling)。内向信号转导是指配体与整合素结合后,调节细胞代谢、生长、分化等过程。具体的转导途径包括:①局部黏附激酶(focal adhesion kinas, FAK)和其他酪氨酸激酶的激活;②胞内钙浓度升高及钙蛋白激酶的作用;③G蛋白途径等。局部黏附激酶是一种胞浆内酪氨酸激酶,当细胞经整合素黏附后,在黏附处该酶被激活而发生磷酸化,然后通过信号分子Grb2联系丝裂原活化蛋白激酶(mitogen activated protein kinase, MAPK)途径。外向信号转导则是细胞的信号调控整合素与配体的亲和性和亲和力,如凝血酶激活血小板,可能是PKC被激活使GPⅡb/Ⅲa($αⅡbβ_3$)磷酸化的结果。

整合素还参与细胞凋亡的调控。许多细胞生长和存活的前提是整合素与其相应的基质的特异性黏附。如果细胞的黏附功能障碍,细胞就从G1期走向凋亡。整合素与配体结合阻止细胞凋亡的机制之一可能是细胞黏附导致FAK磷酸化,阻止细胞悬浮所引起的细胞死亡。

二、免疫球蛋白超家族

免疫球蛋白超家族(immunoglobulin superfamily, IgSF)包括的成员众多,主要以膜蛋白的形式存在于细胞表面,参与免疫应答和免疫调节,某些成员担负黏附分子的功能。

其中有的是在抗原的作用下发挥黏附功能，为抗原依赖的黏附分子，如 CD4、CD8 等；有的则不需要抗原便可发挥黏附功能，为非抗原依赖的黏附分子，如细胞间黏附分子（intercellular adhesion molecules，ICAMs）、血管细胞黏附分子（vascular cell adhesion molecule，VCAM）和血小板内皮细胞黏附分子（platelet-endothelial cell adhesion molecule，PECAM）等。本节主要介绍非抗原依赖性的黏附分子。

（一）细胞间黏附分子（intercellular adhesion molecules，ICAMs）

1. 结构和分布

ICAMs 包括 ICAM-1、ICAM-2、ICAM-3，它们的氨基酸序列具有同源性，均为单链跨膜糖蛋白。ICAM-1 分子量为 85~110 kU，其细胞外片段含有 5 个 Ig 样结构域。ICAM-1 分布广泛，如内皮细胞、上皮细胞、单核细胞、淋巴细胞和树突状细胞等。在静止的内皮细胞，ICAM-1 的表达量较低；当受到内毒素和炎症介质的刺激时，上述细胞表达的 ICAM-1 明显增多。

ICAM-2 分子量约为 60kU，其细胞外片段有 2 个 Ig 结构域，与 ICAM-1 远端的 2 个 Ig 结构域有近 36% 的同源性。ICAM-2 主要分布在内皮细胞和除中性粒细胞以外的白细胞。与 ICAM-1 不同，ICAM-2 在静息的血管内皮细胞就处于稳定高表达状态，不受细胞因子活化的影响。

ICAM-3 分子量为 120~160kU，其结构与 ICAM-1 接近。细胞外片段也含有 5 个 Ig 结构域并与 ICAM-1 的相应结构有 52% 的同源性，也含有一个识别、结合 LFA-1 的部位。ICAM-3 在各种白细胞都表达，在 B 细胞、单核/巨噬细胞表达最高。与 ICAM-1、ICAM-2 不同，内皮细胞不表达 ICAM-3。

2. 配体和功能

由于 ICAMs 的细胞外片段的结构域不同，它们要求的配体也不同。ICAM-1 的配体是 β_2 整合素，包括 CD11a/CD18、CD11b/CD18、CD11c/CD18。一般情况下，ICAM-1 与 β_2 整合素的结合较弱，经致炎细胞因子激发而增强。内皮细胞上 ICAM-1 的功能是介导中性粒细胞、嗜酸性粒细胞、单核细胞和淋巴细胞等与内皮细胞的黏附和渗出，树突状细胞上 ICAM-1 参与 T 细胞的激活。

ICAM-2 的配体是 CD11a/CD18，二者的黏附依赖 Ca^{2+} 却不受细胞因子的影响。由于 ICAM-2 的细胞外片段缺乏与 CD11b/CD18 结合的结构域，因此不能与之结合。ICAM-2 与 CD11a/CD18 的结合参与炎症细胞与内皮细胞的黏附和渗出，此外还参与淋巴细胞的再循环。

ICAM-3 的配体是 CD11a/CD18，二者的结合在免疫反应起始阶段起重要作用，主要介导白细胞之间的黏附，参与 T 细胞早期的激活和黏附。

（二）血管细胞黏附分子-1（vascular cell adhesion molecule-1，VCAM-1）

1. 结构和分布

VCAM-1 的结构与 ICAM-1 相似，有两种表达形式：细胞外片段具有 7 个 Ig 样结构域的 VCAM-7D 和具有 6 个 Ig 样结构域的 VCAM-6D。VCAM-1 分布广泛，主要表达于活化内皮细胞、上皮细胞、巨噬细胞、骨髓成纤维细胞和成肌细胞等。致炎因子均能促进内皮细胞（尤其是淋巴结微静脉高内皮细胞）表达的 VCAM-1 和 ICAM-1 明显增多。

2．配体和功能

VCAM-1 的配体是整合素 VLA-4。炎症时，内皮细胞上的 VCAM-1 与表达于 T 细胞、单核细胞、嗜酸性细胞的 VLA-4 结合、黏附并促使上述细胞穿越血管壁。单核细胞持续穿越血管壁可成为巨噬细胞，ICAM-1 与 CD11/CD18 的结合和 VCAM-1 与 VLA-4 的结合都参与此过程。因此，在动脉粥样硬化和变态反应性炎症的发生过程中，VCAM-1 可能起着重要作用。

由于中性粒细胞不表达 VLA-4，因此 VCAM-1 不参与其趋化和迁移。

在骨髓中，VCAM-1 协助造血细胞黏附并定位到利于发育的微环境，参与造血细胞与基质细胞形成聚集体，参与造血细胞的归巢和迁移，对血细胞的分化发育起着重要的作用。

（三）血小板/内皮细胞黏附分子（platelet/endothelial cell adhesion molecule-1, PECAM-1）

1．结构和分布

PECAM-1 是一种跨膜糖蛋白，分子量为 130~140kU，可分为细胞外片段、跨膜片段和细胞内片段。成熟型人 PECAM-1 的细胞外片段含有 6 个 Ig 样结构域。细胞内片段含有的丝氨酸、苏氨酸和酪氨酸残基是细胞激活时磷酸化的位点。

PECAM-1 广泛分布于血管的各种细胞上，其免疫组化检测可作为血管生成的标志。PECAM-1 还大量存在于内皮细胞间的连接处。在白细胞，PECAM-1 主要表达于单核细胞、中性粒细胞以及某些 T 细胞亚群。在血小板，PECAM-1 的表达较少。

2．配体和功能

与 PECAM-1 结合的配体可能是 PECAM-1，也可能是非 PECAM-1 分子，如整合素 $\alpha v \beta_3$。前者的结合称为嗜同性黏附（homophilic adhesion），后者的结合称为嗜异性黏附（heterophilic adhesion）。把 PECAM-1 转染的和非转染的淋巴细胞混合并聚集在一起，PECAM-1 转染的细胞可以相互结合，也可与非转染的细胞结合。提示 PECAM-1 可介导嗜同性黏附，也可通过某些结构与自身结构不同的分子参与淋巴细胞黏附。这些分子可能是一种蛋白多糖，包括肝素或硫酸软骨素，通过氨基葡萄糖的相同序列与 PECAM-1 的第 2 结构域相互结合。

相邻的内皮细胞通过 PECAM-1 的嗜同性黏附实现黏附连接，可能在血管形成的过程中起重要作用。体外实验证明，在培养基中加入 PECAM-1 抗体时，内皮细胞不能形成正常的接触；去除抗体后能逆转这种抑制作用。在心脏发育过程中，PECAM-1 也起着重要作用。炎症过程中，PECAM-1 参与白细胞穿越内皮到达炎症部位的过程。抗 PECAM-1 抗体能阻止中性粒细胞向炎症区域的聚集，主要机制是阻止白细胞与血管基底膜的相互作用。

PECAM-1 需要活化才能发挥其在细胞内的功能。其中，通过蛋白激酶 C（PKC）使之磷酸化可能是 PECAM-1 活化的途径之一。

（四）黏膜地址素细胞黏附分子-1（mucosal addressin cell adhesion molecule-1, MAd-CAM-1）

1．结构和分布

MAdCAM-1 是一种新近发现的免疫球蛋白超家族成员,分子量为 58~66kU。MAd-CAM-1 是单链糖蛋白,含有 4 个结构域:ICAM-1/VCAM-1 样结构域,VCAM-1 样结构域,富含苏氨酸、丝氨酸的黏蛋白结构域以及 IgA1 中的 Cα2 相关的免疫球蛋白结构域。

MAdCAM-1 主要表达于回肠集合淋巴小结(Payer's patch)和淋巴结微静脉的高内皮细胞等部位。

2. 配体和功能

MAdCAM-1 的配体有整合素 α4β7 和 L-选择素。MAdCAM-1 与 α4β7 结合,介导淋巴细胞向集合淋巴小结(Payer's patch)归巢;MAdCAM-1 与 L-选择素结合,介导淋巴细胞向外周淋巴结归巢或迁移。

(五)细胞-细胞黏附分子(cell-cell adhesion molecule,C-CAM)

C-CAM 是膜本体糖蛋白,存在于上皮细胞、巨噬细胞、白细胞和血小板表面。通过非钙依赖的嗜同性黏附介导细胞与细胞间的黏附。

三、钙依赖黏附素超家族

钙依赖黏附素(cadeherin superfamily)是 Ca^{2+} 依赖性介导细胞-细胞之间黏附的黏附分子。缺乏 Ca^{2+} 时,有关分子的结构域呈松散状态,易被蛋白酶降解;当存在 Ca^{2+} 时,钙依赖黏附素便与之结合,各结构域的连接变成杆状结构(rod-like structure),此时才能与其他分子结合。经典钙依赖黏附素超家族包括 E(epithelial)-、N(neural)-、P(placental)- 等类型。

(一)钙依赖黏附素的结构

钙依赖黏附素属于单链糖蛋白,典型的钙依赖黏附素由细胞外片段、跨膜片段和细胞内片段 3 部分组成。细胞外片段有 5 个重复序列,均由 110 个氨基酸组成,约 30% 同源。从 N 端开始依次分别有黏附识别位点、Ca^{2+} 结合位点、糖基化位点和蛋白酶切位点。黏附识别位点上有组-丙-缬(HAV)序列,钙依赖黏附素正是通过识别上述氨基酸序列并彼此结合介导同种细胞间的黏附。跨膜片段约有 24 个氨基酸,细胞内片段高度保守,通过连环蛋白(catenin)与肌动蛋白细胞骨架连接。

(二)钙依赖黏附素的配体和功能

钙依赖黏附素是嗜同性黏附分子,其配体的结构与自身结构相同,所介导的细胞之间的黏附连接(adhesion junction,AJ)受多种细胞内外信号影响:蛋白表达及磷酸化、细胞外片段结合的亲和力、钙依赖黏附素在细胞表面的聚集程度等。

AJ 保证了成熟机体正常组织结构的维持,因为钙依赖黏附素-连环蛋白-肌动蛋白丝的结构维持了胞膜的机械支持,嗜同性黏附保障各组织器官的形态结构正常。

钙依赖黏附素参与细胞的信号转导,调节基因表达和细胞生长。如 N-钙依赖黏附素能激活神经元 ERK-MAPK 信号转导通路,调节神经元的生长;E-钙依赖黏附素参与 PI3K 信号转导通路的调节。表皮细胞的黏附连接聚积较多的信号分子,也提示这些信号分子可能通过钙依赖黏附素发挥作用。

(三) 钙依赖黏附素超家族的主要成员

1. E-钙依赖黏附素（E-cadherin，E-CD）

E-CD 即上皮钙依赖黏附素，分子量约为 124kU，广泛分布于胚胎组织和成年组织的上皮细胞中。胚胎组织的 E-CD 介导细胞间的识别、黏附和组织的形成，成年组织的 E-CD 促进上皮细胞间相互黏附，维持组织结构的完整性。E-CD 的活性影响着细胞间的紧密连接、缝隙连接和桥粒连接。细胞间的连接主要通过 E-CD/连环素/细胞骨架复合体的形成而完成，酪氨酸激酶参与该复合体功能的调控。

E-CD 是上皮细胞选择性的黏着剂，它的下调或丢失是细胞离散的分子基础之一，在肿瘤细胞的浸润、转移中起重要作用。

2. N-钙依赖黏附素（N-cadherin，N-CD）

N-CD 即神经钙依赖黏附素，分子量约为 130kU，主要表达于成年神经组织、肌肉、肾和眼的晶状体。在成人肾脏，N-CD 是一种主要的细胞间黏附分子。N-CD 能刺激神经细胞生长过程，多种信号转导成分参与上述过程的调控。其中，ERK 通路对神经细胞的生长相当重要。N-CD 黏附至视神经元时可诱导 ERK 从细胞浆募集到细胞膜上，从而激活 ERK-MAPK 转导通路。

3. P-钙依赖黏附素（P-cadherin，P-CD）

P-CD 即胎盘钙依赖黏附素，分子量约为 118kU，主要在胎盘和复层上皮的基底层或底层表达，在复层上皮中常与 E-钙依赖黏附素共同表达。P-CD 可能参与胚胎与子宫的结合。

4. 血管内皮-钙黏附素（vasoendothelieal-cadherin，VE-CD）

VE-CD 是一种表达于血管内皮特异性的钙黏附素，分子量约为 130kU。VE-CD 与连环素结合成 VD-CD/连环素复合体，再与致密周围带的肌动蛋白相连，参与内皮细胞之间的黏附连接，维持和调节血管的通透性。炎症时，PMN 黏附于活化的内皮细胞，从而诱导 VE-CD/连环素复合体的解体，VE-CD/连环素的脱落和 β-连环素、γ-连环素的水解断裂，最终导致血管通透性增加。

四、选择素超家族

选择素超家族（selectin superfamily）由 3 个选择素（selectin）成员组成：E-选择素、L-选择素和 P-选择素。它们分别表达于内皮细胞、白细胞和血小板表面，影响白细胞在炎症区域的定位：在炎症初始阶段，选择素与相应的配体结合介导白细胞与血管壁接触并沿着血管壁缓慢滚动。

（一）选择素的分子结构

选择素超家族的 3 个成员同属于跨膜糖蛋白，分子量为 90~140kU。它们的结构类似，包括细胞外片段、跨膜片段和细胞内片段。3 种选择素的跨膜片段、细胞内片段的分子结构各不相同，而细胞外片段的结构却高度同源。细胞外片段包含有一个结构类似的、Ca^{2+} 依赖的 C 型凝血素 N-端结构域，随后是表皮生长因子样的结构域和 2~9 个较短的共同重复序列（shorter consensus repeats，SCRs），即补体调节/结合蛋白样重复序列。C 型凝集素样结构域高度保守，是结合配体的部位，可能在参与白细胞的黏附中起重要作用；表皮生长因子样结构域能稳定 N-端结构域的结构；SCRs能诱导它的结构改变以及增强其活性。SCRs区域同源性相对较低，SCR 片段数目也有较大的差异：L-选择素、E-选择素、P-选择素的 SCR 片段数目分别为 2、6、9 个。

（二）选择素的配体

选择素中的凝集素样结构决定了其配体是糖类。与选择素具有亲和力的结构有 3 类：①一些寡糖基团——唾液酸化的路易士寡糖或类似结构的分子，唾液酸路易士 X 因子（sialyl LewisX, sLeX）及其异构体唾液酸路易士 A 因子（sialyl LewisA, sLeA）；②磷酸化的单糖和多糖；③硫酸化的多糖和糖脂。其中，与选择素结合的寡糖基团可存在于多种糖蛋白和糖脂分子并分布于多种细胞表面，因此选择素配体的分布广泛。

表达于中性粒细胞、单核细胞和淋巴细胞的 P-选择素糖蛋白配体-1（P-selectin glycoprotein ligand 1, PSGL-1）也是 P-选择素、E-选择素的配体，对前者的亲和力更高；适合 E-选择素的配体还有 E-选择素配体蛋白。

（三）选择素的家族成员

1. E-选择素（E-selectin）

(1) E-选择素的分布：E 选择素即 CD62E，原名内皮细胞白细胞黏附分子-1（endothelia leukocyte adhesion molecule, ELAM-1）。其分子量有 2 种，分别是 97kU 和 107~115kU，主要分布于活化的内皮细胞表面。正常的内皮细胞并无 E-选择素的表达，胞浆内也无储备。当受 LPS、TNF-α、IL-1β 介质刺激，可能通过 NF-κB 信号转导途径使其基因激活、转录、翻译，才使 E-选择素在细胞表面表达。

(2) E-选择素的功能：E-选择素是在免疫炎性反应的最初几小时中最重要的黏附分子之一，介导激活的白细胞与内皮细胞的黏附。此外，还参与血管再生、新毛细血管及微静脉的生长，其抗体或其配体的拮抗剂能抑制毛细血管的形成。

2. L-选择素（L-selectin）

(1) L-选择素的分布：L-选择素即 CD62L，原名白细胞黏附分子（leukocyte adhesion molecule, LAM-1）。不同细胞表达的 L-选择素的分子量各不相同，表达于淋巴细胞的 L-选择素的分子量约为 74kU，表达于中性粒细胞的 L-选择素的分子量约为 95kU。L-选择素持续表达于多种白细胞表面，包括所有的中性粒细胞、单核细胞、血液和骨髓中的大部分 T 细胞、B 细胞和 NK 细胞。对于 T 淋巴细胞，其表达的强度随着其成熟的程度而逐渐减弱，待 T 细胞移至脾脏或周围淋巴结时，已几乎无表达。对于 B 淋巴细胞，L-选择素表达较晚，待 B 细胞进行 Ig 基因重排，才表达于免疫合适的、刚移出骨髓的 B 细胞。

(2) L-选择素的功能：L-选择素的主要功能是介导白细胞沿内皮细胞滚动，调控淋巴细胞在淋巴组织的流动和归巢。正常条件下，内皮细胞表面表达的 L-选择素配体极少甚至不表达，在 LPS、TNF 和 IL-1 等炎性细胞因子刺激 2~4h 后明显升高。L-选择素在炎症的不同阶段都起着重要作用。在炎症的早期，L-选择素介导中性粒细胞、单核细胞与内皮细胞之间的翻滚、黏附；上述的黏附作用能诱导 CD11b/CD18 表达增强和构型的改变，活化 $β_2$ 整合素，进而促进白细胞与内皮细胞的牢固黏附；在炎症的较晚阶段，黏附于内皮细胞上的白细胞所表达的L-选择素能使白细胞持续渗出。

L-选择素与MAdCAM-1相互作用介导淋巴细胞向外周淋巴结归巢或迁移,如肠道上皮间淋巴细胞定位于肠上皮。

L-选择素还参与信号转导过程。当与相应的配体结合后,人外周血淋巴细胞L-选择素与sLeX结合激活酪氨酸激酶p56ck,继而通过Sos-Ras-MAPK途径导致白细胞活化。

3. P-选择素(P-selectin)

(1) P-选择素的分布:P-选择素即CD62P,原名颗粒膜蛋白-140(granular membrene protein 140,GMP-140),分子量约为140kU,主要分布于活化的血管内皮细胞和血小板,也可储存于内皮细胞的Weibel-Palade小体和血小板的α颗粒中。在正常的内皮细胞和血小板表面,P-选择素不表达或低水平表达。当细胞受到刺激活化后,P-选择素才分泌到细胞表面。LPS、TNF-α、IL-1β还能使P-选择素基因激活,通过类似于E-选择素的激活方式使之表达于内皮细胞和血小板的表面。

(2) P-选择素的功能:①炎症早期内皮细胞表达的P-选择素促进PMN的滚动、黏附,在炎症的晚期则与其他选择素协同作用促进炎症细胞的黏附;②炎症时,血小板表面表达的P-选择素促使血小板黏附于淋巴细胞上,参与血小板和淋巴细胞在炎症区域的定位;③单核吞噬细胞表面表达的P-选择素识别位点能识别循环中P-选择素表达异常的血小板,通过吞噬作用使之清除;④P-选择素使血小板更容易黏附于血管缺损处,单核细胞促使纤维蛋白沉积,促进组织因子释放,从而启动血栓的形成。

P-选择素也参与细胞信号的转导,有实验提示P-选择素结合相应的配体后能激活Sos-Ras-MAPK途径。

五、其他类型的黏附分子

除了以上的黏附分子外,尚有一些黏附分子目前没有明确的归类。本节简单介绍以下几类。

(一) GPIb-IX复合物

血小板表面的黏附分子除了整合素、免疫球蛋白和选择素之外,还有GPIb-IX复合物。后者由CD42a(GPIX)、CD42b(GPIbα)、CD42c(GPIbβ)3条肽链组成,它们的细胞外片段都富含亮氨酸重复序列(leucine-rich repeats)。内皮细胞受损时,其组成成分CD42b结合vWF,继而激活血小板并介导血小板与内皮下胶原结合。活化的血小板能使GPⅡbⅢa的构象改变并与vWF、纤维蛋白原等配体结合,启动血栓形成。GPIb-IX连接血小板膜骨架,参与维持血小板的形态结构。

(二) 糖基化依赖的细胞黏附分子-1

糖基化依赖的细胞黏附分子-1(glycosylation-dependent cell adhesion molecule 1,Gly-CAM-1)是一种高度糖基化的、分泌的糖蛋白,分子量约为50kU,主要表达于外周和肠系膜内淋巴结微静脉的高内皮细胞,可与L-选择素结合,介导淋巴细胞的归巢。

(三) CD44

CD44又称吞噬细胞糖蛋白-1(phagocytic glycoprotein 1,Pgp-1)、Hermes、细胞外基

质-Ⅲ等，属于细胞表面糖蛋白。其表达形式有标准型 CD44（CD44s）和多种变异形 CD44（CD44v）。结构可分为细胞外片段、跨膜片段和细胞内片段。CD44 的配体为透明质酸、硫酸软骨素、纤维连接蛋白、层黏蛋白和胶原等。

CD44s 分布广泛，如 T 细胞、胸腺细胞、B 细胞、粒细胞、神经胶质细胞、成纤维细胞和上皮细胞等。淋巴样细胞、髓样细胞和红样细胞也表达 CD44s。CD44v 在正常组织细胞不表达或低水平表达，转移的恶性肿瘤细胞中 CD44v 明显升高。

CD44s 的功能为介导细胞与细胞外基质的黏附，调节细胞积聚、迁移，参与胚胎发育、细胞增殖和淋巴细胞循环，维持组织器官结构，促进创伤愈合。CD44v 膜外成分的变异增强了与透明质酸的亲和力，通过伪装逃避了免疫系统的识别和杀伤，使得 CD44v 阳性肿瘤细胞侵袭、转移能力更强。

（四）细胞外基质

细胞外基质（extracellular matrix，ECM），包括蛋白聚糖、胶原、纤维接蛋白、层黏连蛋白、纤维蛋白原和威勒布兰德因子（von Willebrand factor，vWF）也属于黏附分子。它们参与细胞组成组织、细胞迁移和细胞信号转导等功能。

（五）可溶性黏附分子

以上所述的黏附分子有完整的结构：细胞外片段、跨膜片段和细胞内片段，称为跨膜型黏附分子。黏附分子还有另一种存在形式——可溶性黏附分子（soluble adhesion molecule，SAM）。它有两个来源：①跨膜型黏附分子的细胞外片段脱落；②黏附分子的 mRNA 存在不同的剪接方式，某些 mRNA 翻译后的产物进入血液而形成可溶性黏附分子。

可溶性的黏附分子通常具有黏附分子的结合活性。败血症患者血清可溶性 L-选择素明显升高，反映白细胞激活；感染、肿瘤和糖尿病等患者，其血清可溶性 E-选择素可高于正常值数倍甚至更高，反映内皮细胞的活化。某些病理情况下，可溶性黏附分子水平明显升高，成为监测疾病状况的指标。例如肝功能障碍、恶性肿瘤、心绞痛患者的血清 sICAM-1 升高；肿瘤和炎症患者的血清 sVCAM-1 升高；全身性红斑狼疮患者的血清 sVCAM-1 与病情活动的程度一致；血红蛋白尿综合征和血栓性血小板减少性紫癜患者，其血清可溶性 P-选择素显著升高。

第二节 黏附分子在生理、病理过程中的作用

一、在细胞连接及移动过程中的作用

各种相同或不同类型的细胞有规律地形成细胞与细胞之间的连接和细胞与细胞外间质的连接，才能构成形态不同、机能各异的组织和器官。在细胞的黏合附着过程中，黏附分子发挥着重要作用。

黏附连接（adhesion junction，AJ）是细胞连接的重要形式之一，钙依赖黏附素以及与细胞骨架相连的连环蛋白（catenin）参与这一过程。钙依赖黏附素通过自身识别的方式并互为受体配体而相互作用保障了细胞与细胞之间的黏附连接。正是这种自身识别和相互作

用保障了相同的细胞得以聚集。不同的细胞在发育的某一阶段表达出相同的钙依赖黏附素,它们可以互相联系在一起,形成各种组织。在胚胎发育时期,表达于某些细胞表面的钙依赖黏附素发生改变或丧失,这些细胞便可能离开原先的细胞群。

细胞与细胞外基质的黏附主要由整合素介导,其配体包括纤维连接蛋白、层黏蛋白和胶原蛋白等。成纤维细胞等间叶细胞周围都与细胞外基质附着,不表现极性;上皮细胞的基底面也与细胞外基质附着,而细胞侧面是细胞之间的黏附,表现出极性。细胞发生恶变,其极性常发生异常。

细胞的发育、分化以及创伤的修复都需要细胞的有序迁移,黏附分子的种类和细胞表面的极性对细胞移动有促进或抑制作用。整合素和纤维连接蛋白(FN)促进胚胎发育过程中的细胞迁移,整合素 α_3 亚基的大量表达是一些细胞迁移的必要条件;$\alpha_3\beta_1$ 是 FN 的配体,因而抑制 FN 表达的因子也阻遏了 α_3 亚基的表达,最终抑制这些细胞的迁移。FN 还参与创伤修复过程的细胞移动。CD31 和 E-钙依赖黏附素正常分布在细胞侧面,能抑制细胞的移动。

二、在炎症过程中的作用

炎症是机体的重要防御机制,其重要的细胞学行为是炎症细胞(主要是白细胞)黏附于血管内皮细胞并穿越血管壁,向炎症部位趋化聚集。根据显微镜观察,白细胞在毛细血管黏附的情况大致如下:①白细胞与血浆、红细胞一起流动;②沿着内皮细胞表面滚动;③与内皮紧密黏附并渗出(见图8-1)。上述行为的不同阶段,不同的黏附分子起着不同的重要作用。

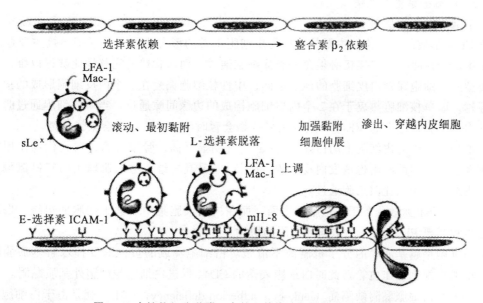

图 8-1 中性粒细胞黏附、穿越血管内皮细胞过程的模式图

1. 白细胞在血管内皮细胞表面滚动

炎症早期,白细胞与内皮细胞之间的黏附主要由选择素家族介导。静止的内皮细胞不

表达 E-选择素,只有在炎性细胞因子等刺激下内皮细胞被激活才表达出 E-选择素。P-选择素储存于内皮细胞的 Weibel-Palade 小体内,受到组胺刺激后很快脱颗粒而表达于细胞表面。慢性炎症刺激会使 P-选择素持续表达。L-选择素在白细胞上呈固有表达。炎症刺激使白细胞膜微绒毛突起内 L-选择素含量增多,而整合素的分布只限于微绒毛之间的细胞体表面。在黏附的早期,主要由选择素家族成员分别与其对应的寡糖配体结合介导滚动过程。近年的资料显示,VLA4 参与介导 T 细胞和中性粒细胞的滚动。在始发黏附不久,微绒毛突起回缩,使得整合素与内皮细胞表面的对应配体结合。

2. 白细胞与内皮细胞牢固黏附

滚动是可逆的过程。在缺乏 GM-CSF、IL-8、PAF 的情况下,滚动的白细胞可以与内皮细胞脱离,重新进入血液;在趋化因子等因素的作用下,白细胞与内皮细胞的结合从低亲和力状态转变成高亲和力状态,从而使白细胞滚动停止而被内皮细胞捕获。在此过程中,整合素起着重要作用。整合素可表现为低亲和力和高亲和力两种状态并且倾向于前者。炎症时,白细胞在 TNF 和 IL-1 等细胞因子作用下,表达的整合素(CD11/CD18、VLA4)迅速增多;整合素也从低亲和力状态转变成高亲和力状态,其可能途径是:①整合素呈"簇"分布,其密度增加;②整合素的构象改变。炎性刺激使内皮细胞表达的 I-CAM-1、VCAM-1 也显著升高,与白细胞表面的整合素发生识别性结合引致牢固黏附。

被捕获的白细胞会在内皮细胞顶部移动,此过程需要细胞前缘黏附而后缘脱黏附的循环变化,由整合素和 ICAM-1、VCAM-1 介导。细胞膜前缘突起和伸展保障了细胞向前移动,细胞膜后缘却脱黏附并通过内吞而卷入胞体内,继而成为细胞膜前缘。如此循环往复,白细胞在内皮细胞顶部向前移行。

3. 白细胞穿越血管壁

单层的内皮细胞被黏附连接和紧密连接包绕,其中以血管内皮细胞钙依赖黏附素(VE-CD)形成的黏附连接主要是维持内皮细胞正常的形态排列,而紧密连接主要起着屏障作用。炎症时,这些连接必须允许炎症细胞通过,而血管壁的完整性能够得以维持。不同类型的白细胞穿越内皮细胞的地点不同,中性粒细胞偏爱在 3 个内皮细胞形成的接合部位穿越,而单核细胞热衷于在 2 个内皮细胞构成的边缘间隙通过。当单核细胞通过时,周围的内皮细胞边缘上的 VE-CD/连环素复合物会暂时消失,通过后会很快恢复。

牢固黏附于内皮细胞上的白细胞 $[Ca^{2+}]i$ 明显升高,骨架收缩,向趋化物作用方向穿越血管壁。牢固黏附也诱发内皮细胞 $[Ca^{2+}]i$ 升高,继而激活肌球蛋白轻链激酶,导致内皮细胞收缩,让白细胞通过。

PECAM-1 弥散分布于白细胞的表面,而在内皮细胞集中表达于细胞的边缘。白细胞渗出过程需要 PECAM-1 的嗜同性黏附的协助。

白细胞穿越基底膜的分子机制尚不清楚。白细胞释放的蛋白酶发挥水解基底膜的作用,协助白细胞穿出血管。此时白细胞表达的 CD44 促进白细胞与细胞外基质黏附。

先天性白细胞黏附缺陷症(leukocyte adhesion deficiency, LAD)就是由于白细胞的黏附分子表达缺陷导致反复发生且难以治愈的、以感染为特征的临床综合征。LAD 可分为两型:LAD-1 和 LAD-2。前者是由于整合素 β_2 链基因突变导致白细胞 CD11/CD18 表达缺陷,不能与 ICAM-1 结合致使白细胞不能渗出到炎症部位;后者是因为白细胞 S-Lewis^x(CD15S)表达缺陷不能与内皮细胞上的 E-选择素结合,不能向炎症区域渗出。

三、在支气管哮喘发生过程中的作用

支气管哮喘是肥大细胞、嗜酸性粒细胞和 T 细胞等多种细胞参与的慢性气道炎症性疾病。上述炎症细胞募集至炎症区域前必须与血管内皮细胞黏附，淋巴细胞的分化需要黏附分子的参与。因此，黏附分子在支气管哮喘的发生过程中起着十分重要的作用。

目前认为，哮喘的发生与 Th1/Th2 亚群的平衡失调密切相关。Th1 和 Th2 亚群的分化要经历初始 Th 细胞（naive T helper cell）、前体 Th 细胞（precursor T helper cell, pTh）、效应 Th 细胞（effector T helper cell, eTh）和记忆 Th 细胞（memory T helper cell）几个阶段。

协同刺激信息对 Th 细胞的分化起着重要作用。体外实验表明，在低浓度 IL-4 和 IL-12 的情况下，初始 Th 表达的 LFA-1 与树状突细胞（DC）表达的 ICAM-1 结合促使人初始 Th 向 Th1 分化；Th1 特异转录子 T-bet 表达增高而 Th2 特异转录子 GATA-3 下降；分泌的 IFNγ 增多而 IL-4 减少。另外的实验证明，LFA-1/CAM-1 的相互作用使激活 T 细胞所需要的抗原量减少到原来的 1%～10%。关于 LFA-1/ICAM-1 结合诱导初始 Th 向 Th1 分化的机制，H.H.Smits 等认为存在两种可能：①LFA-1/CAM-1 的结合能稳定 DC 与 Th 细胞的相互作用，增强和延长 TCR 接受抗原信息的能力，通过 TCR 依赖的信号（如肌醇磷脂水解产物、胞浆 Ca^{2+} 增加、PLC_γ 磷酸化）而实现；②通过独特的信号转导途径 ERK 和 JNK 完成。

支气管哮喘气道炎症特点之一是嗜酸性粒细胞浸润于气道上皮下。研究发现，哮喘发作时血管内皮细胞和气道的上皮细胞表达的 ICAM-1 都明显增多，且与症状的严重程度密切相关；应用抗 ICAM-1 的单抗能减少哮喘肺组织嗜酸细胞浸润和气道反应性。因此，ICAM-1 表达增多可能与哮喘嗜酸细胞浸润有关。ICAMs 是通过其在白细胞表面的配基 CD11/CD18 而实现黏附的，后者却可以表达于几乎所有的白细胞表面。哮喘发作时主要是嗜酸细胞的浸润，因此，除了 ICAM-1、ICAM-2 与 CD11/18 作用外，尚有其他黏附分子参与其黏附过程。近年研究发现，VLA-4 与 VCAM-1 之间的黏附在嗜酸细胞浸润过程中也起着重要作用，抗 VLA-4 单抗抑制嗜酸细胞与内皮细胞的黏附，减轻哮喘的症状。

嗜碱细胞也可表达 ICAM-1 和 VLA-4，分别与内皮细胞的 CD11/CD18 和 VCAM-1 互为配体而黏附。抗 CD11 和 CD18 单抗能减少基因重组 IL-3 诱导的嗜碱细胞的黏附，从而缓解哮喘的症状。

哮喘发生中的细胞黏附过程与其他炎症过程类似。起初，白细胞与血管内皮细胞上的选择素家族成员相结合，继而内皮细胞的 Ig 家族（包括 ICAM-1 和 VCAM-1）与白细胞表达的整合素家族成员结合，使黏附牢固，然后白细胞跨越内皮迁移。

此外，黏附分子与哮喘气道反应性和气道重建都有较密切关系。

四、在淋巴细胞归巢过程中的作用

淋巴细胞归巢（lymphocyte homing）指循环淋巴细胞从血液迁移至淋巴器官或组织的过程，包括淋巴细胞向外周淋巴器官的归巢和淋巴细胞向炎症部位的渗出。

淋巴细胞的归巢呈现相对的选择性，即某一特定的淋巴细胞群或亚群定向迁移到相应的组织或器官。淋巴细胞归巢是淋巴细胞表面和组织器官血管内皮细胞表面的黏附分子相互作用的结果。其中，淋巴细胞表面的黏附分子称为淋巴细胞归巢受体（lymphocyte homing receptor, LHR），所识别的血管内皮细胞表面的黏附分子称为地址素（addressin）。介导淋巴细胞归巢至外周淋巴结的归巢受体是 L-选择素，外周淋巴结血管内皮细胞上能与之结合的黏附分子称为外周淋巴结血管地址素（peripheral lymphonode vascular addressin, PNAd）。L-选择素与 PNAd 间的特异性识别和结合构成淋巴细胞归巢至外周淋巴结的分子基础。

淋巴细胞的渗出是一个连续过程：起初，L-选择素与 PNAd 作用，介导淋巴细胞与内皮细胞的可分离接触，淋巴细胞沿血管壁的滚动是可逆的；继而通过淋巴细胞上 G 蛋白偶联受体激活淋巴细胞；接着是淋巴细胞活化依赖的"停滞"——较稳定的黏附，此时整合素 CD11a/CD18 和 ICAM-1 起着重要作用；最后淋巴细胞越过内皮细胞。

五、在血栓形成过程中的作用

血小板是构成白色血栓和混合血栓的主要细胞成分。血栓形成的过程大致如下：血小板与损伤的血管壁接触、黏附。黏附分子在血栓形成的不同阶段都起着重要作用。血小板表面表达十多种黏附分子，主要有 GP Ib、GP IIb/IIIa 等整合素家族成员、P-选择素和属于免疫球蛋白家族的血小板-内皮细胞黏附分子（PECAM-1）等。

内皮细胞损伤后，vWF 与暴露的胶原结合，其构型也发生改变，增强了与血小板表面 GP Ib 的结合能力，促进了与血小板的黏附。与此同时，血小板被刺激而活化。活化血小板其表面的 GP IIb/IIIa 构型改变，通过识别 vWF 上的 RGD 序列并与之结合，使血小板的黏附扩展；构型改变的 GP IIb/IIIa 还显露出与纤维蛋白原结合的反应位点并与之结合。一个纤维蛋白原分子可与相邻的两个甚至多个血小板膜上的 GP IIb/IIIa 结合，产生搭桥作用，使血小板相互聚集。

研究表明，低剪切力条件下，血小板的聚集主要由于 GP IIb/IIIa 与纤维蛋白原的结合所致；高剪切力血流条件下，血小板除了 GP IIb/IIIa 与纤维蛋白原结合外，GP Ib 与 vWF 结合也起着重要作用。

六、在缺血-再灌注损伤过程中的作用

中性粒细胞在缺血-再灌注损伤（ischemia-reperfusion injury, I/R）的发生、发展中都起着重要作用。中性粒细胞黏附于内皮细胞能阻塞血管腔甚至产生无复流现象，激活的白细胞释放血管活性因子和生物活性因子，使血管通透性升高和组织损伤。除去动物的白细胞能使心脏、胃肠道、肝脏甚至整个机体 I/R 损伤减轻，应用特异性黏附分子抗体也能显著减轻再灌注时白细胞的黏附和渗出。

如上述，选择素在调节中性粒细胞在内皮细胞表面的滚动中起关键作用，而整合素与 ICAM-1 的结合在随后的牢固黏附和渗出中起重要作用。实验表明，再灌注 10min，P-选择素单抗显著抑制白细胞的黏附并减轻小肠、肝、肾等脏器 I/R，而 CD18 及 ICAM-1 单抗却无上述效应；再灌注 1h，CD18 及 ICAM-1 单抗则明显抑制白细胞与内皮细胞的黏附并使小肠 I/R 减轻。

七、在肿瘤的发生及转移过程中的作用

癌基因的激活性突变和抑癌基因的失活性突变都能使组织细胞发展为恶性肿瘤，而黏附分子与癌基因的关系密切。癌基因除了可以通过生长因子激活途径而活化外，一些癌基因的活化还有可能依赖于整合素的激活；另一些癌基因的活化则由于整合素与生长因子介导途径的分离所致。

在肿瘤发展过程中，原位癌细胞表达的黏附分子减少使之脱离邻近细胞；通过降解细胞外基质（ECM）或者诱使间质细胞产生特殊的、类似胚胎组织的 ECM 等途径促使肿瘤细胞浸润和转移。已经侵入血管的肿瘤细胞必须异常地表达某些黏附分子才能与靶组织的血管内皮细胞黏附，引致血行转移。因此，黏附分子在肿瘤细胞的浸润和转移中都起着重要作用。

整合素 $\alpha_4\beta_1$、E-钙依赖黏附素在正常细胞通常高表达，在某些恶性肿瘤细胞的表达很少，提示这些黏附分子可能具有抑制肿瘤转移的作用。肿瘤细胞表达的整合素既可减少或缺失，也可以增高，在细胞分布的极性可能异常，提示整合素与肿瘤细胞的浸润和转移有关。某些 CD44v 与肿瘤细胞的浸润和转移也有一定的关系。

临床观察证实，胃癌、大肠癌和乳腺癌等恶性肿瘤细胞的 E-钙依赖黏附素明显减少甚至缺失，且与肿瘤细胞的恶性程度相关。体外实验表明，不表达 E-钙依赖黏附素的肿瘤细胞在培养时表现出浸润能力，转染了 E-钙依赖黏附素 cDNA 后，肿瘤细胞丧失了原有的浸润能力。在正常上皮细胞，E-钙依赖黏附素主要表达于细胞相邻的侧面，恶变后表达于细胞顶部的 E-钙依赖黏附素增多，提示 E-钙依赖黏附素表达的量减少和表达的部位异常，都可能与肿瘤的浸润和转移有关。

结肠癌缺失基因是与结肠癌有关的肿瘤抑制基因，其基因序列与许多细胞黏附分子的基因序列有很高的同源性，因而结肠癌缺失基因可以被认为是一种黏附分子，它的缺失促使肿瘤细胞的浸润和转移。

综上所述，黏附分子在肿瘤细胞的发生、浸润和转移中起着以下作用：①肿瘤细胞黏附分子的异常表达有助于细胞的恶变、离散、游走和转移；②某些黏附分子或受体的极性改变有利于肿瘤细胞的迁移；③某些黏附分子表达降低能使肿瘤细胞与邻近细胞或 ECM 黏附作用减弱，如乳腺癌、结肠癌，VLA-2 表达下降促进肿瘤细胞的浸润；④黏附分子介导肿瘤细胞与靶组织血管内皮细胞的相互黏附。

（梁仲培）

参 考 文 献

1. 金伯泉. 黏附分子. 见：金伯泉主编. 细胞和分子免疫学. 第2版. 北京：科学出版社，2001：34~88
2. 陈尧，等. 内皮细胞黏附分子的研究进展. 解剖科学进展，2001，7（2）：136~139
3. 闫文生. 钙依赖黏附素生理功能研究进展. 国外医学生理、病理科学与临床分册，2000，20（4）：263~266
4. 郑立新，周晓红. 选择素研究进展. 生物医学工程学杂志. 2000，17（1）：101~106

5. Smits H H, et al. Intercellular adhesion molecule-1/LFA-1 ligations favors human Th development. J Immunol, 2002, 168 (4): 1710~1716
6. Chaplin D D, et al. Cell cooperation in development of eosinophil predominant inflammation in airways. Immunol Res, 2002, 26 (1-3): 55~62
7. Muller W A. Leukocyte-endothelial cell interactions in the inflammatory response. Lab Investigation, 2002, 82 (5): 521~533
8. Francesco M, et al. Adhesion molecules: clinical implications. Surgery, 2000.127 (5): 481~483
9. Fujiwara K, et al. Is PECAM-1 a machanoresponsive molecule? Cell-Struct-Funct 2001, 26 (1): 11~17
10. Dejana E, et al. The molecular organization of endothelial junctions and their functional role in vascular morphogensis and permeability. Int-J-Dev-Biol, 2000, 44 (6 spec No): 743~748

第九章 干细胞及其应用前景

干细胞（stem cells，SCs）是来自胚胎、胎儿或成人的具有持久或终身自我更新能力的细胞，它能产生特异的细胞类型，形成人体组织和器官。干细胞研究是近十余年来生物医学领域中最引人注目的研究热点之一，并即将引发一场新的疾病预防和治疗上的革命。

第一节 干细胞的分类和特点

一、特　点

干细胞具有多向分化、可塑性和自我更新等特点。

（一）多向分化

多向分化是各种干细胞的基本特点。分化（differentiation）指非特化细胞（如干细胞）成为组成身体的诸多的细胞中的一种特定细胞的过程。多向分化则是非特化细胞可以分化为多种特定细胞。在分化期间，其基因在复杂的调控方式下，某基因被活化，而其他的则失去活性，使分化的细胞生成特殊的结构，执行某些功能。例如，成熟的分化的神经细胞有细长的纤维状突起，用以发送并接收电化学信号，进行神经细胞间的交流。在实验室中，干细胞可以被诱导成为特化的或者部分特化的细胞类型（例如，心肌细胞、神经细胞或者胰腺细胞），这叫做定向分化（committed differentiation）。

（二）可塑性

可塑性（plasticity）是干细胞的另一重要特点，是指一种成体干细胞可以生成另一种组织细胞的能力。最近报告可塑性的例子是在特定的实验条件下，来自骨髓源性的成体干细胞产生类似神经元和其他在脑中可见的细胞。证据表明，在适当的环境下，一些成体干细胞能在基因水平重排，产生具有不同组织特征的细胞。

（三）自我更新

在有机体的生命活动中，成体干细胞能为机体制造它们自己本身，这种特性被称为"自我更新"。如神经干细胞可以分化为神经细胞等。

二、分　类

（一）根据分化潜能分

1. 全能干细胞（totipotent stem cells，TSCs）

全能干细胞具有分化全能性，单一的全能干细胞可以分化为来自机体三个胚层（中、内、外）的各种细胞，包括生殖细胞，常见的有：

(1) 胚胎干细胞（embryonic stem cells, ESCs）：胚胎干细胞来自早期胚胎（4~5d，即胚泡）中的内细胞群，是具有发育为多种特化细胞类型潜能的原始未分化细胞。一旦离开胚泡，内细胞群的细胞就可以培养成胚胎干细胞。

受精卵在分裂期早期尚未植入子宫之前形成囊胚（blastocyte），它由大约140个细胞组成。囊胚的"外壳"为单层细胞组成的滋养层（trophoblast），与以后囊胚植入子宫及胎盘形成有关。囊胚内部的一端有一个内细胞群（inner cell mass, ICM），这是一群具有全部分化能力的细胞，它们在胚胎发育过程中可以进一步分化为内胚层、中胚层和外胚层，并最终分化为不同的组织、器官，成为一个完整的人体。若将这种内细胞群取出，做成细胞悬液，在体外进行培养，就成为"胚胎干细胞"（embryonic stem cells, ES细胞）。

(2) 胚胎生殖细胞（embryonic germ cells, EGCs）：EGCs来自胎儿组织。确切地说，它们是从5~10周胎儿生殖嵴的原生殖细胞中分离的。随着后期的发育，生殖嵴发育为睾丸或卵巢，原生殖细胞生成卵子或精子。

胚胎干细胞和胚胎生殖细胞都是全能的，但它们的特性与特征并不相同，其共同点是有长时间自我复制能力且无染色体变异，均有全能干细胞表面标志，一定培养条件下二者均能自发性分化成所有三层原发性生殖层所需的所有细胞。不同点是前者来源于人胚泡，后者来源于受精后5~9周胎儿生殖嵴；前者增生能力强，后者弱；前者传代培养至少2年以上，300~450个以上倍增，后者只有40~80个倍增。

2. 单能干细胞（monopotent stem cells, MPSCs）

单能干细胞也具有多向分化潜能，但只能分化为同一种组织中的不同细胞类型。目前研究的最为透彻的MPSCs有造血干细胞（hematopoietic stem cells, HSCs）和神经干细胞（neural stem cells, NSCs）。

(二) 根据供体组织所处的发育时期不同分

1. 胚胎期干细胞

如前所述，胚胎期干细胞包括ESCs和EGCs两种干细胞。

2. 成体干细胞（adult stem cells, ASCs）

成体干细胞是一种具有自我更新能力的未分化细胞，可产生某一组织或器官的所有终末分化细胞类型。成体干细胞的来源包括骨髓、血液、眼睛的角膜和视网膜、脑、骨骼肌、牙髓、肝脏、皮肤、胃肠道上皮、胰腺和间充质干细胞（mesenchymal stem cells, MSCs）。成体干细胞数量较少，分离、纯化较困难。

成体干细胞来源广泛，由于其具有可塑性，极大地丰富了干细胞的用途，用核移植技术进行的器官移植可避免免疫排斥反应和许多伦理问题，故其研究备受重视。

(三) 根据其来源组织不同分

若来源于血液，则称为血液干细胞；若来源于神经组织，则称为神经干细胞；若来源于胰腺组织，则称为胰腺干细胞。这一类干细胞多属于成体干细胞。

第二节 人胚胎干细胞及其应用前景

胚胎干细胞既像培养的一般细胞那样可以扩增、进行遗传操作和冻存,且不失其多能性;又类似于胚胎细胞,含有正常的二倍体核型,具有发育的全能性或多能性。在适当条件下 ES 细胞可被诱导分化为多种细胞、组织,也可以与受体胚胎嵌合,形成嵌合体(包括生殖腺在内的各种组织),因此 ES 细胞就成为研究哺乳动物早期胚胎发生、细胞组织分化、基因表达调控等发育生物学基础研究的一个非常理想的模型系统和非常有用的工具,也是进行动物胚胎工程研究及生产和临床医学研究的一个重要途径。

一、人 ES 细胞

(一) 人 ES (human ES, hES) 细胞研究概况

Prea 等(1989)尝试性地从人畸胎瘤分离 ES 细胞,初步证实了 hES 细胞建系的可能性。Bonyno 等(1994)通过人输卵管上皮细胞滋养层培养原核期胚胎,发育至囊胚后添加白血病抑制因子(leukemia inhibitory factor,LIF),获得增殖传代的类 hES 细胞克隆。Thomson 等(1995)从恒河猴的囊胚中分离建立恒河猴 ES 细胞系,它具有稳定的核型,能分化形成滋养层和 3 个胚层的组织,这是第一个建株的灵长类动物的胚胎干细胞。Thomson 等(1996)建立猴(common marmoset)的 8 个多能 ES 细胞系,其碱性磷酸酶(AKP)、SSEA-3、SSEA-4、TRA-1-60、TRA-1-81 染色呈阳性;核型正常。其中 2 个细胞系连续培养 1 年多,保持未分化状态,核型未变异。中山医科大学李树浓课题组(1998年 1 月)自体外受精胚胎分离到人的类 ES 细胞,从而开创了人类 ES 细胞分离、克隆的先河。同年 11 月,Thomson 等(1998)在 *Science* 上报道了其分离、克隆到人 ES 细胞的引起世界轰动的论文,他是从体外受精胚胎发育至囊胚期的 14 个内细胞团分离、克隆出 5 个 hES 细胞系,其滋养层为经 γ 射线灭活的鼠胎儿成纤维细胞,培养液为 80% DMEM + 20% 胎牛血清 + 1mmol 谷氨酰胺 + 0.1mmol 2-巯基乙醇 + 1% 非必需氨基酸。该细胞系具有正常的核型和高端粒酶活性,表现标志灵长类 ES 细胞而非其他细胞的细胞表面抗原的特性;在体外保持未分化状态,培养 4~5 个月,仍具有形成滋养层和所有 3 个胚层组织的能力。

在 Thomson 等的论文发表 1 个星期后,Gearhart 等(1998)在美国 PNAS 杂志上也报道了从受精后 5~9 周流产胎儿含有 PGCs 的生殖嵴和肠系膜中分离、克隆出 5 个多能干细胞系的论文,其滋养层为经 γ 射线灭活的 STO 成纤维细胞,培养液为 DMEM + 15% 胎牛血清 + 0.1mmol 2-巯基乙醇 + 2mmol 谷胺酰胺 + 1mmol 丙酮酸钠 + 1000IU/ml 人重组白血病抑制因子(hrLIF)+ 1ng/ml 人重组碱性成纤维细胞生长因子(hr-bFGF)+ 10μmol 福司科林(Forskolin)等。其特征类似于小鼠 EG 细胞和 ES 细胞,对 AKP 的固定作为 ES 细胞和 EG 细胞特征的 5 种免疫标记抗原表现为阳性,可连续传代且核型稳定,免疫组化分析类胚体表明其可分化为包括所有 3 个胚层的组织。

(二) hES 细胞系的特征

1. hES 细胞的形态特征

各种哺乳动物的 ES 细胞都具有相似的形态结构特征,即胞体体积小、核大,有一个或多个核仁。

2. hES 细胞的生长特性

在已建立的 ES 细胞系集落中,ES 细胞紧密堆积,无明显细胞界限,形似鸟巢,ES 细胞具有连续无限地保持未分化状态传代的能力。

3. hES 细胞的核型

hES 源于早期胚胎细胞,具有稳定的整倍体核型。Thomson 等(1998)分离的 5 个 ES 细胞系中 H1、H13、H14 具有正常 XY 核型,H7、H9 具有正常的 XX 核型,H9 培养 6 个月后仍具正常的 XX 核型。

4. hES 的细胞冷冻、解冻

ES 细胞经适宜的冷冻、解冷后不丧失其生长、增殖等特性。

5. hES 细胞表面抗原

ES 细胞为未分化多能干细胞,它表达早期胚胎细胞、EC 细胞的表面抗原。但鼠和人 ES 细胞表达的表面抗原具有种属差异性。Thomson 等(1998)的研究表明:hES 细胞表达标志未分化状态的非人灵长类 ES 和人 EC 细胞特征的细胞表面抗原,包括早期胚胎阶段特异性抗原(SSEA-3,SSEA-4,TRA-1-60,TRA-1-81)和碱性磷酸酶。hES 细胞一直呈 SSEA-4 强阳性,而 SSEA-3 为弱阳性。Gearhart 等认为可能 SSEA-1 是源于 PGCs 的多能干细胞分化的标志。另外 SSEA-1 激活可能反映相对扁平而疏松结合的 EC 细胞和恒河猴 ES 细胞克隆(呈 SSEA-1 阴性)与多层密集化的小鼠 ES 和 EG 细胞(呈 SSEA-1 阳性)二者间本身存在差异。与人 EC 细胞相同的是,未分化状态的 hES 细胞不表达 SSEA-1,而分化的 hES 细胞呈 SSEA-1 强阳性(Andrews,1987),hES 细胞表面抗原呈 SSEA-3、SSEA-4、TRA-1-60、TRA-1-81、AKP 阳性。hES 细胞表面抗原与小鼠和其他哺乳动物 ES 细胞表面抗原有所不同,表明人胚胎发育早期基因表达调控、细胞分化与其他哺乳动物存在一定差异,这为鉴定和分离 hES 细胞以及研究人类胚胎发育、基因表达调控、细胞分化等提供了一条有效的途径。小鼠、猴和人多能干细胞的特征比较见表 9-1。

表 9-1 小鼠、猴和人多能干细胞的特征比较

	小鼠 EC/ES/EG 细胞	猴 ES 细胞	人 ES 细胞	人 EG 细胞	人 EC 细胞
SSEA-1	+	−	−	+	−
SSEA-3	−	+	+	+	+
SSEA-4	−	+	+	+	+
TRA-1-60	−	+	+	+	+
TRA-1-81	−	+	+	+	+

续表

	小鼠 EC/ES/EG 细胞	猴 ES 细胞	人 ES 细胞	人 EG 细胞	人 EC 细胞
AKP	+	+	+	+	+
Oct-4	+	+	+	不明	+
是否需要滋养层细胞	ES 细胞、EG 细胞需要，部分 EC 细胞需要	需要	需要	需要	可不需要，但克隆能力较低
对干细胞自我更新起作用的细胞因子	LIF 和一些通过 gp130 受体起作用、能替代滋养层细胞的因子	与滋养层共同培养	滋养层细胞和血清，滋养层和无血清培养基+bFGF	LIF、bFGF、forskolin	不明，增殖能力低
体外生长特性	形成紧密圆形、多层细胞簇，能形成胚胎体	形成扁平、松散的聚集物，能形成胚胎体	形成扁平、松散的聚集物，能形成胚胎体	形成圆形、多层细胞簇，能形成胚胎体	形成扁平、松散的聚集物，能形成胚胎体
体内形成畸胎瘤的能力	+	+	+	−	+
形成嵌合体的能力	+	不明	+		

备注：

ES：胚胎干细胞；EG：胚胎生殖细胞；EC：胚胎癌细胞；EB：胚胎体；SSEA：特化时期胚胎抗原；TRA：肿瘤抵抗抗原；LIF：白血病抑制因子；bFGF：碱性成纤维细胞生长因子。

6. hES 细胞的端粒酶活性

端粒酶是增加染色体末端端粒序列的一种核糖核蛋白，参与维持端粒长度。端粒长度对细胞复制的寿命有很重要的作用。端粒酶的表达与人细胞的永生化高度相关，对一些人二倍体细胞引入端粒酶活性，会延长其复制的寿命；人二倍体细胞缺乏端粒酶活性，随着年龄增长，其端粒变短，在组织培养中经过有限的增殖期后，进入复制衰老状态。相反，在生殖系细胞和胚胎组织，端粒酶高水平表达，因此 hES 细胞端粒酶活性的高度表达表明其复制的寿命长于正常体细胞复制的寿命。Thomson 等（1998）确定了 hES 细胞高度表达端粒酶活性，这也揭示用 ES 细胞和 PGCs 较其他体细胞核移植具有更现实的应用前景。

7. hES 细胞的分化潜能

(1) hES 细胞体内分化潜能：将 ES 细胞进行同源动物皮下注射则形成复杂的混合组织瘤（畸胎瘤）。Thomson 等（1998）将自囊胚分离的 5 个 ES 细胞系分别注射给严重联合性免疫缺陷（SCID）小鼠，每个小鼠都产生胚胎组织瘤，每个胚胎组织瘤包括胃上皮（内胚层）、软骨、骨髓、平滑肌、横纹肌（中胚层）和多层鳞片状上皮细胞（外胚层）。由此可知，hES 细胞可在体内向 3 个胚层分化。

(2) hES 细胞体外分化潜能：ES 细胞对体外培养条件的变化非常敏感，因此常用滋养层细胞或 LIF 等分化抑制因子来抑制其分化倾向，同时保证其增殖能力不受影响。当去除这些因素或加入某些分化诱导剂时，ES细胞会进行定向分化。体外培养情况下，它通常可分化为造血细胞、神经细胞、心肌细胞和骨骼肌细胞、上皮细胞。

①造血细胞：早在1985年人们就观察到体外培养的ES细胞系可形成类似胚胎发育中卵黄囊、血岛样结构，随后发现ES细胞在体外可分化成红细胞、髓细胞和淋巴细胞等造血细胞。乔春平等（1999）在体外利用不同细胞因子，采用分阶段培养诱导法，可使ES细胞定向诱导为浆细胞，从而使ES细胞作为临床骨髓移植中所需的造血细胞的一种新来源成为可能。

②神经细胞：体外培养模型可模拟从未定型细胞向功能性神经元转化的过程，为研究神经元分化提供条件。有研究发现，EC（embryonal carcinoma，EC）细胞在体外分化成神经元细胞。有资料表明，ES细胞在体外能分化成类神经元细胞。人们设想用ES细胞进行移植，但移植后形成异质组织和畸胎瘤的问题一直困扰着人们。近来，Oliver Brustle建立了鼠模型来研究人的髓鞘质疾病的移植问题。结果，新形成的髓鞘质并不局限于植入部位，而可纵向或横向延伸生长，且未观察到受体鼠内有肿瘤形成和产生非神经组织的迹象，但其长期存活率及安全性尚待考察。

③心肌细胞和骨骼肌细胞：ES细胞在体外培养条件下形成类胚体（embryonic body，EB），而EB可在7~9d时出现有节律的自发性收缩，并表达心肌细胞和骨骼肌细胞的肌球蛋白重链基因MHC。据报道，EB在体外分化过程中可表达心肌细胞特征性决定基因Myf5、Myogenin、Myo和Myf6，有趣的是其表达时序与体内发育一致。

④上皮细胞：多年来，人们对ES细胞分化成上皮细胞的研究大多局限于对血管内皮发生学的探讨。众所周知，β_1整合素在调节成人器官中角质细胞活动方面发挥作用。曾有人试图用基因打靶技术去除β_1基因以进行观察，但此种胚胎在植入不久便死亡。Bagutti等的实验表明，野生型ES细胞能在体外培养条件下分化成上皮细胞，并表达单层上皮标志物（K8、K18、K19）和复层上皮标志物（K14、K19）。而缺陷ES细胞只表达单层上皮角蛋白（keratin），很少表达K14、K10、involucrin。由此看出β_1缺陷ES细胞体外分化成角化细胞的能力严重受损。但β_1缺陷ES细胞在鼠体内的嵌合体皮肤和畸胎瘤中却可分化成角化细胞。这提示在体内存在基底膜的情况下，$\alpha_6\beta_4$整合素可替代β_1整合素调节终末分化的作用。实验说明ES细胞培养技术是分析发育过程中由基因缺乏导致致命损伤而无法研究的细胞分化过程的有利工具。张仁礼等（2001）在体外利用人羊膜和ES细胞共培养4~5d后，发现ES细胞可被诱导分化为表皮细胞样单层细胞，细胞排列紧密，呈多边形，经免疫组化染色发现β_1整合素为阳性。更为令人吃惊的是，还可见到一些汗腺等皮肤附属组织，从而使为临床上皮肤移植提供一种全新的移植材料成为可能。

(3) 嵌合体试验：嵌合体试验是传统验证ES细胞全能性的重要实验，即ES细胞与正常胚胎嵌合，如能产生包括生殖系在内的各个组织器官且能产生功能性配子的嵌合体（种系嵌合体），即可证实的确分离到具发育全能性的ES细胞系。但由于伦理道德和实际原因，不可能用hES制作嵌合体。

8. 碱性磷酸酶的表达

许多资料表明，小鼠、大鼠的桑葚胚细胞和囊胚细胞均有碱性磷酸酶（AKP）表达，小鼠的EC细胞和ES细胞中均含有丰富的AKP。而在已分化的EC细胞和ES细胞中，AKP呈弱阳性或阴性。猪、兔的桑葚胚和早期囊胚AKP呈阳性。因此，AKP常用来作为鉴定 EC 细胞或 ES 细胞分化与否的标志之一。

(三) hES 细胞的鉴定方法

1. ES 细胞形态学鉴定

从前述 ES 细胞的形态结构（胞体体积小、核大、有一个或几个核仁）和生长特性（呈克隆状生长、细胞紧密聚集、形似鸟巢、界限不清等）对 ES 细胞进行初步鉴定。

2. 核型分析

ES 细胞具有正常二倍体核型，可用核型分析进行检验。

3. 碱性磷酸酶（AKP）染色

常用染色方法如下：

应用液配制：快绿 B 盐（fast green B）5mg，双蒸水 0.08ml，HCl（36%）0.02ml，4%$NaNO_2$ 0.1ml，萘酚 AS-TR 磷酸钠 10mg，DMSO 0.5ml，PBS（pH8.6）5ml，10% $MgCl_2$ 0.05ml，以 1mol NaOH 将 pH 值调至 8.4。

染色步骤：以应用液处理 20min 后，双蒸水洗 3 次，再以甘油 PBS 封片。

对照：以已建系 ES 细胞（或小鼠的脱带桑葚胚或囊胚）作为阳性对照，应用液中不含萘酚为阴性对照。

结果判定：阳性对照 ES 细胞染成棕色，阴性对照无色。小鼠 3.5 日龄胚胎 ICM 为强阳性。

4. SSEA-1 免疫荧光标记（间接免疫荧光法）

检测方法如下：

试剂：①第一抗体，SSEA-1（鼠抗 F9 细胞单克隆抗体），1∶100 稀释；②第 2 抗体，羊抗鼠-若丹明，1∶10 稀释；③封闭液，羊抗兔 IgG。

步骤：①杜氏 PBS 洗 3 次，2%Triton 作用 20min；②再以杜氏 PBS 洗 3 次，封闭液中置 20min；③以杜氏 PBS 洗 3 次，加第 1 抗体于 4℃ 过夜；④以杜氏 PBS 洗 3 次，加第 2 抗体于 30℃ 温箱置 30min；⑤再以杜氏 PBS 洗 3 次后用甘油 PBS 封片。样本在激光共聚焦图像系统下观察。

结果：根据细胞是否出现荧光作出判断。

5. 分化能力检测

（1）体外分化试验：将所得细胞系制成悬液培养在铺有明胶的培养皿中。若所得细胞系为 ES 细胞，则在培养过程中部分细胞聚集贴壁，培养一段时间后将分化为神经、肌肉、软骨等不同组织细胞，同时还有部分不贴壁悬浮生长，先形成简单类胚体，进一步培养形成囊状胚体。在 ES 细胞传代过程中也可能有不贴壁 ES 细胞分化形成类胚体。

（2）体内分化试验：以一定量所获得 ES 细胞注射到同源动物的皮下。若该细胞为 ES 细胞，则经过一段时间以后，动物皮下注射处可见有组织瘤生成。手术取瘤，常规制作切片观察，一般可见代表 3 个胚层的不同组织细胞。

（3）嵌合体形成：将 ES 细胞通过注射法或聚合法与受体胚胎结合并将胚胎植入同期化（假孕母体）受体可以得到嵌合体动物。嵌合体动物可以通过毛色、皮肤色素等进行判断，或取器官组织进行同工酶（如 GPI，磷酸葡萄糖异构酶）检测。ES 细胞是否参与生殖系嵌合且形成功能性配子可以通过是否形成同种或同品种后代确定。

二、hES 细胞的应用前景与展望

hES 细胞对体外研究人正常胚胎发生、非正常发育（通过目的基因修饰和染色体工程生产特定细胞系），发明合成药物，胚胎瘤检测以及作为组织移植、器官置换和基因治疗等都具有重要作用，尤其在临床医学治疗上具有诱人的前景。国际上许多生物医学研究机构、制药公司、学者都竞相瞄准了这一重要的前沿研究领域。

（一）临床医学

由于 ES 细胞可定向诱导分化成内皮、骨、软骨、平滑肌、心肌、骨骼肌、神经胶质、原始神经节及复层鳞状上皮细胞等多种类型细胞或组织，故这种在体外培养体系中能不断扩增又能定向诱导分化的 ES 细胞是细胞、组织甚至器官移植供体的理想来源。特别是那些仅由一种或少数几种细胞死亡或功能失调所致的疾病，如帕金森病、糖尿病、骨关节炎及风湿性关节炎、白血病、再生障碍性贫血、心肌病等，ES 细胞可望为这些疾病提供一种有效的根治手段。目前对 ES 细胞的临床应用研究主要集中在以下几方面：

1. 血液系统疾病

体外定向诱导可使 ES 细胞分化为造血干细胞，进一步在体外分化则可生成各种血细胞、T 细胞和 B 细胞。这提示 ES 细胞可作为造血干细胞的来源用于白血病、再生障碍性贫血的造血功能重建以及免疫缺陷病的免疫重建。

2. 神经系统疾病

在啮齿类动物中的研究表明，源于 ES 细胞的神经细胞能恢复受损的神经功能。Pevny 等（1998）成功地向神经系统有缺陷的实验鼠体内移植了由 ES 细胞培养而成的神经胶质细胞，证明这种人工培育的细胞能真正取代动物本身的细胞。Brustle 等（1999）将 ES 细胞来源的神经胶质前体细胞移植到髓鞘缺陷大鼠的脑室后，在大脑许多区域（包括大脑皮层、海马和下丘脑）的轴突周围都形成了髓鞘。另有报道，体外诱导能使人 ES 细胞分化为神经前体细胞，并能形成成熟神经元，可用于治疗人类神经系统退行性疾病如帕金森病等。

3. 肝脏疾病

最近，哈萨克斯坦科学家将人 ES 细胞移入人工诱导肝病变的实验鼠体内，可使小鼠肝脏获得修复，因此临床上可利用植入人 ES 细胞方法，对肝功能不全或肝硬化患者进行临床试验。

（二）发育研究

全能性胚胎干细胞系为通过基因打靶的方式分析在发育中基因的功能提供了一种有效手段。与此同时，通过评估 ES 细胞本身的体外分化能力，还可以直接探查基因功能。ES 细胞除了能够提供决定谱系的直接信息外（这些信息在早期胚胎复杂的三维环境中很难得到），还可在人为控制下向特定谱系分化，另外还可为基因治疗提供细胞来源。借助于人 ES 细胞系，可以破译人体中重要的基因功能。ES 细胞系建立后，可从根本上提示人及动物发育过程中的决定基因。ES 细胞系的体外可操作性，使胚胎发育及组织生长等一系列调节事件有了详细阐明的机会，这主要指分离鉴定新的前体细胞和有重要医学价值的基因。目前，功能基因组研究在世界范围内已经启动，如何对获得的众多基因进行功能验证是目前功能基因组研究的重点之一。通过人 ES 细胞研究，有望为确定人类各种未知基因的功能开辟一条捷径。

（三）药物测试

ES 细胞可作为评价新药及化学产品毒性及效能的检测系统。ES 细胞具有组织、细胞的广谱性，它发展为胚体后的生物系统，可模拟体内细胞与组织间复杂的相互作用，这在药物和农用化学品工业上有广泛的用途，可减少动物检测，降低成本，因此具有重要的商业价值。

（四）人 ES 细胞的潜在应用简略流程图

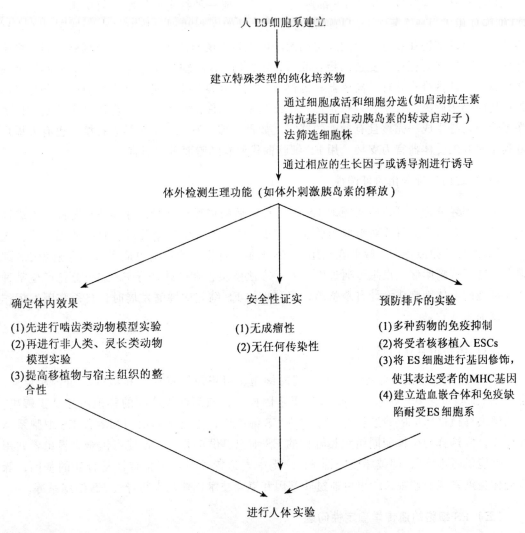

图 9-1　人 ES 细胞的潜在应用简略流程图

三、ES 细胞研究尚需解决的问题

20 年来，有关 ES 细胞的理论和应用研究进展迅速，要有效利用 ES 细胞还要解决以下问题。

（一）定向诱导分化 ES 细胞为特定类型的功能细胞

从理论上讲，ES 细胞具有分化全能性，可获得任一种我们需要的细胞，但实际工作的进展却很慢。要解决这一难题需明确控制 ES 细胞向特定细胞分化的基因和环境信号，通过基因打靶或基因敲除的方法以验证某基因是否控制某种细胞的分化。

（二）定向诱导分化 ES 细胞为有功能的器官

现已有动物实验成功地将 ES 细胞定向诱导生成一种特定的细胞及简单组织，但要将 ES 细胞分化成为一个复杂的组织或器官还需大量的实验和理论研究。由于器官是由不同类型和来源的细胞在数量、时间、空间及功能表达上的有序组合，细胞与细胞之间、细胞与细胞外基质之间存在着复杂的相互联系，因此将 ES 细胞最终分化成一个复杂的器官尚存在技术上的困难；并且，离体器官的保存、延长其良好生理机能状态的时间和条件等问题在目前仍未解决。有学者设想合理利用细胞及组织间的相互联系，应用细胞外基质，最终可能会诱导生成一完整且有功能的器官（如肾、肺、肝等）用于器官移植。也有人提出可利用原有的受体器官为支架，用 ES 细胞取代原有细胞而重建器官。

（三）定向诱导分化的可调性

定向诱导分化的可调性问题即 ES 细胞移植后的成瘤性问题。小鼠 ES 细胞注入成鼠皮下可形成畸胎瘤。目前对形成畸胎瘤所需 ES 细胞的最少数量及最短时间还无定论。人 ES 细胞也具有相似特性，故而在利用人 ES 细胞进行克隆治疗前也应考虑如何避免 ES 细胞在体内形成畸胎瘤。设想可通过以下两种方法解决：在体外诱导 ES 细胞分化产生某种特异细胞的前体细胞或设计自杀基因，当移植的 ES 细胞向肿瘤发展时，自杀基因发挥作用导致细胞死亡。

（四）组织相容性问题

ES 细胞用于移植治疗也存在同传统的细胞、组织及器官移植相似的移植排斥反应。由于 ES 细胞可在体外建系、扩增且易于基因操作，该问题较传统的移植治疗易于解决。目前解决移植排斥反应的途径有：①建立 ES 细胞库，将具不同组织相容性 ES 细胞系冻存建库，为选择与受体相同组织相容性的 ES 细胞提供来源；②创建可供全世界患者共用的"万能供者细胞"，即破坏或修饰 ES 细胞中表达特异性组织相容性复合物的基因，躲避受体免疫系统的监视；③也可通过转基因和克隆技术创建病人特异性 ES 细胞系等。

（五）ES 细胞的遗传学稳定性问题

理论上，单个人的 ES 细胞在适宜的条件下就可为治疗提供无限的细胞来源。但是，在细胞分裂前，DNA 复制过程中基因可发生突变，其突变具累积效应，突变频率为

10^{-10}bp。人的基因组共有 3×10^9bp，所以，大约每 3 个细胞分裂一次就有一次突变发生。如何控制 ES 细胞分裂增殖中的突变，产生正常的分化细胞仍需大量的实验研究。

总之，hES 细胞对人类发育生物学基础研究和临床医学都具有相当重要的意义。hES 细胞可以以一种伦理上可接受的方式提供在细胞和分子水平上研究人体发育过程中极早期事件的方法，因为仅靠 ES 细胞培养不会形成胚胎，因此这种研究不会引起与胎儿实验相关联的伦理问题。hES 细胞研究可能使人们深刻认识几十年来困扰着胚胎学家的一些基本问题，如胚胎如何变成彼此不同的细胞类型以及何种原因使之构成各种组织器官等。相信随着观念的改变，人们会逐步认识到 hES 细胞对临床医学及生物学理论研究的重要作用，科学家们会攻克 hES 细胞定向分化等难题，那时必将会在人类医学和生物学领域产生一场新的革命。

第三节 间充质干细胞及其应用前景

间充质干细胞（mesenchymal stem cells, MSCs）是中胚层发育的早期细胞。1867 年，Cohnhemin 在实验中给动物静脉注射一种不溶性染料 analine，结果在动物损伤远端的部位发现含有染料的细胞，包括炎症细胞和与纤维合成相关的成纤维细胞，他认为这些细胞来自骨髓。这是最早提出骨髓具有造血以外功能的报道。1869 年，Goujon 观察到自体红骨髓异位移植后具有成骨的作用，并证实了此点。但由于受到当时条件所限，未能深入研究，直到 20 世纪 70 年代，研究人员才重新认识到骨髓这种造血以外的功能并开展了相关研究。Fredenstein 等研究发现，MSCs 在一定条件下可分化为成骨细胞、软骨细胞、脂肪细胞、平滑肌细胞等。最近 *Science* 上报道了骨髓细胞可形成一种肝脏前体细胞——肝卵圆细胞。1999 年第 41 届美国血液学年会上，美国 Minnesota 大学的研究人员报道了骨髓细胞可形成神经细胞。Bjornson 等报道了神经干细胞可转变为造血干细胞，包括髓样细胞和淋巴样细胞系。这些发现引起了各国科学家的极大兴趣，从而使 MSCs 成为当今医学领域中的一个研究热点和焦点，并连续于 1999 年和 2000 年入选全球十大科研成果。本节拟从以下几个方面对 MSCs 的研究作一简述。

一、MSCs 的生物学特性

（一）分离培养特性

MSCs 可以依其具有黏附到组织培养皿的能力而从骨髓细胞中分离出来。20 世纪 70 年代，Fredenstein 等首先成功地从骨髓中分离出 MSCs：将全骨髓标本置于塑料培养皿中，大约 4h 后，移除未黏附的细胞，从而可移除大多数造血干细胞及其造血后代细胞，之后发现了一小群异源性黏附细胞，呈纺锤形，且常呈 2~4 个细胞聚集。2~4d 后，此类细胞开始快速增殖，培养几代后，此类细胞便成均一的纺锤形细胞，但其最典型的特征是具有分化为骨或软骨的特性。Fredenstein 等的创造性研究在 20 世纪 80 年代被大量的学者所重复及发展。大量的研究发现：按 Fredenstein 等的方法分离到的 MSCs 是多能性的，并极易分化为成骨细胞、成软骨细胞、脂肪细胞、成肌细胞。Fredenstein 等还证实了即使增殖 20~30 代，MSCs 仍能分化为纤维组织、骨及软骨等组织。

（二）MSCs 的表型特征

应用细胞生物学技术可检出 MSCs 的细胞表面标志。Huang 等在应用流式细胞仪分析人胎干细胞时发现在造血和间充质细胞系间有一共同的祖细胞,为 $CD34^+$、$CD38^-$、$HLA-DR^-$。随着研究的进一步深入,发现在 $CD34^+$ 群中可根据 CD50 的不同表达而进一步分化为造血及间充质细胞系祖细胞,即 $CD50^-$、$CD34^+$、$CD38^-$、$HLA-DR^-$ 可能为间充质细胞系,而 $CD50^+$、$CD34^+$、$CD38^-$、$HLA-DR^-$ 可能为造血细胞系。Simmons 等应用 Stro-1 抗体可选择性分离出间充质祖细胞,研究显示:此抗体可结合所有与成年人骨髓成纤维母细胞克隆形成单位（CFU-F）活性有关的细胞。应用 Stro-1 抗体选择性分离 CFU-F 的条件已得到充分研究,其结果显示:约 90% 的 $Stro-1^+$ 细胞为血型糖蛋白 A^+ 或 $CD19^+$。进一步的流式细胞仪分析结果显示:具有 CFU-F 活性的细胞的前体细胞为 $Thy-1^+$（$CDw90^+$）、$VCAM-1^+$（$CD106^+$）、$CD29^+$/$CD49^+$（整合素家族）、$CD10^+$、$CD13^+$、$PDGF-R^+$、$EGF-R^+$、$SH2^+$、$IGF-1R^+$、$NGF-R^+$,而造血细胞标志为阴性（如 $CD34^-$、$CD45^-$）。R. J. Deans 和 A. B. Moseley 回顾总结了 MSCs 的细胞表面标志,见表 9-2。

表 9-2　　　　　　　　　　人 MSCs 的表型特征

Common name	CD locus	Detection	Common name	CD locus	Detection
Adhesion molecules			**Growth factors and cytokine receptors**		
ALCAM	CD166	+	IL-1R (α and β)	CD121a, b	+
ICAM-1	CD54	+	IL-2R	CD25	−
ICAM-2	CD102	+	IL-3R	CD123	+
ICAM-3	CD50	+	IL-4R	CD124	+
E-selectin	CD62E	−	IL-6R	CD126	+
L-selectin	CD62L	+	IL-7R	CD127	+
P-selectin	CD62P	−	IFN-rR	CDw119	+
LFA-3	CD58	+	TNF-α-1R	CD120a	+
Cadherin 5	CD144	−	TNF-α-2R	CD120b	+
PECAM-1	CD31	−	FGFR		+
NCAM	CD56	+	PDGFR	CD140a	+
HCAM	CD44	+	Transferrin	CD71	+
VCAM	CD106	+	**Additional markers**		
Hyaluronate receptor	CD44	+	T6	CD1a	−
Integrin			**CD3 complex**	**CD3**	
VLA-α1	CD49a	+	T4 T8	CD4, CD8	−
VLA-α2	CD49b	+	Tetraspan	CD9	+
VLA-α3	CD49c	+	LPS receptor	CD14	
VLA-α4	CD49d	−	LewisX	CD15	
VLA-α5	CD49e	+	LCA	CD45	
VLA-α6	CD49f	+		CD34	
VLA-β chain	CD29	+		CD73	+
β2 integrin	CD104	+	B7-1	CD80	−

续表

Common name	CD locus	Detection	Common name	CD locus	Detection
LFA-1α chain	CD11a	−	B7-2	CD86	−
LFA-1β chain	CD18	−	HB-15	CD83	−
Vitronectin R α chain	CD51	−	Thy-1	CD90	+
Vitronectin R β chain	CD61	+	Endoglin	CD105	+
CR4 α chain	CD11c	−	MUC18	CD146	+
Mac1	CD11b	−	BST-1	CD157	+

(三) MSCs 的自我更新及可塑性

MSCs 的自我更新性是不言而喻的，但是研究还发现它具有可塑性，胚胎后期或出生后基质系统中的分化细胞，其表型可在体内外相应条件作用下转化为其他细胞表型。从出生后兔子骨髓中获得的克隆性脂肪细胞通过改变其血清条件可以完全转化为成骨细胞，而分化的小鸡肥大软骨细胞的单细胞悬液可在体外转变为成纤维母细胞。体内分化的人ALP 阳性外膜网状细胞在经历了药物性骨髓抑制后可快速转变为脂肪细胞，因此，MSCs 的后代细胞的表型可进行相互转换，此种现象便反映了 MSCs 的可塑性。近来有研究报道指出，将骨髓基质细胞移植入脑内可使其转换为神经细胞，并且神经干细胞或肌肉干细胞可生成血液，这些研究结果若能得到进一步证实的话，将暗示我们：在出生后的有机体中，在不同的发育水平以及不同部位可保留有与胚胎干细胞相似、具有一系列分化能力的组织干细胞，包括骨髓基质。出生后机体存在各类组织干细胞的发现以及各类干细胞具有可塑性将大大地改变我们以前对干细胞的观点，其功能将远远超出正常组织替代及修复的需要。

二、分化潜能

(一) MSCs 的成骨分化

MSCs 的成骨分化能力早有研究。Majors 等的研究显示：正常人骨髓中成骨前体细胞的频率约为 4/10 万（单核细胞），且与其年龄及存在的疾病状态成反比。人 MSCs 可维持其成骨分化潜能约 40 个倍增时间，即使经过冷冻保存后也仍保留其成骨分化潜能。1994年，Rickard 等应用 10^{-8}mol/L 地塞米松（DEX）与重组 BMP-2 诱导 MSCs 定向分化为成骨细胞获得了较好的效果。1995 年，Lennon 等建立了一种无血清的培养体系，主要以60% 的 DMEM（低糖）和 40% MCDB-201（一种含有白蛋白、转铁蛋白和脂质等多种成分的混合培养基）为基础体系，含有 5μg/ml 胰岛素、0.1% 亚油酸牛血清白蛋白、10ng/ml PDGF-BB、1ng/ml bFGF，经研究证实发现它与有血清的培养体系效果相似，也可以诱导形成成骨细胞和软骨细胞。1997 年，Jaiswal 等进一步优化了成骨的诱导体系，发现在 DMEM 基础体系中加入 100mmol/L DEX、0.05mmol/L 抗坏血酸-2-磷酸盐（As-Ap）和 10mmol/L β-磷酸甘油效果最好。

(二) MSCs 的软骨分化

1992 年，Berry 等从小鸡胚胎、新生小鸡和成年小鸡骨髓中获得骨髓基质细胞，在体外培养 21d 后，发现取自胚胎和新生小鸡的骨髓基质细胞可产生成软骨细胞克隆，克隆的细胞可被一折射的、Alcian-blue 染色阳性的基质包围，经生化和免疫细胞化学分析可显示出软骨基质（II 型和 X 型胶原阳性）。1998 年，Martin 等将从小鸡胚胎中获得的骨髓基质细胞在体外培养扩增后与 bFGF 共同种植于可生物降解的聚乙醇酸上，培养 4 周，可形成高度同源性的三维软骨组织。近来有研究报道：自体 MSCs 可促进半月板等关节软骨中的缺陷修复，从而说明 MSCs 可在体内外诱导分化为软骨细胞，在临床关节和软骨疾病中将具有巨大的应用前景。

(三) MSCs 的成脂分化

有研究报道显示 MSCs 可分化为脂肪细胞和成骨细胞，且在一定条件下可相互转化，其部分原因是人们观察到成骨细胞诱导因子 $1,25-(OH)_2D_3$ 可抑制小鼠骨髓基质细胞培养物的脂肪形成。Kelly 等研究发现：$1,25-(OH)_2D_3$ 在 $10^{-12} \sim 10^{-8}$mol/L 水平下可完全抑制小鼠骨髓基质细胞由激素诱导所产生的脂肪分化作用。李月白等研究发现以 10^{-6}mol/L DEX 诱导 MSCs 分化为脂肪效果最佳。笔者还发现，随着成脂分化能力增强，其成骨分化能力下降，这可能是临床上大剂量应用激素治疗后出现股骨骨髓内脂肪组织增多，骨内压增高，导致骨循环障碍，同时骨修复过程缓慢，从而发生股骨头缺血性坏死的原因。

(四) MSCs 的成肌分化

1995 年，Wakitani 等在用 5-氮胞苷（5-AZA）处理大鼠骨髓中胚层干细胞时发现，在用 5-氮胞苷处理 7～11d 后，可在某些培养皿中观察到长的、多核肌管，从而推测 5-AZA 可诱导 MSCs 分化为成肌细胞。1999 年，日本学者 Makino 等从骨髓基质细胞中分离获得了一株获得永生化的、能生成心肌的细胞系（CMG），此细胞系在用 5-AZA 和两性霉素 B 处理后，约有 30% 的细胞形态发生了改变，一周后可与毗邻的细胞相互联系，形成肌管样结构，两周后开始自发性跳动，三周后开始同步跳动。这些细胞还能表达心房利钠多肽和脑利钠多肽，并可用抗肌球蛋白、抗结合素、抗辅肌蛋白等抗体染色，有典型的心肌超微结构，还可产生各类动作电位。

(五) MSCs 的成肝分化

1999 年，Petersen 等用 2-己酰胺基芴处理雌性受者鼠以阻断自身肝细胞增殖，然后使肝受损诱导肝卵圆细胞增殖，接受雄性供者鼠的 MSCs 移植，在移植后第 13 天，可在受者鼠中检测到供者来源的肝细胞和肝卵圆细胞。从而说明 MSCs 具有体内分化为肝细胞或肝卵圆细胞的潜能。

(六) MSCs 的神经分化

1998 年，Azizi 等在研究中直接将人骨髓基质细胞注射入鼠纹状体白质中，于 5～72d 后检测受者鼠脑中各个部位是否存在供者源性细胞成活、迁移、分化等。其结果证实了人

MSCs 在注射入大鼠脑中后，可进行与星形细胞相似的移植、迁移、成活，并可在局部微环境的诱导下分化为星形细胞、少突胶质细胞和神经元，从而说明 MSCs 具有体内分化为神经系统细胞的潜能。最近，大量的研究进一步证实了这种潜能：Brazelton 等从能表达绿色荧光蛋白（GFP）的转基因鼠中分离获得成年骨髓细胞，再通过尾静脉注射入受到致死剂量照射的同基因小鼠中，几个月后，收集各类脑细胞进行检测鉴定，发现在各类脑细胞中都含有 GFP 阳性的细胞。通过免疫双标记分析发现：多数 GFP 阳性的细胞都显示出神经特异性标志阳性。2000 年，Woodbury 等首次在体外成功用 2-巯基乙醇（2-mercaptoethanol, 2-ME）和 BHA（butylated hydroxyanisole）诱导人和大鼠 MSCs 分化为神经细胞。国内学者肖庆忠等（2001）也用相似的方法成功诱导人和大鼠 MSCs 分化为神经样细胞。更为有趣的是，肖庆忠等（2002）用中药丹参和麝香多肽也成功诱导人和大鼠 MSCs 定向分化为神经元样细胞，从而说明 MSCs 不但能分化为各类中胚层细胞，还能跨胚层分化为神经胚层细胞。

三、MSCs 的应用

（一）研究细胞增殖与分化机理的模型

利用 MSCs 在体外可以分化为成骨细胞、软骨细胞、肌肉细胞和脂肪细胞等模型，可以研究在分化过程信号转导系统、基因表达的差异等，为进一步阐明其中的分化机理奠定基础。Jaiswal 等利用 MSCs 分化为成骨细胞的模型，研究了其中信号传导系统的变化，发现 ERK1/2 与成骨细胞的分化密切相关，而 JNK/SAPK 途径则参与了胞外基质的合成以及钙沉淀的形成。利用含 4 324 个基因 cDNA 微阵列研究 MSCs 分化为软骨细胞过程中基因差异表达，发现 904 个基因上调，247 个基因下调。这为研究软骨的发生机理奠定了基础。Dieudonne 等利用差异显示检测了在 DEX（10^{-8}mol/L）处理 MSCs 细胞前、后的 mRNA，鉴定出 MSCs 中大量的 cDNA 条带被 DEX 上调及下调，经过克隆、扩增、PCR、测序，发现 DEX 主要调节了以下基因：TGF-β 诱导基因（TGF-β-ig-h3）、Calphobindin Ⅱ、Cytosolic thyroid-binding protein、22kU 平滑肌蛋白（SM22）、细胞外基质蛋白骨连接素（SPARC）、Ⅲ型胶原、纤维连接素等。笔者进一步用 DEX 连续处理 MSCs 2~30d，用 NORTHERN BLOT 分析检测以上基因的 mRNA 表达水平，发现所有基因都在某一程度上受到 DEX 的调节，其中调节程度最高的是 TGF-β-ig-h3，在用 DEX 处理 MSCs 后 6d，TGF-β-ig-h3 的 mRNA 表达水平降低到 10% 以下。研究还发现：DEX 不改变其他人体组织（包括胸腺基质成纤维细胞、脾基质成纤维细胞、包皮成纤维细胞）中 TGF-β-ig-h3 的 mRNA 表达水平，从而揭示了人 MSCs 在向成骨细胞定向分化过程中，以上基因的可能作用，为 MSCs 的成骨分化提供了大量的基因信息。

（二）组织工程的种子细胞

组织工程是应用细胞生物学和工程学的原理和技术，在体外构建有生物活性的组织用于损伤组织或器官的修复。寻找满足要求和易于操作的种子细胞是组织工程的关键环节。MSCs 由于其具有来源广泛、分离方便、扩增迅速、具有多向分化潜能、适合自体移植等特点，因此是一种合适的种子细胞。将体外扩增的 MSCs 或其诱导分化的细胞与活性陶瓷、高分子材料、生物衍生材料联合培养或可用于骨组织工程、软骨组织工程或肌腱组织工程等。如 Bruder 等将体外扩增的人类 MSCs 与陶瓷支架复合后植入无胸腺大鼠的股骨缺损处，8 周后免疫组化和形态学观察发现有新骨形成，生物力学检测也证实比单纯移植陶瓷材料的效果有明显提高。Robinson 等将 MSCs 分化的软骨细胞与碳纤维网联合培养后植入兔关节受损部位，可明显促进关节软骨的修复。Walsh 等应用体外扩增培养的自体 MSCs 与 I 型胶原海绵组成的移植体可以促进半月板再生和半月板缺损修复。这些研究充分显示 MSCs 在骨和软骨组织工程中的广阔前景。

（三）MSCs 细胞替代治疗

MSCs 具有的一些生物学特性提示了它可能在细胞替代治疗中起重要作用。MSCs 具有支持造血的功能，因此将体外扩增的 MSCs 与造血干细胞联合输注可提高造血干细胞移植的成功率，其作用机理为：此骨髓基质细胞系可分泌粒-髓细胞刺激生长因子（GM-CSF）和 EPO。如 Brandt 等将扩增的人 MSCs 与来源于人脐血的 $CD34^+$ 细胞联合移植给 NOD-SCID 小鼠后，其 $CD45^+$ 细胞表达率与单纯输注 $CD34^+$ 细胞相比提高 $10\sim20$ 倍。Lazarus 等将恶性血液病病人的 MSCs 体外扩增培养后输注回体内未发现明显的副作用，证明机体对这类细胞的移植可以耐受。Koc 等将体外扩增的 MSCs 与外周血来源的造血干细胞回输给接受高剂量放疗的乳腺癌病人，发现可以帮助造血快速恢复，目前该项研究已进入 I 期临床。体外的研究证实 MSCs 可分化为心肌细胞；体内的研究发现，将大鼠的 MSCs 直接注射入心脏，发现 MSCs 可转变为心肌细胞，并与原有的心肌良好地整合。这一发现为利用 MSCs 治疗心肌损伤或坏死奠定了基础。同时 MSCs 体内外分化为神经元和神经胶质细胞的特性，也为治疗帕金森病、早期老年性痴呆等神经退行性疾病带来了希望。国内学者肖庆忠等（2002）利用麝香多肽在体外将 MSCs 定向诱导分化为神经前体细胞后，再将此类 MSCs 源性的神经前体细胞植入横断性脊髓损伤大鼠模型和帕金森病大鼠模型中，发现此类细胞不但可在宿主体内成活、迁移，还能与宿主的相应组织发生整合，更令人惊讶的是，植入此类细胞还可促进宿主的神经再生，大大改善宿主的症状，使宿主的神经功能得以较大程度地恢复，从而为临床神经移植开辟了一条崭新的途径。体外的研究还证实 MSCs 可分化为软骨细胞，因此，王万明等提出了 MSCs 的另一种治疗方案：在体外培养条件下，将 MSCs 诱导分化为单一的软骨细胞，再将此 MSCs 源性的软骨细胞移植入相应的软骨缺损中以达到完全修复的目的，并弥补了直接应用 MSCs 修复关节软骨时，新生的透明样软骨容易发生退变的缺点，且有助于提高新生软骨的质量和促进其表型的维持。

（四）基因治疗

近年来的研究发现，MSCs 易于外源基因的导入，是基因治疗的一种合适的靶细胞。无论是逆转录病毒载体还是腺病毒载体均可携带目的基因成功转染 MSCs，并在体内长期高效地表达。将携带人类 I 型胶原基因的转基因小鼠的 MSCs 移植到受体鼠体内，发现 5 个月后在骨、软骨、肺、脾和骨髓中均有外源基因的表达，表达率在 $1.5\%\sim12\%$ 之间。这一研究显示 MSCs 携带基因的表达具有组织特异性。Allay 的研究发现，人类 MSCs 转染了携带了 LacZ 和 IL-3 的逆转录病毒载体后仍可保持原来的未分化特性，输注到 SCID 小鼠体内可分化为成骨细胞和骨细胞，并可检测到 IL-3 的表达。这些研究成果为运用 MSC 作为基因载体治疗遗传缺陷疾病奠定了基础。例如骨形成缺陷是一种 I 型胶原基因变异病。如果将携带了正常 I 型胶原基因的载体转入自体的 MSCs，扩增后再回输到病人骨髓中，当原来变异的成骨细胞坏死后，有改造的 MSCs 分化的成骨细胞便会形成正常的类骨质。

Oyama 等从成骨缺损的小鼠中分离出 MSCs，以逆转录病毒为载体，将 LacZ 及 Neor 基因转导入 MSCs 中，并在体外培养 21 代后，这些 MSCs 仍然保留了体外表达碱性磷酸酶（AKP）活性（在用重组人骨形成蛋白-2（rhBMP-2）处理 MSCs 后）、若使其聚集培养则形成骨、将其植入裸鼠 6 周后可形成骨的原骨髓基质干细胞等特性。进一步研究发现：用 X 射线检测和 PCR 分析可在裸鼠骨髓腔、注射处骨小梁边缘以及对侧股骨中检测到相应的植入转导细胞。在注射第 4 天和第 10 天，在受者裸鼠的肺及肝中可检测到 LacZ 基因，而在 10d 后却未进一步检测到，外周血中也未检测到相应细胞。从以上现象可知，从股骨缺损的小鼠中分离获得的 MSCs 细胞具有通过循环系统返回骨，进而可形成骨并能持续表达外源性基因的潜能，这一发现为以下疾病的细胞替代治疗和基因治疗奠定了理论基础：成骨缺损、获得性骨疾病、遗传性骨疾病，也为 MSCs 的基因治疗提供了理论依据。

MSCs 的基因治疗在血友病 A 的基因治疗中也起重要作用。由于用原始 T 细胞及骨髓干/前体细胞作为靶细胞对血友病 A 进行基因治疗是不成功的，其原因是这些细胞不能表达凝血因子Ⅷ，因此，Chuah 等用骨髓基质细胞作为靶细胞，以逆转录病毒作为载体，将人凝血因子Ⅷ的 cDNA 转导入骨髓基质细胞（其实为 MSCs），结果发现人 MSCs 转导细胞可在体内外表达高水平的凝血因子Ⅷ（$180±4ng/10^6cells/24h$），鼠 MSCs 转导细胞表达水平更高（$900±130ng/10^6cells/24h$）。以上结果都说明了 MSCs 在血友病 A 中的基因治疗潜能。Hurwitz 等的研究进一步说明了 MSCs 在血友病中的治疗作用，从狗骨髓中分离获得 MSCs，在体外扩增培养，使细胞数大于 1 亿个，通过基因转染将一人凝血因子Ⅸ转导入 MSCs 中，此转染细胞（$5.57×10^8$）在体外培养后的表达人凝血因子Ⅸ的总体水平为 $281\mu g/24h$。而将这些转染细胞通过静脉或直接注射入骨髓腔后，在随后的 1～9d 内可在受体狗血浆中持续检测到人凝血因子Ⅸ（峰值为 8ng/ml）。这些结果都说明了体外扩增培养的 MSCs 是一潜在的、有效的基因治疗靶细胞（它可分泌、释放外源性基因产物进入动物的血液系统中，这为一系列血液性疾病的基因治疗提供了一种更为有效而简便的方案）。

MSCs 的基因治疗在神经系统疾病的基因治疗中也起重要作用。Schwarz 等将一编码 L-DOPA 及多巴胺（DOPA or DA）合成所需的相应酶基因转导入体外培养扩增的 MSCs 中，如 TH（DA 合成的限速酶）、AADC（芳香-1-氨基酸脱羧酶，L-DOPA 转化为 DA 的转化酶）、GC（GTP 环化酶，合成 BH4 的酶）。将以上基因转染细胞直接注射入一帕金森病模型鼠的纹状体中，通过免疫组化和 HPLC 检测分析发现在受体鼠脑中转染细胞可分泌释放大量的 L-DOPA 及其代谢产物（二羟基苯乙酸、3-O-甲基多巴、高香草酸、5-羟基吲哚乙酸等）。在移植入此类转染细胞后，其用阿扑吗啡诱导的旋转次数大大减少，从而说明帕金森病的行为学得以改善。本文结果进一步说明了 MSCs 是用于神经系统疾病的转基因治疗的有效载体。

（五）MSCs 的临床应用策略

Prockop 总结提出了 MSCs 的临床应用有如下五个方面的策略：第一种策略为，从患者骨髓中分离出 MSCs，经体外培养扩增后，再将此类细胞重新直接注射入相应的组织器官，以便重建各组织器官的组织学和生物学功能；第二种策略为，将某些分泌蛋白的基因体外转导入 MSCs 中，再将此类转染细胞输入体内，它可返回骨髓，并能表达、分泌、释放某些治疗性蛋白，从而达到治疗目的；第三种策略为，将能分泌某种治疗性分子的 MSCs 包被于某类物质（如陶瓷盒、可降解人工生物合成聚合物）中并植入体内，使其分泌相应的分子并弥散入体内而达到治疗目的；第四种策略为，在某类特定条件下注入 MSCs，这些细胞不仅能重居于骨髓，还能为其他组织的重建提供后代细胞（如骨、肺、软骨、脑等）；第五种策略为，从患者骨髓中分离出 MSCs，利用同源重组技术将一正常的功能基因替代一突变基因，再将此类经过体外基因修饰的 MSCs 注入患者体内，从而达到治疗一系列先天性或获得性基因突变类疾病的目的。

第四节 成体干细胞及其应用前景

跟所有干细胞一样，成体干细胞有两个特征：一个是它们能在很长的一段时间内准确地复制自己，这种增殖能力是指长期自我更新。第二个特征是它们能发育成成熟的细胞类型，具有一定的形态特征和特定的功能。在到达完全分化状态之前，干细胞将经历发育为一个或多个中间细胞类型细胞的过程。中间的细胞类型叫做祖细胞或早期细胞。祖细胞或早期细胞在胎儿或成体组织中是部分分化的细胞，能分裂产生分化细胞。这样的细胞常常被认为是"定向的"，沿着一个特殊的细胞发育途径分化，虽然这种特性不能像以往观点那样确定。

一、造血干细胞

造血干细胞（hematopoietic stem cells, HSCs）是一类组织特异性干细胞，由胚胎期卵黄囊的中胚层细胞演化而来，相继移行至胚胎内的造血器官、肝、脾以及骨髓，通过不对称有丝分裂，一方面维持自我细胞数量的恒定，另一方面不断地产生各系祖细胞以维持机体的正常造血功能。人们利用 HSCs 的这一特性，先后开展了骨髓移植、外周血干细胞移植和脐血移植，在治疗某些恶性肿瘤、白血病、再生障碍性贫血、遗传性疾病及急性重度放射病上取得了显著的疗效。但目前对 HSCs 的认识还不够深入，除了脾结节形成法和体外细胞集落培养外，尚无法从形态学上识别 HSCs，只能通过其表面标志物进行分离和纯化。以前普遍认为可用 $CD34^+/CD38^-$ 细胞代表造血干细胞，但现在发现 $CD34^+$ 细胞中 90% 以上是祖细胞，干细胞只是其中很小一部分，而且新近的研究发现，$CD34^-/Lin^-$ 细胞具有长期重建造血的功能，因此引发了有关原始的 HSCs 是 $CD34^+$ 还是 $CD34^-$ 的争议。除了 CD 抗原外，现在还发现血管内皮细胞生长因子受体 2 （VEGFR2，又称为 KDR）是一种新的 HSCs 阳性标志物。在恢复重建造血的实验中，$CD34^+$ 与 $CD34^+/KDR^+$ 细胞能被成功植入，而 $CD34^+/KDR^-$ 细胞却不能被植入。因此，研究者认为 $CD34^+/KDR^+$ 代表 HSCs，并证实 $CD34^-/Lin^-$ 细胞为 KDR^+，故提出有长期植入能力的 HSCs 为 $CD34^+$

而非 CD34⁻ 的观点。但永久重建造血需要的 HSCs 数量却很少,而需要的祖细胞数量却很大,因此 HSCs 的移植实际上是造血干/祖细胞的移植。祖细胞移植后外周血象恢复的时间比干细胞早,重建造血快。所以,作为 HSCs 临床移植物决不是越纯越好,含有少量造血干细胞、大量祖细胞的 HSCs 才是理想的移植物。

二、神经干细胞

过去认为,动物出生后不久,神经系统的发育即停止。然而,近年对神经干细胞的研究使人们突破了以往的认识,成体神经系统内仍然存在一些可分裂的细胞,即神经干细胞。Alvarez Buylla 和 Garcia Verdugo 等发现,在成年动物的脑室下区存在一些具有分化潜能的细胞,这些细胞可根据神经系统发育或损伤修复的需要分化并迁移至嗅球、海马、脊髓等处。此外,近年 Veiss 等也证实在成年小鼠脊髓内亦存在具有自我更新和繁殖能力的神经干细胞。而 Palmer 等在成年大鼠海马也发现有类似的细胞存在,如果将其取出植入脑室,则这些细胞可向神经元和胶质细胞分化。Kalgani 等的实验结果也支持肽鼠(E10.5d)脊髓尾侧神经管上皮细胞是神经干细胞,且这些细胞的存活需要成纤维细胞生长因子和鸡胚提取物维持这一观点。这些细胞亦可向神经元或各种胶质细胞分化。目前,神经管上皮细胞被认为是向脊髓运动神经元和其他脊髓细胞分化的一个常见的祖细胞。

神经干细胞具有如下特征:自我更新能力、可增殖能力及多向分化能力。其特殊标志物包括 Nestin 和(或)波形蛋白以及 RC1 抗原等。一般认为,产生神经元衍生物的多能干细胞先产生于环境控制的各种前体细胞,如神经元的限制性前体细胞(NRPs)、胶质限制性前体细胞(GRPs)和神经嵴干细胞(NCSCs)等,而后再形成相应的成熟细胞。而神经干细胞一般不必限定要产生某些特定的前体细胞,而是在环境因素导向下直接向某一方向分化。

神经干细胞在神经损伤修复中具有较大的应用前景:由于神经干细胞有潜在的分化能力,即在一定条件下能够定向分化,因此,当成体神经组织受损后,亦可考虑利用特定的环境因素诱导神经干细胞向相应的神经组织或细胞分化,进而用其替代损伤组织或细胞。另外,因为神经干细胞具有较强的增殖能力,故植入成体神经组织后也易于存活。所以,应该说神经干细胞在损伤神经组织、细胞的修复应用方面会有良好的前景。问题是,要诱导其成为某两种神经细胞甚至组织,在目前尚有不少困难。但只要神经科学工作者们全力以赴,齐心协力,携手共进,一旦阐明神经干细胞向有些定向细胞株分化的调控机制,那么,将其用于神经系统发育疾病或神经损伤修复治疗的实验研究就为期不远了。

三、其他组织的成体干细胞

(一)内皮祖细胞

最近几份报道显示骨髓含有一些细胞,这些细胞能在由血氧缺乏造成的缺血组织形成新血管,但还不知道是骨髓中的哪些细胞诱导血管发生。在寻求该问题答案的一项实验中,研究者发现成人骨髓含有类似胚胎成血管细胞的细胞,可能因此叫做内皮干细胞。

最近在更多的实验中发现,人骨髓来源的细胞注入心肌缺血大鼠模型的尾静脉里,人的细胞迁移至鼠的心脏,并在血管梗塞的地方形成新的血管(类似血管形成的过程),也诱导血管发生。内皮干细胞是 CD34$^+$（一个 HSCs 的标志），也表达转录因子 GATA-2。用转入绿色荧光蛋白基因（示踪细胞）的小鼠进行同样的实验，显示骨髓衍生的细胞能够进入小鼠缺血的心肌区域，生成血管和整合入宿主组织的心肌细胞。

在成体哺乳动物的一系列实验中，用 CD34$^+$ 和 Flk-1（VEGF 的受体）从小鼠和人的外周血分离到内皮祖细胞。这些细胞是单核细胞，将 MB-CD34$^+$ 和 MB-Flk-1$^+$ 接种于组织培养皿时，这些细胞贴壁变成纺锤形，形成类似血管的管样结构，自体移植入缺血一侧肢体，MB-CD34$^+$ 细胞促进新血管的形成。尽管成体 MB-CD34$^+$ 和 MB-Flk-1$^+$ 细胞功能有些类似于干细胞，但它们常常被认为是祖细胞。

（二）骨骼肌干细胞

心肌、血管壁、消化系统、呼吸系统的平滑肌、骨骼肌皆起源于中胚层，目前至少鉴定出三个骨骼肌干细胞群：卫星细胞、背主动脉壁的细胞和所谓的"副群"（side population, SP）细胞。40 年前就在电镜下看到了青蛙的骨骼肌卫星细胞，随后在哺乳动物中也有发现。卫星细胞发生在成体肌细胞或肌纤维基膜的表面，在成体哺乳动物中，卫星细胞是肌肉生长的中介。虽然卫星细胞一般不分裂，但损伤或负重时它们可进入增殖状态。在这两种情况下，肌卫星细胞都能生成肌祖细胞，然后分化为具有典型骨骼肌特征的肌纤维。在分化中一组叫做成肌调节因子的转录因子起重要作用，在胚胎形成所谓的初级 MRFs、MyoD 和 Myf5 有助于调节成肌细胞形成，次级 MRFs、myogenin 和 MRF4 调节肌纤维的终末分化。

mdx 小鼠是一种缺乏肌细胞增强蛋白的肌营养不良小鼠。若将这些肌内来源的、能表达肌细胞增强蛋白的 SP 干细胞静脉注入 mdx 小鼠体内，mdx 小鼠可以表达肌细胞增强蛋白，但低于正常水平。若将 SP 干细胞注入 mdx 小鼠肌肉内，很难确定移植细胞能整合到宿主组织细胞。上述结果显示，从不同中胚层衍生组织来源的干细胞可以分化为骨骼肌。

（三）皮肤和消化系统的上皮祖细胞

哺育动物的皮肤包含有至少三个表皮细胞群体：表皮细胞、毛囊细胞和能构成汗腺的颗粒表皮细胞。在这三种成分中，表皮细胞的替换模式不同，但可能都有一个干细胞群的存在。例如，在毛囊突出部位的干细胞能产生多种细胞类型，它们的祖细胞迁移至毛囊基层，形成基质细胞，然后可能生成毛囊的七种分化细胞类型，毛囊突出的干细胞也可能生成皮肤的表皮。

皮肤的另一个干细胞群在表皮基底层，这些干细胞在此增殖，然后在迁向皮肤外表面时分化。没有细胞核的最外层的角化细胞作为一个保护屏障，正在分裂的皮肤干细胞能不对称分裂产生两种子细胞：第一种子细胞是能自我更新的干细胞，第二种子细胞是中间祖细胞，分化为角化细胞之前可以复制几次，自我更新的干细胞 β_1 整合素表达水平高，信号调节角化细胞增殖，通过丝裂原活化蛋白（MAP）激酶的途径，因此能与这个中间祖细胞相区别。另一个信号途径是 β-catenin 触发，维持干细胞状态，该途径是受启动干细胞生成过渡性增殖细胞的肿瘤蛋白 c-Myc 调节的。

（四）胰腺和肝脏的干细胞

成体胰腺和肝脏的干细胞的情况还不清楚。在胚胎发育过程中，这两种组织起源于内胚层。最近有研究显示，来自内胚层的一个单独的祖细胞可以产生腹部的胰腺和肝脏。然而在成体哺乳动物，胰腺和肝脏都含有多种干细胞，可产生多种分化细胞。在胰腺，朗格罕氏岛产生分泌细胞（产生激素的细胞），包括产生胰岛素的 β 细胞、分泌胰高血糖素的 α 细胞以及释放生长抑素和胰多肽的细胞。成体胰腺的干细胞可能存在于胰腺导管或胰岛。最近几篇报道显示：表达巢蛋白（常常被认为是神经干细胞的一个标志）的干细胞能在胰岛产生多种细胞类型。成体哺乳动物肝脏干细胞的鉴定还是一个难题。最近对啮齿类动物的研究表明，来源于中胚层的 HSCs 可能在肝损伤后进入肝脏，形成来源于内胚层的肝实质细胞，但问题在于从骨髓来的细胞是否能在体内正常产生肝实质细胞，还不知道若没有肝脏的损伤，这种可塑性是否还能发生，骨髓来的 HSCs 是否能产生肝的卵圆细胞。尽管肝的卵圆细胞存在于肝脏，但还不清楚它们是否能真正产生新的肝实质细胞，卵圆细胞可能产生于肝入口处，形成肝实质细胞和胆管上皮细胞。当然，肝实质细胞自己可能有肝再生的能力。

（肖庆忠）

主要参考文献

1. Thomson J A, Kalishman J, Golos T G, et al. Isolation of a primate embryonic stem cells line. Proc. Natl. Acad. Sci., 1995, 92：7844～7848
2. Clarke D L, Johansson C B, Wilbertz J, et al. Generalized potential of adult neural stem cells. Science, 2000, 288：1660～1663
3. Kalka C, Masuda H, Takahashi T, et al. Transplantation of ex vivo expanded endothelial progenitor cells for therapeutic neovascularization. Proc. Natl. Acad. Sci., 2000, 97：3422～3427
4. Prockop D J, Marrow stromal cells as stem cells for nonhematopoietic tissues. Science, 1997, 276：71～74
5. Pittenger M F, Mackay A M, Jaiswal S C, et al. Multilineage potential of adult human mesenchymal stem cells. Science, 1999, 284 (5411)：143～147
6. Petersen B E, Greenberger J S, Goff J P. Bone marrow as a potential source of hepatic oval cells. Science, 1999, 284 (5147)：1168～1170
7. Bjornson C R, Rietze R L, Reynolds B A, et al. Turning brain into blood: a hematopoietic fate adopted by adult neural stem cells in vivo. Science, 1999, 283 (5401)：534～537
8. Deans R J, Moseley A B. Mesenchymal stem cell: biology and potential clinical uses. Exp. Hematology, 2000, 28：875～884
9. Brazelton T R, Rossi F M V, Keshet G I, et al. From marrow to brain: expression of neuronal phenotype in adult mice. Science, 2000, 290：1775～1779

10. Mezey E, Chandross K J, Harta G, et al. Turning blood into brain: cells bearing neuronal antigens generated in vivo from bone marrow. Science, 2000, 290: 1779~1782

第十章 基因异常与疾病

基因是遗传功能单位,是能够表达和产生基因产物(RNA 或蛋白质)的核酸序列。任何疾病的发生都是基因结构异常,或基因因素与环境因素相互作用的结果。就遗传病而言,主要是基因结构的异常所致,环境因素影响较小或仅起诱发作用。而所谓的常见病,包括肿瘤,则是环境因素诱导了基因表达的异常或引起了基因结构变异的结果。在人基因组上排列着各种不同的基因,基因携带着产生所有蛋白质的遗传信息。DNA 和蛋白质可以相互作用,从而影响 DNA 的一级结构,一旦 DNA 一级结构受到影响,接着二级结构也会发生改变,各种不同的插入成分也会使 DNA 一级结构发生改变,基因结构及表达的异常继而引起蛋白质功能变异是疾病发生的病理生理基础。

第一节 基因的结构与功能

一个细胞或生物体的全部基因序列称为基因组(genome)。基因组中不同区域具有不同功能,有些是可复制或转录的结构基因(structural gene),有些是生物进化的分子遗迹而无具体功能。病毒(包括噬菌体)基因组最小,病毒的自我复制需依靠宿主细胞的许多功能协助完成。因此,它们所具有的遗传信息比宿主细胞要少得多;细菌基因组比病毒基因组要复杂,真核生物的基因组结构则比原核生物的基因组结构更为复杂。原核生物仅含有一条染色体,而人类染色体有 23 对,真核生物染色体 DNA 长度也比原核生物染色体 DNA 长得多。人类基因组最新研究显示:人类基因数量约有 3 万~4 万个。

一、真核基因组结构及表达特点

(一)结构特征和多态性

1. 结构特征

真核基因的结构特征具有以下特点:①化学本质均为 DNA,结构复杂,基因数庞大,具有许多复制起始点,但每个复制子的长度较小。②真核生物的基因绝大多数是不连续的,基因的外显子(exon)由一个或多个内含子(intron)所间隔。外显子是指编码蛋白质中氨基酸的 DNA 序列,而内含子则是指那些插入到编码序列中的非编码序列。③基因的内含子和外显子组成一个转录单位,其 mRNA 是单顺反子(monocistron)。功能相关的基因大多分散在不同的染色体上。④基因组中占 90% 以上的 DNA 序列为非编码区域。⑤真核生物 DNA 中含有大量的重复序列。⑥转座因子是一个能在不同染色体区域移动的不稳定的 DNA 元件,能够反复插入到基因组中的许多位点上。人类转座因子绝大多数通过逆转录转座,即首先通过它们的 RNA 逆转录成互补 DNA,然后整合进入基因组。

2. DNA 的多态性

DNA 一级结构发生细微改变,如导致了某限制性内切酶位点的改变,但不影响基因表达的性质与功能,在人群中出现的频率约为 1%,谓之 DNA 的多态性;DNA 分子改变导致酶切位点改变,如增加或缺失引起的限制性酶切片段长度的变化称为限制性片段长度多态性;而酶切位点之间串联重复序列数目改变产生的长度多态性则为微卫星 DNA。DNA 多态性作为遗传标记在遗传学应用上有很高的价值。此外,人类基因组每 1 000 个核苷酸就有一个以上的单个核苷酸的变异(single nucleotide polymorphism,SNP),整个人类基因组有 300 万个以上 SNP,其中约 20 万个以上存在于编码区。运用 SNP 进行精细遗传作图,将更有助于疾病相关基因的定位、鉴定和克隆。

(二)基因的表达特点

1. 细胞的全能性

所谓全能性是指同一种生物的所有细胞都含有相同的基因组 DNA,即基因的数目和种类是一样的,尽管细胞的类型不同,分化程度也不一样,但它们都有发育成完整个体的潜能。

2. 基因表达的时间性和空间性

所谓基因表达的时间性是指高等生物的各种不同细胞尽管具有相同的基因组,但在个体发育的不同阶段,细胞中各种蛋白质的组成是不一样的,就是说基因表达的种类和数量是不同的:有些在胚胎前期表达,有些在胚胎后期表达,有些在成年后表达,这就是基因表达的时间性。所谓基因表达的空间性指在不同组织和器官中,基因表达的种类和数量是不同的。不同的细胞之所以有区别是由于它们合成和积累不同蛋白质的结果,或者说是由于基因表达的种类和数量不同的结果。

3. 转录和翻译分开进行

真核生物 DNA 大多与蛋白质结合形成染色体,并由核膜包绕形成细胞核。在核中转录生成 mRNA,穿过核膜至胞质指导蛋白质合成。转录和翻译不是同步进行的,受多层次调控。

4. 初级转录产物要经过转录后加工修饰

初级转录产物——核不均一性 RNA(heterogeneous nuclear RNA,hnRNA),即 mRNA 前体分子要经过加帽(m7GpppN)、加 polyA 尾、切除插入的内含子和拼接外显子等过程,才能形成成熟的 mRNA 分子。

5. 不存在超基因式操纵子结构

真核生物基因转录产物为单顺反子(monocistron),一条 mRNA 只翻译一种蛋白质。功能相关的基因大多数分散在不同的染色体上,即使空间位置很近,也是分别进行转录的。

6. 部分基因多拷贝

某些基因以多拷贝形式存在,如组蛋白和 tRNA 等,这样既可满足细胞的需要,也是表达调控的一种有效方式。

二、真核生物基因表达的调控

(一) 基因组 DNA 水平的调控

基因组水平的调控即转录前调控,指发生在基因组水平的基因结构的改变。这种调控方式较稳定持久,有时甚至是不可逆的。真核生物基因表达在 DNA 水平的调控主要通过下列几种方式:

1. 染色质的丢失

一些低等生物(如线虫、原生动物和昆虫等)体细胞在发育过程中发生染色质丢失及高等动物红细胞在发育成熟过程中也有染色质的丢失,这都是一些不可逆的调控。

2. 基因扩增 (gene amplification)

发育分化或环境条件的改变,使对某种基因产物的需要量剧增,而单纯靠调节其表达活性不足以满足需要,只有增加这种基因的拷贝数(即基因的扩增或基因放大)才能满足需要,这是基因表达活性调节的一种有效方式。一些药物如氨甲喋呤可诱导体细胞中二氢叶酸还原酶基因、金属硫蛋白 I 基因及其他抗药性基因的扩增。不适当的基因扩增可导致疾病的发生,如某些原癌基因拷贝数异常增加,可致细胞持续分裂而致癌变。

3. 基因重排 (gene rearrangement)

基因重排是指某些基因片段改变原来存在顺序而重新排列组合,成为一个完整的转录单位。如免疫球蛋白基因在 B 淋巴细胞分化和浆细胞生成过程中,编码免疫球蛋白分子的许多基因片段发生重排,从而奠定了免疫球蛋白分子的多样性的基础。基因重排是 DNA 水平调控的重要方式之一。

4. 基因的甲基化修饰

某些高等生物,尤其在脊椎动物中,DNA 中特定的 CpG 序列处的胞嘧啶可发生甲基化修饰(^{5}mC),这种 DNA 的甲基化修饰对真核生物基因的表达具有一定的调控作用。一般认为,基因的甲基化程度与基因的表达成反比关系,甲基化程度愈高,基因的表达则愈低;去甲基化,又可使基因的表达增加。基因某一特定位点(尤其是靠近 5' 端调控序列)的去甲基化可使基因的转录活性增加。

5. 染色质结构对基因表达的调控作用

真核生物基因组 DNA 在细胞核内存在着以核小体 (nucleosome) 为基本单位的染色质 (chromatin) 结构,典型的间期染色质可分为高度密集状态的异染色质 (heterochromatin) 和较为松散的常染色质 (euchromatin)。真核生物的染色质和染色体是由 DNA 与组蛋白、非组蛋白、少量 RNA 及其他物质结合而形成。核小体为其基本结构单位。组蛋白与 DNA 结合,可保护 DNA 免受损伤,维持基因组的稳定性,抑制基因的表达。这种组蛋白与 DNA 结合或解离是真核基因表达调控的重要机制之一。组蛋白 N 末端丝氨酸磷酸化,使其带正电荷减少,与 DNA 的结合能力降低,组蛋白中丝氨酸和精氨酸的乙酰化,同样使组蛋白所带正电荷减少,与 DNA 的结合力减弱,从而有利于基因的转录。非组蛋白具有种属和组织特异性,与细胞的发育、分化有关,在基因表达的调控中起重要作用。高迁移率组分 (high mobility group, HMG) 蛋白是细胞核内一组较丰富而不均一的富含电荷的蛋白质，分子量一般不大于 30kU，由于它在聚丙烯酰胺凝胶电泳中迁移率很高而被命名为高迁移率组分蛋白。据推测，HMG 的非组蛋白可以与组蛋白 H1、H5 竞争性结合 DNA，从而取代 H1、H5，解除组蛋白对基因表达的抑制作用。目前认为有相当数量的非组蛋白为调节基因表达的反式作用因子。

（二）转录调控

转录水平的调控是真核生物基因表达调控中最重要的环节。调控作用主要是通过反式作用因子、顺式作用元件与 RNA 聚合酶（RNA polymerase）的相互作用来完成的。调控作用主要表现为反式作用因子影响转录起始复合物的形成。

1. 转录起始复合物的形成

不论是原核生物还是真核生物，在转录起始复合物的形成过程中，RNA 聚合酶与启动子的结合都是关键的一步。真核细胞的 RNA 聚合酶不能单独识别 DNA 上的启动子。只有当一个或多个序列特异性的 DNA 结合蛋白（称为转录因子，TF）与 DNA 结合，形成功能性的启动子后，才可被 RNA 聚合酶识别与结合。真核生物的 RNA 聚合酶识别的是一个由通用转录因子与 DNA 形成的蛋白质-DNA 复合物。

TF 是 RNA 合成起始所必需的因子。TF 不依赖于 RNA 聚合酶而独立地结合 DNA，并且在转录过程中，促使许多 RNA 聚合酶分子与启动子的结合。

真核生物 RNA 聚合酶有三种：RNA 聚合酶 I、RNA 聚合酶 II、RNA 聚合酶 III。RNA 聚合酶 I 存在于核仁中，其转录产物为 rRNA。RNA 聚合酶 II 存在于核质中，其转录产物为 mRNA 及其他一些小分子 RNA，如 U1-6RNA。RNA 聚合酶 III 存在于核质中，其转录产物为 5S、rRNA 和 tRNA。真核生物的 RNA 聚合酶 I、RNA 聚合酶 II、RNA 聚合酶 III 分别识别不同的启动子，需要不同的 TF，即 TF I、TF II 和 TF III。由 RNA 聚合酶 II 转录的基因称为二类基因。此类基因种类多，与细胞生长、分化直接相关，其表达调控亦最为复杂。RNA 聚合酶 II 分子识别启动子的最低需要是，必须在聚合酶识别启动子之前，DNA 与一个 TATA 盒结合因子（或称 TATA 因子）形成一稳定的转录复合物。这种 TATA 因子也称为转录因子 II D（transcription factor II D，TF II D）。TATA 盒的一致性序列（consensus sequence）一般位于转录起始位点上游，即 -25～-30 核苷酸处。对许多编码蛋白质的基因而言，它对启动子活性和决定 RNA 链的起始点都是很关键的。由于 TATA 因子是 RNA 聚合酶 II 转录的基因所需要的，因此被视为通用转录组分。体外实验证明，TATA 因子一旦与 DNA 结合，就可形成一个稳定的转录复合物，并介导许多 RNA 聚合酶 II 分子的转录。RNA 聚合酶 II 识别并结合由 TATA 因子与 TATA 盒形成的蛋白质-DNA 复合物。此时形成的是闭合的复合物，DNA 双链没有打开，尚不能启动转录。只有当转录起始因子与 RNA 聚合酶结合，使 DNA 部分双螺旋解开成为开放的转录起始复合物（open complex）时，基因转录才开始，可以合成 RNA。在转录调控过程中，反式作用因子主要是促进或抑制 TATA 因子与 TATA 盒结合、RNA 聚合酶与 TATA 因子-DNA 复合物结合以及转录起始复合物的形成。

2. 顺式作用元件（cis-acting element）

某些能影响基因表达但不编码新的 RNA 和蛋白质的 DNA 序列，按照功能分为启动子、增强子、负调控元件——沉默子。

(1) 启动子（promotor）：真核基因启动子是在基因转录起始位点（+1）及其上游近端大约100~200bp以内的一组具有独立功能的DNA序列。每个元件长度约为7~20bp，是决定RNA聚合酶Ⅱ转录起始点和转录频率的关键元件。整个启动子由核心启动子和上游启动子两个部分组成。

1) 核心启动子（core promoter），指足以使RNA聚合酶Ⅱ转录正常起始所必需的、最少的DNA序列，其中包括转录起始位点，即相当于mRNA的CAP位点及其上游-25~-30bp处的富含TA的典型元件TATA盒，其核心序列为TATAAAA，核心启动子单独起作用时，其功能为确定转录起始位点并产生基础水平的转录。

2) 上游启动子（upstream promoter element, UPE），包括通常位于-70bp附近CAAT盒（CCAAT）和GC盒（GGGCGG）等，其功能是调节转录起始的频率，提高转录效率。

(2) 增强子（enhancer）：指位于启动子上游或下游并通过启动子增强邻近基因转录效率的DNA顺序，但增强子本身不具备启动子活性。增强子一般具有如下特性：① 能通过启动子提高同一条DNA链上靶基因的转录效率；② 对同源和异源基因同样有效；③ 其位置可在基因5'端上游、基因内或其3'端下游序列中；④ 在DNA双链中没5'端与3'端固定的方向性，均可对启动子发挥作用；⑤ 增强子可远离转录起始位点，通常在1~4kb起作用；⑥ 一般无基因特异性，对各种基因启动子均有作用，但具有组织和细胞特异性；⑦ 其活性与其在DNA双螺旋结构中的空间方向性有关。

(3) 负调控元件：在真核基因内能抑制基因转录的DNA序列称为负调控元件，亦称为沉默子（silencer）或衰减子（dehancer），它们与反式作用因子相互结合而起作用。这些调控元件不受距离和方向的限制，并可对异源基因的表达起作用。在模板DNA分子5'端有转录终止信号，称终止子。

3. 反式作用因子（trans-acting factor）

反式作用因子指能直接或间接识别或结合在各顺式作用元件8~12bp核心序列上，参与调控靶基因转录效率的一组蛋白质，也称转录因子。这是一类核内蛋白质因子，在结构上含有与DNA结合的结构域，是结合特异的DNA序列所必需的，然而不是所有的DNA结合蛋白都是反式作用因子。反式作用因子分为三类：① 通用转录因子，如TATA盒结合因子TFⅡD、GC盒结合因子SP1等；② 组织特异性转录因子，基因表达的组织特异性取决于组织特异性转录因子的存在；③ 诱导性反式作用因子，这些反式作用因子的活性能被特异的诱导因子所诱导。

(1) 反式作用因子的结构模式通常含有三个主要功能结构域，分别为DNA识别结合域、转录活化结构域和其他蛋白质的调节结构域。

1) DNA识别结合域：① 锌指结构（zinc finger），指含有一段保守氨基酸顺序的蛋白质与该蛋白的辅基锌螯合而形成的环状结构。② 同源结构域（homeodomain, HD），同源盒基因家族各基因间具有一相同的保守序列，称为同源结构域。③ 碱性亮氨酸拉链（basic leucine zipper, bLZ）。④ 螺旋-环-螺旋（helix-loop-helix, HLH）结构。⑤ 碱性α-螺旋。

2) 转录活化结构域：通常是依赖于DNA结构域以外的30~100个氨基酸残基。转录因子通常有一个以上转录活化区。

3) 其他蛋白质的调节结构域：调控元件中的回纹结构及串联重复序列的存在表明反

式因子二聚化可能是蛋白质与 DNA 作用的重要方式,而反式因子结构上的双性 α-螺旋则是因子间同源或异源二聚化的主要基本结构。

4. 转录水平的调控机制

真核基因转录起始的调节,首先表现为反式作用因子的功能调节。反式作用因子的激活方式一般有如下几种:

(1) 表达式。需要时合成,合成出来即具有活性,能通过蛋白水解迅速降解,不能积累。

(2) 共价修饰。其一是磷酸化-去磷酸化,许多反式作用因子是磷蛋白,其功能是通过磷酸化-去磷酸化作用进行调节的。其二是糖基化,细胞内许多转录因子都是糖蛋白,其合成的初级产物是无活性的,经糖基化的修饰就能转变成具有活性的糖蛋白。

(3) 配体结合。

(4) 蛋白质与蛋白质相互作用。蛋白质-蛋白质复合物的解离及形成,是许多细胞内活性调节的一种重要的形式。有些反式作用因子与另一蛋白形成复合物后才具有调节活性。

反式作用因子被激活后,即可识别上游启动子元件和增强子特定序列,对基因的转录发挥调节作用。每一种反式作用因子结合顺式元件后虽然可发挥促进或抑制作用,但反式作用因子对基因表达的调控不是由单一反式作用因子完成的,而是由几种因子组合发挥特定的作用。单一的调节蛋白对转录的影响可以是正调控,也可以是负调控反式作用因子对基因表达的调控。不同因子的加和、协同或阻遏决定一个基因的转录,是细胞生长、发育、成熟过程中基因时空调控机制的基础。

真核生物转录生成 mRNA 后,还要进行转录后的加工,即 5'端加帽 m7GpppN 和 3'端多聚腺苷酸化。加帽的意义在于保护 mRNA 不受 5'端外切酶降解,同时有利于 mRNA 从细胞核向细胞质的转运,促进其与核糖体结合。没有这一加工,基因信息无法表达。加帽和 polyA 尾是 mRNA 稳定十分重要的因素。转录物若无 5'端帽和 3'端 polyA 尾就会被迅速降解。真核细胞转录出的 mRNA 前体还要在剪接酶的作用下,有序删除内含子并将外显子拼接起来,才能形成成熟的 mRNA,这一过程称为剪接。一个外显子或一个内含子是否出现在成熟的 mRNA 中是可以选择的。选择性剪接可因 mRNA 前体的外显子或内含子 DNA 序列突变而分别影响剪接点的存在、数目和位置。由于选择性剪接的多样化,一个基因在转录后通过 mRNA 前体的剪接加工可产生两个或更多的蛋白质。因此转录后的选择性剪接在调控高等生物细胞的高度异质性方面起着重要作用。

(三) 翻译与翻译后调控

1. 翻译调控

(1) 翻译起始因子的功能调控:eIF 是蛋白质合成过程中重要的起始因子,一些物质可以影响 eIF 的活性,调节蛋白质合成的速度。

(2) 阻遏蛋白的调节:存在一些特定的翻译抑制蛋白可以与 mRNA 5'端结合,从而抑制了蛋白质翻译。真核细胞中研究的较清楚的是铁蛋白 (ferritin)。铁蛋白未与铁结合时,可与 mRNA 茎环结合,抑制翻译。若有铁与该蛋白结合,则该蛋白从 mRNA 上解离,mRNA 的翻译效率提高 100 多倍。

(3) 5'端 AUG 及 mRNA 5'端非编码区长度对翻译的影响：在起始密码 AUG 上游非编码区有一个或数个 AUG，如果从 5'端 AUG 开始翻译则很快会碰到终止子，生成无活性的短肽。5'端 AUG 可以降低正常 AUG 启动翻译的作用，使翻译维持在较低的水平。当第一个 AUG 密码子离 5'端帽子太近时，不易被 40S 亚基识别，因此，起始密码 AUG 上游非编码区的长度可以影响翻译水平。

2. mRNA 稳定性调控

3'端非编码区含有一段富含 A 和 U 的序列，这可能是许多 mRNA 不稳定的原因。在 3'端非编码区 A 和 U 丰富区可形成 5 个发夹结构，能够结合一种铁结合调节蛋白以保护 mRNA 不被降解。

3. 翻译后调控（posttranslational control）

翻译后调控指蛋白质生物合成之后对其表现生物活性和特定功能的时空控制过程。主要包括以下过程：蛋白质分子的折叠（卷曲）（folding）、修饰加工、分选（sorting）和传送。相当多的蛋白质在翻译的同时进行折叠，折叠过程需要分子伴侣及其他一些因子参与。

分子伴侣（molecular chaperone）系一类对于其他蛋白质的装配和折叠所必需的蛋白质，它本身并不是被装配和折叠的蛋白质的组成成分。分子伴侣在蛋白质生物合成、蛋白质膜转位和折叠中起重要作用。它们阻止新合成的多肽链发生聚集，然后介导其折叠和组装，使其由非天然构象（无活性）变为天然构象（有活性）。分子伴侣有很多家族，它们各自在进化中保持高度保守状态。分子伴侣家族主要是热休克蛋白类蛋白。蛋白质翻译后的修饰加工包括蛋白质前体的剪辑、限制性蛋白水解作用。辅基的连接和交联作用以及蛋白质肽链中一些残基侧链的化学修饰，如磷酸化与去磷酸化、甲基化、酰基化等，可逆修饰（如磷酸化与去磷酸化），使蛋白质在无活性和有活性两种状态之间转换。各种类型和方式的修饰加工都是在专一性酶或酶系催化的作用下完成的。

第二节 基因突变的分子机制

生物进化的实质始于基因突变，并通过突变的积累和遗传，导致生物种属的演化。对特定的个体来说，基因突变的影响不外乎 4 种：①无可察觉的有害或有利效应，或者形成正常人群的遗传多态性，例如 ABO 血型；②引发遗传病，不利于个体生存和（或）生育；③给个体生存和（或）生育带来一定益处，这与人类进化和自然选择有关；④致死性突变，导致患者在发育过程中死亡，因此难以传递给后代。

由于核苷酸序列决定了基因所编码蛋白质的氨基酸序列，而氨基酸的变化可能影响蛋白质的功能，并进一步在机体中产生严重后果，因此 DNA 序列的保守性极其重要。因化学和物理因素的作用，造成基因组 DNA 分子的核苷酸序列发生改变即所谓的突变（mutation），如在 DNA 复制过程中产生了错误——包括碱基突变和重组，可以改变正常基因携带的遗传信息，并最终产生异常蛋白质，从而出现新的性状或疾病（谓之表型（phenotype）的改变）。表现正常表型的个体称为野生型（wild-type）；作为突变结果，表型发生改变者则为突变体（mutant）。

一、诱变因素与 DNA 损伤

基因突变可因 DNA 复制错误而发生,但这种情况非常罕见。当细胞暴露于某些化学试剂或物理因素作用之下时,突变率将增大。通常将与 DNA 直接相互作用并改变个体核苷酸结构的物化因素称为诱变剂(mutagens)。有些诱变剂可导致核酸结构变化,进而引发碱基配对变化,如碱基对置换或错误配对。因此,当 DNA 进行新一轮复制时,核苷酸序列上的变化可进入复制产生的子链而获保留,最终细胞出现突变基因;有些诱变剂则通过其他方式引发 DNA 结构的严重扭曲,导致复制或转录受阻。

二、诱变剂的作用机制

1. 化学诱变剂(chemical mutagens)

多种化学药品都能引起 DNA 突变。有些如碱基类似物(base analogues),它们的结构与正常碱基相似,且在复制过程中能被 DNA 聚合酶整合到 DNA 分子中,通过改变碱基配对而引发突变,如 5-溴尿嘧啶(5-BrU)是由胸腺嘧啶衍生的碱基类似物,正常是与腺嘌呤(A)配对,但它在结构上容易发生轻微异动,称为异构转换(tautomeric shift),导致与鸟嘌呤(G)配对,故下一轮 DNA 复制后,最初的 T-A 碱基对在一条子代 DNA 中为 G-C 对所替换,形成一个点突变。一些诱变剂为插入性试剂(intercalating agents),分子呈平面型,通过在相邻碱基对之间滑动(slipping)而干扰 DNA 复制,如溴乙啶,是一有 4 个环、大小与一个碱基相仿的平面型分子,它切入双螺旋中,导致相邻碱基对轻微分离开来,最终可致切入位置上插入一个新的单核苷酸,造成基因中的移码突变。还有一类诱变剂能对碱基进行化学修饰,引入烷基或芳香基,如磺基乙酸可在碱基上加甲基基团。亚硝酸既可使胞嘧啶脱氨基成为尿嘧啶,后者与腺嘌呤配对,导致碱基对由 GC 变为 AT,也可使腺嘌呤脱氨基变为鸟嘌呤类似物——次黄嘌呤,导致 A-T 对变成 G-C 对。DNA 与细胞内正常的化学成分发生反应亦可诱发突变。例如,胞嘧啶易自发脱氨基变为尿嘧啶,胞嘧啶有时以 5-甲基胞嘧啶出现,能够脱氨基产生胸腺嘧啶;最常见的自发修饰是脱嘌呤作用,因脱氧核糖与其嘌呤碱基之间的化学键断裂所致;活性氧(reactive oxygen species,ROS)包括过氧化物、过氧化氢和羟基也会造成碱基损伤。

2. 物理诱变剂(physical mutagens)

高能离子辐射如 X 射线和 γ 射线等,可对 DNA 分子造成广泛损伤。如在双螺旋上形成股间裂口及对糖基和碱基的破坏。紫外线一类的非离子辐射被碱基吸收后可诱发 DNA 结构上的变化,更多的可导致相邻嘧啶尤其是胸腺嘧啶之间形成环丁基双体——双体化,使碱基堆积异常紧凑,最终形成缺失突变。热能也是环境中一种重要的诱变剂,它可在多聚核苷酸中产生非嘌呤位点,导致点突变或缺失突变。

三、DNA 损伤的修复

尽管多种因素能导致 DNA 突变,但损伤的 DNA 并不一定引起遗传物质的变异,这是因为体内有十分巧妙的修复机制。人体的修复机制主要有两种:

1. 切除修复

该复杂系统可能是 DNA 修复的最常见方式,包括嘧啶双体在内的多种 DNA 损伤用这种方式得以修复。首先是由一种酶识别损伤的核苷酸，并作好待修标记，如在损伤区附近双螺旋上形成小缺口（nick），或者将损伤的碱基移走，留下一个空隙（gap）等；接着核酸酶切除被标记核苷酸及其邻近一些核苷酸；然后多聚酶合成新的 DNA 以取代失去部分，并通过连接酶作用，使 DNA 恢复为最初结构。

2．错配修复

该系统通过识别错配核苷酸而纠正复制时引入的错误。亲代 DNA 中序列正确的单链与突变的互补单链间存在差别，多种酶都具有识别、标记或直接修复错误的功能。人体基因在复制和发挥生物活性的过程中，由于环境因素的影响，经常会偶发自然损伤，通常又可通过适当机制加以修复。但修复机制如果被破坏，则基因损伤可以通过 DNA 复制得以保留，并传递至分裂产生的子细胞中稳定存在甚至进行遗传，成为基因突变。中性突变形成 DNA 多态性，提供备选基因型，是进化的基础。非中性突变就有可能致病。

四、基因突变的致病机制

1．编码蛋白质分子的基因结构异常

突变可能发生在任何一个细胞的任何一个基因中，突变是否致病与它的性质及存在的位置等因素有关。如果突变发生在基因的编码序列中、改变了氨基酸序列，通常致病；反之，如果只是编码区内的同义密码子突变，或者出现在非编码序列的遗传异质性突变，则形成基因多态性，不会致病。单个体细胞内的突变对机体没有影响，因为细胞不停地进行着代谢；但与肿瘤发生相关的突变常常是发生在与细胞分化调控有关的基因中，这些突变常使细胞分裂失控，导致肿瘤形成。多数遗传病由父母传给子女。由于遗传性突变及生殖细胞中的新突变在受精后可传递下去，并在最终发育成的后代的每个体细胞中都出现，所以，这些情形下的突变能够致病。细胞形态、代谢、蛋白质及酶等的异常，本质上都是基因的变异所致。一旦基因发生突变，其产物亦随之改变，遗传性状也就会跟着发生相应的变化，因为蛋白质是在基因携带的遗传信息控制下合成的。例如，人类镰状细胞贫血症，正常人的红细胞呈双凹圆盘状，而患者的细胞在缺氧时呈镰刀状，这是因为 β 珠蛋白第 6 位氨基酸-谷氨酸突变为缬氨酸，导致了蛋白质理化性质的变化。异常血红蛋白（HbS）比正常血红蛋白的溶解度低，于是在氧分压低的毛细管区，HbS 不能溶解而形成管状结构和凝胶化，形成长形的稳定多聚体，导致红细胞变成镰刀状。在红细胞中 HbS 水平较高，而血液中的氧分压又较低的情况下，红细胞就会变成镰状细胞。因细胞膜脆性大易破坏，常引起溶血性贫血，故称为镰状细胞贫血症（sickle cell anaemia）。同时，由于镰状细胞比较"硬"，可以阻塞血管微循环系统，使局部组织得不到氧，从而引起缺血坏死。因此，严重的镰状细胞贫血不但可以引起溶血，而且还可以损害人体的器官组织，如骨、中枢神经系统和肾脏。镰状细胞含量过高，还可以由于骨髓梗阻引起全身性骨痛，严重的溶血性贫血、暂时性的骨髓增生障碍、甚至脾脏阻塞等严重的临床症状，称为镰状细胞危象（sickling crises）。

2．基因表达量改变

真核基因表达受到遗传因素及基因间相互作用的严格调控，各种原因造成特定基因表达过量或表达量不足都能引发疾病。例如，肿瘤发生的一个重要机制是癌基因过度激活，其表达上调可导致细胞分化无序进行。珠蛋白生成障碍性贫血的根本原因也是 α 与 β 珠蛋白基因两者表达失去平衡。正常人血红蛋白中α与β类珠蛋白量之比为1:1,由于α或β珠蛋白基因缺失或突变引起的血红蛋白珠蛋白链生成障碍可以导致严重贫血。

第三节 基因变异与疾病的病理生理基础

一、遗传病

(一) 遗传病的分类及特点

通常根据染色体 DNA 变化的类型、大小、部位及其与疾病的关联程度等因素,将遗传病分为染色体病(chromosomal disorder)、单基因病(single gene disorder)、多基因病(或称多因素遗传病)(multifactor disorder)、线粒体病(mitochondrial, disorder)及体细胞遗传病(somatic cell genetic disorder)等几大类,各类疾病可大致区分如下:

1. 染色体病

染色体数目或结构异常所造成的疾病称为染色体病。这是丢失或得到一个或多个染色体,或者染色体结构变化,导致大规模的基因变异所引发的。

2. 单基因病

单基因病是由同源染色体的一条或两条染色体上单个基因发生突变而引发异常的基因表达导致完全缺失相应蛋白质或产生有缺陷的蛋白质,最终由蛋白质生理功能的异常或缺陷导致的相应疾病。

3. 多基因病

多基因病是多种遗传因素和环境因子相互作用的结果。由于因素复杂,故不易建立疾病表型与某一基因间的明确关系,但都存在起关键作用的基因。如高脂蛋白血症,表现为血浆中不同脂质异常堆积,其主要机制是参与脂蛋白代谢的脂蛋白脂酶(LPL)和载脂蛋白 C-Ⅱ(apoC-Ⅱ)基因缺陷引起的酶活力丧失所致;而家族性高胆固醇血症是细胞膜上低密度脂蛋白受体(LDLR)基因突变引起 LDLR 功能异常的结果;Ⅲ型高脂蛋白血症的代谢缺陷是由于残留乳糜微粒清除障碍,常与载脂蛋白 E(apoE)多态变异型的存在有关。目前认为,糖尿病赋予个体的是发生糖尿病的易感性,而其表达则受各种环境因素的影响。

4. 线粒体病

线粒体为真核细胞能量代谢的中心,线粒体也拥有自己的遗传物质——线粒体 DNA。由线粒体 DNA 突变引起的疾病根据突变所处的细胞分为体细胞突变和种系细胞突变两种。体细胞突变无家族史,而种系细胞——生殖细胞突变即为线粒体遗传病,呈母系遗传。

(二) 单基因病

基因的结构缺陷与异常可导致通常所说的遗传性疾病。单基因病种类繁多,迄今为止发现的人类单基因病达 1 800 种以上。理论上,如果某基因突变不具有早期致死效应,而该基因又为个体发育所必需,那么,该突变就可能引起患者生理活动的异常而导致临床的异常表型。由于某些基因具有两种或两种以上的功能，因而不同突变可影响不同功能而引发两种或两种以上的遗传病。另外，不同基因的突变也可引起同一类型的疾病，如引起脊髓小脑型共济失调的致病基因至少有 8 种以上。这种不同的基因变异引起类似或同一表型的现象称为遗传异质性（genetic heterogeneity）。单基因病在人群中总发生率可达 5%～10%，但每种单基因病的发病率都相当低，在千分之零点一至千分之五的范围内变动。另外，同一种病的发病频率在不同人种群中可有差别，如囊样纤维化在北欧人群中发生率最高，镰状细胞贫血高发于非洲人群，β-珠蛋白生成障碍性贫血最常见于亚洲人群。

染色体是基因的载体，每个正常人的细胞都含有 22 对同源染色体，即所谓常染色体（autosomes），另有一对性染色体（sex chromosomes）——女性为两条 X 染色体，男性为 X、Y 染色体各一条。同一基因的两份拷贝分别位于这些成对的染色体上，二者被称为一对等位基因（allaes）。单基因病的遗传遵循孟德尔规律，体现在其借助染色体、通过双亲遗传给子女进行代间传递的遗传方式中。

1. 基因病的特征及其遗传

（1）常染色体显性遗传（autosomal dominant inheritance，AD）：突变基因位于常染色体上，遗传获得一个突变型等位基因便足以致病。该染病个体为杂合子（heterozygous）有正常和突变等位基因各一个，其子女有 50% 的发病概率。如果一对等位基因具有相同的突变则个体称为纯合子（homozygous），其遗传致病率达 100%。患者在纯合子或杂合子状态下均表现相应的症状。已知人类包括单基因病在内有 2 000 多种此类遗传病，如短指（趾）症、成人多囊肾、家族性高胆固醇血症等。

（2）常染色体隐性遗传（autosomal recessive inheritance，AR）：突变基因位于常染色体上，在杂合子状态时不出现症状，但个体为突变基因的携带者；而在纯合子状态时则表现症状，其中突变性质相同者为纯合子，不同者为复合杂合子，由于此类个体必须得到两个突变型等位基因（分别来源于父方和母方），所以在双亲均为携带者的情况下才会致病，例如白化病、苯丙酮尿症等。

（3）X 连锁显性遗传（X-linked dominant inheritance，XD）：突变基因位于 X 染色体上。只要有一条 X 染色体上有一个突变型等位基因就可致病，即无论男性还是女性个体均可患病，遗传特性是显性的。例如抗维生素 D 佝偻病、外耳道多毛症等。女性杂合子患者的男性后代有 1/2 的患病几率，女性纯合子的男性后代患病率为 100%；男性患者其女性后代发病率为 100%。

（4）X 连锁隐性遗传（X-linked recessive inheritance，XR）：突变基因位于 X 染色体上，遗传特性是隐性的。由于男性只有一条 X 染色体，故肯定为患者；女性只有在纯合子状态下才会发病。此类病如血友病、红绿色盲等，患者多为男性。就女性携带者而言，其 1/2 的男性后代将发病，1/2 的女性后代为携带者。

2. 基因突变的种类

导致单基因病的突变通常发生在其致病基因中，出现在不同病种中的突变各不相同，患同一种病的不同个体也可携有不同突变。例如，大约 20% 的血友病 A 患者是因大片段突变所造成，其余则因点突变所致。现已报道了 250 多种不同的点突变类型。按基因突变的特点，可将这些突变分为下列数种类型。

（1）碱基置换：指基因中一个或少数几个碱基的替代。如前述镰状红细胞贫血的血红蛋白（HbS），在 DNA 水平上是谷氨酸密码子 GAG 的碱基 A 被 T 置换变成缬氨酸密码子 GTG，两者之间发生一个碱基改变。这种情况也称"点突变"（point mutation）。根据点突变发生的性质、部位，可进一步区分为下列类型：

1）同义突变（cosense mutation）：也称沉寂或沉默突变（silence mutation）。由于遗传密码具有简并性，即同一氨基酸可由两种或两种以上密码子编码，这几个密码子互为同义密码或简并密码，它们通常只有第 3 位碱基不同，称之为简并碱基。在某些情况下，DNA 编码序列中碱基的取代虽然导致了某一密码子的改变，但所编码的氨基酸并未改变，因此，同义突变不会造成蛋白质一级结构的变化，但可形成基因多态性。

2）错义突变（missense mutation）：基因编码序列中碱基的置换导致某密码子改变，使其编码另一种氨基酸。这种突变多发生在密码子的第 1 或第 2 位碱基上（因为第 3 位通常是简并碱基，其改变不易引起氨基酸改变）。错义突变可导致蛋白质结构与功能变化，也可能仅有结构改变，而对功能影响甚微。因为大多数蛋白质能够耐受其氨基酸序列中的某些改变，特别是当碱基变化导致两种性质相近的氨基酸发生替换时，如密码子 CTT 变为 ATT，由异亮氨酸残基取代了亮氨酸残基，往往可使蛋白质活性不受影响，因此，多种异常血红蛋白虽有珠蛋白基因内错义突变发生，但查不出功能异常。反之，如果蛋白质结构或功能活性的关键部位发生了氨基酸改变，则极有可能造成毁灭性后果，产生突变体表型。镰状红细胞贫血就是典型实例。

3）无义突变（nonsense mutation）：基因编码序列中碱基置换使氨基酸密码子转变为终止密码子的突变，突变导致 mRNA 的转录及其后翻译过程提前终止。无义突变常对编码蛋白质的活性具有严重影响，产生突变体表型。如 β 地中海贫血中的 $β^0$ 型，系 β 链第 17 位密码子中发生 A→T 置换，导致赖氨酸密码子变为终止密码子，致使正常 β 珠蛋白完全缺失。

4）终止密码子突变：基因的终止密码子发生碱基置换，转变为一种氨基酸密码子，致使转录和翻译过程不能正常终止，直至基因 3' 端出现下一个终止密码子为止，结果形成一延长的异常蛋白质。

5）起始密码子突变：基因中起始密码子被置换，导致不能正常转录和翻译，无表达产物。

值得指出的是，大部分点突变发生在基因的编码序列中，可引起蛋白质结构改变，不影响基因表达，少数情况下也可伴有基因表达水平的降低。基因非编码序列也可发生点突变，如启动子、增强子、内含子等区域内点突变可影响基因表达及表达调控。

(2) 缺失和插入突变：

1）密码子缺失或插入突变：在编码区内丢失或增加 3 或 3 的倍数个核苷酸而导致的基因突变，其效应是使基因翻译至突变处时丢失或增加 1 或数个氨基酸，而突变位点后的氨基酸序列并无改变。如 70% 囊性纤维化患者的 CFTR 基因中都缺失 1 个密码子。

2）移码突变（frame-shift mutation）：基因中丢失或增加了核苷酸，但数目不等于 3 的倍数所导致的基因突变，造成突变位点后全部密码子阅读框架移位，翻译生成的氨基酸序列与正常蛋白质完全不同，或者使肽链合成提前终止或延长，产生的异常蛋白质几乎全无正常功能。此突变若发生在有重要功能的基因中，则常导致个体死亡。

3）整个基因或大片段缺失：常导致基因不表达或部分表达而产生无功能肽链。如 α

珠蛋白基因完全缺失导致α珠蛋白生成障碍性贫血，不能产生正常血红蛋白；肌营养因子基因部分缺失导致肌营养不良等。

(3) 融合突变（fusion mutation）：这类突变是在细胞减数分裂期同源染色体联会、发生染色质互换时，由于错位配对和不等交换，导致两条染色体上各自形成一条杂交融合基因。

还有一些不常见的基因突变形式，如：①有文献报道生殖细胞中3个核苷酸重复出现，导致患者子女发病的突变，对这种重复延伸的发生机制及其引发的疾病表象还了解甚少，但已发现3个核苷酸重复的突变与包括脆性X综合征及舞蹈病在内的多种遗传病有关。②重排（rearrangement）突变，指基因内（外）的DNA片段之间相互交换位置，如倒置（inversion）突变。一部分DNA序列被切割下来，然后在同一位置该片段进行反方向插入。又比如血友病A，有文献报道凝血因子Ⅷ基因22号内含子与X染色体部分序列之间发生重排，致使凝血因子Ⅷ基因被分为两个部分，中间隔着数百万碱基对，基因功能全部紊乱。

3. 血红蛋白病的分子病理基础

(1) 错义突变（missense mutation）：由单个碱基替换导致肽链中的氨基酸发生改变。如前面提到的镰状细胞贫血症（Hbs）是组成β链的第6位谷氨酸被缬氨酸替代，这是β珠蛋白基因第6位密码子由GAG→GTG即单个碱基的突变。

(2) 无义突变（nonsense mutation）：由β链第145位编码酪氨酸的密码子UAU突变为终止密码子UAA。这一U→A的单个碱基突变，导致β链在合成了144个氨基酸后便终止，使β链C端丢失了2个氨基酸。

(3) 终止密码子突变：终止密码子上的某一个碱基发生改变，形成一个编码氨基酸的密码子，使肽链合成过长，直到下一个终止密码子才停止翻译。如Hb Seal Rock变异型，α链的终止密码子UAA突变成谷氨酸密码子GAA（U→G），从而使α链3'端多了31个氨基酸。

(4) 移码突变：由于珠蛋白基因密码子中一个或两个碱基的缺失或插入，致使其后面的碱基排列顺序依次位移而重新编码，产生新的异常血红蛋白。如α链第138位丝氨酸的密码子UCC的第3个碱基C缺失，致使后面重新编码，肽链翻译至第147位才终止。

(5) 密码子的缺失或插入：指在mRNA顺序上组成1个密码子的碱基同时缺失，或者在一段mRNA顺序上插了1个或多个密码子，导致异常血红蛋白的肽链比正常缺少或增多了部分氨基酸，从而引起结构和功能异常。

(6) 融合突变：由于基因ε和β发生错误联合和不等交换，结果使ε链的N端部分和β链的C端部分融合在一起，形成εβ链。

4. 血红蛋白结构变异的遗传效应

血红蛋白结构变异的主要遗传效应有两个：一个是改变了血红蛋白的稳定性，主要表现在：①使肽链构象发生改变；②使血红蛋白分子表面血红素所在位置的构象遭到不同程度的破坏和影响。另一个遗传效应是使血红蛋白带氧能力降低，从而造成了红细胞增多症或高铁血红蛋白血症。

5. 血红蛋白病的临床类型

(1) 地中海贫血。地中海贫血是最常见的单基因病。世界卫生组织在1985年曾经预测,到20世纪末全世界将有7%的人口携带血红蛋白病的遗传基因,其中异常血红蛋白病约占0.3%,其余绝大部分是地中海贫血基因的携带者。中国南方是地中海贫血的高发区。在临床上,大部分异常血红蛋白没有任何临床症状,而地中海贫血的纯合子则产生严重的临床症状。地中海贫血的主要特征是:一条或几条珠蛋白链合成速率降低,造成一部分珠蛋白链过多,而另一部分珠蛋白链过少。根据受抑制肽链的种类不同,地中海贫血可分为α地中海贫血、β地中海贫血、δ地中海贫血、γ地中海贫血、δβ地中海贫血、γδβ地中海贫血等。其中,分布最广和最严重的是α地中海贫血和β地中海贫血。

1) α地中海贫血:α地中海贫血有两种重要的临床类型,一种称为Hb Bart水肿综合征,另一种称为HbH病。Hb Bart水肿综合征主要表现为胎儿在子宫内严重缺氧,形成死胎或者在出生后就死亡。这部分婴儿有严重的贫血,在他们的红细胞中只含有Hb Bart (γ_4) 和Hb portland ($\xi_2\gamma_2$),找不到正常胎儿中应有的HbF和HbA。这说明在这类病人中,α链完全不能合成,以致γ链生成过多。HbH主要表现为出生后α链合成速率降低,导致大量β链堆积。这种类型没有Hb Bart水肿综合征严重,病人可以一直活到成年。

分子遗传学研究证明,α地中海贫血是由于α珠蛋白基因簇中发生了一系列不同长度的缺失所引起的。由于这些缺失造成了第16号染色体上的两个α基因部分或全部去除,因此在体内完全不能指导α珠蛋白的合成。在这些缺失突变中,绝大多数都不涉及基因ξ,从而保留了基因ξ功能的完整性。这就是Hb Bart水肿综合征患者虽然为基因α缺失的纯合子,但却产生Hb portland ($\xi_2\gamma_2$) 的原因。

2) β地中海贫血:β地中海贫血表现为在红细胞内β珠蛋白链缺乏。与主要为基因缺失的α地中海贫血不同,β地中海贫血除少数几种为基因缺失外,绝大部分都不是基因缺失引起的,而是点突变的结果。迄今为止,全世界已发现100多种基因突变类型。临床上一般将重型β地中海贫血分为两类:①β^0地中海贫血,在这一类型中,检测不到β珠蛋白;②β^+地中海贫血,在这一类中虽然有β链存在,但合成量显著降低。另一种分类方法是根据遗传缺陷的性质进行分类:①单纯型β地中海贫血 (simple thalassemia),指只有一条β珠蛋白链合成受影响;②复合型地中海贫血 (complex thalassemia),指多条β珠蛋白链的合成障碍。引起β地中海贫血的主要原因是β珠蛋白等位基因突变,所涉及的都是在β基因上游或β基因内部单个碱基的替换或者小片段的缺失和插入,从而导致对基因转录、RNA加工和RNA翻译等多个方面发生影响。

突变表型为β^+地中海贫血的转录启动子区突变,主要影响转录的效率,对珠蛋白合成的损害一般较温和,这类突变集中在TATA盒 (实际顺序是TATAAAA) 以及近端CACACCC和远端CACACCC顺序上。TATA盒的突变发生在-31、-30、-29、-28位上,但同一突变在不同种族的临床表型可有很大差异。例如黑人-29 (A-G) 突变的纯合子症状很轻,甚至属静止型β地中海贫血,而同一突变纯合子的中国人则是需要依赖输血的重型β地中海贫血病人。造成这一显著差异的原因是,黑人-29突变染色体同时存在γ珠蛋白基因上游-158位启动子区的一个取代突变 (C-T),这一突变开启了已关闭的γ珠蛋白肽链的合成,HbF代偿了因β珠蛋白合成减少 (HbA) 导致的贫血症状。但中国人没有这种代偿性突变,故贫血症状严重。迄今已经发现12种启动子区的突变。

影响转录后调节的突变包括:①+1位的核苷酸是转录开始的起始点,也是RNA前体5'端修饰或加帽的位点,m7GpppN的帽子对mRNA的有效翻译起关键作用,这个突变可能影响转录。在体外基因转移的实验中观察到 mRNA 减少，也可能是加帽处的次级结构变化影响翻译。②polyA 尾的信号顺序突变在信号顺序 AATAAA 中，已发现 4 种不同的核苷酸替代和 1 种 5 个核苷酸的缺失。体外基因转移表达实验证明，只有少量这类 RNA 转录物正常切割，而大部分转录物都在超越信号顺序 3'端 1kbp 至 3kbp 处切割。这些延长的转录物极不稳定，在体内这种延长的转录物的浓度只能检测到预期 10% 的水平，因此可以假定这类延长的转录物的不稳定性是引起 β 珠蛋白合成缺陷的主要原因。③影响 RNA 剪接的突变及剪接头顺序改变。RNA 剪接过程的关键序列位于外显子-内含子的接合区域，每个内含子 5'端的 GT 和 3'端的 AG 序列对剪接尤为重要。这种突变导致在突变接头上的剪接功能完全丧失。结果在剪接 RNA 初级转录产物时，只得应用其他与供体顺序类似的顺序作为剪接接头。由于这些类似供体样的接头顺序在一般情况下不被采用，因此就把它们称为潜在剪接位点。供体位置上的突变以及潜在剪接位点的启用，可产生一条完全未被正常剪接的 mRNA 和两种不同的异常 mRNA，最终导致产生严重地中海贫血症的表型。

内含子中的突变可产生新的剪接位点，这样就会造成突变后的 RNA 加工过程和正常 RNA 加工过程发生竞争，或者延迟正常 RNA 的加工过程。

(2) 血友病。血友病是一组遗传性出血性疾病，它是由血液中某些凝血因子的缺乏而导致的严重凝血功能障碍。根据缺乏的凝血因子不同可分为血友病 A（凝血因子Ⅷ缺乏症或抗血友病球蛋白缺乏症）、血友病 B（凝血因子Ⅸ缺乏或 Christmas 病）及血友病 C（凝血因子Ⅺ缺乏症）。前两者为性连锁隐性遗传，后者为常染色体不完全隐性遗传。

1) 血友病 A：血友病 A 是由凝血因子Ⅷ缺陷所致的 X 性连锁遗传缺陷所致的 X 性连锁遗传性出血疾病，在男性中发病率为六千分之一，约占血友病总数的 85%，其临床症状与血友病 B 一样，不能区分。成熟的凝血因子Ⅷ（简称 FⅧ），去除了 N 端 19 个疏水氨基酸组成的信号肽，成为一条含有 2 332 个氨基酸的多肽链，加之随后的糖基化反应，天然 FⅧ蛋白相对分子质量为 330kU。人 FⅧ因子的基因总长度达 186kb，由 26 个外显子及 25 个内含子组成。外显子的长度从 69bp 到 3 106bp 不等，而最大的内含子长达 32.4kb。人们发现，许多突变并非从上辈遗传，而是由于新的突变形成。也就是说，这些突变是自发的、随机的。据估计，约有 1/3～1/2 的血友病患者没有家族史。①点突变。FⅧ因子在第 26 外显子发生无义点突变时，产生的蛋白质仅比正常 FⅧ少 26 个氨基酸，但没有活性。根据氨基酸顺序分析，丢失部分含有 1 个活性亚单位，其中包括 1 个在 2 个 C 区均保守的半胱氨酸残基，他们推测这个半胱氨酸残基可能在 FⅧ的稳定和维持激活构象上起着重要作用。内含子中的点突变也能影响 FⅧ因子的表达。在第 2 个内含子中由于 TaqⅠ位点丢失（亦为 TCGA-TTGA 转换），不能产生类似于共同剪切供体或受体位点的顺序，导致 mRNA 的剪切异常。同一密码子上可发生不同方向的点突变而产生轻重不同的血友病。第 2307 位氨基酸精氨酸的密码子由于 C-T 转换变成终止密码子使翻译提前终止，结果导致严重血友病，病人血液中检测不到有活性的 FⅧ。而当 C-T 转换发生在另一条链的相应位置上时，使精氨酸密码子转成谷氨酰胺密码子。该血友病患者病情较轻，由此推测精氨酸由于带正电荷，可能为维持蛋白质的完整性所需。当被中性氨基酸谷氨酰胺取代后，蛋白质的稳定性下降而易被降解。经测定，患者血液中 FⅧ因子抗原量只有正常值的 6%，支持了这一推测。②缺失突变。这是本病发病的重要原因之一，因为基因片段的缺失显著改变了 DNA 酶切电泳图谱，这些缺陷易用限制性内切酶酶切图谱分析识别。在 FⅧ的整个基因上均可出现基因缺失，缺失的长度可以从 2bp 到 210kb 以上。③倒位突变。近年来随着 SSCP、DGGE 和 CCM 等许多分子生物学新技术的出现，已找出绝大多数轻型、中型 HA 的遗传缺陷，近半数重型 HA 是由 FⅧ基因内含子 22 倒位这一共同分子缺陷引起的，内含子 22 倒位与 FⅧ相关基因 A（F8A）有关。F8A 基因在 Xq28 有 3 个同源拷贝：1 个位于 FⅧ基因的内含子 22 内，2 个位于 FⅧ基因上游约 500kb 处。由于上游的基因 F8A 转录方向与内含子 22 内的相反，因此上游的任何一个基因 F8A 与内含子 22 内的基因 F8A 之间的 1 次交换可在 Xq28 引起 1 个倒位，倒位破坏了 FⅧ基因结构，使之丧失功能，从而引起 HA。

凝血过程是由黏附到创伤部位的血小板引起的，但是血小板很容易被去除，因为血浆内一种称为纤维蛋白的不溶性聚合体使血小板不能停滞在原位。凝血的关键步骤是由纤维蛋白的可溶性前体——纤维蛋白原组成纤维蛋白网。纤维蛋白的形成是在血管受伤后启动一连串酶发生瀑布式连锁酶促反应的结果。在这一连串作用的每一步都有一个蛋白质前体被水解释放出活性部分形成一种活性酶，这个酶随即作用于另一蛋白酶前体。这一连锁酶促反应几乎每个步骤都涉及一些辅助因子。通常这些辅助因子本身就是同时以活化的和失活的形式存在的蛋白质，如 FⅧ因子，它的作用是协助蛋白酶因子Ⅸ在一连串反应的中间阶段活化 FⅨ。因此当基因 FⅧ发生突变时，导致 FⅧ因子合成障碍，就可以破坏整个凝血过程，一旦有伤口，就会引起严重的出血不止，甚至危及生命。FⅨ的基因突变也有同样的效应。

2）血友病 B：凝血因子Ⅸ（简称 FⅨ）是一种相对分子质量为 56kU 的糖蛋白。其含糖量约占整个分子的 17%。这种蛋白质主要由肝细胞产生，并在肝内经过一系列酶学修饰，成为成熟的 FⅨ后，再被分泌到血液中，参与血液凝固过程中的生化反应。在肝细胞内，FⅨ基因表达的最初产物可称之为 FⅨ前体，它由 461 个氨基酸残基组成。血友病 B 主要是由于编码 FⅨ蛋白的基因结构发生异常而导致血液中的量、结构和生物学特性改变的结果。突变类型主要包括缺失、插入与置换。导致凝血因子Ⅸ减少的原因主要是 FⅨ调控区发生突变。血液中的 FⅨ是以酶原形式存在的。FⅨ结构异常可使它与某些辅助因子的结合发生异常，从而导致活性改变。在正常情况下，第 27 位上的 Glu 被羧基化，以保证 FⅨ蛋白的钙依赖性的构象转变，而在一种称为 Seattle 突变类型中，由于 Glu→Lys，从而失去了正常的羧基化修饰步骤，以致 FⅨ不具有生物活性，表现为严重的血友病 B。在 FⅨ的活化过程中，一个关键步骤就是要从分子中切去一段活性肽，剩下的轻链再以二硫键相互连接。FⅨ ChapeⅠ Hill 突变型（在分子水平所确定的第一个突变型）的异常是在第 145 位上的 Arg→His，这一改变使得其旁边的肽键不能被切开，FⅨ就不能被活化。这种突变型在临床上表现为中型或重型血友病 B。FⅨ的催化活性与其活性中心，尤其是催化位点的构象直接相关。当与之有关的氨基酸残基发生改变时，其构象也随之发生相应的变化，从而导致催化活性的异常。如 FⅨ HB24 突变型、FⅨ HBⅠ突变型等都可导致其催化活性不同程度的降低。

二、主要组织相容性复合体（major histocompatibility complex，MHC）及T细胞受体的分子机制与疾病

主要组织相容性复合体是在一条染色体上一组紧密连锁的基因群。它们编码的分子决定机体组织相容性，与免疫应答和免疫调节密切相关。

（一）MHC的基因结构及生物学功能

人类MHC基因位于第6号染色体短臂，6p21.3区，全长约4 000kb，含有70多个已知基因。通常分三个区：Ⅰ类区、Ⅱ类区和Ⅲ类区。人的Ⅰ类和Ⅱ类MHC分子被称为白细胞抗原（human leukocyte antigen，HLA），HLA-A、HLA-B、HLA-C是HLA Ⅰ类基因，编码Ⅰ类抗原的重链。HLA Ⅱ类基因区主要含有DR、DQ和DP3个亚区。MHC分子至少具有以下四方面功能：①与自身抗原结合，在胸腺进行T细胞选择；②与异己抗原结合，提呈给成熟T细胞，引起免疫反应；③决定抗原的免疫反应表型，即反映不同个体免疫应答的差别；④刺激自身或同种异体混合淋巴细胞反应，如移植排斥反应。MHC Ⅰ类分子提呈内源性抗原片段给细胞毒T细胞，然后引起细胞免疫反应，杀死表达这些抗原的细胞。而MHC Ⅱ类分子则提呈外源性抗原片段给辅助T细胞，引起体液免疫反应。因此，MHC分子提呈抗原在免疫反应中起着中心的、关键的作用。所有MHC分子中部都有蛋白肽段与之结合，不是异己抗原就是自身抗原。抗原肽段对维持MHC分子的构象非常重要。T细胞在识别抗原的同时，必须同时识别MHC分子，才能引起免疫反应。这种现象就是MHC的约束性。T细胞抗原受体（TCR）既识别抗原，同时又识别MHC分子，这种作用关系有赖于T细胞相互之间、T细胞与抗原提呈细胞（APC）之间以及T细胞与靶细胞之间的直接接触。在识别过程中还有赖于抗原非特异性的其他细胞表面分子的辅助。在TCR的α链和β链上有3个高变区，分别命名为CDR1、CDR2、CDR3。CDR3是抗原识别的部位，而CDR1和CDR2可识别MHC抗原结合部位的2个α螺旋。如此TCR就与抗原——MHC复合物紧密结合，引起T细胞一系列免疫反应。除了上述两种识别机制，在辅助T细胞上还有CD4分子，专一地与MHC Ⅱ类分子的α2和β2结构域结合。而细胞毒T细胞上有CD8分子，能识别结合到MHC Ⅰ类抗原的恒定结构域。这就从分子机制上解释了为什么辅助T细胞只与提呈外源性抗原的MHC Ⅱ类分子反应，而细胞毒T细胞只与提呈内源性抗原的MHC Ⅰ类分子反应。由于MHC分子既有与抗原片段识别、结合的相对特异性，又与TCR结合反应的特异性，因此，各个体中不同类型的MHC分子就会产生个体免疫应答的差别。这种免疫应答的差别也是MHC多态性与疾病相关性的机制之一。

（二）T细胞受体的遗传控制

T细胞能够识别出现于抗原呈递细胞（antigen-presenting cell，APC）表面的抗原和主要组织相容性复合物——MHC，这种双重识别作用依赖于T细胞上的抗原受体的存在。目前已知有两种类型的T细胞受体：TCRαβ和TCRγδ。每个T细胞均有TCR的α、β、γ、δ四条肽链的基因片段。在分化成熟过程中，γ链和δ链基因首先重排，一旦重排成功，则α链和β链重排受抑；γ、δ重排受挫时即发生α、β链重排。故T细胞只表达

TCRαβ和TCRγδ受体。在外周血中,有95% T细胞为TCRαβ,而5%的T细胞带有TCRγδ。TCRγδT细胞的表型主要为CD3$^+$CD4$^-$CD8$^-$,少数可以是CD3$^+$CD4$^-$CD8$^+$。αβ受体阳性的细胞为CD4$^+$CD8$^+$。不同的T细胞经过基因重排,表达不同特异性的TCR,形成了TCR的多样性,保证了机体能识别外界环境中各种抗原特异性TCR的T细胞库。TCR的多样性由α链或β链的可变区(V区)决定,特别是V区的CDR3决定。CDR3与外来抗原肽分子相结合,是构成TCR分子特异性的重要的结构。

(三) MHC分子在自身免疫中的作用机理

自身免疫的过程是机体免疫系统对自身抗原发生免疫应答的过程。在正常情况下,机体对自身抗原产生负应答(即免疫耐受),以保护机体自身组织不受损伤。而免疫应答的初始过程是Th细胞识别抗原导致T细胞活化的过程。这种识别要受到MHCⅡ类分子的限制,也就是说,机体免疫细胞在识别异己或自身抗原时,必须同时识别抗原提呈细胞表面的MHCⅡ类分子才能被活化。MHCⅡ类分子由α、β两条异源性重链组成,其相对分子量分别为34kU和29kU,两链通过非共价键结合,它们都有胞外区、跨膜区和胞内区。胞外区各有两个功能区,即α1、α2和β1、β2。α1和β1为可变区,共同构成肽链的抗原结合槽。MHC基因最显著的特征就是多态性。在Ⅰ类分子中,那些易变的氨基酸残基大部分都集中于α1和β1区,而且,这些多态性的氨基酸残基主要分布于3~4个不连续的高变区内。因此等位基因高变区的多态性就能够改变MHC分子、TCR、抗原之间相互作用的特性,并因此控制对外来抗原(可能也对自身抗原)的免疫应答。由于某些与疾病关联的关键性氨基酸残基位于这个槽内,非保守性变化均能改变抗原结合槽的结构并影响Ⅰ类分子的功能,故在这些部位任何氨基酸的变异都有可能影响机体对外来或自身抗原的免疫应答。

MHCⅡ类分子在自身免疫中的作用可能有以下几点:①通过提呈错误抗原来启动自身免疫过程。②可能存在具有抗自我反应性的T细胞,其抗自我反应特性必须通过MHC分子和多态性自身抗原结合逃避胸腺的阴性选择才能表现出来,或者由于有一种易感的MHC等位基因所编码的某些关键性的氨基酸残基的提呈,而使得自我反应性T细胞逃避了胸腺的阳性选择。③抗特异性器官的自身免疫反应可能与靶自身抗原MHC分子过多或异常表达有关,也与自身抗原过多提呈给自身反应性T细胞有关。

(四) MHC分子遗传变异与自身免疫性疾病

1. 胰岛素依赖型糖尿病

胰岛素依赖型糖尿病是由于胰岛内淋巴细胞浸润导致分泌胰岛素的β细胞破坏所致。目前认为:与胰岛素依赖型糖尿病有强烈关联的HLA-DQ的等位基因为DQB1,其编码的第57位氨基酸是否为天冬氨酸决定着DQ分子的功能。

2. 类风湿性关节炎

类风湿性关节炎在遗传学上是与MHCⅡ类特异性等位基因相关联的一种自身免疫性疾病。该病呈现HLA-DRB1等位基因的多态性。许多研究支持"共同表位"假说,认为:HLA-DR等位基因的多态性集中在几个高变区内,它们带有相同的氨基酸残基,即共同表位。共同表位区域位于α螺旋内,编码67~74位氨基酸,特别是67、70、71、74位氨基酸能够从 HLA 分子内向上翘起,直接接触到 T 细胞抗原受体(TCR),从而发生相互作用。

三、线粒体病的分子机制

目前研究表明:人线粒体 DNA 是一条全长为 16 569bp 的双链闭环分子。两条链均有编码功能,共编码 16S 和 12S 两个 rRNA,22 个线粒体蛋白质装备必需的 tRNA 和 13 条与细胞氧化磷酸化有关的多肽链。与核 DNA 相比,由于 mtDNA 存在于细胞质,所以遗传方式为母系遗传。在生殖细胞中的突变能引起母系家族性疾病,发生在发育过程中或体细胞中的突变会引起散发性的疾病和与年龄有关的氧化磷酸化活性的降低。mtDNA 突变的表达主要由某种组织中野生型与突变型 mtDNA 的相对比例及该种组织对线粒体 ATP 供应的依赖程度所决定的。中枢神经系统、心脏、骨骼肌、肾脏、内分泌腺和肝脏对能量的需求较高,因而 mtDNA 的突变表型往往易表现出来。mtDNA 基因排列紧密,大部分序列不含内含子,因而 mtDNA 任何区域的突变都会影响氧化磷酸化功能。此外,mtDNA 位于氧自由基的包围中,突变率比核 DNA 高 10 倍,且缺乏完整的修复系统。

(一)碱基替换突变

1. 错义突变

这种 mtDNA 突变通常伴有 3 种临床症状:①Leber 氏遗传性视神经病(LHON);②神经原性肌软弱,共济失调,并发色素性视网膜炎(NARP);③Leigh 综合征。

LHON 的临床症状表现为视神经坏死引起的急性无痛双侧性中央视力丧失,常伴有心脏节律失常,但无骨骼肌病变或严重的线粒体结构异常,通常发病年龄在 20~24 岁。40%~60% 的 LHON 病是由 mtDNA 第 1 178 位的 G 转换成 A 引起的。此位点编码 NADH 辅酶 Q 复合物亚单位 ND4 第 340 位的精氨酸。这是一个极为保守的氨基酸,在电子传递过程中具有重要的功能。此位点的突变降低了电子传递的效率,从而减少视神经 ATP 的供给,导致视神经功能的下降,最终引起视神经的坏死。此位点的突变还造成 SfaN I 酶切位点的丢失,这为 LHON 的诊断提供了有效方法。另外,还有其他 7 个位点的碱基突变也与 LHON 有关,其中第 4 160、15 257 两个位点的任一单独突变足以引起 LHON 病。LHON 患者的 mtDNA 往往是同质性的。

NARP 患者的症状主要为色素性视网膜炎、共济失调、癫痫、痴呆、近端神经肌肉萎缩、感觉神经元病变以及发育迟缓。这是由于 mtDNA 的第 8 993 位点发生 T 至 G 的替换引起 ATP 酶第 6 亚单位的 156 位亮氨酸改变为精氨酸而引起的。本病母系系谱中发病个体的 mtDNA 往往是异质的,突变 mtDNA 的比例在 78%~90% 之间。症状的严重性和突变 mtDNA 的含量有关,但当突变 mtDNA 的含量超过 90% 时患者就表现出 Leigh 综合征的症状。

Leigh 综合征通常在幼年期发病,是致死的线粒体遗传病。

2. 生物合成突变

在 mtDNA 生物合成基因上的错义突变到目前为止所发现的皆位于编码 tRNA 的基因上。此类突变通常是异质的且有显著的阈值效应,细胞中突变 mtDNA 的比例不超过 85% 时一般呈现正常表型,一旦突变 mtDNA 的比例超过 85%,则明显表现出严重的临床症状,并会影响全身各个器官。目前已发现许多神经肌肉性疾病及心脏、肾脏病变都与此有关。线粒体脑肌病、乳酸中毒和中风样发作综合征(MELAS)是不常见的母系遗传病,大多数患者的mtDNAtRNALeu(UUR)第3 293位点的A突变成G。肌阵挛性癫痫与破损性红肌纤维病(MERRF)也是一种母系遗传的线粒体脑肌病,碎红纤维是其形态学特征,标志线粒体的异常增生。研究表明,MERRF主要是由mtDNAtRNALys基因上第8 344位点A到G的替换引起的,突变的结果改变了线粒体编码的tRNALys的TψC环,由此引起线粒体蛋白质的合成改变,降低了复合物 I 和 IV 的合成。线粒体肌病和肥厚心肌病与MELAS同样是由mtDNAtRNALeu(UUR)基因的突变引起,位于反密码子环柄上的第3 260位A至G的替换是这两种病的原因所在。此外,致死性婴儿线粒体肌病、致死性婴儿心肌病、慢性假性肠梗阻并发肌病和眼肌麻痹(CIPO)等病都与mtDNA编码的tRNA基因的突变有关。

(二) 缺失突变

mtDNA的缺失一般是在mtDNA的不正常重组和复制过程中介导的异常滑动造成的。若发生在发育早期且片段较大则导致胚胎的死亡,而发生在发育晚期的则受到正常mtDNA的功能弥补,最初并不表现症状或仅有极轻微的症状,但疾病往往随年龄增长而进一步加重。这主要是由于缺失mtDNA分子具有渐进式增殖机制,此种分子的比例逐渐增加。线粒体缺失患者有一个共同的症状,即眼肌麻痹,这部分是由于眼运动肌肉细胞含有极为丰富的线粒体,远远超过四肢的肌肉细胞。在对线粒体心肌病的mtDNA分析中发现,其突变缺失易发生在ATP酶亚单位基因(第8 637位)和D环(第16 073位)之间,而且在缺失两侧也发现有一12bp(CATCAACGACCG)的重复序列,这种同向重复序列很可能是造成mtDNA缺失的热点,缺失的产生可能是一种同源重组。还有一类缺失是丢失了轻链的复制起点OL,此类病例在散发性重型多系统病的儿童和一个患有晚发性糖尿病和眼盲的三代母系家系中均有发现。

(三) 重复突变

有关mtDNA重复突变引起的人类线粒体疾病的报道甚少。推测重复序列编码的过多蛋白质产物与正常线粒体蛋白相互竞争,影响呼吸链的组装和功能。

(四) 线粒体DNA的致癌性

线粒体DNA在物理、化学及某些生物因素作用下可游离出线粒体膜的包围,从而有可能穿过核孔,随机整合至核基因组中。获得性整合可能与肿瘤及衰老有关,而种系性的核内整合则是生物进化的结果。细胞质内游离mtDNA或mtDNA片段的来源有4种:

(1) 溶酶体内核酸水解酶活性的降低:导致其不能完全消化被吞噬的衰老或损伤线粒体,则mtDNA就会游离于胞质中。

(2) 线粒体的病理性崩溃:在感染或多数癌变前期线粒体会受到破坏,继而出现反应性增生。这种损伤和增生周而复始,从而导致线粒体的肿胀,甚至崩溃、破裂,则mtDNA亦可直接游离于胞质中。

(3) 错配小片段的产生:完整的mtDNA体积较大,常结合有DNA复制、转录或其他调节蛋白和酶类,通常很难穿出线粒体膜。然而 mtDNA 在内外环境因素的影响下,会不断产生复制错误。例如,mtDNA 中有许多 4 个、5 个及 7 个碱基对的不同重复序列,复制过程中的错配会造成相邻重复片段间 DNA 发生丢失。这种因同源错配而被丢失的 DNA 小片段就比较容易穿过线粒体膜而进入细胞质。

(4) 线粒体 mRNA 在胞质中被逆转录成 mtDNA:在逐渐衰老的机体中或在致癌因素的作用下,逆转录酶有可能错误地将线粒体 mRNA 逆转录成游离的 mtDNA。正常情况下,这些游离的线粒体 DNA 片段会被细胞质中溶酶体内的 DNA 水解酶所降解,同时,细胞质中某些类型的 ribozyme 及其他结构未明的生物分子也会对这些游离分子起消化作用。但如果游离的 mtDNAtDNA 或 mtDNAtDNA 片段产生过多,或在致癌环境中溶酶体 DNA 水解酶活性及胞质中 ribozyme 活性降低以致丧失,就会造成游离分子的难以清除,为线粒体 mtDNAtDNA 片段进入核基因组创造了条件。越来越多的资料表明,mtDNAtDNA 可以稳定地整合到核基因组。通常类型的种系性插入频率较低,效应是缓慢和长期的且可以遗传。这种插入多半是有益的,能增强宿主抵御内外环境不良刺激的影响,延长宿主的生命周期。然而,某些非致死性的有害插入可能保留下来,成为某些遗传病、畸形甚至是肿瘤易感性的主要原因之一。获得性整合是另一种类型,其整合频率较高,显效快,通常发生在体细胞中,很少波及下一代。这种插入有可能激活原癌基因或抑制抑癌基因的活性,导致细胞分化增殖失控,最终形成肿瘤。

四、肿瘤发生的分子机制

基因的改变是肿瘤产生和进行性恶化的分子基础。从基因的角度而言,肿瘤是一种体细胞遗传病。细胞的恶变是 DNA 分子改变导致了肿瘤相关染色体的改变,通过由此建立的新的异常信号转导通路,引起了细胞周期调节失控的结果。细胞调节的通路有如下几类:① RAS 信号网络;② 抑癌基因 p53、p21 参与的细胞周期蛋白 E(cyclin-E)与细胞周期蛋白依赖激酶(cyclin-dependent kinase 2, CDK2)CDK2 形成的复合物 CyclinE-CDK2 通路;③ 抑癌基因 p15、RB 参与的 CyclinD1-CDK4 通路。

细胞周期的调控核心机制是 CDK 的活性表达和调控。CDK 作为催化亚单位,其活性由分子中特定区域的磷酸化和去磷酸化修饰决定。细胞周期不同期相的调节亚基(细胞周期蛋白)与 CDK 瞬时结合成活化的细胞周期蛋白——CDK 复合物,构成细胞周期的发动机。细胞周期的进程控制主要有两个,关键控制点分别是 G1-S 相和 G2-M 相转换处。节点通过阻遏随后的细胞分裂相转换来中断细胞周期。已证明细胞内存在多种相对分子量低的 CDKI(CDK 抑制蛋白),它们通过与 CDK 结合来抑制细胞周期,根据相对分子量分别被命名为 p15、p16、p21、p27。p15 和 P16 与 CDK4/CyclinD 结合,p21、p27 与 CDK2/CyclinE 结合使相应的配体失活,维持细胞增殖分化有序进行。

人类 p53 基因定位于 17p13.1,全长 16~20bp,有 11 个外显子和 10 个内含子。p53 基因表达产物为一种磷酸化核蛋白。野生型 p53 蛋白的生物学功能类似基因卫士(guardian of genome),时刻监视着基因组的完整性。一旦细胞 DNA 受到损害,p53 蛋白与基因组 DNA 的交感结合部位结合,作为一种特异的转录因子,活化 p21 基因的转录还可与 TATA 结合蛋白结合,抑制 c-fos、c-jun、Rb、PCNA 的转录,使细胞分裂停滞在 G1 期节点,同时与 RFA(replication factor A,复制因子 A)相互作用,参与 DNA 的复制和修复；如果修复失败，p53蛋白又能够启动细胞程序性死亡，阻止具有癌变倾向的基因突变细胞增殖，防止细胞癌变。

E2F是细胞周期中起重要转录激活作用的活性蛋白，它们能激活一系列促使细胞进入S期并顺利进行DNA复制所必需的蛋白质表达。在G0、G1期，低磷酸化型的RB蛋白与E2F结合成复合物，使E2F处于非活性状态；在G1/S界限和S期，RB蛋白被CyclinD1-CDK4磷酸化，即与E2F解离，处于游离状态的E2F抑制被解除，细胞进入增殖阶段。RB蛋白与p53蛋白作用的不同在于它没有特定与宿主细胞DNA结合的活性区域，而是通过与活性转录因子的结合与分离来参与细胞周期调控。若RB基因突变或缺失，将导致细胞丧失结合并抑制E2F的能力而使细胞进入非正常增殖状态，产生肿瘤。突变的p53基因可通过"负显性效应"阻碍野生型p53基因的抑制生长功能。突变型p53蛋白丧失了激活p21基因表达的功能，并与野生型p53蛋白结合成几乎没有结合DNA能力的寡聚蛋白复合物，从而不能控制这些位点的DNA转录，这些位点可能包括抑制细胞癌变的基因，因而突变型的p53还将导致肿瘤的进一步生长。

（徐军）

参 考 文 献

1. Cox T M, Sinclair J. Molecular Biology in Medicine. 北京：科学出版社，2000
2. 胡维新主编. 医学分子生物学. 长沙：中南大学出版社，2001
3. 张玉静主编. 分子遗传学. 北京：科学出版社，2000
4. Roitt Ⅰ, Brostoff J, Male D. Immunology. 6th ed. Mosby, 2001
5. William S Klug, Michael R Cummings. Essentials of Genetics. 3rd ed. by Prentice-Hall, Inc., 1999

第十一章 细胞内环境紊乱

水和电解质的动态平衡是维持机体内环境稳定的重要因素。在神经-内分泌系统的作用下，通过肾、肺等器官组织的调节，体内水和电解质在一定范围内保持相对稳定。这种调节和稳定对维持正常生命活动具有十分重要的意义。任何导致这一调节功能障碍的因素，或水、电解质代谢变化超过了机体的调节能力，都会导致水和电解质代谢紊乱。临床上，水和电解质代谢紊乱常常在许多疾病过程中发生，它可以加重疾病，甚至会危及患者生命。因此，熟悉和掌握水、电解质代谢紊乱的发生机制以及演变规律是十分重要的。

从广义上讲，H^+也是一种电解质，因此，本章讨论水、钠、钾、镁、钙和磷代谢紊乱及酸碱平衡紊乱。

第一节 水、钠代谢及其调节机制

一、体液的容量和分布

机体的新陈代谢是在体液环境中进行的。体液由水和溶解于其中的电解质、低分子有机化合物以及蛋白质等组成，广泛分布于细胞内外，构成人体的内环境。

体液分为两大部分，即细胞内液和细胞外液。细胞外液由组织间液与血浆共同构成。正常成年人细胞内液约占体重的40%，细胞外液占体重的20%。细胞外液中血浆占体重的5%，组织间液约占15%。细胞外液中还有极少的一部分分布于一些密闭的腔隙（如关节囊、颅腔、脑膜腔、腹膜腔等），约占体重的1%，称"透细胞液"或"第三间隙"。

细胞内液和细胞外液的电解质成分有很大的差异。细胞外液的阳离子主要是Na^+，阴离子主要是Cl^-。细胞内液中，阳离子主要是K^+，阴离子主要是HPO_4^{2-}和蛋白质。各部分体液中所含阴、阳离子数的总和是相等的，并保持电中性。

体液总量的分布因年龄、性别、胖瘦而不同。从婴儿到成年人，体液量占体重的比例逐渐减少，此外，由于脂肪组织含水量约为10%~30%，而肌肉组织的含水量约为25%~80%，体液总量随脂肪的增加而减少，因此肥胖者和老年人对缺水较难耐受。

二、体液的渗透压和体内水的交换

（一）体液的渗透压

体液的渗透压取决于溶质的分子或离子的数目。正常血浆渗透压在280~310mmol/L之间。细胞外液渗透压的95%来自单价离子Na^+、Cl^-和HCO_3^-，称晶体渗透压，剩余的5%~10%由其他离子、葡萄糖、氨基酸、尿素以及蛋白质等构成，称非晶体渗透压。由于蛋白质的分子量大,虽然它们在血浆中百分比浓度高,但血浆胶体渗透压极小。如在37℃时,血浆晶体渗透压约为766kPa,胶体渗透压仅为3.85kPa。由于蛋白质不能自由通过毛细血管壁,因此对于血管内外液体的交换和血容量的维持具有十分重要的作用。

(二) 体内水的交换

体液中各部分的水总是在不停地交换并保持动态平衡。它们以弥散、渗透等形式顺浓度、压力梯度被动移动,也可以通过消耗能量逆浓度、压力梯度主动移动。

1. 细胞内外水的运动

正常情况下,细胞内外的渗透压是相等的,故水在细胞内外的移动是平衡的。当出现压差时,水将从低渗向高渗部位转移。临床上输注的0.9%NaCl(生理盐水)进入体内后将全部保留在细胞外液。而5%葡萄糖液进入血管内时是等渗的,随着葡萄糖的代谢利用而迅速变为低渗,最终只有1/3的液体保留在胞外,2/3进入胞内。

2. 血管内外水的运动

由于毛细血管动、静脉端血压有明显变化,而血浆胶体渗透压是不变的,因此毛细血管血压决定着水在血管两边的运动。正常情况下,水在压力较高的动脉端从血管内流向组织间隙,再从压力较低的静脉端进入血管内,这种双向流动的速度约4.5L/min。当出血、失液等情况发生时,限制水单向流动的因素主要是时间。一般情况下,在数小时内失血几升,主要由血浆承担,而在24h内失去几升液体,则由细胞外液分担。同样,若在几小时内输进几升液体,也将主要潴留在血管内;在24h输入几升液体,将均匀分布在血管内外。

三、水、钠平衡及其调节

(一) 水平衡

正常人每天水的摄入和排出处于动态平衡之中(见表11-1)。

表11-1　　　　正常人每天水的摄入和排出

摄入 (ml)		排出 (ml)	
饮水	1 000	肾脏	1 500
食物	1 200	呼吸道蒸发	400
内生水	300	皮肤蒸发	500
		消化道	100
总计	2 500	总计	2 500

内生水为糖、脂肪、蛋白质等营养物质在体内氧化生成的水,每天约300ml,即每100g糖氧化产生60ml水,每100g脂肪产生107ml水,每100g蛋白质可产生41ml水。当严重创伤(如挤压综合征)时,大量组织被破坏可使体内迅速产生大量内生水。每破坏1kg肌肉约可释放水850ml。

排出的水中,皮肤蒸发(非显性出汗)和呼吸蒸发的水几乎不含电解质,可以看做纯水。由于体内代谢产生的固体废物最少为 35g/d,其溶解度为 6%~8%,所以每天排的最低尿量为 500ml。

(二) 钠平衡

正常成人每天需钠约 4~6g,几乎全部来自食盐。肾是主要排钠器官,其排钠特点是多吃多排,少吃少排,不吃不排。此外,汗液也可以排出少量钠。

(三) 水、钠代谢的调节

水、钠代谢是通过神经-内分泌系统来调节的。水平衡主要由渴感(thirst)和抗利尿激素(antidiuretic homorne, ADH)调节,钠平衡则主要受醛固酮(aldosterone)调节。

1. 渴感

渴感中枢位于下丘脑视上核侧面,与渗透压感受器邻近,并有部分重叠。近来认为第三脑室旁的穹隆下部和终板血管器也与渴感有关。血浆晶体渗透压升高和血容量减少都可以引起渴感中枢兴奋而导致渴感。血管紧张素Ⅱ增加也可以引起渴感,其机制可能与降低渴感阈值有关。

2. 抗利尿激素

ADH 由下丘脑视上核和室旁核的神经元合成,并沿这些神经元的轴突下行到垂体后叶储存。刺激 ADH 合成和释放的因素有渗透性和非渗透性两类。血浆渗透压增高可以使丘脑下部神经核或其周围的渗透压感受器细胞发生渗透性脱水,从而导致 ADH 分泌。非渗透性因素主要是血容量减少,可通过左心房和胸腔大静脉处的容量感受器影响 ADH 的分泌。通常渗透压仅偏离正常 1%~2% 就引起明显的 ADH 分泌改变,容量改变则需达 10% 左右才出现 ADH 分泌。但是后者的作用一旦激发,作用就很强。临床上,当血容量严重减少时,尽管渗透压不高,ADH 分泌仍很多。其他非渗透性因素如疼痛、精神紧张、吸烟、恶心、呕吐等也可刺激 ADH 分泌。

ADH 的主要作用是通过水通道(aquaporin, AQP)调节集合管对水的重吸收。当 ADH 与位于集合管主细胞的受体结合后,通过 GTP-结合蛋白 Gs 的作用,活化腺苷酸环化酶,使 cAMP 生成增加。cAMP 使蛋白激酶 A 活化,后者使水通道蛋白磷酸化。这些磷酸化的水通道蛋白从细胞内的小泡移位至细胞膜,而使集合管对水的通透性增高(见图 11-1)。

3. 醛固酮

醛固酮是肾上腺皮质球状带分泌的盐皮质激素,其主要作用是使肾远曲小管和集合管对 Na^+ 的主动重吸收增加,并通过 Na^+-K^+ 和 Na^+-H^+ 交换促进 K^+ 和 H^+ 的排出。随着 Na^+ 的主动重吸收,Cl^- 和水的重吸收也相应增加。醛固酮的分泌主要受肾素-血管紧张素系统和血浆 Na^+、K^+ 浓度调节。当血容量减少、血压降低时,肾小球入球小动脉壁牵张感受器受到刺激,流经致密斑的 Na^+ 减少,使近球细胞分泌肾素增加。肾素可以使血液中血管紧张素元转变为血管紧张素Ⅰ,后者在转换酶和氨基肽酶的作用下,分别生成 ATⅡ 和 ATⅢ,后两者均能使醛固酮分泌增多。血钾升高或血钠降低可直接刺激肾上腺皮质球状带使醛固酮分泌增多。

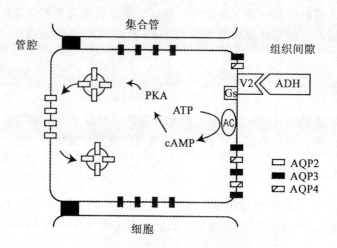

图 11-1 ADH 的作用机制
AQP2：水通道蛋白 2；AQP3：水通道蛋白 3；AQP4：水通道蛋白 4；
PKA：蛋白激酶 A；V2：ADH 受体 2

4．心房利钠肽（Atrial Natriuretic Peptide，ANP）

ANP 是一组由心房肌细胞合成的多肽，约由 21~33 个氨基酸组成。当心房扩张、血容量增加、血钠增高或 AT 增多时，可刺激心房肌细胞合成释放 ANP。ANP 的主要作用是强烈而短暂地利尿、排钠和松弛血管平滑肌的作用。

ANP 排钠的机制是：①抑制肾素和醛固酮分泌；②ANP 与受体结合后，通过鸟苷酸环化酶途径封闭钠通道，使远端肾小管对钠的重吸收减少；③选择性扩张入球小动脉、收缩入球小动脉，使滤过分数增高。

第二节　水、钠代谢紊乱

临床上水、钠代谢紊乱往往是同时发生的，并且相互影响，故常将两者同时考虑。

水、钠代谢紊乱分类方法很多，一般是根据体液容量和渗透压或者血钠浓度来分。本节将按前一分类方法叙述。

一、脱　水

脱水（dehydration）指体液容量明显减少，按细胞外液的渗透压不同可分为下列三种类型。

（一）高渗性脱水

高渗性脱水（hqypertonic dehydration）的主要特征是失水多于失钠，血清 Na^+ 浓度＞150mmol/L，血浆渗透压＞310mmol/L。

1．病因

主要见于饮水不足或低渗性体液丢失（见表 11-2）。

表 11-2	高渗性脱水的原因
水摄入不足	过度通气
昏迷	大汗
水源缺乏	尿崩症
无口渴感	部分婴幼儿腹泻
低渗性体液丢失	渗透性利尿

2．对机体的影响

(1) 口渴：由于细胞外液高渗，通过渗透压感受器引起口渴。但衰弱的病人或老年人，口渴可不明显。

(2) 尿的变化：由于细胞外液容量减少和血钠浓度升高，引起 ADH 分泌增加，肾小管对水的重吸收增加，因而出现少尿、尿比重增高。轻症患者由于血钠升高，醛固酮分泌可不增加，尿钠中仍有钠排出，有助于渗透压回降。重症患者由于血容量太少，醛固酮分泌增加，尿排钠减少，血钠进一步升高，但有助于血容量恢复。

(3) 细胞内液向细胞外液转移：由于细胞外液高渗，可使渗透压相对较低的细胞内液向细胞外转移，这有助于循环血量的恢复，但同时也引起细胞脱水，致使细胞皱缩。

(4) 中枢神经系统功能障碍：严重高渗性脱水患者，由于细胞外液高渗使脑细胞严重脱水，会出现一系列中枢神经系统功能障碍，如嗜睡、肌肉抽搐、昏迷，甚至死亡。脑体积因脱水而显著缩小，使颅骨与脑皮质之间的血管张力增大，因而可导致静脉破裂而出现局部脑出血和蛛网膜下腔出血。

3．防治原则

(1) 治疗原发病。

(2) 补充水分：不能口服者可由静脉滴入 5%、10% 葡萄糖溶液。但要注意，输入不含电解质的葡萄糖溶液过多可能引起水中毒。

(3) 适当补 Na^+：虽然病人血 Na^+ 升高，但体内总钠是减少的，故在治疗过程中，待缺水情况得到一定程度纠正后，应适当补 Na^+。

(二) 低渗性脱水

低渗性脱水 (hypotonic dehydration) 的主要特征是失钠多于失水，血清 Na^+ 浓度 < 130mmol/L，血浆渗透压 < 280mmol/L。

1．病因

主要见于体液大量丢失后，单纯饮水或只补充水，而未补充适量钠盐（见表 11-3）。

表 11-3	低渗性脱水的原因
消化道丢失	经肾脏丢失
呕吐	利尿剂
腹泻	醛固酮缺乏
水在第三间隙聚积	急性肾衰多尿期

	续表
胸腔积液	经皮肤丢失
腹腔积液	大汗
烧伤	

2. 对机体的影响

(1) 易发生休克：低渗性脱水丢失的主要是细胞外液，同时由于低渗状态，水分可向渗透压相对较高的细胞内转移，导致细胞外液量进一步减少，有明显的失水体征，如皮肤弹性减退、眼窝和婴幼儿囟门凹陷等。外周循环衰竭症状出现较早，患者有直立性眩晕、血压下降、四肢厥冷、脉搏细速等症状。

(2) 口渴不明显：由于血浆渗透压降低，故机体虽缺水，但却不思饮。重症患者由于醛固酮增加可出现口渴。

(3) 尿的变化：由于细胞外液低渗，ADH 分泌减少，远曲小管和集合管对水的重吸收也相应减少，导致多尿（polyuria）和低比重尿。但在重症患者，血容量严重降低使 ADH 释放增多，可出现少尿。

经肾失钠患者，尿钠含量增多（>20mmol/L），如果是肾外因素所致者，则因低血容量、低血钠导致醛固酮分泌增加，尿钠含量减少（<10mmol/L）。

3. 防治原则

(1) 治疗原发病。

(2) 补充等渗液：原则上给予等渗液以恢复细胞外液容量。若出现休克，则要按休克的处理方式积极抢救。

(三) 等渗性脱水

水、钠按其在血浆中的浓度比例丢失时，引起等渗性脱水（isotonic dehydration）。由于丢失的液体多为等渗液，低渗性脱水或高渗性脱水患者通过机体代偿调节，亦可表现为等渗性脱水，故十分常见。此时血钠浓度维持在 130~145mmol/L，渗透压维持在 280~310 mmol/L。

1. 病因

任何等渗性体液大量丢失，都可导致等渗性脱水。常见于：①麻痹性肠梗阻时，大量体液潴留于肠腔内；②大量抽放胸水、腹水，胃肠道引流，呕吐、腹泻或大面积烧伤后；③利尿剂长期使用，使水从尿道排出等。

2. 机体的影响

等渗性脱水时主要丢失细胞外液，且不出现水的细胞内外转移，故可导致细胞外液减少，血液浓缩。此时机体可通过 ADH 和醛固酮分泌增多，肾脏对水、钠重吸收加强，使细胞外液容量得到部分补充，患者可出现少尿，尿钠减少。若细胞外液容量严重减少，可能发生血压下降、休克或肾功能衰竭。

3. 防治原则

(1) 治疗原发病。

(2) 补充液体：以补充渗透压为等渗液的 1/2~2/3 的液体为宜。

值得注意的是，三种类型的脱水是可以互相转化的。等渗性脱水如果没得到及时治疗，经皮肤的不感性蒸发或通过呼吸道丢失低渗性液体，可转变为高渗性脱水。等渗性脱水如果处理不当，只补充水分而不补充钠盐，则可转变为低渗性脱水。同样道理，高渗性脱水可因机体的代偿作用转变为等渗性脱水，也可因不适当的治疗转变为低渗性脱水。而低渗性脱水可因皮肤的不感性蒸发或通过呼吸道丢失转变为等渗性脱水甚至高渗性脱水。因此准确地判断水、电解质代谢紊乱的类型，采取正确的治疗措施是十分重要的。

二、水 过 多

水过多（water excess）是指体液容量增多，按细胞外液的渗透压不同可分为下列三种类型。

（一）低渗性水过多

低渗性水过多（hypotonic water excess）的特点是体液容量增多，血钠浓度下降，血清 Na^+ <130mmol/L，血浆渗透压<280mmol/L，又称水中毒（water intoxication）。

1. 病因

见于急、慢性肾衰少尿期患者被输入过多液体时，或 ADH 分泌异常增多综合征（syndrome of inappropriate ADH secretion，SIADH）（见表 11-4）。

表 11-4　　　　　　　　　　ADH 分泌异常增多综合征的原因

恶性肿瘤	中枢神经系统疾病	肺疾患	药物
支气管癌	脑炎	肺炎	吗啡
胰腺癌	脑膜炎	结核	长春新碱
输尿管癌	脑脓肿	肺部霉菌感染	异丙肾上腺素
胸腺癌			多黏菌素 E

2．对机体的影响

（1）细胞外液量增加：水中毒患者细胞外液量增加，但早期潴留在细胞间液中的水分尚不足以产生凹陷性水肿，在晚期或重度病人方可出现凹陷症状。实验室检查可见血液稀释，血浆蛋白、血红蛋白和红细胞压积降低，尿比重下降（肾功能障碍者例外）。

（2）细胞内水肿：由于细胞外液低渗，水自细胞外向细胞内转移，过多的水大部分存在于细胞内，造成细胞内水肿，严重者将影响器官功能。

（3）中枢神经系统症状：脑细胞水肿对中枢神经系统产生严重后果，由于颅骨的限制，脑细胞的肿胀和脑组织水肿使颅内压增高，脑脊液压力增加，可引起各种中枢神经系统症状，如头痛、恶心、呕吐、记忆力减退、淡漠、神志混乱、失语、嗜睡、视神经乳头水肿等，严重病例可发生枕骨大孔疝或小脑幕裂孔疝而导致呼吸、心跳停止。

3．防治原则

（1）治疗原发病。急性肾功能衰竭、术后及心力衰竭的病人，应严格限制水的摄入。

（2）限制水分摄入：轻症患者停止或限制水分摄入，造成水的负平衡即可自行恢复。

（3）适当给予高渗盐水：重症或急症患者，除严格进水外，尚应适当给予高渗盐水，迅速纠正脑细胞水肿，或静脉给予甘露醇等渗透性利尿剂，或速尿等强效利尿剂以促进体内水分的排出。

(二) 高渗性水过多

高渗性水过多（hypertonic water excess）的特点是血容量和血钠均增高。血清 Na^+ >150mmol/L，血浆渗透压>310mmol/L。

1. 病因

主要原因是盐摄入过多或盐中毒（见表11-5）。

表 11-5　　　　　　　　　　高渗性水过多的原因

胞外液 Na^+ 过多	原发性钠潴留
低渗性脱水治疗	原发性醛固酮增多症
治疗乳酸酸中毒	Cushing 综合征

2. 对机体的影响

高渗性水过多时细胞外液高渗，液体自细胞内向细胞外转移，导致细胞脱水，严重者引起中枢神经系统功能障碍。

3. 防治原则

(1) 防治原发病。

(2) 利尿剂使用：肾功能正常者可用强效利尿剂，如速尿，以除去过量的钠。

(3) 腹膜透析：肾功能低下或对利尿剂反应差者，或血清钠浓度>20mmol/L 患者，可进行腹膜透析，但需连续监测血浆电解质水平，以免透析过度。

(三) 等渗性水过多

等渗性水过多（isotonic water excess）可分为两种情况：过量的体液潴留在血管内称高容量血症，通常见于容量依赖性高血压；过多体液潴留在组织间隙则称水肿（edema）。本部分主要讨论水肿。

1. 水肿发生的基本机制

(1) 血管内外液体交换异常：正常情况下组织间液和血浆之间不断进行液体交换，使组织液的生成和回流保持动态平衡。血管内外液体的移动方向取决于以下四个因素：毛细血管血压（即毛细血管流体静压）、组织间液流体静压、血浆胶体渗透压和组织间液胶体渗透压。影响血管内外液体交换的因素有：①有效流体静压。毛细血管流体静压与组织间液流体静压之差称有效流体静压，为驱使血管内液体向外滤出的力量。有效流体静压＝毛细血管动脉端血压－毛细血管静脉端血压－组织间液压＝4.0 kPa－1.6kPa－(－0.87kPa)＝3.27kPa，即 30mmHg－12mmHg－(－6.5mmHg)＝24.5mmHg。②有效胶体渗透压。血浆胶体渗透压与组织间液胶体渗透压之差称有效胶体渗透压，为促使液体回流至毛细血管内的力量。有效胶体渗透压＝血浆胶体渗透压－组织间液的胶体渗透压＝3.72kPa－0.67kPa＝3.05kPa，即 28mmHg－5mmHg＝23mmHg。因此，正常情况下组织液的生成略大于回流。③淋巴液回流。组织液回流后的剩余部分经淋巴系统再进入血液循环，从而维持体液交换的动态平衡。

可见，上述因素的变化可以导致水肿。常见病因为：

1）毛细血管流体静压增高：毛细血管内血压增高可致有效流体静压增高，组织液生成增多。当后者超过淋巴回流的代偿能力时，便引起 edema。充血性心力衰竭是典型例子。

2）血浆胶体渗透压降低：血浆胶体渗透压主要取决于血浆蛋白的含量。当血浆蛋白含量减少时，血浆胶体渗透压下降，组织液生成增加，超过淋巴代偿能力时，可发生水肿。严重肝脏疾病和营养不良时蛋白合成减少或肾脏疾病时丢失过多均可发生水肿。

3）微血管通透性增加：正常时，毛细血管内外胶体渗透压梯度较大，仅有微量血浆蛋白经毛细血管壁滤出。当微血管通透性增高时，血浆蛋白从毛细血管滤出，使血浆胶体渗透压下降，组织间液胶体渗透压升高，导致水肿。常见于炎症、过敏反应等，此时水肿液中蛋白含量较高。

4）淋巴回流受阻：正常情况下，约有 120ml/h 的淋巴液流入血液循环，同时把蛋白质送至体静脉中，这具有重要的抗水肿作用。当淋巴干道被堵塞时，含蛋白的水肿液在组织间隙中积聚，形成水肿。淋巴回流受阻常见于恶性肿瘤、乳腺癌根治术后和丝虫病。

(2) 体内外液体交换平衡失调：正常机体钠、水的摄入量和排出量处于动态平衡，从而保持体液量的相对恒定。这一动态平衡在神经内分泌的调节下，通过肾脏排泄功能实现。当肾脏排泄水、钠减少时，可导致水肿。

1）肾小球滤过率下降：影响肾小球滤过率的因素有肾小球滤过膜的面积、膜的通透性、肾血流量、肾小球毛细血管压和肾小球囊内压等。主要原因为：①肾小球滤过面积减少，见于急性肾小球炎时炎症反应，或慢性肾小球炎时有功能的肾单位大量减少。②肾血流量减少，见于充血性心力衰竭、肾病综合征、肝硬变伴腹水等。由于有效循环血量减少，肾血流量下降，肾小球滤过率降低。同时，继发的交感-肾上腺髓质系统、RAA 系统兴奋，使入球小动脉收缩，肾血流量进一步减少，导致钠、水潴留。

2）近曲小管重吸收钠水增多：当有效循环血量减少时，近曲小管对钠水的重吸收增加使肾排水减少，成为某些全身性水肿发病的重要原因。常见原因有：①ANP 分泌减少。有效循环血量减少使心房的牵张感受器兴奋性降低，ANP 分泌减少，近曲小管对钠水的重吸收增加。②肾小球滤过分数（filtration fraction，FF）增加。FF = GFR/肾血浆流量。在某些病理情况下，出球小动脉收缩比入球小动脉收缩明显，如充血性心力衰竭或肾病综合征时，每分钟肾血流量比 GFR 下降更严重。因此肾小球滤过分数增加，滤出更多的原尿，使肾小球周围的毛细血管内胶体渗透压升高，流体静压降低，从而使近曲小管对水钠重吸收增加，导致钠水潴留。

3）远曲小管和集合管重吸收钠水增加：常见原因为醛固酮、ADH 分泌增加。如有效循环血量下降可使醛固酮、ADH 分泌增加，肝硬变患者肝细胞灭活醛固酮的功能减退等。

以上是水肿发病机制中的基本因素。在各种不同类型水肿发生、发展中，通常是多种因素先后或同时发挥作用。同一因素在不同的水肿发病机制中所居的地位也不同。如心性水肿，既有肾血流量减少、肾小管和集合管重吸收增强引起的钠水潴留，也有因毛细血管流体静压升高、肝瘀血蛋白合成减少引起的组织液生成增多，以钠水潴留为主要原因。而肝硬化腹水则以组织液生成增多为主要原因。

2. 水肿的特点及对机体的影响

(1) 水肿的特点：皮下水肿是全身或局部水肿的重要体征。当皮下组织有过多的液体积聚时，局部皮肤肿胀、苍白发亮、弹性差、皱纹变浅。用手指按压皮肤时出现凹陷，称为凹陷性水肿（pitting edema），因其易被察觉又称为显性水肿。然而在凹陷出现之前，往往已有组织间液增多，体重明显增加，称隐形水肿或非凹陷性水肿。此时患者组织液增多为原体重的10%以下。不出现凹陷是因为分布在组织间隙中的胶体网状物，如透明质酸、胶原及黏多糖等，对液体有强大的吸附能力。只有当液体的积聚超过胶体网状物的吸附能力时，才形成游离的液体。

常见的全身性水肿是心性水肿、肾性水肿和肝性水肿，各种疾病的水肿最先出现的部位是不同的。毛细血管流体静压受重力影响，距心脏水平面垂直距离越远的部位，流体静压越高。因此，右心衰竭时首先表现为下垂部位的水肿，肾性水肿则首先发生在组织疏松的眼睑部，而肝硬变则首先出现腹水。

(2) 对机体的影响：除炎性水肿具有稀释毒素、运送抗体等抗损伤作用外，其他水肿对机体都有不同程度的不利影响，其影响的大小取决于水肿的部位、程度、发生速度及持续时间。

1) 细胞营养障碍：过量的液体在组织间隙中积聚，使细胞与毛细血管间的距离增大，而且还直接压迫微血管，影响细胞和血液间的物质交换。

2) 器官功能障碍：水肿对器官功能活动的影响视其发生的速度及程度而异。急速发展的重度水肿引起的功能障碍比缓慢发展的严重，但更重要的是水肿发生的部位。若出现在生命重要器官，如脑水肿引起颅内压升高，甚至脑疝，则将导致死亡；喉头水肿可引起气道阻塞，严重者窒息死亡；而双下肢水肿的影响就小得多。

第三节 钾代谢及钾代谢障碍

一、正常钾代谢

钾是体内重要的阳离子之一，对维持细胞新陈代谢、细胞膜电位、调节细胞内外的渗透压和酸碱平衡均有重要作用。正常成人体内总含钾量为50mmol/kg（约2g/kg），其中98%存在于细胞内，仅2%存在于细胞外液中。细胞内液钾浓度约为150mmol/L，细胞外液钾浓度约为4.5 ± 0.5mmol/L。

(一) 钾的吸收与排泄

人体钾的来源全靠食物获得。一般膳食每天可提供2~4g钾，足够生理需要。食物中的钾大部分在小肠吸收。约90%的钾经肾脏排泄，其余由消化道和汗液排出体外。从肾小球滤出的钾几乎全部在近曲小管重吸收，尿中排出的钾主要是远曲小管分泌的。肾脏排钾的特点是"多吃多排，少吃少排，不吃也排"。在钾摄入量极少甚至不摄入钾的情况下，肾脏每天仍能排出一定的钾。因此，低钾血症在临床上较为常见。

(二) 钾平衡的调节

机体对钾平衡的调节主要依靠两大机制，即钾的跨细胞转移和肾脏的调节。

1. 钾的跨细胞转移

血钾浓度变动时，可以通过改变细胞内外钾的分布进行调节。影响钾跨细胞转移的主要因素包括：

(1) 胰岛素：胰岛素促使钾转移到细胞内，主要通过活化细胞表面 Na^+/H^+ 逆向转运体，将细胞外的 Na^+ 转运到细胞内，细胞内 Na^+ 浓度升高又激活 Na^+-K^+-ATP 酶，将 Na^+ 泵出细胞外，K^+ 泵入细胞内。此外，胰岛素还可使 Na^+-K^+-ATP 酶合成增加，使葡萄糖转运体增多，间接使血钾降低。

(2) 儿茶酚胺：儿茶酚胺对钾分布的影响因受体不同而异。β受体兴奋能增强 Na^+-K^+-ATP 酶活性，促进钾进入细胞内，而α受体兴奋则促进钾离子自细胞内移出。儿茶酚胺还可促进糖原分解而刺激胰岛素分泌，间接促进钾进入细胞内。由于肾上腺素具有激活α和β两种受体的活性，故其作用表现为首先引起一个短暂 (1~3min) 的高钾血症，随后出现持续较长时间的血钾浓度轻度下降。

(3) 血钾浓度：血钾浓度升高可直接激活 Na^+-K^+-ATP 酶，促进钾进入胞内。反之，低钾血症时，钾从胞内溢出以维持血钾浓度。

(4) 酸碱平衡状态：当血液中 H^+ 浓度增高时，为了维持 pH 值正常，H^+ 进入细胞内，钾离子移出细胞，导致血钾升高。碱中毒时正好相反。大约每0.1单位的 pH 值变动引起0.6mmol/L 的血浆钾变动。因此，酸中毒时一般伴有高钾血症，碱中毒时一般出现低钾血症。

(5) 物质代谢状况：细胞每合成1g糖原约有0.33mmol钾进入细胞内；每合成1g蛋白质约有0.45mmol钾进入细胞内。相反，在糖原和蛋白质分解过程中，细胞内也释出相应的钾。因此，在组织生长、创伤修复或应用胰岛素时，可能发生低钾血症。在创伤、溶血、肿瘤细胞坏死等情况下，特别是伴有肾功能不全时，很容易发生高钾血症。

2. 肾脏的调节

机体主要依靠远曲小管和集合小管对钾的分泌和重吸收来维持体内外的钾平衡。影响远曲小管、集合小管排钾的调节因素为：

(1) 醛固酮：醛固酮在促进远曲小管重吸收钠的同时，还促进钾的排泄。其机制为：①促进肾小管对钠重吸收，使管腔负电荷增加；②增强肾小管上皮细胞 Na^+-K^+-ATP 酶的活性，使细胞内 K^+ 浓度增高，增加与管腔间的浓度梯度，有利于钾排入管腔；③使管腔膜开放的钾通道增多，对钾通透性增加。

(2) 远曲小管和集合管内原尿的流速：远端肾单位的小管液流速对钾的排泌具有重要影响。流速加快，排钾增加；流速减慢，则排钾减少。这是因为流速增快的冲刷作用，降低了小管液的钾浓度，扩大了肾小管中尿液和肾小管内皮细胞中的钾离子浓度梯度差，从而加速钾离子的排泌。

(3) 跨膜电位：皮质集合管主细胞的正常跨膜电位 (管腔负电位) 是 $-50 \sim -35$mV。当小管液中 Na^+ 大量被重吸收，或管腔内有大量不易吸收的阴离子时，如 HCO_3^-、SO_4^{2-}、HPO_4^{2-}、乳酸根、乙酰乙酸根、β-羟基丁酸根等，都可使跨膜电位增大，因而从细胞排至

管腔的 K^+ 增多。

二、低钾血症

血清钾的正常值为 3.5～5.5mmol/L。血清钾浓度低于 3.5mmol/L 称低钾血症（hypokalemia）。

（一）原因和机制

1. 摄入不足

一般说来，食物所含的钾足够机体需要，因此正常饮食不易产生低钾血症。只有在不能正常进食的情况下，如胃肠道梗阻、昏迷、胃肠道术后禁食及静脉高营养时补钾不足，或刻意节食减肥时才可能发生。

2. 钾丢失过多

(1) 经肾失钾过多：这是成人失钾的最重要的原因。肾脏排钾过多是由于远端肾小管分泌钾增多或近端肾小管重吸收钾减少所致。

1）利尿剂的应用：速尿、利尿酸和噻嗪类利尿剂等在利尿过程中都伴有钾的大量排出。它们通过抑制髓襻升枝粗端或远端小管起始部 Cl^- 和 Na^+ 的重吸收而产生利尿作用，由此也导致远端小管内 Na^+ 含量增多，K^+-Na^+ 交换增多，从而使排钾增多。而乙酰唑胺则可以抑制近端肾小管碳酸酐酶活性，使肾小管上皮细胞产生和排泌 H^+ 减少，导致远端肾小管中 K^+-Na^+ 交换增多，尿钾排出增加。

2）渗透性利尿：渗透性利尿剂如甘露醇、糖尿病时的高血糖、急性肾衰多尿期尿液中尿素浓度增高等都可引起渗透性利尿，导致远曲小管中流量增多、流速增快而致尿钾排出增多。

3）肾小管性酸中毒：肾小管性酸中毒可由遗传性因素、肾实质疾病或药物导致的肾损害所引起，分远曲小管性酸中毒和近曲小管性酸中毒。远曲小管性酸中毒系集合管质子泵（H^+ 泵）功能障碍使 H^+ 排泄和 K^+ 重吸收受阻，致酸潴留而钾丢失。近曲小管性酸中毒系近曲小管重吸收 HCO_3^- 和 K^+ 障碍所致，致使 HCO_3^- 和 K^+ 丢失过多。

4）盐皮质激素过多：见于原发性和继发性醛固酮增多症。前者如 Cushing 综合征，后者如细胞外液容量减少、皮质激素治疗及摄入大量甘草（甘草含有类醛固酮样活性物质）等。

(2) 经消化道丢失：消化道内钾的浓度为血钾的 2～4 倍。因此严重腹泻、频繁呕吐、胃肠减压、肠瘘等患者，钾随消化液丢失并伴有钾摄入不足，可出现低钾血症。此外，容量减少引起继发性醛固酮增多，促进肾脏排钾，也是导致低钾血症的原因。

(3) 经皮肤丢失：汗液含钾仅 9mmol/L。一般情况下。出汗不会引起低钾血症，但在炎热环境下的剧烈体力活动，大量出汗可导致低钾血症。

3. 钾大量转移到细胞内

常见原因如下：

(1) 碱中毒：此时细胞内的 H^+ 溢出至细胞外，细胞外液中的 K^+ 则进入细胞内。

(2) 某些毒物，如钡中毒、粗制棉籽油中毒（主要毒素为棉酚），它们可引起钾通道的阻滞，使 K^+ 自细胞外流减少。

(3) 低钾血症性家族性周期性麻痹。该病是一种少见的常染色体显性遗传病,发作时出现低钾血症和骨骼肌瘫痪,常从肢体远端向躯干逐步进展,不经治疗可在6~24h自行缓解。其机制与骨骼肌膜上电压依赖型钙通道的基因位点突变有关,导致一个组氨酸被精氨酸取代,使钙内流受阻,肌肉的兴奋-收缩偶联障碍,出现瘫痪,但导致低钾血症的机制尚不清。此外,部分甲状腺素毒症病人可出现与家族性周期性麻痹相似的临床表现,系由于甲状腺素过度激活Na^+-K^+-ATP酶,使细胞摄钾过多所致。

(二) 对机体的影响

低钾血症对机体的影响取决于血钾降低的程度、速度和持续时间。一般情况下,血钾越低对机体影响越大。慢性失钾患者往往症状不明显。低钾血症对机体的影响主要表现为神经、肌肉膜电位异常和酸碱失常。

1. 对神经肌肉兴奋性的影响

可兴奋的组织细胞的兴奋性取决于静息电位(Em)与阈电位(Et)的距离。距离增大则难以兴奋,距离变小则易于兴奋。Em的大小除与钾的绝对值有关外,还取决于细胞内外K^+浓度的比值,即$[K^+]i/[K^+]o$。这种关系遵循下列公式:

$$Em = \frac{-61 \lg \cdot r[K^+]i + 0.01[Na^+]i}{r[K^+]o + 0.01[Na^+]o}$$

r=3/2,是Na^+-K^+-ATP酶的主动转运比;0.01是钠对钾的相对膜通透性。

急性低钾血症时,由于$[K^+]o$急剧降低,使$[K^+]i/[K^+]o$比值增大,细胞静息电位负值增大,Em至Et距离加大,使可兴奋的组织细胞对兴奋刺激敏感性降低,因而兴奋性降低。发生在不同组织细胞有不同表现:

(1) 对中枢神经系统的影响:轻症低钾血症患者常有精神萎靡、表情淡漠和倦怠。重症患者可出现反应迟钝,定向力减弱,嗜睡甚至昏迷。其机制为:①脑细胞静息电位负值增大使兴奋性下降(见图11-2);②低钾影响糖代谢,使ATP生成减少;③血清钾降低使脑细胞Na^+-K^+-ATP酶活性降低。

(2) 对骨骼肌的影响:当血清钾浓度低于3mmol/L时,可出现下肢无力;低于2.5mmol/L时,可出现软瘫,逐渐累及躯干、上肢肌肉,严重时可因呼吸肌麻痹而导致死亡,这常常是低钾血症导致患者死亡的主要原因。

此外,钾对骨骼肌的供血有调节作用。严重低钾血症可使骨骼肌血管收缩,导致供血不足,引起肌肉痉挛、缺血性坏死和横纹肌溶解。

(3) 对胃肠道平滑肌的影响:低钾血症也可累及胃肠道平滑肌,轻者表现为食欲不振、腹胀、恶心、呕吐和便秘,严重者可发生麻痹性肠梗阻。

2. 对心脏的影响

低钾血症对心脏的影响主要为心律失常。轻度者多为窦性心动过速、房性及室性早搏;重度可出现室上性或室性心动过速及室颤。其机制与心肌细胞的兴奋性、自律性、传导性和收缩性改变有关。

(1) 心肌兴奋性增高,急性低钾血症时,由于心肌细胞膜内外钾离子浓度差增大,心肌细胞静息膜电位按Nernst方程式计算应该增大,但实际所测定的静息膜电位是降低的。这是由于细胞外液钾离子浓度降低时,心肌细胞膜对钾离子的通透性降低,即心肌细胞的

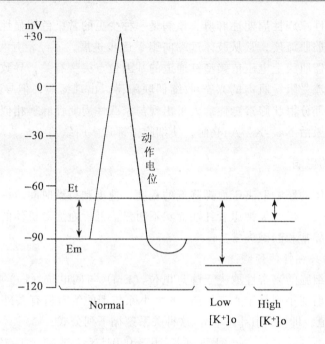

图 11-2 血钾对兴奋性的影响

钾电导降低。从而使细胞内钾离子外流减少所致。此时心肌细胞静息膜电位（Em）的绝对值减小，与阈电位（Et）的差距减小，心肌兴奋性升高。由于钾电导降低使复极化 3 期钾外流减慢，超常期延长，同时细胞外液低钾对 2 期 Ca^{2+} 内流的抑制作用减弱，Ca^{2+} 内流加速，复极化 2 期缩短，有效不应期变短，故容易出现早搏。

（2）心肌传导性降低：传导性与动作电位 0 相去极化的速度和幅度有关，而 0 相去极化速度又受 Em 影响。低钾血症时 Em 降低，去极化时钠内流速度减慢，故 0 相去极化速度减慢，幅度减小，因此传导性降低。

（3）心肌自律性增高：自律性的产生依赖于自律细胞在舒张期的自动去极化，即在动作电位第 4 期，需有一净内向电流使细胞逐步去极化，直达阈电位。低钾血症时，膜对钾的通透性下降，钾外流减慢，使 Na^+ 内向电流相对加速，自动去极化速度加快，异位起搏点的自律性升高。

心肌兴奋性增高、超常期延长、快反应细胞自律性增高以及传导性降低，使患者易出现心律失常。其心电图表现主要有：T 波低平、ST 段下降、U 波增高和 QRS 波增宽（见图 11-3）。

（4）心肌收缩性：急性低钾血症时，由于血钾浓度降低对 Ca^{2+} 内流的抑制作用减弱，使复极化 2 期 Ca^{2+} 内流相对加速，Ca^{2+} 内流加速一方面使 ST 段压低，另一方面使兴奋-收缩偶联增强，心肌收缩性升高。但严重慢性低钾血症时，又因细胞内缺钾，引起心肌细胞变性坏死，使心肌收缩性减弱。

3. 对肾功能的影响

低钾血症时肾损害主要出现在髓质集合管，表现为肾小管上皮细胞肿胀、增生、胞浆内颗粒形成等。长时间的严重缺钾可波及各段肾小管，甚至肾小球，出现间质性肾炎样表

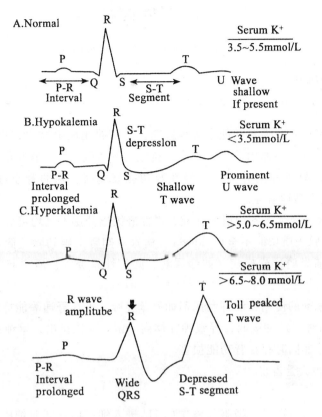

图 11-3 钾代谢紊乱的心电图变化

现。在功能上主要表现为尿浓缩功能的障碍,出现多尿和低比重尿,严重者可发生肾性尿崩症。其机制与集合管对 ADH 反应性降低有关。

4．对酸碱平衡的影响

一般情况下,低钾血症容易发生代谢性碱中毒。其主要机制是:①低钾血症时细胞内 K^+ 向细胞外转移,细胞外 H^+ 向细胞内转移,使细胞外液 H^+ 浓度降低;②血钾降低时,肾远曲小管内 K^+-Na^+ 交换减少,故 H^+-Na^+ 交换增加,因而排 H^+ 增多;③低钾血症时,肾排 Cl^- 增多,可引起代谢性碱中毒。碱中毒应排碱性尿,才能维持血液正常 pH 值。但是,此时为了维持血钾正常,肾小管排 H^+ 增加,排出的尿呈酸性,故称"反常酸性尿"(paradoxical acid urine)。

(三) 防治原则

(1) 治疗原发病,尽早恢复正常饮食。

(2) 血清钾浓度低于 3.0mmol/L 或有明显低钾血症临床表现者应及时补钾。其原则为:①尽量口服补钾。②见尿补钾:每日尿量少于 500ml 时不宜补钾,以防高血钾症。③控制剂量和速度:静脉补钾时应严格控制剂量和速度,以免血钾突然升高而致心室纤颤或心跳骤停。

三、高钾血症

血清钾浓度大于 5.5mmol/L 称高钾血症（Hyperkalemia）。

（一）原因和机制

1. 肾排钾减少

（1）肾功能衰竭：急性肾功能衰竭少尿期由于钾排出明显减少，血钾浓度迅速上升，常是导致患者死亡的主要原因。在因创伤、挤压伤等所致的急性肾功能衰竭，由于钾从损伤组织大量入血，故血钾上升更快。慢性肾功能衰竭时，除非肾小球 GFR 低于 15ml/min，否则不会发生高钾血症。

（2）醛固酮分泌减少：各种遗传性或获得性醛固酮分泌不足均可导致钾排出减少，血 K^+ 升高。如肾上腺皮质功能不全（Addison's 病）、双侧肾上腺切除、低肾素低醛固酮症以及某些药物（如消炎痛）或疾病（如糖尿病、间质性肾炎等）所引起的继发性醛固酮不足。

（3）潴钾利尿剂的使用：潴钾利尿剂如氨苯喋啶、安体舒通等能抑制远曲小管和集合管对 K^+ 的分泌和对 Na^+ 的吸收，导致钾在体内潴留。应该指出，单纯用潴钾利尿剂很少见到高钾血症，除非同时存在肾功能损害。

2. 钾从细胞内大量溢出

主要见于：

（1）酸中毒：酸中毒时，细胞外液中的 H^+ 进入细胞内，同时细胞内的 K^+ 外出。酸中毒还可使肾小管上皮细胞内 H^+ 浓度增加，进而使 H^+-Na^+ 交换增加，Na^+-K^+ 交换减少，导致高钾血症。

（2）溶血和组织坏死：见于血型不合的输血、严重创伤等。若伴有肾功能衰竭更易发生高钾血症。

（3）胰岛素缺乏：糖尿病时，胰岛素缺乏可抑制 Na^+-K^+-ATP 酶活性，妨碍钾进入细胞内，导致高钾血症。

（4）某些药物的使用：如 β 受体阻滞剂、洋地黄类药物中毒等通过干扰 Na^+-K^+-ATP 酶活性而妨碍细胞摄钾。肌肉松弛剂氯化琥珀胆碱则可增大骨骼肌膜对 K^+ 的通透性，使钾从细胞内外溢，导致高钾血症。

（5）高钾血症性家族性周期性麻痹：这是一种少见的常染色体显性遗传性疾病，肌麻痹发作时常伴血钾升高。产生原因可能与肌细胞膜功能异常有关，在应激和剧烈运动后钾从细胞内释出，使血钾升高，并引起骨骼肌麻痹。一定时间后可自行恢复。

3. 摄钾过多

经胃肠道摄钾过多一般不会发生高钾血症，但静脉途径输注速度过快或浓度过高则可引起高钾血症。

（二）对机体的影响

高钾血症对机体的影响主要表现为肌无力和心律失常。

1. 对骨骼肌的影响

高钾血症对骨骼肌的影响呈双向性。当血钾轻度增高时，$[K^+]i/[K^+]o$ 比值变小。Em 负值变小，由于 Em 至 Et 之间的距离变小，肌肉兴奋性增高，临床上可出现四肢感觉异常、刺痛和轻度震颤等症状。当血钾浓度增高至 7～9mmol/L 时，可出现肌肉软弱无力，甚至发生迟缓性麻痹。其机制为当 Em 负值进一步变小，接近或等于 Et 时，肌细胞快速钠通道失活而处于去极化阻滞状态，不能引起兴奋。

2. 对心脏的影响

对心脏的影响主要与心肌细胞电生理特性改变有关。重症高钾血症可以出现心室纤颤和心跳骤停，这是高钾血症患者死亡的主要原因。

(1) 心肌兴奋性变化：急性高钾血症对心肌细胞膜电位的影响与对骨骼肌细胞膜电位的影响基本相同，即心肌兴奋性出现先升高后降低的双向变化。轻度高钾血症时，细胞内外的 K^+ 浓度差变小，按 Nernst 方程，静息膜电位负值变小，与阈电位的差距缩小，兴奋性升高（见图 11-2）。但当静息膜电位达到 $-60 \sim -55mV$ 时，快 Na^+ 通道失活，兴奋性反下降。

(2) 传导性降低：由于静息膜电位降低，膜上的快钠通道部分失活，以致 0 相钠内流减慢，导致 0 期去极化的速度降低，幅度减小，传导性下降。患者常发生传导延缓或阻滞。

(3) 自律性降低：高钾血症时，心房传导组织、房室束-浦肯野纤维的快反应自律细胞膜钾电导增高，在达到最大复极化电位后，细胞内钾外流速度加快，持续钠内流相对缓慢，导致快反应自律细胞的 4 相自动除极化缓慢，自律性降低。

高钾血症时的 ECG 表现为 T 波高耸狭窄、宽而低的 P 波、P-R 间期延长和 QRS 波增宽（见图 11-3）。

由于心肌细胞兴奋性、自律性和传导性的变化，以及血 pH 值的变化，高钾血症患者常出现各种类型心律失常。血钾升高的速度也可影响心律失常的类型，血钾缓慢升高多出现自律性降低和广泛性传导阻滞，而快速输入钾溶液则可引起室性异位心率、室颤。重症患者可因严重传导阻滞或心肌兴奋性消失而引起心搏骤停。

(4) 收缩性减弱：由于细胞外液 K^+ 浓度升高抑制 Ca^{2+} 内流，使心肌兴奋-收缩耦联作用减弱，心肌收缩性降低。

3. 对酸碱平衡的影响

高钾血症时，由于细胞外液中 K^+ 浓度升高，K^+ 移入胞内，细胞内 H^+ 移向细胞外，导致酸中毒。此外，肾小管上皮细胞内 K^+ 浓度升高，促进 K^+-Na^+ 交换，减少 H^+-Na^+ 交换，进一步导致排 H^+ 减少。因此，高钾血症多伴有代谢性酸中毒。酸中毒应排酸性尿才能维持血液正常 pH 值。但是，此时为了维持血钾正常，肾小管排 H^+ 减少，排出的尿呈碱性，故称"反常碱性尿"。

(三) 防治原则

1. 防治原发病

轻度高钾血症时，积极治疗原发病及限制高钾饮食，一般都能自行缓解。当血钾高达 7.0mmol/L 以上时，应迅速采取紧急措施降低血钾，保护心脏。

2. 对抗高 K^+ 对心肌的作用

因为过高的血 K^+ 浓度会危及生命,故常需紧急处理:

(1) 对抗高 K^+ 的心肌毒性:静脉内注射 10% 葡萄糖酸钙或高渗氯化钠溶液。血 Ca^{2+} 增高使心肌细胞阈电位负值变小,Em 与 Et 间电位差接近正常,心肌细胞兴奋性恢复正常。细胞外液 Ca^{2+} 浓度增高还使动作电位 2 期 Ca^{2+} 内流加速,增强心肌收缩性。血钠增高可促进去极化时 Na^+ 内流,动作电位 0 期上升速度加快,幅度加大,使心肌传导性恢复正常。但疗效均较短暂。

(2) 促进 K^+ 移入细胞:如静脉注射胰岛素、葡萄糖,促进糖原合成,使钾进入细胞内。

(3) 加速 K^+ 排出:如口服阳离子交换树脂如聚苯乙烯磺酸钠等,在胃肠道内通过 Na^+-K^+ 交换,加速排出 K^+。严重高钾血症患者,可用腹膜透析、血液透析等清除体内过多的钾。

第四节 正常镁代谢及镁代谢障碍

镁是人体内含量最多的阳离子之一,它参与体内多种酶促反应,具有广泛的生理功能。

一、镁的正常代谢

(一) 镁在体内的含量和分布

正常成人含镁量约为 12.5mmol/kg,其中 40%~60% 存在于骨骼和肌肉中。正常血清镁离子浓度为 0.75~1.25mmol/L。其中 80% 以离子状态存在,其余的主要与血浆白蛋白结合。细胞内镁浓度约为 1~3mmol/L,因组织不同而异。细胞的代谢活性越高,镁含量越高。细胞内的镁大部分与蛋白质和带负电的分子结合,主要存在于细胞核、线粒体、内质网和细胞浆中,不易溢出细胞。

(二) 镁的吸收和排泄

镁普遍存在于天然食物中,以坚果、谷物、绿叶蔬菜和肉类中含量最丰富。正常成人每日镁摄入量为 150~350mg,其中 30%~50% 在肠道被吸收。维生素 D 及其代谢产物 25-羟维生素 D_3 和 1,25-α 羟维生素 D_3 可增强肠道对镁的吸收;游离脂肪酸、肌醇六磷酸、草酸、磷酸和纤维可与镁结合而影响镁的吸收。

体液中的镁主要从肾排出。肾小球滤出的镁 65% 在髓袢升支粗段被主动重吸收,20%~30% 在近曲肾小管被动重吸收。肾脏排镁可因摄入的多少而改变,摄入少排出少,摄入多排出也多。高血钙、甲状腺素、降钙素及醛固酮可降低肾小管对镁的重吸收,使尿镁排出增多;甲状腺旁素可增加肾小管对镁的重吸收,使尿镁排出减少。

(三) 镁的生理功能

镁是骨盐的组成成分,是体内 300 余种酶的辅因子,如腺苷酸环化酶、Na^+-K^+-ATP

酶等的活性均依赖镁的存在。镁对体内一些重要生命活动如糖酵解、氧化磷酸化、核苷酸代谢、蛋白质生物合成和磷酸肌醇代谢均有作用。此外，镁还具有稳定细胞膜和维持神经、肌肉和血管兴奋性的作用。

二、低镁血症

血清镁含量低于 0.75mmol/L 称为低镁血症（hypomagnesemia）。

（一）原因

引起低镁血症的原因见表 11-6。

表 11-6　　　　　　　　　　　　低镁血症的原因

镁摄入或吸收减少	镁排泌增加
营养不良	肾排泌
慢性腹泻	利尿剂
吸收不良综合征	糖尿病酮症酸中毒
长时间无镁静脉疗法	醛固酮分泌增多征
胰腺炎	消化道排泌
镁进入细胞内液	脂肪痢
PTH 分泌不足	胰腺炎
静脉营养	

（二）对机体影响

1. 神经肌肉系统

低镁血症常表现为神经肌肉兴奋性增强，出现四肢肌肉震颤、强直、痛性肌痉挛等症状，严重者可出现癫痫大发作。其机制为：①Mg^{2+}和Ca^{2+}竞争进入轴突，低镁则Ca^{2+}进入增多，导致轴突释放乙酰胆碱增多，使神经肌肉接头处兴奋传递加强；②低镁血症使Mg^{2+}抑制终板膜上乙酰胆碱受体敏感性的作用减弱；③低镁使Mg^{2+}抑制神经纤维和骨骼肌应激性的作用减弱。

低镁血症可引起多种神经精神症状。轻者可产生神经官能症样症状，重者可引起精神失常、抽搐、昏迷等。其机制不清，可能与低镁使Mg^{2+}抑制中枢神经系统作用减弱有关；此外，也与Mg^{2+}对Na^+-K^+-ATP 酶活性及 cAMP 水平的影响有关。

2. 心血管系统

低镁血症很容易引起心律失常。其机制可能与Mg^{2+}直接作用有关，即低镁使Ca^{2+}和Na^+经慢通道进入心肌细胞加快，平台期缩短导致有效不应期缩短，以及自律细胞自动去极化加速等。低镁血症的心电图表现包括 P-R 间期和 Q-T 间期延长。

（三）防治原则

除治疗原发病外，轻者口服或肌肉注射镁制剂。严重患者若出现抽搐、严重心律失常，则应静脉注射镁制剂。但注射时必须缓慢、谨慎，以防止高镁血症发生。

三、高镁血症

血清镁浓度高于 1.25mmol/L 称为高镁血症（hypermagnesemia）。

（一）原因

高镁血症的病因见表 11-7。

表 11-7　　　　　　　　　　　　　高镁血症的病因

镁负荷增加	肾排泌减少
大量使用镁盐	伴 GFR 受损
滥用制酸剂和缓泻剂	急、慢性肾衰
子痫治疗过量	不伴 GFR 受损
甲状腺素缺乏	盐皮质激素缺乏

（二）对机体的影响

1. 神经肌肉系统

镁过多可使神经肌肉接头处释放乙酰胆碱减少，抑制中枢神经系统的突触传递及其功能。因此，临床上表现为嗜睡或昏迷，骨骼肌弛缓性麻痹，常累及四肢、吞咽运动和呼吸肌，严重者可因呼吸肌麻痹而死亡。

2. 心血管系统

高镁血症使血管平滑肌和血管运动中枢抑制，导致小动脉、微静脉扩张，外周阻力降低，动脉血压下降；还抑制心脏房室间和心室内兴奋传导，并降低心肌兴奋性，引起传导阻滞和心动过缓。ECG 上可见 P-R 间期延长和 QRS 综合波增宽。血清镁浓度超过 7.5mmol/L 时可发生完全传导阻滞和心脏停搏。

（三）防治原则

关键是治疗原发病与改善肾功能。必要时可使用葡萄糖酸钙来拮抗镁的作用，亦可用血液透析等清除镁。

第五节　正常酸碱平衡

在生理状态下，机体通过一系列调节机制使血液 H^+ 浓度（$[H^+]$）维持在一定范围内（36～44nmol/L），以维持细胞形态、适合各种酶系的活动和物质代谢的进行。$[H^+]$ 的相对恒定表现为体内 H^+ 的供体（酸）和 H^+ 的受体（碱）的相对恒定。这种 $[H^+]$ 的相对恒定称为酸碱平衡。若各种原因引起 $[H^+]$ 超出正常范围而升高或降低，则引起酸碱平衡紊乱。酸碱平衡紊乱在临床上极为常见，多发生在各种疾病过程中，同时又反过来严重影响疾病的发生和发展，有时甚至危及患者生命。因此，对酸碱平衡紊乱必须予以足够的重视。以后各节将着重讨论酸碱的概念，酸碱平衡的调节，酸或碱中毒的类型、病因和发病机制以及诊断方法。

一、评估血液酸碱状态的常用指标及意义

(一) pH 值和 [H^+]

pH 值是溶液中氢离子浓度([H^+])的负对数，即 pH = $-\lg[H^+]$。

血液中正常 pH 值为 7.35~7.45，[H^+] 为 36~44nmol/L。pH 值低于正常值或 [H^+] 高于正常值为酸中毒；pH 值高于正常值或 [H^+] 低于正常值为碱中毒。但仅凭 pH 值的变化不能区别酸碱紊乱是代谢性还是呼吸性原因引起，血浆中 [H_2CO_3] 原发性变化称呼吸性酸碱紊乱；[HCO_3^-] 原发性改变称代谢性酸碱紊乱。血浆中 pH 值正常也不能排除酸碱平衡紊乱的存在，因为通过机体的代偿，可以将 [H_2CO_3] 和 [HCO_3^-] 的比值维持正常，故 pH 值仍为正常，这种情况称代偿性酸碱紊乱。此外，某些类型的混合型酸碱紊乱，pH 值和 [H^+] 也可能在正常范围内。

(二) 二氧化碳分压

二氧化碳分压 (partial pressure of CO_2，$PaCO_2$) 是指物理溶解在血浆中的 CO_2 分子所产生的压力。正常动脉血中的二氧化碳分压 $PaCO_2$ 为 4.4~6.25kPa (33~47mmHg)，平均为 5.32 kPa (40mmHg)。$PaCO_2$ 是反映呼吸性酸碱紊乱的指标，低于正常值为过度通气引起 CO_2 呼出过多，见于呼吸性碱中毒；高于正常值则说明通气不足，CO_2 潴留，见于呼吸性酸中毒。在代谢性酸碱紊乱时，呼吸运动亦可因为代偿而加强或减弱，也可有 $PaCO_2$ 的改变。代谢性酸中毒时，$PaCO_2$ 可以低于正常值；代谢性碱中毒时，$PaCO_2$ 也可以高于正常值。

(三) 标准碳酸氢盐和实际碳酸氢盐

标准碳酸氢盐 (standard bicarbonate，SB) 是指血液标本在 38℃ 和血红蛋白完全氧合的条件下，用 $PaCO_2$ 为 5.32kPa 的气体平衡后所测得的血浆 [HCO_3^-]。由于已经排除了呼吸因素的影响，故为判断代谢性因素的指标。SB 在代谢性酸中毒时降低，在代谢性碱中毒时增高。呼吸性酸中毒或碱中毒时，由于肾的代偿，SB 分别增高或降低。SB 的正常值为 22~27mmol/L。实际碳酸氢盐 (actual bicarbonate，AB) 是血浆中实测的 [HCO_3^-]，它受呼吸和代谢两方面因素的影响，正常情况下，AB = SB。若 AB > SB，提示呼吸性酸中毒；AB < SB，提示呼吸性碱中毒；AB = SB，且均增加，提示代谢性碱中毒或代偿后的呼吸性酸中毒；两者均降低，表明存在代谢性酸中毒或代偿后的呼吸性碱中毒。

(四) 全血缓冲碱

全血缓冲碱是指血液中一切具有缓冲作用的碱性物质的总和，这些碱性物质包括 HCO_3^-、Hb^-、Pr^- 等，正常值为 45~55mmol/L。缓冲碱 (buffer base，BB) 是反映代谢因素的指标。BB 减少提示代谢性酸中毒，BB 增加则表明存在代谢性碱中毒。因为 BB 包括了全部具有缓冲作用的负离子，当 BB 减少而 AB 正常时，说明 HCO_3^- 以外的缓冲阴离子减少，多为血浆蛋白和血红蛋白含量过低而致。缓冲碱分全血缓冲碱 (BBb) 和血浆缓

冲碱（BBp），前者正常值为45~54mmol/L，后者为41~43mmol/L。

（五）碱剩余

碱剩余（base excess, BE）指在38℃、$PaCO_2$为5.32kPa、血红蛋白100%氧饱和的情况下，用酸或碱将人体1L全血或血浆滴定至pH为7.40时所用的酸或碱的毫摩尔数。若用酸滴定，提示血液的缓冲碱过多，BE用正值表示。若需用碱来滴定，表示缓冲碱不足，BE用负值表示。若被检血标本pH值为7.4，则不需滴定，BE为0。BE也是一个反映代谢性因素的指标，由于其操作简便，故有取代BB的趋势。BE的正常范围为-3~$+3$mmol/L，BE$>+3$mmol/L为代谢性碱中毒，BE<-3mmol/L为代谢性酸中毒。但在慢性呼吸性酸中毒和碱中毒时，由于肾参与代偿，BE也可分别升高或降低。

（六）阴离子间隙

阴离子间隙（anion gap, AG）是血浆中未测定的阴离子量与未测定的阳离子量的差值。AG是一个近年来引起广泛重视的反映酸碱平衡的指标。根据电中性原理，血浆中的阴、阳离子数应相等，并不存在真正的"间隙"，AG只是一个分析性"间隙"。血浆中主要阳离子为Na^+，约占全部阳离子的90%；主要阴离子为Cl^-和HCO_3^-，占全部阴离子的85%。血浆中还有未测定的阳离子（undetermined cation, UC）和未测定的阴离子（undetermined anion, UA）。血液中主要的阳离子和阴离子见表11-8。

表11-8　　　　　　　　血液中主要的阳离子和阴离子

阳离子	mmol/L	阴离子	mmol/L	UA－UC
Na^+	140	Cl^-	104	
K^+	4	HCO_3^-	24	
Ca^{2+}	1	HPO_4^{2-}	1	
Mg^{2+}	1	SO_4^{2-}	1	
		有机酸	3	
		蛋白酸	13	
	146		146	12

从表11-8可见，血浆中阳、阴离子必须相等才能维持电中性，可用下列等式表示：

$$[Na^+] + UC = [Cl^-] + [HCO_3^-] + UA$$

移项得：

$$[Na^+] - ([Cl^-] + [HCO_3^-]) = UA - UC = AG$$

由上式可知，AG可以用测定血浆中的几个主要离子值的代数和来求得。AG的实际含意为未测定的阴离子量减去未测定的阳离子量。由于未测定的阳离子变化范围较小，未测定的阴离子却受体内代谢和肾脏排泌功能的影响，因此，若AG值增大，可能存在代谢性酸中毒。

AG 是评价酸碱平衡的重要指标,其临床意义为:①诊断代谢性酸中毒,若 AG>16mmol/L,则可能存在代谢性酸中毒。②区别代谢性酸中毒的类型,根据 AG 是否升高,可将代谢性酸中毒分成高 AG 和正常 AG 代谢性酸中毒。③有助于诊断混合型酸碱紊乱。在单纯性代谢性酸中毒时,AG 增高值应等于 $[HCO_3^-]$ 下降值,即 $\Delta AG = \Delta [HCO_3^-]$。若 $\Delta AG > \Delta [HCO_3^-]$,则必有其他碱来源,故可能为代谢性酸中毒合并代谢性碱中毒。由于 AG 的帮助,也使一些三重酸碱紊乱的诊断得以成立。④可提供某些疾病的诊断线索,如溴中毒、多发性骨髓瘤等疾患时,AG 应降低。但是,AG 并不是诊断酸中毒的特异性指标,有些并不多见的原因也可引起 AG 值增高,如脱水、应用强酸钠盐、大量注入青霉素钠盐、低镁血症以及碱中毒等。因此,应结合病史、体征及其他实验室检查综合判断。

二、体内酸碱物质的来源

(一) 体内酸的来源

体内 H^+ 和 Na^+、K^+ 不一样,它不直接来源于食物,而来源于细胞代谢产物。

1. 三大物质代谢的终产物

糖、脂肪和蛋白质代谢的终产物为 CO_2 和 H_2O。正常成人在静息状态下每分钟产生 CO_2 约 200ml,在剧烈运动时 CO_2 的产生可达正常量的 10 倍以上。CO_2 溶于水,在血浆中的溶解度为 0.03mmol/L。溶解于血中的 CO_2 约为总 CO_2 产量的 7%,其量虽小,但决定着 $PaCO_2$ 的值。$PaCO_2$ 具有重要意义,因为只有压力差的存在,CO_2 才能顺压力差排出体外。正常人通过呼吸调节,使肺泡及动脉血中的 $PaCO_2$ 维持在 5.32kPa 左右,此时血浆中的 CO_2 浓度为 1.2mmol/L。若 CO_2 呼出过多或过少,均可引起 pH 值的变化。

CO_2 也可以呈结合状态,血浆中结合的 CO_2 多为 $NaHCO_3$,小部分为 $KHCO_3$,约占总量的 4%。由于血浆中不存在碳酸酐酶,故其结合速度非常缓慢,但这对酸碱平衡的调节非常重要,因为 HCO_3^- 是血浆中主要缓冲物质。

约 90% 的 CO_2 进入红细胞,其中的 2/3 以 $KHCO_3$ 的形式存在,其余的为碳酸血红蛋白和溶解的 CO_2。由于红细胞内存在碳酸酐酶,$CO_2 + H_2O \rightarrow H_2CO_3$ 反应极为迅速。当 CO_2 进入红细胞与水结合生成 H_2CO_3 后,红细胞内 pH 值下降,但此时,HbO_2^- 脱氧成为 HHb,使 pH 值上升。这样,红细胞内 pH 值几乎不变。

2. 三大物质代谢的中间产物

糖、脂肪和蛋白质在代谢中产生有机酸和无机酸,释放出 H^+。在最佳代谢环境,每天约产生 60mmol 的 H^+,这些酸几乎全部由肾排出。若代谢亢进,产酸超过了肾的排泄能力,或者肾本身排酸障碍,可导致酸在体内蓄积。

糖酵解的中间产物甘油酸、丙酮酸、乳酸以及三羧酸循环的每一环节均为酸;脂肪代谢过程中产生的 β 羟丁酸、乙酰乙酸均为强酸。正常状态下,它们都将继续氧化为 CO_2 和 H_2O,不致引起酸中毒。但在疾病状态下,却可能潴留在体内。此外,氨基酸氧化会产生硫酸,核酸分解代谢会产生核苷酸、磷酸,嘌呤类化合物氧化产尿酸。上述酸和 H_2CO_3 相比,由于其不能挥发,故称为"固定酸"。

某些药物，如 NH_4Cl、$MgCl_2$ 也属酸性。NH_4Cl 在体内水解为 NH_4OH 和 HCl，NH_4^+ 进入鸟氨酸循环生成尿素，留下 HCl 是强酸。$MgCl_2$ 水解产生 HCl 和 $Mg(OH)_2$，前者是强酸，后者是弱碱。由此可见，体内酸的来源十分广泛。

（二）体内碱的来源

体内碱多来源于代谢过程的中间产物，如氨基酸在脱氨基过程中所产生的 NH_3、肾小管分泌的 NH_3 等，均可中和原尿中的 H^+。此外，蔬菜和瓜果中所含的有机酸盐，如柠檬酸盐、苹果酸盐等，在细胞内与 H^+ 作用生成柠檬酸和苹果酸，后二者通过三羧酸循环转变为 CO_2 和 H_2O，而与这些酸根结合的 Na^+ 或 K^+ 则可以和 HCO_3^- 结合生成碱性盐。

三、酸碱平衡的调节

尽管体内不停地产生酸，体外也有些酸进入机体，但在生理状态下，体液 pH 值仍能维持在正常范围内。这种体液的酸碱恒定是体内酸碱平衡调节机制进行调节的结果。当内源性或外源性酸进入体液后，首当其冲的是血浆中缓冲体系的调节，这种缓冲作用几乎是即刻反应。几分钟后，呼吸系统开始代偿，通过呼吸运动加深加快，排出过多的 CO_2，降低体内 H_2CO_3 浓度。这一代偿反应可以维持几小时。2～4h 后，细胞、骨骼才可发挥代偿作用，而肾的代偿尽管迟至数小时甚至数天才开始，但却是一种稳定而强大的排酸保碱功能。

（一）体液中缓冲体系的调节作用

体液中的缓冲体系由弱酸及其共轭的碱组成。其作用是当体液中酸或碱增加时进行缓冲，以减轻 pH 值变化的程度。在血液、组织液、细胞内液和骨骼中都含有缓冲体系。血液的缓冲体系包括血浆和红细胞缓冲系统，其组成和含量见表 11-9。

表 11-9　　　　　　　　血液中的缓冲系统及其含量

	缓冲系统	占全血缓冲系统总量的百分比（%）
血浆	碳酸盐缓冲系统	35
	蛋白缓冲系统	7
	磷酸盐缓冲系统	1
红细胞	血红蛋白缓冲系统	35
	磷酸盐缓冲系统	4
	碳酸盐缓冲系统	18

1. 血液

血液以血浆碳酸盐缓冲系统和红细胞血红蛋白缓冲系统的作用最强大。

（1）血浆碳酸盐缓冲系统的作用：碳酸氢盐缓冲系统是血浆中最重要的缓冲系统。其作用是与进入血浆中的酸或碱结合，使血液酸碱度不致变化太大。

(2) 血红蛋白缓冲系统的作用：血红蛋白缓冲系统是红细胞内主要缓冲系统。血红蛋白主要通过其分子结构中的组氨酸异吡唑基起缓冲作用，全血中血红蛋白含量约为血浆蛋白的4倍，1g氧合血红蛋白能结合0.183mmol的H^+，若1L血中含有150g血红蛋白，则可以结合27.5mmol的H^+。血红蛋白缓冲系统主要对H_2CO_3的增减起缓冲作用，当体内CO_2蓄积时，CO_2进入红细胞。在碳酸酐酶（carbonic anhydrase，CA）的作用下，与H_2O化合生成H_2CO_3，后者再进一步解离为HCO_3^-和H^+。

$$CO_2 + H_2O \rightarrow H_2CO_3 \rightarrow H^+ + HCO_3^-$$

$$H^+ + HCO_3^- + K^+ + Hb \rightarrow HHb + K^+ + HCO_3^-$$

上式中产生的HCO_3^-弥散入血浆，同时等量的Cl^-转移至红细胞内以保持细胞内外的电中性。这种Cl^-在血浆和红细胞中的转移，称氯转移（chloride shift）。血红蛋白每缓冲1亿个H^+，大约产生1mmol的HCO_3^-，所产生的HCO_3^-有一部分留在红细胞内，大部分弥散至组织间液和血管内。

此外，血液中其他缓冲系统如血浆蛋白缓冲系统和磷酸盐缓冲系统，也可发挥代偿作用，但其作用相对较弱。

血液中的这些缓冲系统具有很强的缓冲能力。当强酸进入血液释放大量H^+时，缓冲系统可使H^+浓度减少至数十万分之一。若将100mmol的HCl加入5L血液，假如无任何缓冲物质，每升血液将增加20mmol的H^+，相当于血液中正常血液[H^+] 40nmol/L的50万倍。但实际上由于缓冲系统的存在，血液[H^+]仅升至80nmol/L。而全身体液的缓冲能力比血液大6倍，足见其作用之强大。

2. 组织细胞

(1) 细胞内液：碳酸盐缓冲系统、蛋白缓冲系统、磷酸盐和有机磷酸盐缓冲系统均能发挥作用，以前两者为主。肌细胞占体细胞的一半，是进行细胞内缓冲作用的主要部位。由于细胞内液含量大，正常人体酸或碱负荷的60%是由细胞内的缓冲系统完成的。

(2) 骨骼：骨骼对酸或碱负荷具有重要缓冲作用。体内骨碳酸盐含量为细胞内液及细胞外液含量的50倍，是缓冲固定酸的主要物质。当体内固定酸增多时，骨碳酸盐离子进入细胞外液。急性酸中毒时主要是Na^+释放，慢性酸中毒时则主要为Ca^{2+}释放。一般认为，急性酸中毒时40%的酸负荷由骨盐缓冲，慢性酸中毒时更高。

(二) 呼吸运动的调节

机体通过呼吸运动来调节CO_2的排出量，从而调节H_2CO_3的浓度。当血液中$PaCO_2$升高时，刺激颈动脉体和主动脉体化学感受器使呼吸运动加深加快，肺泡通气量增加，CO_2排出量增加，使血液$PaCO_2$降低。$PaCO_2$升高也可以刺激延髓呼吸中枢而导致呼吸运动加深加快，使CO_2排出增加。由于CO_2脂溶可以迅速通过血脑屏障，故延髓呼吸中枢对CO_2的变化非常敏感，CO_2浓度轻度增加即可使换气速率大增。

碱中毒则可抑制呼吸运动，使较多CO_2保留在体内，血液$PaCO_2$回升。

(三) 肾的调节

肾在酸碱的调节中起着重要作用。其作用通过两方面来完成：①重吸收由肾小球滤过

的 HCO_3^-；②排出每天生成的 50~100mmol H^+。在正常膳食情况下，成人每天酸性产物的产量远远超过碱性产物的产生量，故经肾小球滤出的 HCO_3^- 必须全部回收。正常人肾小球滤过率为 180L/d，血浆 [HCO_3^-] 为 24mmol/L，故肾的 HCO_3^- 重吸收量可达 4 300mmol。肾小管上皮细胞分泌的 H^+ 与肾小管液中的 HPO_4^{2-} 或 NH_3 结合随尿排出。尿中游离的 H^+ 极低，约为 0.04mmol/L 以下。尿中酸排出量=滴定酸+NH_4^+-HCO_3^-。因此，肾调节的三个基本形式为 HCO_3^- 重吸收、可滴定酸的产生和 NH_4^+ 的生成。

1. 近曲小管对 $NaHCO_3$ 的重吸收

血浆中的碳酸氢钠通过肾小球时，几乎全部从肾小球膜滤过，每天约为 4 300mmol。而从尿中排出仅为 3.6mmol，即排出仅 0.1%，大约 90% 的 $NaHCO_3$ 在近曲小管被吸收。近曲小管对 Na^+ 和水的重吸收属主动重吸收，不依机体的需要而改变，但这一过程是耗能的，大约每消耗 1mmol 的氧，重吸收 20~30mmol 的 Na^+。

近曲小管对 $NaHCO_3$ 重吸收主要通过近曲小管细胞的 Na^+-H^+ 交换来完成（见图 11-4）。Na^+-H^+ 交换所需能量由 Na^+-K^+-ATP 酶间接提供，Na^+-K^+-ATP 酶使细胞内 Na^+ 移出，使细胞内的 Na^+ 维持在较低水平（30mmol/L）。同时，促进 H^+ 分泌。肾小管上皮细胞代谢产生的 CO_2 和 H_2O 在碳酸酐酶的作用下生成碳酸，碳酸解离生成 H^+ 和 HCO_3^-。HCO_3^- 经膜 Na^+-HCO_3^- 载体转运至细胞外，其动力也来源于 Na^+-K^+-ATP 酶，因为 Na^+-K^+-ATP 酶的作用所形成的细胞内高 K^+ 有利于 K^+ 顺浓度梯度经膜上的 K^+ 通道弥散至细胞外。K^+ 移出后形成的负电位促使 HCO_3^- 排出。

肾小管细胞的碳酸酐酶对 HCO_3^- 的重吸收起关键作用。由于近曲小管上皮细胞的刷状缘（brush border）富含碳酸酐酶，使 H_2CO_3 生成的速度大大增加，HCO_3^- 的重吸收也因此加速。但此时肾小管腔液的 pH 值仍为 6.8，与滤出液 7.4 相比，下降并不显著。这一反应的意义在于保持了上皮细胞和管腔之间的浓度梯度，有利于 H^+ 和 HCO_3^- 的排泌和重吸收。

余下 10% 的 HCO_3^- 主要在外髓集合管重吸收。

2. 远端肾单位的作用

远端肾单位从髓襻升支粗段末端的致密斑开始，由远曲小管、连结段、皮质集合管和髓质集合管组成。其作用为泌氢、泌 NH_4^+ 和排泌可滴定酸。

(1) H^+ 的排泌：由肾的皮质集合管和髓质集合管的闰细胞来承担。闰细胞管腔膜上的 H^+-ATP 酶分泌 H^+ 随尿排出，而 HCO_3^- 则和 Cl^- 进行交换。这一过程为非钠依赖性酸碱调节，并不能转运 Na^+。

(2) 可滴定酸的排出：收集 24h 尿量，用 NaOH 中和使其 pH 值至 7.40，即可算出尿中可滴定酸的量。可滴定酸指除铵以外的酸性物质，既包括经肾小球滤过的经缓冲后的酸性物质，也包括在肾小管中形成的酸性盐。原尿中肌酸盐和尿酸盐含量甚微，故可滴定酸主要指 $H_2PO_4^-$。从图 11-4 中可以看出，肾小管上皮细胞分泌 H^+ 与 Na^+ 交换，将小管液中的 Na_2HPO_4 转变为 NaH_2PO_4，后者从尿中排出，Na^+ 以 Na_2HPO_4 的形式再重吸收至血液。随着 H^+ 分泌增加，绝大多数 Na_2HPO_4 转变为 NaH_2PO_4，这一缓冲对的比值从血浆中的 4:1 变为 1:99，尿 pH 值也降至 4.8 左右。这是肾小管排泌 H^+ 的重要方式，但这种能力也是有限的，因为肾小管最多只能重吸收 Na_2HPO_4 中的一个 Na^+。只有当尿液中的

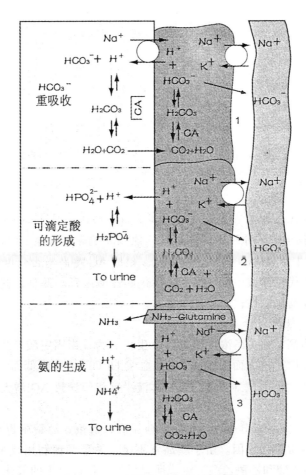

图 11-4 肾脏对酸碱平衡的调节

pH 值为 2.5 时，才能重吸收第二个 Na^+。但是肾不可能形成 pH 值低于 4.5 的尿，因此，肾必须还有其他方式排泌 H^+。

(3) NH_4^+ 的排泌：NH_4^+ 的生成和排泌是 pH 依赖性的，在肾调节酸碱机制中起十分重要的作用。由于 NH_3 是脂溶的，故能自由地弥散进入管腔，与排泌的 H^+ 结合生成 NH_4^+，而 NH_4^+ 是水溶性的，不能通过管腔膜反弥散回收，只能随尿排出。由肝和肌肉生成的谷氨酰胺在远曲小管上皮细胞内经谷氨酰胺水解酶和谷氨酰胺脱氢酶水解生成 NH_3，NH_3 通过载体进入肾小管腔，与 H^+ 生成 NH_4^+，后者随尿排出。由于髓质集合管管腔膜无碳酸酐酶，而 H^+-ATP 酶却可以不断排出 H^+，故使管腔内酸度明显增加，促进了 NH_3 的弥散。NH_4^+ 的排出加强了 H^+ 的排出，同时也形成一个 HCO_3^- 与 Na^+ 一起进入血液。

动脉血 pH 值和尿液酸度对 NH_4^+ 的排出有重要影响。pH 值降低可以使谷氨酰胺水解酶和谷氨酰胺脱氢酶活性增加，NH_3 生成增多，NH_4^+ 的排泌也增加。严重酸中毒时，NH_4^+ 的排出量可由正常的 30～40mmol/L 增至 230mmol/L 以上。实验表明，当酸负荷增加时，2h 内 NH_4^+ 排泌量即增加，5～6h 达最高水平。

第六节 酸中毒

血液 pH 值降低或 [H^+] 升高称为酸中毒。根据其原发性变化可分为代谢性酸中毒和呼吸性酸中毒。

一、代谢性酸中毒

代谢性酸中毒（metabolic acidosis）的特征是血浆 [HCO_3^-] 原发性减少。

（一）原因和机制

代谢性酸中毒发生的原因为体内产酸过多、肾排酸障碍或 HCO_3^- 丢失，最终都导致 [HCO_3^-] 降低。根据电中性原理，体内必有其他阴离子等量补充 HCO_3^- 的丢失量。如果体内阴离子增多为 Cl^-，则 AG 值不变。因此，根据 AG 增高与否，可将代谢性酸中毒分为两类：正常 AG 性代谢性酸中毒或高 AG 性代谢性酸中毒。此外，尚可有 Cl^- 和 AG 都增高的混合性高 AG 高血氯性代谢性酸中毒。

1. 高 AG 性代谢性酸中毒

其特点是 AG 增高，血 Cl^- 浓度正常。发生机制为：当固定酸产生过多或肾排 H^+ 障碍导致血浆中酸增加时，一方面因中和 H^+ 使血浆 HCO_3^- 浓度降低而形成代谢性酸中毒；另一方面，与有机酸共轭的碱（阴离子）在体液中蓄积而导致 AG 增大，血 Cl^- 浓度无变化。

（1）酮症酸中毒（ketoacidosis）：常见于糖尿病、饥饿、酒精中毒或高脂膳食等。糖尿病是酮症酸中毒最常见的原因。由于胰岛素不足，使葡萄糖利用减少，脂肪分解加速，使酮体（丙酮、β-羟丁酸和乙酰乙酸）生成明显增加，超过组织的氧化能力和肾排出的最大阈值（40～60mg/L），使血酮体显著增加。

饥饿可以导致酮症酸中毒。肝贮存的糖原 100g 左右，供给的热量极为有限。故长时间的饥饿必然导致体内脂肪分解增加，引起酮症酸中毒。但血浆 [HCO_3^-] 不低于 18mmol/L。

过量乙醇也可导致酮症酸中毒。过量乙醇可以抑制糖原异生作用，增强脂肪分解而促进酮体形成。此时，血中 β-羟丁酸的比例远远高于乙酰乙酸。

酮体在血浆中释放 H^+，消耗了 HCO_3^-，导致高 AG 性代谢性酸中毒。

（2）乳酸酸中毒（lactic acidosis）：乳酸是糖酵解的终产物。在无氧条件下，葡萄糖分解为丙酮酸后，在乳酸脱氢酶催化下生成乳酸。也有部分丙酮酸来源于丙氨酸脱氨基。有氧情况下，乳酸也可以再转变为丙酮酸，然后进入三羧酸循环。正常血乳酸浓度为 1.0 ± 0.1mmol/L，丙酮酸浓度为 0.1 ± 0.01mmol/L，二者比值为 10:1。静息状态下血乳酸浓度达 2mmol/L 以上时，即为乳酸酸中毒。

乳酸酸中毒是最重要、最常见的高 AG 性代谢性酸中毒，常见于缺氧或氧利用障碍，如休克、心脏骤停、低氧血症、重症贫血以及肝肾功能不全等。严重缺氧使糖酵解加强，丙酮酸还原为乳酸，使血中乳酸/丙酮酸比值明显升高。此外，乳酸酸中毒还可见于乙醇中毒、果糖-1,6 二磷酸酶（糖原异生作用酶）先天性缺乏、糖尿病、肝功能衰竭、白血病等。此时，乳酸在肝中糖原异生作用受阻，或乳酸在肝中利用受抑制而使乳酸浓度升高。尤其是在心脏骤停时，乳酸大量增加，可于 3min 内使 pH 值降到 7.0 以下。

乳酸酸中毒时，乳酸中的 H^+ 被 HCO_3^- 缓冲，引起等量 HCO_3^- 减少，形成高 AG 性代谢性酸中毒。

（3）尿毒症性酸中毒（uremic acidosis）：由于肾小管功能障碍，急性肾功能衰竭时极易出现酸中毒。而慢性肾功能衰竭，只有当 GFR 降至正常的 25% 以下时才会出现代谢性酸中毒。由于酸性代谢产物在体内堆积，多有 AG 增高。

（4）摄入毒性物质：水杨酸中毒可因治疗、意外事故和自杀等引起。水杨酸可直接刺激呼吸中枢导致呼吸性碱中毒。同时，过量水杨酸导致高 AG 代谢性酸中毒。甲醇、乙烯乙二醇和三聚乙醛等进入体内也可引起高 AG 性代谢酸中毒。如甲醇的代谢产物蚁酸，既是酸性物质，也可干扰有氧氧化而致有机酸堆积。

2．正常 AG 性代谢性酸中毒

此型酸中毒的特征是血浆 $[HCO_3^-]$ 降低，血 $[Cl^-]$ 增高。$[HCO_3^-]$ 减少数由 $[Cl^-]$ 增高数来补偿，即 $\Delta AG = \Delta [Cl^-]$，故 AG 值不变。

（1）消化道丢失 HCO_3^-：见于腹泻、小肠瘘管、胆道瘘管或引流等。胃壁细胞富含碳酸酐酶，使 CO_2 和 H_2O 生成 H_2CO_3，后者再解离为 H^+ 和 HCO_3^-。H^+ 进入胃腔和 Cl^- 形成盐酸，而 HCO_3^- 回到血液（见图 11-5）。这种现象常见于饭后，称"碱潮"。肠黏膜上皮细胞也含碳酸酐酶，但此处生成的 HCO_3^- 入肠腔，H^+ 返回血流，中和从胃壁重吸收的 HCO_3^-。腹泻时，大量 HCO_3^- 被排出。同时多量 H^+ 进入血液，超过了从胃壁重吸收的 HCO_3^-，从而导致代谢性酸中毒。胆汁、胰液中 HCO_3^- 浓度也很高，分别达 40~50mmol/L。因此，引流会使 HCO_3^- 丢失，血清中 Cl^- 升高以补偿阴离子的不足，发生正常 AG 代谢性酸中毒。

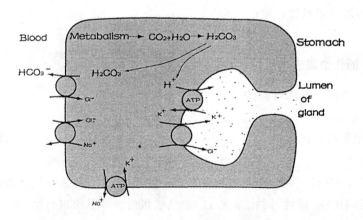

图 11-5 消化道对酸碱平衡的调节

输尿管乙状结肠吻合术后，含高 Cl^-、低 HCO_3^- 的尿液在结肠潴留。水和 Cl^- 重吸收入血，肠道细胞分泌 HCO_3^-，造成 HCO_3^- 净丢失，也会导致正常 AG 性代谢性酸中毒。

肾丢失 HCO_3^- 见于肾小管酸中毒和使用碳酸酐酶抑制剂。

(2) 肾小管酸中毒（renal tubular acidosis, RTA）：是一组以肾小管排酸障碍为主的疾病，肾小球功能一般正常。它可分 4 型：Ⅰ 型 RTA 是远端肾小管细胞 H^+ 排泌障碍，尿液不能酸化。其结果是 H^+ 在体内潴留，少量 HCO_3^- 随尿排出。同时肾排 K^+ 增加。患者常有低钾血症、高血氯性代谢性酸中毒。尿液 pH 值常大于 6.0。此型多为遗传缺陷所致。Ⅱ 型 RTA 指近曲小管 HCO_3^- 重吸收障碍。正常情况下，血浆 $[HCO_3^-]$ 在 26~28mmol/L 时，由肾小球滤出的 $[HCO_3^-]$ 全部被肾小管重吸收，其中 90% 被近曲小管重吸收。Ⅱ 型 RTA 时，近曲小管上皮细胞重吸收 HCO_3^- 功能下降。当血浆 $[HCO_3^-]$ 为 17mmol/L 时，尚可全部重吸收；超过此值，则随尿排出，故血浆 $[HCO_3^-]$ 降低，尿呈碱性。Ⅲ 型 RTA 为 Ⅰ-Ⅱ 型混合型。Ⅳ 型 RTA 是由于醛固酮分泌不足或对其反应性降低引起的。醛固酮的作用在于促进远端小管泌 H^+ 和泌 K^+，同时重吸收 Na^+。泌 H^+ 的机制是出于 H^+-ATP 酶受到刺激以及重吸收 Na^+ 后造成的管腔负电荷增加。因此，醛固酮不足必然导致高钾血症和代谢性酸中毒。

碳酸酐酶抑制剂醋唑磺胺可使近曲小管中 HCO_3^- 重吸收抑制，而 Cl^- 和 Na^+ 重吸收增加，引起高氯性酸中毒。

(3) 摄入含 Cl^- 酸：如氯化铵、氯化钙、盐酸精氨酸、盐酸赖氨酸等过多，都可致高氯血症、正常 AG 性代谢性酸中毒。其中的 H^+ 在体内被 HCO_3^- 缓冲，Cl^- 则留在血中使血氯升高。

大量输入生理盐水可造成体内 HCO_3^- 被稀释，且生理盐水中 Cl^- 含量较高，因而发生高氯血症、正常 AG 性代谢性酸中毒。

3. 混合性高 AG 高血氯性代谢性酸中毒

此型酸中毒见于严重腹泻伴有乳酸酸中毒，肾小管酸中毒伴有乳酸酸中毒，恢复期糖尿病酮症酸中毒以及腹泻伴有任何高 AG 性代谢性酸中毒。

该型酸中毒表现为 HCO_3^- 减少，部分由非 Cl^- 阴离子补充，导致高 AG；部分由潴留的 Cl^- 所替代而致高氯血症，即：

$$\Delta[HCO_3^-] = \Delta AG + \Delta[Cl^-]$$

(二) 机体的代偿调节

代谢性酸中毒时，机体可以调动一切代偿措施进行代偿。

1. 细胞外液缓冲

代谢性酸中毒时，血浆中 $[H^+]$ 增高，细胞外液内的 HCO_3^- 立即进行缓冲：

$$H^+ + HCO_3^- \rightarrow CO_2 \uparrow + H_2O$$

缓冲过程中，HCO_3^- 不断消耗，生成的 CO_2 由肺排出。在急性代谢性酸中毒时，大约 42% 的 H^+ 经 HCO_3^- 缓冲，约 1% 的 H^+ 由血浆蛋白缓冲系统进行缓冲。

2. 细胞内缓冲

当血浆中 $[H^+]$ 增高时，H^+ 进入细胞内。首先是进入红细胞内，红细胞内的血红蛋白缓冲系统、蛋白缓冲系统和有机磷酸盐缓冲系统等迅速与 H^+ 反应。急性代谢性酸中毒时，细胞内缓冲约占全部酸负荷的 57%。

3. 呼吸代偿

血浆中 $[H^+]$ 增高时，延脑化学敏感区的敏感细胞、颈动脉体和主动脉体化学感受器都受到刺激，导致呼吸运动加深加快，CO_2 呼出增多，血液 $PaCO_2$ 降低。呼吸代偿可在数分钟出现，但其代偿能力有限。一般说来，单纯性代谢性酸中毒时，血浆中 $[HCO_3^-]$ 每下降 1.0mmol/L，$PaCO_2$ 降低 0.16kPa。下降限值为 1.3~2.0kPa。其计算公式为：

$$\Delta PaCO_2 = \Delta [HCO_3^-] \times 1.2 \pm 2$$

$PaCO_2$ 若大于或小于预算值则可能存在混合性酸碱紊乱。

4. 肾代偿

肾代偿始于酸中毒后数小时，3~5d 内发挥至最高水平。肾代偿是十分重要的代偿措施。酸中毒时，肾小管上皮细胞内碳酸酐酶和谷氨酰胺酶活性增加，使肾排 H^+ 增加，$NaHCO_3$ 重吸收增加，导致血中 $NaHCO_3$ 浓度增高。同时，随尿排出的 NH_4^+ 和 NaH_2PO_4 也增多，尿液 pH 值降低。应该指出，在肾小管增加排 H^+ 的机制中，以 NH_4^+ 形式最为重要。因为在 H^+-Na^+ 交换加速后，H^+ 排出增加减少了管腔与小管细胞膜内的 H^+ 浓度差，使肾小管上皮细胞继续排 H^+ 受到一定限制。而小管内 H^+ 浓度升高，对以 NH_4^+ 形式排 H^+ 却是促进因素，因而原尿中 H^+ 浓度越高，NH_3 的生成和 NH_4^+ 的排泌也越多。在严重酸中毒时，净酸排泄量可达 600mmol/L，尿 pH 值也可降至 4.0。

通过上述代偿，若 $[HCO_3^-]/[H_2CO_3]$ 之比能维持在 20/1，血浆 pH 值仍可在正常范围，此即代偿性代谢性酸中毒。此时，尽管 pH 值正常，血浆 $[HCO_3^-]$、SB、AB 和 CO_2CP 均降低，$PaCO_2$ 也降低。若通过代偿 pH 值仍不能维持正常，则发生失代偿性代谢性酸中毒。此时反映酸碱平衡的指标变化为：血浆 $[HCO_3^-]$ 显著降低，SB、AB 和 CO_2CP 均显著降低，BB 明显降低，BE 负值增大，$PaCO_2$ 下降。

(三) 主要功能代谢变化

1. 电解质代谢变化

(1) 钾：一般来说，代谢性酸中毒时，由于胞内外 H^+-K^+ 交换，K^+ 外逸而致高钾血症，同时，肾小管上皮细胞泌 H^+ 增加，排 K^+ 减少，也会加剧高钾血症。但是并非所有代谢性酸中毒都会出现高钾血症。慢性酸中毒时可能出现低钾血症，这是因为酸中毒和高钾血症均可刺激醛固酮、胰岛素和儿茶酚胺释放。醛固酮可以加强排 K^+，并促进 K^+ 进入细胞，胰岛素、儿茶酚胺可以促进细胞对 K^+ 的摄入，因而引起低钾血症和钾缺乏。

最近的研究显示，虽然酮症酸中毒和乳酸酸中毒时可能出现高钾血症，但高钾血症和酸中毒的因果关系却难以肯定。如当糖尿病酮症酸中毒伴脱水时，胞外液高渗、肾血流量减少和胰岛素分泌减少等都是引起高钾血症的原因。引起乳酸酸中毒的许多原因，如细胞缺氧、ATP 利用率降低，休克和肾血液量减少都可引起高钾血症，而不一定依赖于某种相关的酸血症。此外，肾小管酸中毒多为低钾血症。因此，代谢性酸中毒时血 K^+ 可以升高，可以降低，也可以不变。

(2) 钙：急性酸中毒时血清游离 Ca^{2+} 浓度升高。这是因为 pH 值降低使 Ca^{2+} 和血清蛋白的结合减少而致。慢性酸中毒时，由于不断从骨骼中释放钙盐来缓冲 H^+，故可影响骨骼发育，导致小儿生长迟缓，出现纤维素性骨炎和骨性佝偻病；在成人则可出现骨软化症。

2. 对心血管系统的影响

酸中毒能使心肌收缩性降低。其机制是：①H^+和Ca^{2+}竞争与肌钙蛋白钙结合亚单位结合，使心肌兴奋-收缩耦联障碍；②[H^+]增高使肌浆网结合Ca^{2+}更牢固；③H^+竞争性抑制Ca^{2+}经钙通道进入细胞内。一般来说，当pH值降至7.20以下，[H^+]>63nmol/L时，心肌收缩性明显降低，否则心肌收缩性减弱不明显。这是因为同时发生的儿茶酚胺释放所引起的正性肌力作用抵消了酸的负性肌力作用。当pH值降至7.20以下时，儿茶酚胺的作用便被阻断，酸中毒就会导致心肌收缩性减弱。

[H^+]增高还可以使小动脉扩张。与上述机制相同，当pH值为7.20以下时才会出现明显血管扩张，并发生严重低血压。酸中毒也可使小静脉收缩，甚至出现肺充血、肺水肿。

3. 对呼吸系统的影响

代谢性酸中毒时，通过外周化学感受器和中枢化学感受器的作用，使呼吸运动加深加快。但严重失代偿性代谢性酸中毒时，呼吸运动可能减弱。急性代谢性酸中毒可使血红蛋白氧离曲线右移，使血红蛋白对氧的亲和力降低，有利于向组织供氧。若酸中毒超过12～36h，将导致红细胞内糖酵解障碍，使红细胞内糖酵解的中间产物2,3-二磷酸甘油酸浓度降低。这可以使红细胞氧离曲线左移，使红细胞向组织供氧减少。故二者作用互相抵消，使红细胞释氧正常。

4. 对中枢神经系统的影响

代谢性酸中毒时，中枢神经系统功能表现为抑制。病人出现乏力、头晕、感觉迟钝、嗜睡，甚至昏迷。其发生机制为：①酸中毒使生物氧化酶活性降低，氧化磷酸化过程减弱，ATP生成减少，导致脑组织能量供应不足；②pH值降低使脑内谷氨酸脱羧酶活性增强，γ-氨基丁酸生成增多（γ-氨基丁酸是中枢神经抑制性递质，对中枢神经系统具有抑制性作用）。

（四）防治原则

1. 原发病治疗
2. 纠正酸中毒

在补碱时要防止过量补碱而导致危险的碱血症和致命的低钾血症。有时代谢性酸中毒可以出现低钾血症，此类患者补碱可使血清钾进一步降低。

在心肺脑复苏时，补充碳酸氢钠应慎重。若能将$PaCO_2$维持在5.3kPa、pH值维持在7.25以上即可。虽稍偏酸，但对心血管系统无不利影响，也有利于向组织供氧，还利于维持血钾于安全水平。许多学者都主张"不宜过碱，宁稍偏酸"，因为大剂量的碳酸氢钠会使氧离曲线左移，组织缺氧；会引起高钠血症、高渗性血液黏度增高、血栓形成和颅内出血；会抑制心肌收缩性。一般认为，若将血液pH值纠正至大于7.55，死亡率将急剧增加，pH>7.65，死亡率将达90%。

由于乳酸钠必须经肝转化成碳酸氢钠才能发挥作用，故在心脏骤停时不宜使用。

二、呼吸性酸中毒

呼吸性酸中毒（respiratory acidosis）的特征是血浆[H_2CO_3]原发性增高。

(一) 原因和机制

引起呼吸性酸中毒的病因主要为肺泡通气量降低,使 CO_2 呼出减少。呼吸中枢、周围神经、呼吸肌、胸廓、胸膜腔、肺实质和气道阻塞等疾患均可引起通气不足或通气停止,使 CO_2 在体内潴留,导致呼吸性酸中毒。

(二) 机体的代偿调节

由于呼吸功能障碍,故呼吸性酸中毒时无呼吸代偿。其代偿机制主要为:

1. 细胞内缓冲

这是急性呼吸性酸中毒的重要代偿措施。95% 的 CO_2 经此途径缓冲。急性 CO_2 潴留使血浆碳酸浓度升高,$[H^+]$ 增高。其反应式为:

$$CO_2 + H_2O \rightarrow H_2CO_3 \rightarrow H^+ + HCO_3^-$$

由于血浆中 $NaHCO_3$ 无法进行缓冲,H^+ 进入细胞和胞内 K^+ 进行交换,H^+ 被细胞内蛋白质缓冲,HCO_3^- 留在细胞外。此外,CO_2 可以进入细胞内,在红细胞内碳酸酐酶作用下生成 H_2CO_3,后者再解离为 H^+ 和 HCO_3^-,H^+ 被血红蛋白缓冲系统缓冲,HCO_3^- 逸出并与细胞外液中的 Cl^- 进行交换。因此血浆 $[HCO_3^-]$ 有所提高。

急性呼吸性酸中毒时,血浆中 $[HCO_3^-]$ 的变化和 $PaCO_2$ 变化之间的关系式为:

$$\Delta[HCO_3^-] = \Delta PaCO_2 (mmHg) \times 0.07 \pm 5$$

如 $PaCO_2$ 从 5.32kPa (40mmHg) 突然升至 10.7kPa (80mmHg) 时,血浆 $[HCO_3^-]$ 仅上升约 3mmol/L。

2. 肾代偿

肾代偿是慢性呼吸性酸中毒的主要代偿措施。CO_2 潴留数小时后始发挥作用,3~5d 发挥最大代偿。其机制同代谢性酸中毒的机制,肾通过产氨、泌 H^+ 和 $NaHCO_3$ 重吸收增强,使大量 H^+ 随尿排出,血浆 $[HCO_3^-]$ 也增高。此时,$PaCO_2$ 每升高 1.3kPa 时,血浆 $[HCO_3^-]$ 增加 3.5mmol/L。如 $PaCO_2$ 增至 10.6kPa 时,血浆 $[HCO_3^-]$ 约增加 14mmol/L,达 38mmol/L,pH 值仅降至 7.30,足见其代偿作用之强大。即使 $PaCO_2$ 高达 12.0~14.6kPa 的慢性呼吸性酸中毒患者,pH 值也可不低于 7.25。

慢性呼吸性酸中毒患者血浆 $[HCO_3^-]$ 和 $PaCO_2$ 增高之间的关系为:

$$\Delta[HCO_3^-] = \Delta PaCO_2 (mmHg) \times 0.4 \pm 3$$

呼吸性酸中毒时,反映酸碱平衡指标的变化特点为:$PaCO_2$ 升高、AB 和 CO_2CP 升高。在肾发挥代偿作用后,SB、BB 增高,BE 正值增加,血 $[Cl^-]$ 降低。代偿良好时,pH 值正常,代偿失调时 pH 值降低。

(三) 对机体的影响

呼吸性酸中毒时常常存在着低氧血症和高碳酸血症,二者均可对机体产生不良影响。

1. 对中枢神经系统的影响

呼吸性酸中毒时,由于 CO_2 脂溶,极易穿过血脑屏障,进入脑脊液,故对中枢神经系统的影响尤为严重。高浓度的 CO_2 能扩张脑血管,增加脑血流量,使颅内压增高,因而导致持续性头痛,以夜间和晨起时为剧。此外,由于 [HCO_3^-] 为水溶性,不易通过血脑屏障,因此脑脊液中 pH 值降低较一般细胞外液更为严重,故急性严重呼吸性酸中毒患者的中枢神经系统症状尤为明显。患者可出现忧虑、定向障碍、精神错乱、妄想、幻觉等症状。严重者可发生木僵和昏迷。

慢性呼吸性酸中毒的 CO_2 潴留发展缓慢,即使 $PaCO_2$ 高达 14.7kPa,中枢神经系统功能障碍也不严重。但 CO_2 麻醉效应却是常见的,如嗜睡、意识模糊等。

2. 对心血管系统的影响

呼吸性酸中毒对心血管系统的影响与代谢性酸中毒的影响相似,也可出现心肌收缩力减弱和心律紊乱。其机制同代谢性酸中毒的机制。但由于 CO_2 易穿过细胞膜,使细胞内酸中毒更为严重,故心肌收缩力下降更为显著。

(四) 防治原则

(1) 积极防治原发病。
(2) 立即改善通气以纠正缺氧和排除 CO_2。
(3) 对不能自主呼吸的患者,应立即气管插管进行人工呼吸。
(4) 若使用人工呼吸机,应尽量避免过度通气。因为 $PaCO_2$ 降得过快,可导致碱中毒。

第七节 碱中毒

碱中毒就是血液 pH 值升高或 [H^+] 低于正常。根据其原发性变化可分为代谢性碱中毒和呼吸性碱中毒。

一、代谢性碱中毒

代谢性碱中毒 (metabolic alkalosis) 的特征是血浆 [HCO_3^-] 原发性增高。

(一) 原因和机制

血浆中原发性 [HCO_3^-] 增高,多因 H^+ 经胃或肾丢失所致,也可因 HCO_3^- 摄入过多等原因引起。

1. H^+ 丢失过多

H^+ 经胃和肾丢失过多可造成代谢性碱中毒。

幽门梗阻、高位肠梗阻和胃管引流等原因可导致大量胃液丢失。胃液中含较高浓度的 HCl。胃壁细胞富含碳酸酐酶,可以将 CO_2 和 H_2O 生成 H_2CO_3。H_2CO_3 解离为 H^+ 和 HCO_3^-。H^+ 进入胃腔和血浆中来的 Cl^- 形成 HCl。HCO_3^- 被吸收入血和 Na^+ 生成 $NaHCO_3$,然后再从肠液、胰液、胆汁排入肠道。当 HCl 进入肠腔后,与肠内 $NaHCO_3$ 中和,生成 H_2CO_3 和 NaCl,H_2CO_3 再生成 H_2O 和 CO_2,而肠黏膜将 Na^+、Cl^-、CO_2 和 H_2O 再吸收入血(即所谓胃肠道循环),这样就不会使血浆中的 $NaHCO_3$ 增多和 Cl^- 减少。当胃液大量丢失使 HCl 减少时,肠腔中的 HCO_3^- 仍不断进入血液,使血浆中 $NaHCO_3$ 增多而出现代谢性碱中毒。由于胃液丢失导致 Cl^- 和 $NaHCO_3$ 增多而出现代谢性碱中毒，同时也导致 Cl^- 和 K^+ 丢失，引起低氯和低钾血症，从而促进代谢性碱中毒。

醛固酮可以促进肾远曲小管和集合管对 Na^+ 和 HCO_3^- 重吸收，增加 K^+ 和 H^+ 排出。因此，醛固酮过多可导致 H^+ 从肾排出增加，HCO_3^- 重吸收增加，引起代谢性碱中毒和低钾血症，主要见于原发性醛固酮增多症和 Bartler 综合征。此外，细胞外液容量急剧减少导致的继发性醛固酮分泌过多症也可导致代谢性碱中毒。盐皮质激素也有类似作用。

2. 碱性物质摄入过多

口服或静脉注射碳酸氢钠超过肾排泌阈值时，会引起碱中毒，肾功能受损者更易发生。大量应用醋酸盐、乳酸盐或枸橼酸盐等碱性盐，也可致碱中毒。大量输注库存血液时，因其中含柠檬酸盐经代谢生成 HCO_3^-，亦可导致碱中毒。在心肺脑复苏过程中，常大量应用 $NaHCO_3$ 来纠正代谢性酸中毒，应特别警惕碱中毒的发生。

3. 长期应用利尿剂

速尿、利尿酸和噻嗪类利尿剂能抑制肾小管髓襻升支对 Cl^- 和 Na^+ 的重吸收，使远曲小管内 Na^+ 浓度增高，导致 Na^+-K^+ 交换增强，而 Cl^- 则以 NH_4Cl 形式从尿中排泄增多，肾重吸收 HCO_3^- 相应增加，使血浆 $[HCO_3^-]$ 增高，发生低氯血症碱中毒。

4. 严重缺钾

血钾严重降低时，细胞每移出 3 个 K^+，便有 2 个 Na^+ 和 1 个 H^+ 进入细胞，使胞外液中 $[H^+]$ 降低。此外，肾小管上皮细胞内 H^+ 也增多，与小管滤液中的 Na^+ 交换，导致 HCO_3^- 重吸收增加，发生代谢性碱中毒。

5. 迅速纠正高碳酸血症

慢性呼吸性酸中毒时，肾代偿性重吸收 $NaHCO_3$ 增高。若迅速改善通气、纠正呼吸性酸中毒，$PaCO_2$ 可迅速降至正常，而此时肾的 HCO_3^- 重吸收仍增强，而致代谢性碱中毒。

6. 高钙血症

高钙血症时，骨内碱性物质被动员入血，引起代谢性碱中毒。高钙血症还可促进肾小管对 HCO_3^- 重吸收和 H^+ 排泄。

(二) 机体的代偿调节

1. 细胞内液、外液缓冲

血液中 $[HCO_3^-]$ 增高时，细胞外液中的 H^+ 缓冲过多的 HCO_3^-。H^+ 绝大多数来自细胞内的磷酸和蛋白，还有部分来自乳酸。过多的 HCO_3^- 还可以和细胞内的 Cl^- 进行交换，以降低血液中的 $[HCO_3^-]$ 浓度。

2. 呼吸代偿

由于 $[HCO_3^-]$ 增高，$[H^+]$ 降低，中枢化学感受器、主动脉体和颈动脉体化学感受器兴奋性降低，出现呼吸抑制，肺泡通气量降低，从而提高 $[H_2CO_3]$。呼吸代偿出现迅速，几乎是即刻反应，但其代偿是有限的。若通气量降低，PaO_2 也降低。后者可以刺激对低氧敏感的化学感受器，使通气量增加，从而抵消了呼吸抑制的代偿作用。

代谢性碱中毒时呼吸代偿的限值为：

$$\Delta PaCO_2 = \Delta [HCO_3^-] \times 0.9 \pm 5$$

3. 肾代偿

肾在代谢性碱中毒的代偿中起重要作用。血浆 pH 值升高使肾小管上皮细胞内碳酸酐酶和谷氨酰胺酶活性降低，肾小管上皮细胞泌 H^+ 和产 NH_3 均减少，HCO_3^- 重吸收降低，尿液呈碱性。但是，由缺 K^+ 引起的碱中毒，肾小管上皮细胞中的 K^+ 和血浆中的 H^+ 交换增加，尿液呈酸性。

通过以上代偿，若能使血浆 [HCO_3^-]／[H_2CO_3] 比值维持在 20/1，则血浆 pH 值可在正常范围内，称代偿性代谢性碱中毒。若通过代偿，二者比值仍高于 20/1，称失代偿性代谢性碱中毒。其血气变化特点为：血浆 [HCO_3^-] 升高，SB、AB、CO_2CP 均升高，BB 升高，BE 正值增加，$PaCO_2$ 升高。

（三）对机体的影响

1. 中枢神经

当 pH 值大于 7.5，[H^+] 小于 28nmol/L 时，常发生中枢神经系统症状。患者可出现烦躁不安、精神错乱、谵妄甚至昏迷。其机制为：①低氧血症：代谢性碱中毒时常有通气量降低，导致血氧含量降低。同时，碱中毒使氧离曲线左移，氧合血红蛋白向组织释放氧减少，发生组织缺氧。而脑组织对缺氧十分敏感，易出现中枢神经系统症状。②γ-氨基丁酸减少：血液 pH 值升高可使 γ-氨基丁酸转氨酶活性增强，谷氨酸脱羧酶活性降低，而致 γ-氨基丁酸分解加强、生成减少。γ-氨基丁酸为中枢抑制性递质，其减少会导致中枢神经系统兴奋性增高。此外，血液 pH 值升高还可使 NH_4^+ 生成 NH_3，NH_3 易通过血脑屏障进入脑组织干扰脑的能量代谢，也是原因之一。

2. 神经肌肉系统

急性严重碱中毒时常出现面部和肢体肌肉抽搐、手足抽搐和惊厥等症状。其机制为全血 pH 值升高引起血浆中游离 Ca^{2+} 浓度降低，从而减少对 Na^+ 进入细胞内的抑制作用，导致 Na^+ 大量进入细胞内，使神经肌肉兴奋性增高。

3. 低钾血症

代谢性碱中毒常伴低钾血症。这是由于碱中毒时，细胞外液 [H^+] 降低，胞内 H^+ 逸出以补偿不足，胞外液 K^+ 向细胞内转移而致。同时，肾小管上皮细胞排 H^+ 减少，H^+-Na^+ 交换减少，K^+-Na^+ 交换加强而致排 K^+ 增多，也是导致低钾血症的重要原因。低钾血症可导致肌肉无力或麻痹，腹胀乃至麻痹性肠梗阻。此外，还可导致心律失常。

（四）防治原则

1. 积极治疗原发病

如对引起剧烈呕吐病因的防治，合理使用利尿剂，维持 Cl^-、K^+ 平衡等，对预防代谢性碱中毒有重要意义。

2. 纠正 pH 值过高

（1）生理盐水：有些轻症代谢性碱中毒患者只要输入生理盐水即可治愈。因为生理盐水的 Cl^- 高于血浆中的 [Cl^-]，不含 HCO_3^-，且 pH 值也低于血浆，故对血 [Cl^-] 低的代谢性碱中毒特别适宜。

(2) 氯化铵：氯化铵在体内解离为 NH_4^+ 和 Cl^-，NH_4^+ 可进一步解离为 NH_3 和 H^+，因而可以治疗代谢性碱中毒，且 NH_4Cl 中含 Cl^-，故对低氯性碱中毒最为适用。有心衰和肝硬化患者禁用 NH_4Cl，因此两种情况下，肝不能将 NH_3 合成尿素，故可能导致中枢神经系统症状。此时可用盐酸精氨酸治疗。精氨酸进入鸟氨酸循环，而盐酸可以中和碱。

(3) 稀盐酸：近年来有人用 0.1mol/L 的 HCl 治疗代谢性碱中毒。一般由中心静脉缓慢输入，每次 500ml 左右。

(4) KCl：有些代谢性碱中毒对盐水治疗无效。如盐皮质激素过多、严重缺钾、高钙血症和甲状旁腺功能减退等引起的代谢性碱中毒，可用 KCl 治疗。

二、呼吸性碱中毒

呼吸性碱中毒（respiratory alkalosis）的基本特征是血浆 H_2CO_3 浓度原发性减少。

(一) 原因和机制

各种原因引起过度通气，CO_2 排出过多均可致血浆 HCO_3^- 降低。其原因见表 11-10。

表 11-10　　　　　　　　　　　　　呼吸性碱中毒的病因

低氧血症	药　物
肺疾患	尼可刹米
初入高原	茶碱
充血性心衰	儿茶酚胺
紫绀性先天性心脏病	水杨酸钠
刺激肺受体	孕酮
肺炎	中枢神经系统疾病
肺梗塞	蛛网膜下腔出血
哮喘	呼吸中枢疾病
肺纤维化	陈-施氏呼吸
肺水肿	发热
精神性过度通气	代偿后代谢性酸中毒
革兰氏阴性菌感染	人工呼吸管理不当

在许多危重病人发生的酸碱紊乱中，呼吸性碱中毒最为常见。不仅因为人工呼吸时可能潮气量大，而且患者疼痛、焦虑均可导致过度通气。

(二) 机体的代偿调节

1. 细胞内外离子交换和细胞内缓冲

急性呼吸性碱中毒时，血浆 $[H_2CO_3]$ 迅速降低，$[HCO_3^-]$ 相对升高。此时，细胞内的 H^+ 外出，以补充细胞外的不足。同时，细胞外液中的 Na^+、K^+ 进入细胞内，以维持正负电荷平衡。

血浆中代偿增加的 H^+，95% 来自细胞内缓冲物质，如血红蛋白缓冲对、蛋白缓冲对和磷酸盐缓冲对；1% 来自血浆蛋白缓冲对。在急性呼吸性碱中毒时，$PaCO_2$ 降低使糖酵解增强,产生的乳酸也具有代偿作用。

与呼吸性酸中毒相反,当 $PaCO_2$ 降低时,血浆 HCO_3^- 进入红细胞,红细胞内的 Cl^- 转移至血浆。同时,红细胞内的 CO_2 也可以进入血浆,使 $[H_2CO_3]$ 有所回升,$[HCO_3^-]$ 有所下降。呼吸性碱中毒时,大约 1/3 的碱负荷由红细胞进行缓冲,其余的 2/3 则由其他细胞缓冲。血浆 $PaCO_2$ 和 $[HCO_3^-]$ 变化之间的关系为:

$$\Delta[HCO_3^-] = \Delta PaCO_2 (mmHg) \times 0.2 \pm 2.5$$

即血浆 $PaCO_2$ 每下降 1.33kPa(10mmHg),则 $[HCO_3^-]$ 降低 2mmol/L 左右。

2. 肾代偿

慢性呼吸性碱中毒时肾可以发挥代偿作用。血液 $PaCO_2$ 降低使肾小管上皮细胞内碳酸酐酶活性降低,肾小管排泌 H^+、产 NH_3 均减少,HCO_3^- 重吸收也减少,故 HCO_3^- 随尿排出,尿液呈碱性。胞外液中 $[HCO_3^-]$ 也因而降低。

慢性呼吸性碱中毒时,血浆 $PaCO_2$ 每降低 1.33kPa(10mmHg),$[HCO_3^-]$ 也随之降低 5mmol/L。其关系为:

$$\Delta[HCO_3^-] = \Delta PaCO_2 (mmHg) \times 0.5 \pm 2.5$$

呼吸性碱中毒时,反映酸碱平衡的血气指标变化为:血浆 $[H_2CO_3]$ 降低,$PaCO_2$ 降低,$[HCO_3^-]$ 代偿性降低,AB、CO_2CP 也降低。在肾代偿后 SB、BB 亦降低,BE 负值增大。

(三) 对机体的影响

急性呼吸性碱中毒时患者易出现中枢神经系统症状和神经肌肉症状,且均较代谢性碱中毒症状明显。因为低碳酸血症和 $PaCO_2$ 降低可以使脑血管收缩,脑血流量减少。中枢神经系统症状易出现意识改变和精神错乱;神经肌肉系统易出现四肢和唇周感觉异常,手足抽搐等症状。

此外,呼吸性碱中毒可因细胞内外离子交换和肾排 K^+ 增加而发生低钾血症,因血红蛋白氧离曲线左移而发生缺氧。

(四) 防治原则

(1) 防治原发病,祛除过度通气的病因。

(2) 吸入 CO_2 浓度较高的混合气体或用纸袋罩于患者口鼻,使其再吸入所呼出的气体,以提高血浆 $PaCO_2$。

(3) 精神性过度通气者可使用镇静剂。

(4) 低钙抽搐者可用钙剂治疗。

第八节 混合性酸碱平衡紊乱

混合性酸碱平衡紊乱(mixed acid-base disorders)是指两种或两种以上的原发性酸碱平衡紊乱同时并存。单纯性代谢性酸中毒、代谢性碱中毒、呼吸性酸中毒和呼吸性碱中毒可以分别组合成混合型酸碱平衡紊乱,也可以是三种原发性酸碱平衡紊乱并存。后者称三重性酸碱平衡紊乱（triple acid-base disorders）。

一、混合型代谢性和呼吸性酸碱平衡紊乱

混合型代谢性和呼吸性酸碱平衡紊乱是指 $PaCO_2$ 和血浆 $[HCO_3^-]$ 的原发性变化同时并存。其血浆 pH 值可以相加，也可以抵消。

1. 代谢性酸中毒合并呼吸性酸中毒

见于：①心脏骤停后，可以导致 CO_2 潴留和乳酸酸中毒；②慢性阻塞性肺疾患并中毒性休克；③代谢性酸中毒并低钾性肌无力，如糖尿病酮症酸中毒伴钾缺乏时，可因呼吸肌麻痹而伴发呼吸性酸中毒。

此混合型酸碱平衡紊乱的特点为：呼吸性指标增大（$PaCO_2$ 增高），代谢性指标 $[HCO_3^-]$ 减少，二者皆使 pH 值下降，故 pH 值显著降低。当血浆 $[HCO_3^-]$ 显著降低时，即使 $PaCO_2$ 轻度升高，pH 值也会显著降低。由于 pH 值显著降低，伴重度低氧血症，故极易发生胃黏膜出血和心律失常，特别是心室纤颤，可导致病人猝死。

2. 代谢性酸中毒合并呼吸性碱中毒

见于：①革兰氏阴性杆菌败血症导致急性肾小管坏死，患者可因高热而过度通气致呼吸性碱中毒，也可因肾小管功能障碍而致代谢性酸中毒；②水杨酸中毒，水杨酸本身作为有机酸可引起代谢性酸中毒，水杨酸又可以刺激呼吸中枢，引起过度通气致呼吸性碱中毒。

此型混合型酸碱平衡紊乱的特点是：$[HCO_3^-]$ 和 $PaCO_2$ 都降低，对 pH 值的影响互相抵消，因而 pH 值可以正常或接近正常。

3. 代谢性碱中毒合并呼吸性酸中毒

见于：①剧烈呕吐伴严重低钾血症，呕吐丢失大量胃液引起代谢性碱中毒，严重低钾血症可造成呼吸肌麻痹而致呼吸性酸中毒；②慢性阻塞性肺疾患患者通气障碍引起呼吸性酸中毒，还可因肺心病接受利尿剂治疗，发生代谢性碱中毒。

此型酸碱平衡紊乱的特点为：血浆 $[HCO_3^-]$ 和 $PaCO_2$ 均升高。二者对 pH 值的影响相反，故血浆 pH 值可以正常或接近正常，很少有 pH 值低于 7.3 或大于 7.5 者。

4. 代谢性碱中毒合并呼吸性碱中毒

见于：①反复呕吐并发热。剧烈呕吐可致代谢性碱中毒，发热时过度通气可致呼吸性碱中毒。②休克、创伤、败血症或大手术而大量输血患者。输血可使 HCO_3^- 大量进入体内，若患者同时存在肾功能损害，则易发生代谢性碱中毒。此时，患者常需呼吸支持，若通气过度可致呼吸性碱中毒。③肝硬化患者，过度通气可致呼吸性碱中毒；使用利尿剂或呕吐，可致代谢性碱中毒。

此型酸碱平衡紊乱的特点是：血浆 $[HCO_3^-]$ 升高，$PaCO_2$ 降低，两者对 pH 值的影响呈相加作用，故 pH 值显著升高。血浆 $[HCO_3^-]$ 和 $PaCO_2$ 变化即使不很明显，碱血症也很明显。

二、混合型代谢性酸碱紊乱

此型仅有代谢性酸中毒合并代谢性碱中毒，见于：①严重呕吐腹泻患者，可因呕吐丢失胃酸而致代谢性碱中毒，因腹泻丢失 HCO_3^- 又导致代谢性酸中毒。②肾功能衰竭患者

接受胃引流时。肾功能衰竭可致代谢性酸中毒,胃引流发生代谢性碱中毒。③酗酒发生呕吐。酒精中毒可致酮症酸中毒,呕吐可致代谢性碱中毒。

此型酸碱平衡紊乱可能两种紊乱同时发生,也可能先后发生。若酸中毒占优势,血浆[HCO_3^-]降低,pH值也降低;若碱中毒占优势,血浆[HCO_3^-]降低恰好等于[HCO_3^-]升高,pH值也可能正常。

三、三重酸碱平衡紊乱

三重酸碱平衡紊乱可见于以下两种类型:

1. 呼碱型三重酸碱平衡紊乱

即呼吸性碱中毒合并代谢性酸中毒、代谢性碱中毒。见于:①持续性呕吐患者,由于呕吐发生代谢性碱中毒,因持续剧烈呕吐引起低血容量休克而发生乳酸酸中毒,因休克过度通气而致呼吸性碱中毒。②外科患者可因疼痛、低氧血症或机械通气而发生呼吸性碱中毒,胃引流、大量输血可致代谢性碱中毒,因急性肾功能衰竭而发生代谢性酸中毒。

2. 呼酸型三重酸碱平衡紊乱

即呼吸性酸中毒合并代谢性酸中毒、代谢性碱中毒。如阻塞性肺疾患发生慢性呼吸性酸中毒患者,因使用利尿剂而发生代谢性碱中毒,因败血症或低氧血症而发生代谢性酸中毒。

三重酸碱平衡紊乱多易在治疗过程中发生,多见于多器官功能衰竭时,原发病引起呼吸性碱中毒或呼吸性酸中毒,医源性因素引起代谢性碱中毒,休克、严重低氧血症和多器官功能衰竭引起代谢性酸中毒。动态和同步测定动脉血气及电解质,计算 AG 和潜在 HCO_3^- 是诊断此型酸碱失衡的关键。对三重酸碱紊乱的治疗目前尚无特殊疗法。在治疗原发病的同时,应将三重型变为二重型酸碱失衡,争取尽快变为单纯型酸碱平衡紊乱。只有当 pH>7.50 或 pH<7.00 时,才考虑适当补充酸性或碱性药物。

四、判断酸碱平衡紊乱的方法

患者的病史和临床表现为判断酸碱平衡紊乱提供了重要线索,血气检测结果是判断酸碱平衡紊乱类型的决定性依据,血清电解质检查是有价值的参考资料,计算 AG 值有助于区别单纯型代谢性酸中毒的类型,有助于诊断混合性酸碱平衡紊乱。

(一) 以 pH 值判断酸碱平衡紊乱的性质和程度

体液的酸碱度变化主要反映在三个参数上:pH 值、$PaCO_2$ 和 HCO_3^-。其中 $PaCO_2$ 反映呼吸性因素,HCO_3^- 主要反映代谢性因素,pH 值则反映酸碱平衡紊乱的类型和程度。pH 值变化可能有以下几种情况:

(1) pH<7.35,肯定有酸中毒存在;

(2) pH>7.45,肯定存在碱中毒;

(3) pH 值在正常范围可能无酸碱平衡紊乱,也可能为代偿性酸碱平衡紊乱或混合性酸碱平衡紊乱。若 pH 值正常,而其他两项指标异常,则肯定存在酸碱平衡紊乱。若 pH 值、$PaCO_2$ 和 HCO_3^- 全正常,一般为正常,极少数为混合性酸碱平衡紊乱。这基本上解决了是酸中毒还是碱中毒的问题，但不能明确是何种酸碱平衡紊乱。

(二) 以原发病因判断酸碱平衡紊乱的类型

结合病史，找出酸碱平衡紊乱的原发因素，是判断酸碱平衡紊乱类型的重要依据。例如，患者有慢性阻塞性肺疾患，pH 值偏低，血浆 $PaCO_2$ 和 HCO_3^- 浓度均升高。结合病史，肺通气量减少引起 $PaCO_2$ 升高是最可能的原发性变化，而 HCO_3^- 浓度升高是代偿性反应，患者的酸碱平衡紊乱为呼吸性酸中毒。

(三) 以代偿调节规律判断单纯型或混合型酸碱平衡紊乱

在酸碱平衡紊乱时，机体的代偿是有规律、有限度的。符合规律者为单纯性酸碱平衡紊乱，不符合规律者为混合性酸碱平衡紊乱。

1. 代偿调节的方向性

(1) $PaCO_2$ 和 HCO_3^- 浓度变化方向相反者为酸碱一致性混合型酸碱平衡紊乱：在两种酸中毒并存或两种碱中毒并存时，除 pH 值发生显著变化外，$PaCO_2$ 和 HCO_3^- 的变化是相反的。例如，心跳骤停时，呼吸停止使 $PaCO_2$ 升高，而代谢紊乱导致乳酸堆积，使 HCO_3^- 明显减少。因此，二者的变化方向相反。

(2) $PaCO_2$ 和 HCO_3^- 浓度变化方向一致者为单纯型或酸碱混合型酸碱平衡紊乱：在四种单纯型酸碱平衡紊乱时，原发型改变与代偿性调节的变化是一致的。例如，当代谢性异常引起 HCO_3^- 浓度降低或升高时，通过血 pH 值对呼吸的刺激，$PaCO_2$ 代偿性降低或升高；反之，当呼吸因素引起 $PaCO_2$ 原发性降低或升高时，通过缓冲，特别是肾脏的调节，HCO_3^- 浓度必然发生同一方向的代偿性变化，两者的比值可能不能维持正常，但变化方向始终是一致的。

在一种酸中毒与一种碱中毒并存的酸碱混合型酸碱平衡紊乱中，$PaCO_2$ 和 HCO_3^- 浓度变化方向也是一致的。例如，呼吸性酸中毒合并代谢性碱中毒患者，因肺通气功能障碍使 $PaCO_2$ 原发性升高，通过肾脏的调节，HCO_3^- 代偿性升高，此时，如使用利尿剂不当或出现呕吐，血浆 HCO_3^- 浓度亦有原发性升高，较易出现呼吸性酸中毒合并代谢性碱中毒，患者 $PaCO_2$ 和 HCO_3^- 浓度均明显升高，而 pH 值无明显变化。此时，单靠 pH 值、$PaCO_2$ 和 HCO_3^- 浓度变化方向已难以区别患者是单纯型还是混合型酸碱平衡紊乱，需从代偿预计值和代偿限度来进一步分析判断。

2. 代偿预计值和代偿限度

单纯型酸碱平衡紊乱时，机体的代偿应在一个适宜的范围内，如果超过代偿范围则为混合型酸碱平衡紊乱（见表 11-11）。

根据经验公式计算，假设的"继发性变化"数值明显超过代偿预计值，即"代偿过度"者即为混合型酸碱平衡紊乱。若这种"继发性变化"数值有明显不足（低于代偿预计值），则有两种可能：一为急性酸碱平衡紊乱机体代偿不及，则可能是失代偿性酸碱平衡紊乱；二是病史呈慢性过程，有充足时间代偿而"代偿"不足，则可能是混合型酸碱平衡紊乱。

表 11-11　　　　　　　　单纯型酸碱平衡紊乱的代偿范围和代偿限值

	原发性变化	代偿反应	代偿预计值	代偿限值
代谢性酸中毒	$[HCO_3^-]\downarrow$	$PaCO_2\downarrow$	$\Delta PaCO_2\downarrow = \Delta[HCO_3^-]\times 1.2\pm 2$	10mmHg
代谢性碱中毒	$[HCO_3^-]\uparrow$	$PaCO_2\uparrow$	$\Delta PaCO_2\uparrow = \Delta[HCO_3^-]\times 0.7\pm 5$	55mmHg
呼吸性酸中毒	$PaCO_2\uparrow$	$[HCO_3^-]\uparrow$		
急性			$\Delta[HCO_3^-] = \Delta PaCO_2\times 0.07\pm 1.5$	30mmol/L
慢性			$\Delta[HCO_3^-] = \Delta PaCO_2\times 0.4\pm 3$	45mmol/L
呼吸性碱中毒	$PaCO_2\downarrow$	$[HCO_3^-]\downarrow$		
急性			$\Delta[HCO_3^-] = \Delta PaCO_2\times 0.2\pm 2.5$	18mmol/L
慢性	$PaCO_2\uparrow$	$[HCO_3^-]\uparrow$	$\Delta[HCO_3^-] = \Delta PaCO_2\times 0.5\pm 2.5$	12～15mmol/L

[例1]　一位 60 岁老人，患慢性阻塞性呼吸道疾病合并有心衰，行利尿治疗。血气检测 pH = 7.41，$PaCO_2$ = 10.4 kPa，$[HCO_3^-]$ = 47mmol/L。根据代偿限值，单纯型酸碱平衡紊乱时，$PaCO_2$ = 10.4kPa 所引起的 $[HCO_3^-]$ 代偿应在 39～42mmol/L；$[HCO_3^-]$ = 47mmol/L 所引起的 $PaCO_2$ 代偿应在 7.0kPa 左右。因 $PaCO_2$ 和 $[HCO_3^-]$ 的变化均明显超过代偿限值，表明患者酸碱平衡紊乱的类型是呼吸性酸中毒合并代谢性碱中毒，而不是单纯型酸碱紊乱。

[例2]　一尿闭患者入院后放置了导尿管，3d 后该患者出现发热。低血压，尿中有大量白细胞和细菌，血气指标：pH = 7.32，$PaCO_2$ = 80mmHg，$PaCO_2$ = 20mmHg，$[HCO_3^-]$ = 10mmol/L。从病史看该患者病情属败血症性休克而引起乳酸中毒；$[HCO_3^-]\downarrow$ 似为原发性降低，$[H_2CO_3]$ 似为继发性降低，pH 值又降低，诊断应是"失代偿性代谢性酸中毒"，但若按经验公式计算：

$$\Delta PaCO_2 = \Delta[HCO_3^-]\times 1.2\pm 2$$
$$= (24-10)\times 1.2\pm 2$$
$$= 16.8\pm 2 \text{ (mmHg)}$$

故 $PaCO_2$ = (40 - 16.8) ±2 = 23.2±2 (mmHg)（预测值）

因 $PaCO_2$ 实测值为 20mmHg，比预测值 23.2±2mmHg 低，表明除有代谢性酸中毒外还有呼吸性碱中毒。本例应为代谢性酸中毒合并呼吸性碱中毒。

[例3]　一患者过度通气 7d，不能进食，每日静滴葡萄糖盐水，血气指标：pH = 7.59，$PaCO_2$ = 20 mmHg，$[HCO_3^-]$ = 23mmol/L。此例根据病史和 pH 值上升，可确定有慢性呼吸性碱中毒。按经验公式计算：

$$\Delta[HCO_3^-] = \Delta PaCO_2\times 0.5\pm 2.5$$
$$= (40-20)\times 0.5\pm 2.5$$
$$= 10\pm 2.5 \text{ (mmol/L)}$$

故 $[HCO_3^-]$ = (24 - 10) ±2.5
$$= 14\pm 2.5 \text{ (mmol/L)（预测值）}$$

因 $[HCO_3^-]$ 实测值为 23mmol/L,远远大于预测值 14mmol/L,所以该患者同时伴有代谢性碱中毒,应为呼吸性碱中毒合并代谢性碱中毒。

(四) 根据 AG 确定二重性或三重性酸碱平衡紊乱

AG 值是区分代谢性酸中毒类型的指标,也是判断单纯型或混合型酸碱平衡紊乱的重要指标。

1. 在二重酸碱平衡紊乱中的意义

有些患者从血气数值看似乎为单纯型酸碱平衡紊乱,若计算 AG 会有新发现。如某慢性肺心病患者合并腹泻,pH=7.12,$PaCO_2$=11kPa,$[HCO_3^-]$=26.6mmol/L,$[Na^+]$=137mmol/L,$[Cl^-]$=85mmol/L。本例若不看 AG,似乎为呼吸性酸中毒。但 AG 为 25.4,故可以诊断为慢性呼吸性酸中毒合并代谢性酸中毒。

2. 在三重酸碱平衡紊乱中的意义

当高 AG 代谢性酸中毒时,AG 升高值应等于 $[HCO_3^-]$ 减少值,即 $\Delta AG = \Delta [HCO_3^-]$。于是由 AG 派生出一个"潜在 $[HCO_3^-]$"的概念。潜在 $[HCO_3^-]$ = $[HCO_3^-]$ + ΔAG。当潜在 $[HCO_3^-]$ 大于预算 $[HCO_3^-]$ 时,提示代谢性碱中毒存在。因此,AG 及由其派生的潜在 $[HCO_3^-]$ 是发现三重酸碱平衡紊乱中代谢性酸中毒和代谢性碱中毒的主要依据。

如某肺心病患者出现呼吸衰竭、肺性脑病,用利尿剂和激素治疗,pH=7.43,$PaCO_2$=8.0kPa,$[HCO_3^-]$=38mmol/L,$[Na^+]$=140mmol/L,$[Cl^-]$=74mmol/L,$[K^+]$=3.5mmol/L。该患者原发病为呼吸性酸中毒,AG 为 28,存在代谢性酸中毒。潜在 $[HCO_3^-]$ = $[HCO_3^-]$ 实测值 + ΔAG = 38 + 12 = 52mmol/L。$[HCO_3^-]$ 预算值 = 32.4mmol/L。故潜在 $[HCO_3^-]$ > $[HCO_3^-]$ 预算值,提示代谢性碱中毒存在。因此,本例可诊断为呼吸性酸中毒型三重酸碱紊乱。

酸碱图是各种不同类型酸碱平衡紊乱时,动脉血 pH 值(或 H^+ 浓度)、$PaCO_2$ 和 $[HCO_3^-]$ 三个变量的相关坐标图。迄今为止,种类繁多的酸碱图相继问世,为酸碱平衡紊乱诊断提供了简便而可靠的手段。使用方法一般是将血气测定的 pH 值和 $PaCO_2$ 数值标在各自坐标的相应点上,然后分别向内引垂直线至相交。两线交点落在哪一区域即为哪一类型酸碱失衡,若交点在两个区域之间,则为这两个区表示类型的混合型酸碱平衡紊乱。

(欧阳静萍)

参 考 文 献

1. McCance K L, Huether S E. Pathophysiology. The Biologic basi fordiseae in adults & Children. 4th ed. St. Louis, 2002:85~113
2. McPhee S J, William V R, Ganong F, Jack D. Lange. Pathophysiology of Disease. 3rd ed. McGraw-Hill, 2000
3. Bullock B A, Henze R L. Focus on pathophysiology lippincott company. St. Louis, 2000:158~173

4. 吴其夏,余应年,卢建. 新编病理生理学. 北京:中国协和医科大学出版社,1999
5. 王迪浔. 病理生理学. 北京:人民卫生出版社,2002
6. 郭恒怡. 水、钠代谢及肾脏功能紊乱. 见:吴其夏,余应年,卢建. 新编病理生理学. 北京:中国协和医科大学出版社,1999:103~117

第十二章 循环系统功能紊乱

第一节 循环系统基本结构和功能

心脏和血管组成循环系统,其基本功能是维持组织和器官正常的血液灌流量,以保证正常的生命活动。

一、心 脏

心肌组织具有兴奋性、传导性、自律性和收缩性四种生理特性。心肌细胞分为两大类:一类是普通的心肌细胞,又称工作细胞(working cardiac cell),包括心房肌和心室肌,有收缩性、兴奋性、传导性,无自律性,是非自律细胞;另一类是组成特殊传导系统的心肌细胞,主要包括窦房结细胞和浦肯野细胞,具有兴奋性、自律性和传导性,又称自律细胞(rhythmic cell),其收缩性基本消失。以下从心肌的结构、生物电现象与心肌四种特性的关系、心肌的代谢予以说明。

(一) 心肌的结构和收缩性

1. 心肌的结构

心肌细胞为单核或双核呈纤维状细胞,交织成网。心肌纤维的连接处称为闰盘(intercalated disc)。心肌纤维由肌原纤维(myofibril)组成,如图12-1所示。由于每条肌原纤维有明、暗相间重复排列的横纹,因此肌纤维呈现有规律的明暗交替的横纹。横纹由明带和暗带组成。明带呈单折光,为各向同性(isotropic),又称 I 带;暗带呈双折光,为各向异性(anisotropic),又称 A 带。在电镜下,暗带中央有一条浅色窄带又称 H 带,H 带中央有一条深色的 M 带。明带中央有一条深色的细线称 Z 线,两段相邻 Z 线之间的一段肌原纤维称为肌节。肌节长 2.2μm,它是心肌收缩的基本结构单位。肌节含有 15 种蛋白,分别组成粗肌丝(thick filament)、细肌丝(thin filament)和中介肌丝。

粗肌丝由肌球蛋白(myosin)分子组成,肌球蛋白包括 2 条重链(MHC)和 2 对轻链(myosin light chains,MLCs),形成具有 2 个球形头部和 1 个长杆尾部的结构,轻链对重链起调节作用。肌球蛋白结合蛋白 C(cardiac myosin-binding protein C,MYBP-C)横向排列在横桥,与肌球蛋白和肌巨蛋白(tinin)相连,以支撑肌节 A 带 C 区。MYBP-C 磷酸化可以调节心肌收缩性。细肌丝由肌动蛋白(actin)、原肌球蛋白(tropomyosin)和肌钙蛋白(troponin)组成。肌钙蛋白由 3 个球形亚单位组成,分别简称为 TnT、TnI 和 TnC。肌巨蛋白纵贯肌节,沿 A 带锚定,形成 A-I 连接在 M 线形成头对头相互作用,以增加稳定性(见图12-2)。肌巨蛋白在心肌的收缩、舒张过程中,发挥连接和集中肌节蛋

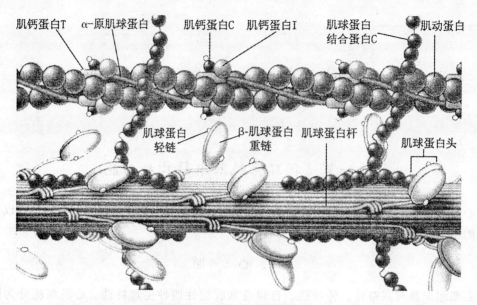

图 12-1 心肌肌原纤维模式图

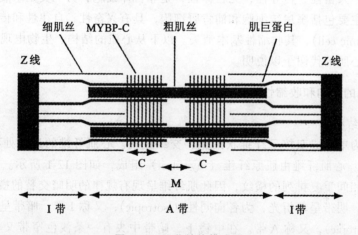

图 12-2 肌节结构模式图

白的作用。肌节蛋白之间的相互作用通过肌钙蛋白-原肌球蛋白复合体控制的钙离子调节，粗肌丝肌球蛋白横桥与细肌丝肌动蛋白的结合与分离，形成心肌的收缩与舒张。

肌膜内陷形成的小管网称横小管（transverse tubule）或称 T 小管，它和肌纤维走向垂直，能将肌膜的兴奋快速传递到肌节。在横小管之间纵行包绕肌纤维的称肌浆网（sarcoplasmic reticulum）或纵小管，它的网膜上有丰富的钙泵，具有调节肌浆网中钙浓度的作用。

2. 心肌的收缩性

心肌的收缩性（contractivity）是指心肌在肌膜动作电位触发下产生收缩反应的特性。心肌的这种固有反应是通过 Ca^{2+} 介导的兴奋收缩耦联效应完成的。静息状态时，心肌细

胞胞浆内 Ca^{2+} 浓度很低（$<10^{-7}$mol/L），细肌丝上肌钙蛋白亚基 TnC 不与 Ca^{2+} 结合，此时亚基 TnT 和 TnI 分别与原肌球蛋白和肌动蛋白结合，阻止肌动蛋白和肌球蛋白头部接触，则粗、细肌丝分离，肌节处于舒张状态。当心肌去极化时，兴奋使膜钙通道开放，导致细胞外 Ca^{2+} 内流，同时沿横管膜传布至胞内，使肌浆网对 Ca^{2+} 的通透性增高，肌浆网中的 Ca^{2+} 释放至胞浆，以致胞浆 Ca^{2+} 浓度升高到 10^{-5}mol/L 时，TnC 即与 Ca^{2+} 结合，使肌钙蛋白构型改变，三个亚基从疏松连接状态变为紧密连接状态，TnI 与肌动蛋白脱离，原肌球蛋白移位，暴露肌动蛋白反应点，此时肌球蛋白头部即与一个肌动蛋白单体结合形成肌动蛋白-肌球蛋白横桥，在横桥形成一瞬间，肌球蛋白头部的 ATPase 活性骤增，水解 ATP 释能，同时肌球蛋白头部定向偏转，将细肌丝拉向肌节中央，肌节缩短，心肌呈收缩状态。

3. 心泵功能及其影响因素

心泵功能是指随心脏的收缩、舒张过程，心脏压力，容积的变化，心脏所具有的抽吸和射血功能。

影响心泵功能的因素有心脏前负荷、心脏后负荷、心肌收缩力、心率等。

(1) 心脏前负荷对心泵功能的影响：心脏前负荷是心脏在舒张末期容纳血量造成的负荷，它是心室舒张期室壁张力的反映，决定着心室肌纤维长度。心脏前负荷的大小取决于静脉回心血量、心室残余血量、有效心室充盈压、心室充盈时间及心肌收缩性和顺应性。

心脏前负荷影响心泵功能的基本原理是心脏的异量自动调节作用（heterometric autoregulation），即 Frank-Starling 效应。该效应认为心肌收缩力和心搏出量在一定范围内随心肌纤维粗肌丝和细肌丝相互重叠的状况而定。当肌节长度 $<2.2\mu m$ 时，随着肌节长度的增加，收缩力渐增；达到 $2.2\mu m$ 时，粗、细肌丝处于最佳重叠状，有效横桥的数目最多，产生的收缩力最大。$2.2\mu m$ 肌节长度称为最适长度（L_{max}）。当心室过度扩张使肌节长度超过 L_{max} 时，心肌收缩力反而下降，心输出量减少。肌节长度达 $3.65\mu m$ 时，粗、细肌丝不能重叠，肌节张弛，心肌收缩力丧失。

心室功能曲线图（图 12-3）表明，心室充盈压为 $12\sim15$mmHg 是人体最适前负荷，处于心功能曲线的上升支，即心搏功随肌节初长度的增加而增加。正常情况下，充盈压为 $0\sim10$mmHg，此时的肌节初长度为 $1.7\sim2.1\mu m$ 之间，尚未达到 L_{max}，因此，心室尚可进一步扩张以达到 L_{max}，当心室充盈压为 $15\sim20$mmHg 时，处于心功能曲线的平坦段，表明前负荷在上限范围内变动。当充盈压高于 20mmHg 后，曲线平坦或轻度下倾，此时肌节长度超过 $2.2\mu m$，心肌收缩力不增加甚至下降。

(2) 心脏后负荷对心泵功能的影响：心脏后负荷是指心脏收缩过程中所承担的负荷。平均主动脉压和平均肺动脉压是左、右心室收缩时面临的后负荷，因此，影响动脉压的因素必然影响后负荷，这些因素是心输出量、心率、外周阻力、动脉壁弹性及循环血量。

如图 12-4 所示，一般而言，当心肌收缩力和前负荷不变时，后负荷与心搏出量呈反向关系，但在正常人体内，当动脉压在 $80\sim170$mmHg 范围内变动时，由于心脏的自身调节作用，对心搏出量影响不大。

(3) 心肌收缩力对心泵功能的影响：心肌收缩力是指心肌不依赖前、后负荷而改变其力学活动的一种内在特性，它取决于胞浆内 Ca^{2+} 浓度、横桥循环各步骤的速率、肌动、肌球蛋白结合的数量以及 ATPase 活性等。

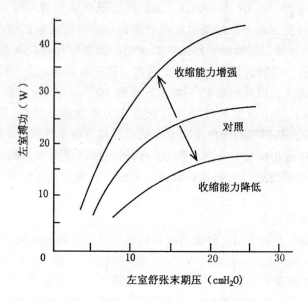

图 12-3 心室功能曲线

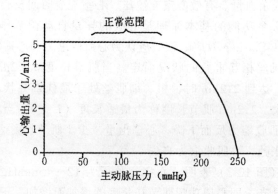

图 12-4 后负荷变化(主动脉压力)和心输出量的关系

如图 12-3 所示,当心肌收缩力增强时(如在儿茶酚胺作用下),其心功能曲线左移,心搏出量增加;当心肌收缩力下降时(如心力衰竭),其心功能曲线右移,心搏出量减少。

(4)心率对心泵功能的影响:成人静息状态,心率为 60~100 次/min。心输出量是每搏输出量和心率的乘积,据观察,心率在 40~180 次/min 范围内变动时,能明显影响心输出量;超过 180 次/min,因舒张期过短,心室充盈不足以及耗能过度,导致心输出量反而降低;低于 40 次/min,因舒张期过长,心室充盈已达上限,故心输出量明显下降。

(二)心脏生物电现象与兴奋性、自律性、传导性

1. 静息电位和动作电位

正常情况下,膜内的负离子主要是带负电的大分子有机物(A^-),正离子主要是较小的水合 K^+(直径约 $3.96\times10^{-4}\mu m$);周围介质中的负离子主要为 Cl^-,正离子主要为较

大的水合 Na^+（直径约 $5.12 \times 10^{-4} \mu m$）。静息状态下，膜对 Na^+ 的通透性很低，对 A^- 则完全不能透过；膜对 K^+ 具有通透性，且膜内 K^+ 浓度比膜外高（约高 30 倍），这种膜内外 K^+ 浓度梯度具有推动膜内的 K^+ 向膜外弥散的作用。当膜内 K^+ 外流时，膜内 A^- 不能随同外出，使膜内电位下降变负，膜外电位上升为正，由此形成的外正内负的电位梯度又抵制 K^+ 继续外流，当膜内外的 K^+ 浓度梯度（化学梯度）及其所形成的电位梯度两种拮抗的力量平衡时，则 K^+ 外流及膜电位就保持相对稳定状态，形成外正内负的极化状态即静息电位，所以静息电位实际上是 K^+ 的平衡电位。心脏不同部位的心肌，其静息电位不一样，如心房肌、心室肌约为 $-95 \sim -85 mV$，浦肯野细胞为 $-100 \sim -90 mV$，窦房结为 $-60 \sim -50 mV$。心肌的动作电位包括去极化和复极化两个过程，不同类型的心肌细胞的动作电位具有不同的特征，以心室肌细胞为例，可分为五个时相。

0 期（去极期）：肌膜对 Na^+ 的通透性增高所致的少量 Na^+ 内流，以及由此而出现再生性的大量 Na^+ 内流是心室肌细胞 0 相去极形成的原因。当刺激作用于心肌细胞时，首先引起 Na^+ 通道的部分开放和少量 Na^+ 内流，使静息电位降低，即部分去极化；当膜电位降低到阈电位时（心室肌约为 $-70 mV$），Na^+ 快通道（fast channel）被激活而开放，出现再生性 Na^+ 电位，使 Na^+ 从膜外顺浓度及电位梯度迅速进入胞内，出现 Na^+ 快速内流，于是膜内电位急剧上升以致由负变正，即膜内电位由 $-70 mV$ 升到 $+30 mV$。这种使膜电位由内负外正的极化状态变为内正外负的去极化状态的过程，称为 0 期。0 期去极电位主要是由 Na^+ 内流所致，亦称 Na^+ 电位，因此 0 期电位的幅度及其上升的速度取决于膜对 Na^+ 的通透性以及膜内外 Na^+ 浓度和电位梯度。Na^+ 快通道激活快，失活也快，这就是导致心室肌细胞 0 期去极速度很快，动作电位上升支非常陡峭的原因。因此，从生理特性上将心室肌细胞称为快反应细胞，其动作电位称为快反应电位。

1 期（快速复极初期）：此时膜电位由 $+20 mV \sim +30 mV$ 快速复极至 0 电位水平，历时约 10 ms。0 期和 1 期的快速膜电位变化合称为锋电位，快速复极 1 期是在除极过程中有瞬时性外向钾通道的激活（Ito）出现内 K^+ 外流所致。

2 期（缓慢复极期或平台期）：平台期主要是 Ca^{2+} 和 K^+ 这两种正离子越膜扩散的综合结果。在心室肌细胞去极过程中，K^+ 外流明显降低；在复极过程中，K^+ 外流并不是立即恢复到静息状态下那种高水平，它只是极其缓慢地、逐渐地恢复。在平台期的早期，当 K^+ 缓慢外流使膜电位由 0 mV 降至 $-40 mV$ 时，能激活慢 Ca^{2+} 通道，则胞外 Ca^{2+} 顺浓度梯度（胞外约高 2 000 倍）及电位梯度缓慢内流，此时，K^+ 缓慢外流的复极化及 Ca^{2+} 缓慢内流的去极化同时存在，并相互平衡，以致电位实际稳定于 1 期复极所达到的 0 电位水平，形成 2 期平台。随后，Ca^{2+} 通道逐渐失活，K^+ 外流逐渐增加，膜内电位才从 0 电位缓慢下降，形成平台期的晚期。平台期是造成心肌动作电位长、不应期长的原因。需要说明的是，尽管平台期主要是慢 Ca^{2+} 通道开放的结果，但慢 Ca^{2+} 通道专一性不强，尚允许 Na^+ 通过，因此严格地说，平台期正电荷的电流是由钙、钠两种离子共同负载的，只不过 Ca^{2+} 内流起主要作用而已。

3 期（快速复极末期）：在平台期晚期之后，慢 Ca^{2+} 通道失活，此时由于膜内、外 K^+ 浓度梯度增高及膜内 Ca^{2+}、Na^+ 等离子增多，则 K^+ 快速外流，以致细胞内恢复到 $-90 mV$ 左右的负电位。3 期是复极化的主要部分。

4 期（静息期和舒张期）：在每次动作电位过程中，均有一定量 Ca^{2+}、Na^+ 内流和

K^+外流，欲使膜电位完全恢复并稳定在静息水平，需通过肌膜上Na^+-K^+泵的作用，逆浓度梯度主动将Na^+、Ca^{2+}转移至胞外，将K^+转移至胞内，从而恢复到静息电位时离子分布状态，并使静息电位完全恢复至原有水平（-90mV）。Na^+-K^+泵是通过将Na^+的外运和K^+的内运互相耦联而完成Na^+-K^+交换的；Ca^{2+}的主动转运是由Na^+顺浓度梯度内流提供能量的，即通过Ca^{2+}-Na^+交换进行的，而Na^+内向性浓度梯度的维持是依靠Na^+-K^+泵实现的，因此，从根本上看，Ca^{2+}主动转运也是由Na^+-K^+泵提供能量的。

2. 兴奋性

心肌的兴奋性（excitability）是指心肌细胞受刺激时产生动作电位的能力。兴奋性的高低可用刺激阈值衡量。阈值或阈强度是指细胞膜从静息电位去极化到达阈电位所需的最小刺激强度，因此影响兴奋性的因素有：①静息电位水平，静息电位绝对值增大，距阈电位差距加大，兴奋性低；反之，兴奋性高。②阈电位水平，阈电位上移，和静息电位差距加大，兴奋性低，反之，兴奋性高。③钠通道状态，膜上Na^+通道的激活、失活、复合到备用状态具有电压依赖性和时间依赖性，只有肌膜Na^+通道大部分处于备用状态才能再次被激活，出现兴奋。

在一次兴奋过程中兴奋性周期性变化可分为以下时相：①绝对不应期和有效不应期，动作电位0相去极至复极3期膜电位达-55mV这段时期内，无论再给予多大刺激，均不引起兴奋，此期称为绝对不应期（absolute refractory period）。在电位为-55~-60mV这段时期内，给予强刺激只引起局部兴奋，不产生可扩布性动作电位，故从0时相到电位为-60mV时期称有效不应期（effective refractory period），该期与大部分钠通道未恢复到备用状态有关。②相对不应期，相当于复极电位为-60~-80mV的时期。在此期内，用大于正常阈值的电流才能引起兴奋，故称相对不应期（relative refractory period），此时Na^+通道部分处于备用状态。③超常期：相当于从复极-80~-90mV之间时期为超常期（supranomal period）。此时用低于正常阈值的刺激，可引起兴奋爆发。在超常期Na^+通道大部分处于备用状态，但静息电位绝对值低于正常，易激发兴奋。

3. 自律性

心肌能自动地按一定节律发生兴奋的能力称为自律性（autorhythmicity）。心肌4期膜电位不稳定，具有自动除极的能力。窦房结细胞是慢反应自律细胞，其自律性由Ca^{2+}内流超过K^+外流的速度所决定。浦肯野细胞是快反应自律细胞，其自律性由Na^+内流超过K^+外流所决定。影响心肌自律性因素除最大复极电位水平和阈电位水平外，主要与4期自动除极速度有关。凡能影响Ca^{2+}或Na^+内流加快和/或K^+外流减慢的因素，均可增高自律性；反之，降低自律性。例如，交感神经兴奋可使窦房结细胞Ca^{2+}通道的通透性增加，促进Ca^{2+}内流，引起心率加快。

4. 传导性

心肌的传导性（conductivity）是指兴奋沿着细胞膜或闰盘传播至邻近心肌直至整个心脏的过程。窦房结P细胞（起搏细胞）发出的兴奋，经心房肌及优势传导通路（preferential pathway，即在心房肌某些部位的排向一致，结构整齐，其传导速度较其他心房肌为快的前、中、后结间束所组成）传播到左、右心房以及房室交界区，然后经过房室束（希氏束）传到左、右束支，最后经浦肯野纤维网到达心室肌，再直接通过心室肌将兴奋由内膜侧向外膜侧心室肌扩布，引起整个心室兴奋。

心肌的传导性取决于心肌细胞解剖特性和生理特性。

(1) 解剖特性：细胞兴奋性传导的速度与细胞的直径及细胞间缝隙连接的数量有关。直径大，横截面积大，对电流的阻力小，局部电流传播的距离较远，兴奋传导较快；反之，则兴奋的传导较慢。一般而言，心房肌、心室肌和浦肯野细胞的直径大于窦房结和房室交界区细胞，因此前一类细胞的传导速度快于后一类细胞，其中末梢浦肯野细胞直径最大（如羊的达 70μm），传导速度为 4m/s，房室交界区细胞直径只有 3~4μm，加之细胞间隙连接数量少，传导速度仅为 0.05m/s。

(2) 生理特性：①动作电位0期除极速度和幅度。动作电位除极速度和幅度愈大，其形成的局部电流愈大，达到阈电位的速度也愈快，使传导速度加快；反之，则变慢。快反应细胞和慢反应细胞传导速度的差异就是一个例证。②邻近未兴奋部位膜的兴奋性。邻近部位膜的兴奋性取决于静息电位和阈电位的差距以及兴奋性的周期性变化。差距小的兴奋性高，传导速度快；反之，则传导速度慢。若兴奋落在邻近细胞动作电位的有效不应期内，则传导阻滞；落在相对不应期或超常期内，则传导减慢。

5. 动作电位与心电图的关系

心电图（electrocardiogram，ECG）反映心脏兴奋的产生、传导和恢复过程中生物电的变化，由 P、QRS、T 波组成。P 波代表两心房的除极过程，其宽度反映去极化在心房传导的时间。QRS 综合波相当于心室肌动作电位的 0 期，ST 波相当于平台期，T 波反映复极 3 期（见图 12-5）。

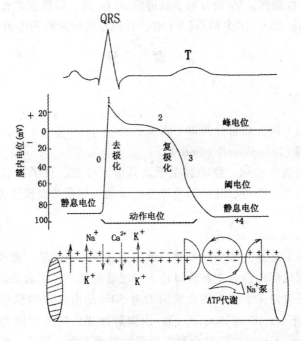

图 12-5　心肌细胞动作电位与心电图

(三) 心肌的代谢

心肌代谢可分为以下三个阶段：

1. 能量的释放

心肌能摄取广谱能源物质，包括脂肪酸、葡萄糖、乳酸、丙酮酸、酮体等。心肌线粒体丰富，以有氧氧化为主，它所氧化的物质主要是脂肪酸，其次是酮体，再次是乳酸。在缺氧时，糖酵解增强。

2. 能量贮存

心肌线粒体氧化磷酸化产生的能量大部分以磷酸肌酸的形式贮存。线粒体内产生的ATP，在载体作用下，从内膜基质转运至外膜间隙，在磷酸肌酸激酶（CPK）催化下，使ATP变为ADP，放出高能磷酸键交给肌酸（CR）使之变为磷酸肌酸（CP），CP再转运至线粒体外胞浆中，与此同时，糖酵解产生的ATP在位于细胞浆中的CPK催化下，由ATP转化为ADP，将释放的高能磷酸键交给肌酸变为CP作为能量储存。

3. 能量的利用

心肌储备的能量主要为心肌的舒缩、离子泵的运转和心肌蛋白的更新所利用。心肌能量的利用即化学能转变为机械能取决于ATPase活性，肌球蛋白头部ATPase活性是反映心肌能量利用的重要指标。肌球蛋白轻链ATPase对重链ATPase有调节作用。肌球蛋白ATPase有三种同工酶，即V_1、V_2、V_3，每种同工酶由不同的多肽链组成。V_1由两条α肽链组成（αα），活性最高；V_2由α和β肽链组成（αβ），活性次之；V_3由两条β肽链组成（ββ），活性最低。当V_1减少和/或V_3增多时，心肌能量利用障碍。

二、血　管

(一) 血管的类型

根据血管的功能不同，血管分为以下六类：

1. 弹性贮存血管（windkessel vessels）

弹性贮存血管包括主动脉、肺动脉主干及其最大分支。这类血管管壁厚、弹力纤维多，具弹性和可扩张性，能将心脏搏动所产生的脉动、间断的血流变为相对平稳且连续的血流。

2. 阻力血管（resistance vessels）

阻力血管包括终末动脉、微动脉及微静脉，尤其是终末动脉、微动脉。由于血管中层平滑肌较多，其收缩或舒张能改变血管口径，加之管腔细小，因此是改变外周阻力、影响血压的主要因素。正常情况下，人体血管阻力近50%是由终末动脉与微动脉提供的，称为毛细血管前阻力（precapillary resistance）。由微静脉提供的血管阻力，称为毛细血管后阻力（postcapillary resistance），它对全身血管阻力影响不大，但前、后阻力比值的变化可改变毛细血管处的静水压，影响物质交换。

3. 括约肌型血管（sphincter vessels）

括约肌型血管指微动脉靠近毛细血管处血管，它的开放与关闭决定了毛细血管中的血流量。

4. 交换血管（exchange vessels）

交换血管主要指毛细血管，其管腔细、数目多、管壁薄、血流慢，它是物质交换的主要场所。

5. 容量血管（capacitance vessels）

容量血管主要指静脉，它管壁薄、可扩张性大，起血液贮器（blood reservoir）的作用。

6. 短路血管（shunt vessels）

短路血管起沟通动、静脉血液的作用。

（二）动脉血压及其影响因素

血压指血液对血管壁的侧压力。一般指的动脉血压为主动脉压，通常以肱动脉压反映主动脉压。收缩压和舒张压的差值为脉压。一个心动周期中每一瞬间动脉血压的平均值称为平均动脉压。粗略估算，平均动脉压＝舒张压＋1/3 脉压。

以下因素影响动脉压的高低：

1. 心脏每搏输出量

当外周阻力和心率相对恒定时，每搏输出量多少决定收缩压高低及脉压大小。每搏输出量增多，收缩压增高，脉压增大；反之，收缩压降低，脉压变小。

2. 心率

心率增快可使舒张压的增高大于收缩压的增高，脉压变小。当每搏输出量及外周阻力不变时，心率增快，每分输出量增多，收缩压一定程度增高。同时，由于舒张期缩短，在心舒期流至外周的血液明显减少，舒张期末主动脉内存留血量增多，舒张压明显增高，以致脉压降低。

3. 外周阻力

外周阻力增高可使舒张压增高大于收缩压增高，脉压变小。当每搏输出量及心率不变时，在心缩期，动脉血压增高使血流加快，收缩压一定程度增高；在舒张期，由于外周阻力加大，血液向外周流动速度减慢，舒张期末存留在主动脉的血量增多，舒张压明显升高，脉压变小。在一般情况下，舒张压的高低主要反映外周阻力的大小。

影响外周阻力的因素：①阻力血管口径。当口径小时，外周阻力大；反之，外周阻力小。根据欧姆定律，血流阻力（R）与血管两端的压力差（P_1-P_2）成正比，与血流量（Q）成反比（$R=\dfrac{P_1-P_2}{Q}$）。②血液黏滞度。全血黏滞度（viscosity）为水的 4～5 倍。由于血流阻力与血黏度成正比，血黏度愈高，外周阻力愈大。红细胞比容是决定血黏度的主要因素，比容愈大，血黏度愈高。血流切率（shear rate）是抛物线的斜率。均质液体的黏度不受切率的影响，称为牛顿液，血浆属于牛顿液；非均质液体黏度随切率的减小而增大，称为非牛顿液。当血液轴流增大时，其长轴和血管纵轴平行，红细胞旋转及相互间碰撞少，血黏度低；边流增大时，血黏度高。此外，血黏度随温度的降低而升高。

4. 主动脉和大动脉的弹性贮器作用

当弹性贮器作用减弱时，动脉血压难被缓冲，近似心室内压的波动幅度，故血压波动幅度大，脉压变大。

5. 血循环容量和血容积的比例

两者相适应，产生一定的充盈压。若有效血量降低（如大失血）或/和血管容积增大（如过敏反应），则动脉血压降低。

（三）静脉血压和静脉回心血量

静脉系统容量大，易扩张，具有舒缩能力，它不仅是血液回流心脏的通道，而且对调节心功能有一定意义。静脉血压分为中心静脉压及外周静脉压。中心静脉压（central venous pressure）是指右心房和胸腔内大静脉的血压，正常为 $4\sim12cmH_2O$（$1cmH_2O=98Pa$），中心静脉压的高低取决于心脏射血能力和静脉回心血量之间的关系。外周静脉压指各器官的静脉血压。

静脉回心血量取决于外周静脉压和中心静脉压的差以及静脉对血流的阻力，影响静脉回心血量的因素有：①体循环平均充盈压。它是血管充盈度的指标，充盈度愈高，回心血量愈多；反之，回心血流量愈少。②心脏收缩力。收缩力愈大，心排空完全，舒张期内压降低，则从静脉抽吸血液力量增强，回心血量增加。③体位改变。从卧位变立位时，低垂部位的静脉因跨壁压增大及血重力作用，使回心血量减少；反之，由立位变卧位时，回心血量增加。④骨骼肌的挤压作用。当肌肉节律性收缩、舒张时，能调节回心血量。例如，步行时，肌肉收缩对静脉的挤压作用即"肌肉泵"的作用，以及静脉瓣膜的防血液倒流的作用，促进静脉血回流；肌肉舒张时，静脉内压降低，有利于微循环血液充盈静脉。⑤呼吸运动。吸气时胸腔容积增大，胸膜腔负压增加，使胸腔大静脉及右心房易扩张，内压降低，回心血量增加；反之，呼气时，回心血量降低。

（四）微循环

微循环（microcirculation）是指微动脉和微静脉之间的血液循环，如图12-6所示。

1. 微循环的组成

不同部位，微循环的组成不尽相同。典型的微循环是由微动脉、后微动脉、毛细血管前括约肌、真毛细血管、直通毛细血管、动静脉吻合支和微静脉等七个微血管组成。其血流通道有三条：①直接通路（thoroughfare channel），指血液从微动脉经后微动脉、直通毛细血管进入微静脉的通路，该通路起沟通动、静脉血的作用。②迂回通道，指血液从微动脉经后微动脉、毛细血管前括约肌、真毛细血管至微静脉的通道，真毛细血管呈网状，管壁薄，血流慢，是物质交换的部位，又称营养通路。③动、静脉短路（arteriovenous shunt）：是沟通微动脉和微静脉的通道。

2. 微循环的调节

微循环受神经体液调节，交感神经支配小动脉、微动脉和微静脉平滑肌上的α肾上腺素能受体，α受体兴奋时，血管收缩，血流减少。微血管壁的平滑肌（包括毛细血管前括约肌）受血管活性物质的影响。主要缩微血管的物质有：儿茶酚胺、血管紧张素Ⅱ、血管加压素、TXA_2和内皮素等。主要舒微血管的物质有：组胺、激肽、乳酸、前列环素、内啡肽、肿瘤坏死因子、一氧化氮等。目前认为局部反馈性调节是维持微循环血流的基本方式。

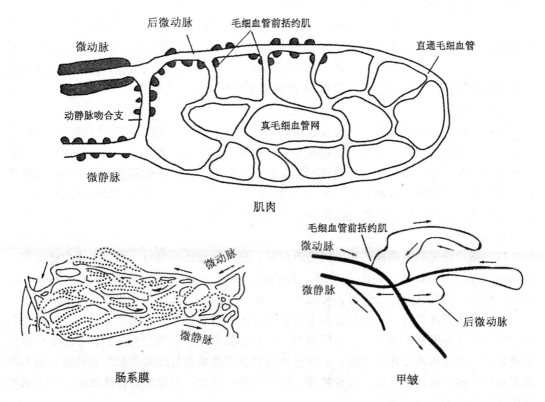

图 12-6 微循环结构模式图

三、心血管活动的调节

人体在不同状态下,随着器官组织代谢水平的不同,其供血量可在一定范围内波动,主要通过以下形式进行调节。

(一) 神经调节

1. 心脏的神经调节

心脏受交感神经和迷走神经双重支配。

(1) 心交感神经:心交感节后神经元末梢释放去甲肾上腺素,与心肌细胞膜上的 β 肾上腺素能受体结合,可导致心率加快、房室交界的传导加快、心肌收缩力增强,这些效应分别称为正性变时作用、正性变传导作用和正性变力作用。心得安等 β 受体阻断剂可阻断这些效应。

(2) 心迷走神经:心迷走节后神经元末梢释放乙酰胆碱,与心肌细胞膜上的 M 型胆碱能受体相结合,产生负性变时、变力、变传导作用。阿托品等 M 型受体阻断剂能阻断这些效应。

2. 血管的神经调节

绝大多数血管主要受单一的交感神经支配,其纤维可分为:

(1) 缩血管神经纤维,亦称交感缩血管神经纤维。节后神经元末梢释放的去甲肾上腺素作用于血管平滑肌膜上 α 受体，产生缩血管效应。

（2）舒血管神经纤维。一般而言，血管的舒张是靠内部舒血管活性物质及缩血管纤维发放冲动减小所致，仅个别器官有舒血管神经纤维，多为交感性的，如骨骼肌血管的舒张；也有副交感性的，如分布于脑、唾液腺、外生殖器及胃肠腺的血管。两种舒血管神经纤维释放的递质均是乙酰胆碱，作用 M 型胆碱能受体引起血管舒张。

3. 心血管中枢

调控心血管活动的、有关神经元集中的部位称为心血管中枢，包括脊髓侧角、脑干、下丘脑、小脑和大脑的一些部位，但基本中枢在延髓。多数学者认为，心血管中枢在延髓腹外侧部，其中存在发放紧张性冲动的心血管运动神经元，它受外周感受器传入冲动和所在局部环境中化学物质（如 CO_2、H^+）的影响，在心血管活动调控中起决定性作用。

心抑制中枢位于疑核，它发出的冲动产生心抑制效应。

4. 心血管反射

（1）颈动脉窦和主动脉弓压力感受器反射：当动脉血压升高时，可引起压力感受器反射（baroreceptor reflex），使心率变慢，外周阻力降低，故亦称降压反射（depressor reflex）；相反，当动脉血压降低时，可出现升压效应，因此，该反射亦称稳压反射。

当动脉血压升高时，颈动脉窦和主动脉弓的压力感受器传入冲动增多，经舌咽神经和迷走神经传入纤维将冲动传至心血管中枢，引起延髓血管运动神经元抑制，心迷走中枢的活动加强，冲动再沿心迷走神经、心交感神经和交感缩血管纤维将中枢变化的信息传至心脏和血管，使心脏活动减弱、血管扩张、血压下降；反之，当动脉血压降低时，压力感受器传入冲动减少，血压回升。

实验证明，动脉血压和窦内压的关系曲线呈"S"形，当窦内压在 9.3kPa（70mmHg）以下时，曲线平坦，表明对动脉血压的调节作用很小；当窦内压变动在 9.3～18.6kPa（70～140mmHg）之间时，曲线陡直，表明动脉压随窦内压的升高而迅速降低；当窦内压超过 20.0kPa（150mmHg）时，曲线亦平坦，表明窦内压的变化对动脉压无明显影响。以上结果提示，若窦内压过高或过低，对动脉血压反馈性调节失去作用，故高血压患者减压反射调节血压的意义不大，使动脉压在高水平上维持新的稳定。

（2）颈动脉体和主动脉体化学感受器反射：在颈动脉分叉处有颈动脉体，或称颈动脉球。在主动脉弓及锁骨下动脉根部有主动脉体。当血液化学成分改变时，如 PaO_2 降低、$PaCO_2$ 升高、或 H^+ 浓度升高时，能刺激这些化学感受器，其感觉信号分别由窦神经和迷走神经传入延髓孤束核，使延髓呼吸神经元和心血管活动神经元兴奋，除引起呼吸深快外，还引起心率增快，外周阻力增加，心输出量增多。一般情况下，化学感受器反射对心血管活动并不起明显的调节作用。只有在血压过低、缺氧、酸中毒时才发挥作用，如当动脉血压低于 8.0kPa（60mmHg）时才显升压效应。

（3）心肺感受器引起的血管反应：心肺感受器有两类，一类为牵张感受器或称容量感受器，当心房、心室或肺循环大血管中压力或血容量增多而使心脏或血管壁受到牵张时，能使交感紧张性降低、迷走紧张性加强、血压下降；另一类是感受化学物质刺激，如前列腺素、缓激肽等。

(二) 体液调节

心血管活动的体液调节是指血液和组织液中一些化学物质对心肌和血管平滑肌的活动起调节作用。体液因素有些是通过血液携带的,可广泛作用于心血管系统;有些是在组织中形成的,主要调节局部血管。主要的体液因素见表12-1。

表12-1　　　　　　　　　　调节心血管活动主要的体液因素

	缩血管的体液因素	舒血管的体液因素
肽类	血管紧张素Ⅱ(AngⅡ) 血管升压素(vp或Avp) 内皮素(ET) 神经肽酪氨酸(NPY) 甲状旁腺高血压因子(PHF)	心房利钠肽(ANP) 激肽(kinins) 降钙素基因相关肽(CGRP) 血管活性肠肽(VIP) 胰高血糖素(glucagon) 脑啡呔(EK)
非肽类	儿茶酚胺(CA,α_1) 5羟色胺(5-HT) 血栓素A_2(TXA$_2$) 白三烯(LTs) 内源性哇巴因(EO)	神经降压素(NT) 儿茶酚胺(CA,β_2) 组胺(histamine) 腺苷(adenosine) 前列环素(PGI$_2$) 一氧化氮(NO)

(三) 局部血流调节

局部血流量取决于心输出量及外周阻力,除神经体液调节外,还有局部组织内的调节机制,即局部血流调节。局部调节机制也称为自身调节。关于心脏的自身调节前已述及,其他器官组织局部血流量的调节主要有以下两类:

1. 代谢性自身调节机制

局部组织代谢水平可调节局部血流量,当局部血管收缩、组织供血量减少时,局部组织中氧分压降低,局部酸中毒以及多种代谢产物(如 CO_2、腺苷、ATP、K^+ 等)积聚,使微动脉和毛细血管前括约肌舒张,局部血流量增加,即使此时循环血中儿茶酚胺增加,局部组织代谢因素的扩血管效应大于儿茶酚胺的缩血管效应,局部血管仍然舒张。

2. 肌源性自身调节机制

许多血管平滑肌经常保持一定的紧张性收缩,称为肌源性活动。当平滑肌被牵引时,肌源性活动加强,这种现象在毛细血管前阻力血管更为明显。当局部灌注压突然增高时,血管跨壁压力增大,平滑肌被牵张,血管阻力增加;否则,血管阻力减小,从而使局部的血流量不为灌注压的波动而发生明显波动。肌源性活动主要存在于肾、心、脑、肝、肠系膜和骨骼肌的血管中,其中以肾血管表现特别明显。

第二节 休 克

一、概 述

休克是外来语 shock 的译音，原意为震荡或打击，自 1743 年法国医生 Henri Francois Le Dran 将休克一词引入医学以来，至今已有二百多年的历史。人们对休克本质的认识，有一个从整体——器官——细胞——分子水平不断深化的过程。归纳起来，大体经历了四个阶段：第一阶段（19世纪前）是症状描述阶段，认为休克是"面色苍白、皮肤湿冷、脉搏细速、尿量减少、表情淡漠、反应迟钝，死亡率高"，故抗休克的措施是对症治疗。第二阶段（19世纪50年代）是血压定向阶段，认为休克是血压进行性下降，回升血压是抗休克的根本措施。尽管对某些大失血、大失液所致的休克患者，回升血压或许挽救了生命，但不能解决休克致死的根本问题，何况在休克的早期血压并不降低。第三阶段（19世纪50年代至80年代）是微循环障碍阶段，认为休克的本质不在于血压，而在于神经、体液调节障碍所致的微循环障碍。疏通微循环，增加组织血液灌流量是抗休克的根本措施。第四阶段是细胞、分子学阶段，人们从细胞、亚细胞、分子水平探讨休克的本质，认为休克时组织细胞的损伤不单纯是组织血液灌流量的不足，也可以是病因直接作用的结果，细胞保护为防治休克提供了新思路。

目前认为，休克是在强烈有害因素作用下，以组织血液灌流量急剧减少为主要特征，进而引起重要生命器官机能、代谢严重紊乱的全身性病理过程。

二、休克的原因和分类

(一) 按原因分类

1. 失血性或失液性休克

由大出血所致的休克，称为失血性休克（hemorrhagic shock）；由严重腹泻、呕吐使体液大量丢失所致的休克，称为失液性休克（dehydration shock）。休克的发生主要取决于失血的程度和速度，当成人失血量在 15min 内少于全血量的 10% 时，机体通过代偿，可不出现休克；若失血量达全血量的 15%～25%，往往发生休克；若达到或超过全血量的 50%，多危及生命。

2. 烧伤性休克

由大面积烧伤引起体液大量丢失所致的休克，称为烧伤性休克（burn shock）。

3. 心源性休克

由急性心力衰竭引起心输出量急剧减少所致的休克，称为心源性休克（cardiogenic shock）。临床上多见于大面积心肌梗塞、严重心律失常引起的急性心力衰竭。

4. 感染性休克

由各种致病微生物严重感染所致的休克，称为感染性休克（infectious shock）。最常见于革兰阴性杆菌感染，细菌内毒素起重要作用，这种休克称为内毒素性休克；若出现败血症导致的休克，又称败血症性休克。

5. 创伤性休克

由大面积严重创伤所致的休克,称为创伤性休克(traumatic shock)。

6. 过敏性休克

由药物、血清制剂或疫苗等过敏原所激发的Ⅰ型变态反应所致的休克,称为过敏性休克(anaphylactic shock)。

7. 神经源性休克

由严重的脑损伤、脊髓损伤、过度麻醉等原因引起的休克,称为神经源性休克(neurogenic shock)。这种休克是由于交感缩血管功能受抑制,外周血管扩张,血压往往是短暂降低所致,故也有人认为,它属于低血压,而不是真正的休克。

(二) 按血流动力学的特点分类

1. 低动力型休克

其特点是心输出量降低,外周阻力增高,即"低排、高阻",故又称低排高阻性休克。由于外周阻力增高,表现有面色苍白、皮肤湿冷,故又称为"冷休克(cold shock)"。失血性、失液性和心源性休克及大部分感染性休克,属于低动力型休克。

2. 高动力型休克

其特点是心输出量增高,外周阻力降低,即"高排、低阻",故又称高排低阻性休克。由于外周阻力降低,表现有皮肤温暖、干燥,故又称为"暖休克(warm shock)"。部分早期感染性休克属于高排低阻性休克。

三、休克的发生机制

休克的发生机制迄今尚不完全了解,现以19世纪50年代末至60年代提出的微循环障碍的观点为主体,结合日趋重视的体液因子在休克中的作用以及20世纪80~90年代探讨的休克中的细胞分子学变化综合性予以说明。

多数情况下,休克的发生是在极为有害因素的作用下,首先引起有效循环血量的急剧减少,进而出现微循环障碍,并继发组织细胞损伤,导致休克。但有些情况下,细菌内毒素可直接作用于组织细胞,引起组织细胞原发性损伤,导致休克。

(一) 有效循环血量急剧降低

正常的有效循环血量及组织的有效血液灌注量取决于正常血容量、正常血管容积及正常心泵功能。当以上一个或多个环节障碍时,能导致微循环障碍,出现休克。有人把有效循环血量的急剧降低作为休克微循环障碍的始动环节。

1. 血容量急剧降低

见于低血容量性休克,包括失血性休克、失液性休克、烧伤性休克。

2. 血管容积急剧扩大

主要见于过敏性休克、神经源性休克及部分感染性休克。

3. 心泵功能急剧降低

主要见于心源性休克。

心泵功能急剧降低,使心输出量明显减少,导致有效循环血量急剧降低;血容量绝减少和/或相对减少(血管容积扩大)也能导致有效循环血量明显降低。

(二)微循环变化在休克中的作用

有效循环血量急剧减少可引起微循环系列变化,典型的变化分为以下三个时期:

1. 缺血性缺氧期(微循环痉挛期、休克代偿期、休克早期)

(1)微循环变化的特点及机制:在休克的早期,微循环变化的主要特点是,①全身的小血管包括微血管收缩,小动脉、微动脉、后微动脉、毛细血管前括约肌、微静脉和小静脉均收缩,故微血管呈现痉挛状态;②毛细血管前阻力明显增大,由于微血管普遍收缩,毛细血管前阻力(微动脉、后微动脉、毛细血管前括约肌收缩所形成的阻力)及毛细血管后阻力(微静脉、小静脉收缩所形成的阻力)均增高,其中尤以毛细血管前阻力增加明显,出现微循环"少灌"、"少流"、"灌少于流"现象,显示缺血性缺氧;③动静脉短路开放。

引起休克早期微循环变化的主要机制是:①交感-肾上腺髓质系统兴奋。当有效循环血量急剧降低、心输出量降低时,可因缺氧直接或因减压反射受抑制而反射性引起交感-肾上腺髓质系统兴奋,儿茶酚胺分泌增加。实验证明,休克早期循环血中儿茶酚胺的量比正常高数十倍,甚至数百倍。儿茶酚胺作用于血管的α受体,引起全身小血管及微血管收缩,由于毛细血管前阻力性血管对儿茶酚胺的敏感性高于后阻力性血管,故出现毛细血管前阻力大于后阻力。儿茶酚胺作用于血管的β受体,导致动静脉短路开放。②其他具有收缩血管的体液因子的作用见表12-2。

表12-2   收缩血管的主要体液因素在休克中的作用

名称	主要作用
儿茶酚胺(catecholamine, CA)	血管收缩,动静脉短路开放,正性变力、变频效应
血管紧张素Ⅱ(angiotensin, AngⅡ)	强效血管收缩剂,包括冠状血管
血管加压素(vasopressin, VP)	收缩血管,抗利尿
血栓素A_2(thromboxane, A_2, TXA_2)	收缩血管,促血栓形成
白三烯(leukotrienes, LTs)	收缩血管,抑制心肌收缩力,增加血管壁通透性
内皮素(endothelin, ET)	强效血管收缩剂,抑制心泵功能

(2)微循环变化的意义:休克早期微循环变化具有代偿意义。主要表现为:①增加血容量。循环血中儿茶酚胺增加,使容量血管收缩,正常状态下,贮存在容量血管内的血量占总血量的60%~70%,当容量血管收缩时,起"自我输血"作用;同时,因微循环"灌少于流",毛细血管内静水压降低,组织间液回流入血增加,相当于"自我输液"。据估计,组织间液回流入血的量可高达50~120ml/h。通过"自我输血"、"自我输液"效应,以代偿休克过程中的血容量降低。②血压相对稳定。由于循环血中儿茶酚胺增加,使阻力性血管收缩,外周阻力增加;容量血管收缩及组织间液回流量增加,血容量增加,加之儿茶酚胺正性变力、变时效应,使心泵功能增加,从而维持血压相对稳定,以代偿休克过程中因有效循环血量减少所致的血压下降。③血流重分配,保障心、脑重要生命器官的

血液供应。当循环血中儿茶酚胺增加时，由于不同的组织器官对其反应不同，故出现血流重分配。皮肤、肌肉及肾脏等部位的微血管富含α受体，出现强烈收缩，供血量明显减少；而脑微血管α受体稀疏，收缩不明显。心脏的冠状血管富含β受体，加之在腺苷等扩管物质作用下，反而显示血管舒张，从而使有限的血容量通过这种"舍车马、保将帅"的血流重分配方式，实现重要生命器官的血液供应（见图12-7）。

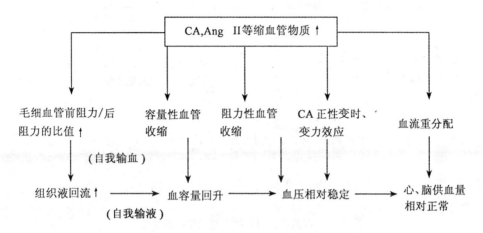

CA—儿茶酚胺；Ang-Ⅱ—血管紧张素-Ⅱ
图12-7 休克早期代偿机制示意图

（3）临床表现：由于皮肤、肾脏血管收缩，因此皮肤苍白、四肢湿冷、尿量减少；由于血压相对稳定及外周阻力增高，故收缩压不下降，或下降不明显，舒张压升高，脉压差变小；由于交感神经兴奋性增强，故脉搏细速、冷汗淋漓；患者神志清醒或因轻度缺氧而烦躁不安（见图12-8）。

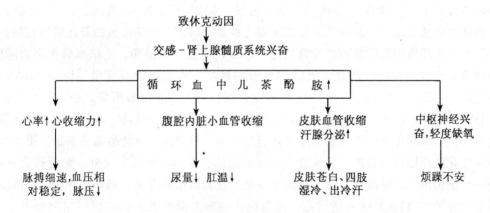

图12-8 休克早期的临床表现及机制

2．淤血性缺氧期（微循环淤血期、休克失代偿期、休克期）

（1）微循环变化的特点及机制：在休克期，微循环变化的主要特点是，①毛细血管前阻力降低，毛细血管后阻力仍然增高，微循环出现"多灌、少流"或"只灌、不流"现象；②微血管自律运动消失，大量血液淤滞在真毛细血管网，且毛细血管通透性增加。微循环淤血性缺氧期发生机制如图12-9所示。

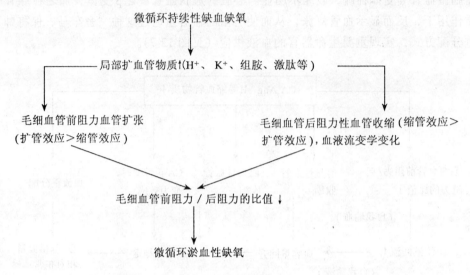

图12-9 微循环淤血性缺氧期发生机制示意图

导致休克期微循环变化的机制较复杂，可能是多种因素综合作用的结果。其中，血管活性物质作用使毛细血管前阻力降低，以及血液流变学变化使毛细血管后阻力增高尤为重要（见图12-9）。①血管活性物质的作用：微血管，包括毛细血管前阻力血管的舒缩调控，受双重因素的影响，儿茶酚胺等缩血管活性物质使其收缩；局部产生的系列舒血管活性物质使其舒张。尽管由休克的代偿期转入休克期，交感-肾上腺髓质系统仍处于兴奋状态，循环血儿茶酚胺含量仍高于正常。但在休克代偿期，由于毛细血管前阻力持续增高，微循环持续缺血，以致局部形成的舒血管物质，例如H^+、K^+、乳酸、CO_2、组胺、激肽、补体等迅速增加，于是对毛细血管前阻力性血管而言，局部形成的舒血管物质的扩管效应，大于循环血中儿茶酚胺的缩管效应，以致在休克的失偿期，毛细血管前阻力降低。②血液流变学的改变：研究血液流动和变形的科学，称为血液流变学（hemorheology）。在休克的失偿期，血液流变学发生明显改变，如红细胞、血小板聚集，白细胞滚动、黏附、贴壁、阻塞、甚至血液泥化，而且这些变化在毛细血管静脉端、微静脉及小静脉等部位更为明显，故在休克的失偿期，毛细血管后阻力仍然增高，致使微循环淤血。引起血液流变学变化的原因除与微循环血流变慢、血液浓缩、局部酸中毒有关外，最近研究证实，还与一些细胞因子、细胞黏附分子及其他一些活性物质作用有关。例如，存在于白细胞表面的黏附分子CD11/CD18被激活后，能与内皮细胞表面被激活的细胞间黏附分子-1（ICAM-1）和内皮细胞-白细胞黏附分子（ELAM）起作用，导致白细胞的滚动、贴壁及黏附于内皮细胞，增加毛细血管后阻力。此外，肿瘤坏死因子（TNF）、白介素-1（IL-1）、白三烯（LTB4）、血小板激活因子（PAF）、血栓素A_2（TXA_2）在血液流变学变化中也起着重要作用（见表12-3）。

表 12-3　舒张血管的主要体液因素在休克中的作用

名称	主要作用
组胺（histamine）	作用于 H1 受体，引起微静脉收缩，血管壁通透性↑；作用于 H2 受体，微动脉扩张
激肽（kinins）	扩张小血管，增加血管壁通透性
内啡肽（endorphin）	扩张小血管，抑制心功能
一氧化氮（nitric oxide，NO）	扩张血管
血小板激活因子（platelet activating factor，PAF）	致通透因子，血管扩张
降钙素基因相关肽（calcitonin gene-related peptide，CGRP）	强效扩管剂，致通透因子

(2) 微循环变化的意义：淤血性缺氧期是休克失偿性表现。①血容量进一步降低：在淤血性缺氧期，因毛细血管内静水压增高，加之缺氧及各种致通透因子的作用，毛细血管壁通透性增高，组织液形成增加，血液浓缩，血容量进一步降低。②血压进行性下降：由于血容量减少，加之血液大量潴留在真毛细血管网，同时因组胺、激肽等的作用使血管外周阻力降低，伴发酸中毒，心泵功能降低等因素，导致血压进行性下降。③心、脑等重要器官功能障碍：随着血压进行性降低，心、脑等重要器官供血不足，出现功能障碍（见图 12-10）。

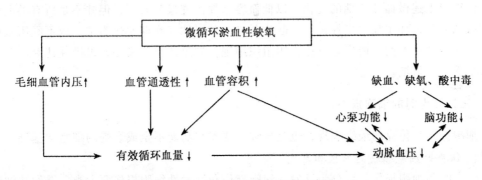

图 12-10　休克期失代偿机制示意图

(3) 临床表现：表情淡漠甚至昏迷，心搏无力，心音低钝，血压进行性下降，少尿或无尿，皮肤紫绀，出现花斑（见图 12-11）。

3. 微循环衰竭期（休克晚期、难治期）

(1) 微循环变化的特点及机制：休克晚期微循环变化的主要特点是，①微血管松弛，甚至麻痹扩张，对血管活性物质无反应；②微循环"不灌不流"，血液停滞，出现"无复流"（no-reflow）现象，即尽管经治疗后血压虽一度回升，但难以恢复微循环的血流；③血液流变异常变化更为严重，甚至出现 DIC。

导致休克晚期微循环变化的可能机制为：①严重缺氧、酸中毒引起的内皮肿胀、白细胞和血小板黏附、嵌塞，微血栓形成是导致无复流现象的重要原因。②休克晚期，因血流变慢或停滞，导致严重缺氧、酸中毒损伤血管内皮，不仅激活内源性凝血途径，而且使具有扩管、抑栓作用的 PGI_2 减少，具有缩管、促栓作用的 TXA_2 增多而激发 DIC；同时由

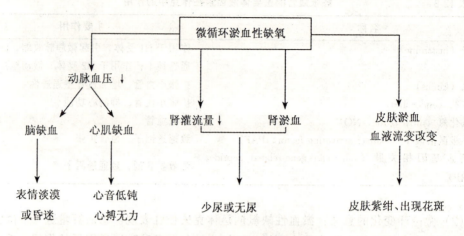

图 12-11 休克期临床表现及机制

于组织损伤,激活凝血外途径,从而激发 DIC;此外,酸中毒不仅损伤内皮,且能降低肝素活性而促发 DIC。DIC 一旦形成,因栓塞、出血、器官功能障碍加重,使休克进一步恶化。

(2) 临床表现:主要表现为顽固性低血压、循环衰竭、DIC 的症状及心、脑、肝、肺、肾功能不全。

休克时上述微循环三期的变化,以低血容量性休克最为典型,但并不是所有类型休克所固有的时相,如重症感染性休克,起病急剧,并以休克晚期变化为主;或不经历微循环三个时相的变化,而由内毒素直接作用组织细胞,导致休克。又如,过敏性休克一开始便进入淤血性缺氧期。

(三) 休克时的细胞损伤

细胞损伤是休克的最终表现,也是导致重要器官功能不全或衰竭的细胞学基础。

1. 休克时细胞损伤的原因和形式

休克时的细胞损伤,可分为继发性细胞损伤和原发性细胞损伤两大类。继发性细胞损伤是指休克的微循环障碍引起的组织缺血、缺氧所致的细胞损伤,这种损伤是继发于微循环障碍之后,以低血容量性休克所致的细胞损伤最为典型。原发性细胞损伤是指休克的原始动因直接损伤细胞所致的细胞损伤,有人把这种细胞称为休克细胞(shock cell),以感染性休克所致的细胞损伤较为常见。细胞损伤的早期主要表现为生物膜损伤、细胞内外离子分布异常、电活动异常、线粒体损伤、能量代谢障碍。细胞损伤的晚期表现为细胞死亡,包括细胞坏死和细胞凋亡。

2. 休克时细胞损伤的机制

继发性细胞损伤主要见于休克晚期,由于严重的缺血、缺氧致使线粒体受损,ATP 减少或耗尽,膜电位降低或丧失;氧自由基形成增加,导致生物膜损伤,进而出现细胞内外离子分布异常,包括钙稳态的变化。所以,线粒体损伤、氧化应激、生物膜损伤及钙稳态变化,在缺血性细胞损伤中起重要作用。目前对原发性细胞损伤的机制不甚明了,一般认为,系列炎症介质与细胞损伤有关(见表 12-4)。在感染性休克中,革兰阴性菌外膜裂解释放脂多糖（LPS），LPS 与血中脂质 A 结合蛋白结合后形成 LPS-LBP（脂多糖结合蛋白）复合体，然后与单核-巨噬细胞表面受体 CD4 结合，释放出系列炎症介质，如 TNFα、IL-1、IL-2、IL-6 等，其中以 TNFα 活性最强。TNFα 除能激活白细胞释放氧自由基、溶酶体酶直接损伤细胞外，还能激活凝血和补体系统，增加黏附蛋白的表达等，从而损伤细胞。

表 12-4　　参与损伤细胞的主要炎症介质及其作用

炎症介质	主要作用
氧自由基	损伤生物膜、DNA、蛋白质和氨基酸，促钙超载，干扰能量代谢
溶酶体酶	细胞自溶，促心肌抑制因子形成，激活激肽、纤溶系统及肥大细胞
肿瘤坏死因子（TNF）	刺激 IL-1、IL-6 和 PFA 释放，激活白细胞、凝血和补体系统，促黏附蛋白表达
白介素类（ILs）	刺激 TNFα、PAF、PGs、干扰素、急性期蛋白释放，激活中性粒细胞、T 细胞和 B 细胞，促黏附蛋白表达
补体	促自由基、溶酶体酶、组胺释放，扩张血管，增加血管通透性
组胺	开放毛细血管及增加其通透性
心肌抑制因子（MDF）	收缩腹腔内脏血管，抑制单核-巨噬细胞功能及心肌收缩力
血栓素 A_2（TXA_2）	缩管，促栓
白三烯类（LTs）	激活白细胞，促溶酶体酶释放，增加血管通透性
内皮素（ET）	促 TNF 释放及水钠潴留，收缩血管
一氧化氮	抗黏附分子、自由基作用，减少溶酶体酶释放，扩管
内源性阿片肽	抑制心血管中枢和交感神经功能

四、重要器官功能衰竭

休克时，由于组织血液灌流量减少，严重的缺血、缺氧、酸中毒、水电解质代谢紊乱以及各种活性物质的作用，导致细胞损伤，出现器官功能障碍，甚至衰竭。

（一）急性肾功能衰竭

休克时，肾脏是最易受损伤的器官之一。休克伴发的急性肾功能衰竭称为休克肾（shock kidney）。

在休克的早、中期伴发的急性肾功能衰竭，多为功能性或肾前性肾功能衰竭，肾缺血所致肾小球滤过率减少是发病的中心环节，表现有少尿或无尿、氮质血症、高钾血症、代谢性酸中毒。由于肾缺血时间较短，程度尚不十分严重，故肾实质尤其是肾小管尚无器质性变化，故及时补充血容量，恢复肾脏供血，肾功能可立即恢复。

在休克的晚期伴发的急性肾功能衰竭，多为器质性或肾性肾功能衰竭。严重的肾缺血、肾中毒所致肾实质尤其是肾小管的坏死是发病的中心环节，故单纯扩容治疗，恢复肾脏供血量尚无法恢复肾功能，只能采取各种措施，避免内环境过度紊乱，给肾小管上皮再生提供充裕时间，才可望恢复肾功能。第二次世界大战期间不少大失血的伤员，尽管成功地进行了循环复苏，但器质性急性肾功能衰竭仍是致死的主要原因。

(二) 急性呼吸功能衰竭

严重休克病人晚期易发生急性呼吸功能衰竭，尸检发现肺重量增加、肺不张、肺充血、肺水肿、肺透明膜和肺血栓形成。具有以上病变特征的肺称为休克肺（shock lung）。休克肺属于急性呼吸窘迫综合征（acute respiratory distress syndrome, ARDS）之一。补体-白细胞-自由基及某些介质损伤呼吸膜是休克肺发病的中心环节。

休克伴发急性呼吸功能衰竭多在休克晚期发生，此时经抢救，尽管脉搏、血压、尿量平稳，但突发进行性呼吸困难、难以矫正的低氧血症和严重的紫绀而出现急性呼吸功能衰竭，是休克致死的主要原因（约占休克死亡数的1/3）。

(三) 心功能衰竭

除心源性休克外，其他类型的休克，由于休克早期的代偿作用，心泵功能一般无明显影响。休克的中、晚期，可出现心功能衰竭。

休克时，心力衰竭发生的主要机制：①心肌供血量减少，耗氧量增加。随着血压进行性降低，冠状动脉灌流量减少；儿茶酚胺对心脏的正性变力、变时效应，心肌耗氧量增加。②酸中毒、高 K^+ 血症对心肌收缩的抑制作用。③心肌抑制因子（MDF）的作用。MDF是缺血的胰腺释放的溶酶体酶中的组织蛋白酶水解一些细胞蛋白和血浆蛋白的产物，它除能收缩腹腔内脏小血管、抑制单核吞噬系统功能外，还能抑制心肌收缩力。④感染性休克时内毒素可直接抑制心肌收缩力。

(四) 脑功能障碍

休克早期，因代偿作用，脑血液灌流量降低不明显，故神志清醒，或因轻度缺氧，烦躁不安。当平均动脉压低于6.6kPa（50mmHg）时，或伴脑内DIC形成时，出现脑缺血、缺氧、酸中毒及脑水肿，导致脑功能障碍，出现表情淡漠、反应迟钝甚至昏迷。

(五) 多系统器官功能不全

休克晚期常出现两个或两个以上器官同时或相继发生的功能不全，称为多系统器官功能不全（multiple organ disfunction syndrome, MODS）。MODS是休克病人死亡的重要原因。

五、防治休克的病理生理基础

(一) 积极防治休克病因的作用

去除休克的原始动因，如止血、控制感染、输液、镇静等措施，均十分重要。

(二) 补充血容量

血容量绝对或相对不足是微循环障碍的启动环节，补充血容量是防治休克的关键措施。在休克的早期，本着"缺什么，补什么"、"缺多少，补多少"的原则补充血容量；在休克的中、晚期，本着"缺什么，补什么"、"需多少，补多少"的原则补充血容量；一般而言，补充的量往往多于体外丧失的量，因为毛细血管静水压增高，组织间液形成增多，体液潴留在第三间隙（third space），但不能超量补充，否则易形成脑水肿、肺水肿、心力衰竭。

(三) 合理应用血管活性药物

血管活性药物包括缩血管药物，如去甲肾上腺素、阿拉明、新福林等；扩血管药物，如阿托品、山莨菪碱、东莨岩碱、异丙肾上腺素等。血管活性药物的应用，应在纠正酸中毒的前提下进行，因为酸中毒能降低血管对活性药物的敏感性，影响疗效。

1. 扩血管药物的选择原则

在低排高阻型休克的早期，或对应用缩血管药物后血管高度痉挛的病人，应降低外周阻力，尤其是降低毛细血管前阻力，疏通微循环。应用扩血管药必须在充分补充血容量的基础上进行；否则，扩管使血管容积增加，加重血容量，血管容积不协调，反而加重休克的发展。

2. 缩血管药物的选择原则

多用于过敏性休克、神经源性休克以及血压过低，低于心血管临界关闭压 7.0kPa（55mmHg）以下而无条件进行扩容治疗的患者，应用缩血管药以增加外周阻力，回升血压。

(四) 其他

纠正酸中毒；改善细胞代谢，防止细胞损伤；防治器官功能衰竭。此外，体液因子拮抗剂的使用，尽管目前处于实验观察阶段，但有发展远景。

第三节 心肌肥厚

心肌肥厚（cardiac hypertrophy）是指心肌对各种原因导致的血流动力学超负荷作出的适应性反应。表现有心肌细胞体积增大，重量增加，并伴有非心肌细胞增生。从细胞分子生物学角度分析，心肌肥厚尚涉及基因表达的特异性变化和细胞表型的变化。一定程度的心肌肥厚具有代偿意义，过度的心肌肥厚是失代偿表现。

正常男性心脏的重量约占体重的 0.43%，女性约占 0.40%。一般认为，正常男性心脏重量超过 350g，女性超过 300g，即表示心肌肥厚。

一、心肌肥厚的特征

(一) 结构特征

1. 离心性肥厚和向心性肥厚

根据心室舒张末期容量及心室厚度的变化，可将心肌肥厚分为两种类型：离心性肥厚和向心性肥厚。离心性肥厚（eccentric hypertrophy）是指心脏重量增加，室腔扩大，室壁稍厚，而室壁厚度和室腔直径的比值等于或小于正常，多由心脏长期容量负荷过度，使心室舒张末容量增加，室壁应力增加，肌节呈串联性增生所致。向心性肥厚（concentric hypertrophy）是指心脏重量增加，室壁增厚，心腔容积稍大或正常，而室壁厚度与室腔直径之比大于正常，多由心脏长期压力负荷过度，使收缩期室壁应力增加，肌节呈并联性增生所致。

2．心肌细胞肥厚和非心肌细胞增殖

正常心脏，尽管心肌细胞占心脏重量的70%～80%，但在数量上只占心脏细胞总数的20%～30%，而成纤维细胞、神经细胞、内皮细胞、血管平滑肌细胞、巨噬细胞等非心肌细胞则占了大多数。实验表明，初生动物在出生后两周至三个月时间内，心肌细胞具有较强的有丝分裂的能力，但一般认为，人在出生六个月后，心肌细胞丧失了有丝分裂的能力。因此，心肌肥厚时，心肌细胞仅呈增生性生长。Grove等证实，当压力负荷致大鼠心肌肥厚使心肌重量增加30%～50%时，心肌细胞占心脏重量的比例可由正常的74.4%增高至82.4%。

3．肥厚心肌的细胞成分、神经和血管

在心肌肥厚的早期，线粒体密度变化不明显；晚期，线粒体密度降低，部分线粒体可出现体积增大、嵴增宽，或线粒体破裂、消失。

肥厚心肌肌浆网扩大，L-钙通道数增加，Na^+-Ca^{2+}交换密度降低，Na^+-K^+-ATP酶和β受体密度减少，神经元轴突密度降低，肌节长度增加，并有新的肌节生成。

过去认为，当细胞增生性生长时，体积加倍、表面积加倍，两者的比值不变；细胞肥大性生长时，虽体积加倍，但表面积不成比例地增长，于是表面积和体积的比值降低。最近研究认为，心肌的表面积应该是肌质膜面积和横管系统面积的总和，因横管是膜内陷所形成的亚细胞结构，具有膜的特性。Ernest根据这种观点重新计算了大鼠肥厚心肌细胞表面积和体积的比值，结果发现，两者基本上是呈比例增长的。

过去认为，由于心肌肥厚性生长速度超过毛细血管增生速度，毛细血管密度降低。目前证明，肥厚心肌毛细血管数未见减少。Lingback观察到，正常婴儿心肌纤维数和毛细血管数之比为4～5:1，正常成人为1:1，但成人肥厚心肌仍为1:1。只有当心肌过度肥厚，其重量超过500g时，因冠状动脉入口变窄，直径变小，或在肌原纤维直径超过25μm时，氧扩散距离加大，才出现心肌供氧不足。

（二）分子生物学特征

1．心肌肥厚分子生物学变化的时相经过

心肌细胞培养证实，无论是未成熟的还是成熟的心肌细胞，在肥厚性刺激因子作用下，其基因表达出现具有时相经过的系列变化，其中一些变化被认为是心肌肥厚的标志。①早期反应基因被激活：当肥厚性刺激因子作用于培养的心肌细胞30min时，早期反应基因如egr-1，hsp70，c-fos，c-jun，c-myc等被激活，被激活的系列基因，对心脏的非心肌细胞主要是调控细胞的周期和诱导细胞增生；对丧失DNA复制能力的心肌细胞，似乎是诱导其肥厚性生长。②胎儿基因的重新表达：当肥厚性刺激因子作用于培养的心肌细胞6～12h时，能诱导通常只在胚胎中表达的基因重新表达，如收缩蛋白成分的β-肌球蛋白重链（β-myosin heavy chain，β-MHC）、β-原肌球蛋白（β-tropomyosin）、骨骼肌α-肌动蛋白（skeletal α-actin）等；非收缩蛋白的表达，如心房利钠因子（atrial natriuretic factor，ANF）、β-Na^+-K^+-ATP酶等。此外有时还有α-肌球蛋白重链（α-myosin heavy chain，α-

MHC）和肌浆网 Ca^{2+}-ATP 酶基因表达的下调。③固有表达基因的上调：当肥厚性刺激因子作用于培养心肌细胞 12~24h，肌球蛋白轻链-2（myosin light chain-2，MLC-2）、心肌 α-肌动蛋白（cardial α-actin）等心肌固有表达基因上调。④心肌蛋白合成增加：24h 后，心肌细胞蛋白和 RNA 总量增加，细胞体积增大（见表 12-5）。

2．胎儿基因的重新表达

心肌肥厚分子学的一个明显特征是胎儿基因的重新表达。心肌细胞的表型由成熟型（收缩型）向胚胎型（合成型）转化。胎儿基因重新表达还涉及质膜上的离子通道、G 蛋白、肌浆网及一些酶类（见表 12-5）。

表 12-5　　　　　　　　肥厚性刺激作用于培养的心肌细胞时相经过

时相	表达时间	类型
早期反应基因激活	30min	egr-1，hsp70，c-fos，c-jun，c-myc
胎儿基因重新表达	6~12h	收缩蛋白：β-MHC，skeletal α-actin，β-tropomyosin；非收缩蛋白：ANF，β-Na^+-K^+-ATP 酶
固有表达基因上调	12~24h	MLC-2，cardial α-actin
心肌蛋白合成增加	>24h	蛋白、RNA 含量增加，细胞体积增大

胎儿基因重新表达与肥厚性刺激类型有关。在压力负荷性心肌肥厚中，一般出现胎儿基因的重新表达；而甲状腺素引起的心肌肥厚，心肌细胞的基因表达与成人基本相似。

3．心肌收缩蛋白的异常表达

肌球蛋白、肌动蛋白、原肌球蛋白共同组成了心肌收缩蛋白。其中肌球蛋白占整个心脏成分的 60%，是心肌的主要结构蛋白和收缩蛋白。心肌收缩蛋白异常的表达，目前研究较多的是肌球蛋白异常表达。

（1）肌球蛋白由 α-MHC 向 β-MHC 转化：肌球蛋白由两条重链（MHC）和两对轻链（MLC）组成。心脏仅有两种 MHC 基因表达，即 α-MHC 和 β-MHC，从而形成 α-α、α-β 及 β-β 二聚体，它们分别形成同工酶 V_1、V_2、V_3，或称 V_1 型 myosin、V_2 型 myosin、V_3 型 myosin。V_1 由两条 α 肽链组成，由于 α-MHC 与肌动蛋白亲和力高于 β-MHC，因而 V_1 具有高 ATP 酶活性，产生快速收缩，增加耗能；V_3 具有低 ATP 酶活性，产生慢速收缩，节省耗能；V_2 活性介于 V_1 和 V_3 之间。

正常情况下，胚胎及成人心房与心室 α-MHC 几乎是均等分布，V_1 同工酶占优势；在压力超负荷心肌肥厚中，α-MHC 下调，β-MHC 上调，导致 α-MHC 向 β-MHC 转化，以致 V_1 同工酶减少，V_3 同工酶增加，ATP 酶活性降低。此种现象还受甲状腺素、运动及年龄因素的影响（见表 12-6）。

表 12-6　　　　　　　　心肌肥厚时肌球蛋白重链（MHC）特性及影响因素

	α-MHC（V_1）	β-MHC（V_3）
ATP 酶活性	高	低
缩短速度	快	慢
甲状腺素	增强	减弱

	α-MHC（V$_1$）	β-MHC（V$_3$）
运动	增强	减弱
负荷加重	减弱	增强
年龄增大	减弱	增强

（2）心室肌球蛋白由 VLC 向 ALC 转化：肌球蛋白轻链（MLC）由两条调节轻链的 MLC$_2$ 和两条碱性轻链的 MLC$_1$ 组成。MLC 的主要功能是调节重链活性。MLC 分心房轻链（ALC$_1$、ALC$_2$）及心室轻链（VLC$_1$、VLC$_2$）。超负荷心肌肥厚时，轻链也发生改变。表现为心室中的 VLC 向 ALC 转变，心室中出现 ALC$_1$，心房中的 ALC 向 VLC 转变，即在心房中出现 VLC，以 VLC$_2$ 为主。进一步研究发现，心肌肥厚早期 VLC$_1$ 表达增强，可能是 ATP 酶降低的原因，并认为是心肌组织调整血流动力学紊乱所产生的适应过程，以减少能量消耗，降低心收缩力，延缓心力衰竭的发生。

（3）肌动蛋白由心脏型向骨骼肌型转化：肌动蛋白分为两种异构体，即骨骼肌型（skeletal α-actin）和心脏型（cardial α-actin）。健康成人心肌的肌动蛋白以骨骼肌型为主。在压力超负荷性心肌肥厚时，骨骼肌型及心脏型均上调，尤以心力衰竭时骨骼肌型上调明显，以致肌动蛋白骨骼肌型显著增加。此外，肌钙蛋白亚单位也出现胚胎型表达。这些变化可能和胞内外钙的运转有关。

4．心肌间质网络重建

心脏细胞中心肌细胞仅占 1/3，另 2/3 为非心肌细胞。成纤维细胞产生和分泌Ⅰ型、Ⅲ型胶原；心肌细胞和内皮细胞合成和分泌Ⅳ、Ⅴ、Ⅵ型胶原。心肌胶原以Ⅰ型最高，占 80%～85%，其伸展和回缩性较小，僵硬度较大，主要聚合成粗纤维；Ⅲ型约占 11%，其伸展和回缩性较大，形成细纤维。心肌间质网络主要是由Ⅰ型、Ⅲ型胶原纤维组成，它是一个多层次、多方位的三维空间结构，以包绕和连接细胞间、细胞群、细胞和神经血管间，在维持心脏正常结构、功能中起重要作用。

在压力超负荷性心肌肥厚中，非心肌细胞增殖，其中的成纤维细胞产生和分泌大量的Ⅰ型、Ⅲ型胶原，Ⅳ型胶原 mRNA 表达也增强，细胞间质网络变粗变密，血管周围纤维化。一般而言，在压力负荷的心肌肥厚中，非心肌细胞增殖速度超过心肌细胞肥厚性生长速度。特别是在心肌肥厚的晚期更为明显，这是出现非适应性心肌肥厚的一种重要原因（见图 12-12）。

在容量超负荷性心肌肥厚的早期，间质出现可逆性轻度增生，心肌间质网络的重建不似压力超负荷性心肌肥厚明显，使心脏较长时期处于适应性肥厚状态。

总之，心肌肥厚的特征性变化，在器官水平，表现为离心性肥厚和向心性肥厚；在细胞水平，表现为心肌细胞肥厚性生长、非心肌细胞增殖性生长；在分子水平，表现为心肌收缩蛋白基因从"成熟型"向"胚胎型"转化，肌球蛋白从 α-MHC 向 β-MHC 转化、V$_1$ 向 V$_3$ 转化，肌动蛋白从"心脏型"向"骨骼肌型"转化。在容量超负荷性心肌肥厚时，心室腔容量增大，室壁相对变薄，肌节复制呈串联排列，心肌细胞变长，胚胎蛋白表达增强，主要表现为以适应性肥厚为特征的重构；在压力负荷性心肌肥厚时，心腔容量变化不明显，室壁增厚，肌节复制呈并联排列，心肌 ANF 和骨骼肌 α-肌动蛋白等表达协同增加，

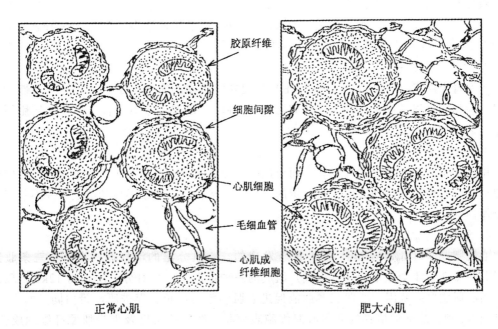

图 12-12　正常心肌和心肌间质网络重建

主要表现为以非适应性肥厚为特征的重构。

二、促心肌肥厚因子——细胞外信号

心肌肥厚的启动和发展涉及许多促心肌肥厚因子，即细胞外信号。尽管不同的细胞外信号可单独起作用，但往往是综合性和交叉性触发心肌肥厚。

（一）力学信号

压力超负荷所致机械牵张力的作用是心肌肥厚的重要信号。压力负荷增加，至少可立即引起三种力学效应：①充盈压升高，增加左室及心脏血管的牵张，即所谓射血效应；②室壁张力增加，包括收缩期室壁张力和舒张期室壁张力；③热力学不平衡，导致心肌需求性缺氧。研究表明，无论是收缩压或舒张压持续增高均可引起左室肥厚，并且以收缩压增高更为显著。24h 平均收缩压增高是引起左室肥厚强有力的决定因素，每增加 1.33kPa（10mmHg），左室重量指数约增加 20mg/m^2。

（二）激素信号

1. 血管紧张素

血管紧张素系统包括血管紧张素原、血管紧张素Ⅰ、血管紧张素Ⅱ（angiotensin，ATⅡ）、肾素、血管紧张素转化酶（angiotensin converting enzyme，ACE）。在人类心脏中，ATⅡ 的形成有双重途径，除 ACE 途径外，还有人类胃促胰酶（h-chymase）转化途径，而且后者作用更为显著。ACE 主要参与循环中的 ATⅡ 形成，以降解缓激肽而发挥缩血管效应。在心脏间质组织中，ATⅡ 作用于心肌细胞及交感神经末梢纤维，产生变力、变时效应及促进心肌肥厚的作用。

当压力超负荷及心肌细胞机械性伸长时，体内ATⅡ形成增多。ATⅡ是一种强效促心肌肥厚因子。ATⅡ的作用是非血压依赖性的。

2．去甲肾上腺素

去甲肾上腺素（norepinephrine，NE）是促左室肥厚的重要因子。对多种实验性心肌肥厚的动物模型以及高血压病人的研究已证实，血中NE浓度明显升高，且与心肌肥厚程度呈显著正相关。

3．甲状腺素

甲状腺素能增加蛋白的合成率，而对蛋白的降解率影响不大。甲状腺素导致的心肌肥厚是通过心脏做功和增加心输出量决定的，因为甲状腺素作用于不做功的心脏并不引起心肌肥厚。

4．心肌肥厚肽

心肌肥厚肽（myotrophin）是一种新发现的、心肌分泌的活性肽，它是由三条肽链（分别由7，7，24个氨基酸残基组成）组成的一种蛋白质，相对分子质量为12kU，现已克隆出心肌肥厚肽基因。心肌肥厚肽能促进心肌细胞的生长，促进肌球蛋白同工酶由V_1型转向V_3型，能增加培养的乳鼠心肌细胞表面积、线粒体密度及促进肌原纤维的成长，并呈剂量依赖性。此外，心肌肥厚肽能明显促进心肌间质细胞增生，并产生大量胶原、弹力纤维，使细胞基质增加。因此，心肌肥厚肽似为目前最强的致心肌肥厚物质。

（三）细胞因子信号

细胞因子（cytokines）是一类由细胞产生的、具有调节细胞功能的高活性、多效应的蛋白质多肽分子。它不属于免疫球蛋白，也不属于激素和神经递质。它通过自分泌（autocrine）和旁分泌（paracrine）发挥作用。细胞因子来源广泛、作用多样、反应迅速，尤其是在调控细胞增殖、分化、生长和代谢活动中具有重要作用，因此与心肌肥厚关系密切。

1．生长因子

生长因子是一类调节细胞有丝分裂的活性多肽。实验证实，转化生长因子（transforming growth factor-β，TGF-β）、成纤维细胞生长因子（fibroblast growth factor，FGF）和胰岛素样生长因子（insulin-like growth factor，IGF）等与心肌肥厚关系密切。

（1）TGF-β：是一种多功能细胞分化、生长调节肽，属于超过20个调节蛋白的超家族。TGF-β特指家族中的$TGF-\beta_1$，它与家族中的$TGF-\beta_2$、$TGF-\beta_3$、$TGF-\beta_4$有70%~80%的同源系列。体外培养鼠心肌细胞实验证明，TGF-β可诱发心肌细胞肥厚。心肌细胞肥厚时，心肌细胞、心内膜和传导组织均有高度的TGF-β表达。TGF-β能促进肌球蛋白由α-MHC向β-MHC转化及肌动蛋白由VLC向ALC_1转化。

（2）FGF：FGF基因家族由9个成员组成，它们之间有40%~50%的同源性。其中原生型的为酸性成纤维细胞生长因子（aFGF）和碱性成纤维细胞生长因子（bFGF），均可促进心肌生长和血管形成。

（3）IGF：IGF-Ⅰ和IGF-Ⅱ在结构和生物学功能上与胰岛素原有同源性。心肌能表达IGF，其中IGF-Ⅱ的表达较IGF-Ⅰ高。实验表明，IGF能促进心肌细胞c-fos和c-myc基因的表达，此外，IGF-Ⅰ受体激活可能是 c-ras 基因表达的产物，从而促进心肌蛋白质的合成和细胞的肥厚。

2. 心脏营养素-1

心脏营养素-1（cardiotrophin-1，CT-1）是 1995 年被 Pennica 等利用心脏发育的胚胎干细胞模型克隆出的一种新型的促心肌肥厚的细胞因子，它是白介素-6（interleukin-6，IL-6）细胞因子家族新成员，其受体由三部分组成，包括 gp^{130}、gp^{190} 和分子量为 80kU 的 CT-1 特异受体。CT-1 与受体结合，可促进未成熟心肌细胞的存活和增殖，并能诱导心肌细胞肥厚。

3. 白介素-1

白介素-1（interleukin-1，IL-1）是一种多功能细胞因子。人体内有两种 IL-1，分别称为 IL-1α 和 IL-1β，相对分子质量为 17kU。应用乳鼠心肌细胞培养模型发现，IL-1β 能诱发心肌细胞肥厚，主要表现为胞内蛋白含量增加。

此外，克隆刺激因子（colony-stimulating factor，CSF-1）、干扰素（interferon，IFN）等细胞因子也和心肌肥厚有关。

三、心肌肥厚的信号转导途径

心肌肥厚的细胞外信号是通过什么途径传入胞内，进而进入胞核，导致转录因子改变引起心肌肥厚的呢？对这些问题迄今尚不完全明了，现择其主要内容予以说明。

(一) 力学信号转导途径

1. 通过牵张敏感性离子通道

实验证明，心肌细胞膜上存在牵张激活的 Na^+ 通道（stretch-sensitive Na^+ channel）、电压敏感的快 Na^+ 通道、Na^+ 选择性导体、Na^+-H^+ 交换体、Na^+-K^+-ATPase 及 K^+ 外流载体等。应用牵张刺激及上述离子通道抑制剂对照实验发现，Na^+ 内流，Na^+-K^+-ATPase 激活，Na^+-H^+ 及 Na^+-Ca^{2+} 交换增加是介导牵张刺激诱导细胞蛋白合成的重要启动环节。

2. 通过细胞外基质和细胞骨架的介导

实验表明，细胞外基质-整合素-细胞骨架系统在力学信号的胞内转导中具有重要作用。跨膜细胞外基质受体如整合素（integrin）家族可能是机械受体。整合素受体复合物的细胞外功能区域，能与各种细胞外基质结合；其细胞内的短功能区域，能与细胞骨架相互作用，从而使心肌细胞肥厚的膜外信号通过细胞外基质-整合素-细胞骨架系统进行转导。

3. 通过 G 蛋白介导的细胞内信号转导途径

牵张刺激可致体内血管紧张素Ⅱ、内皮素-1、去甲肾上腺素等分泌和释放，通过 G 蛋白介导的细胞内信号转导途径导致心肌肥厚。

(二) 细胞因子跨膜信号转导途径

和心肌肥厚有关的细胞因子可分为两类，一是生长因子，如 TGF-β、FGF、IGF 等；二是非生长因子，如 CT-1、IL-1、CSF-1、IFN 等。这两类细胞因子胞内信号转导途径各有特点。

1. 生长因子跨膜信号转导途径

被 FGF、IGF 等激活的受体酪氨酸激酶（receptor tyrosine kinase，RTK），或被 TGF-β 激活的该激酶的初级受体（receptor serine/threonine kinase，RSTK），可通过 RTK 型受体胞内信号转导途径进行细胞内信号转导。

2. 非生长因子跨膜信号转导途径

以 CT-1 为例，它主要是通过 Jak-STAT 信号通道进行细胞内信号转导。当 CT-1 与受体结合后，导致与受体相联系的 Janus 可溶性酪氨酸激酶（janus kinase，JAK）家族成员和细胞信号转导以及转录激活因子（signal transducer and activator of transcriptions，STATS）家族成员激活，在细胞内相应信号分子的调控下，STATS 直接参与基因转录基因的改变。

（三）激素信号转导途径

类固醇和甲状腺素能自由通过胞膜，它们与胞内受体结合后即被释放，然后转移至核内，成为改变基因表达的转录因子。ATⅡ和去甲肾上腺素与各自的膜受体结合后，通过肌醇磷脂系统途径，使 PKC 活化，再经过 MAPK 将信号转导至核内，导致转录因子磷酸化而发挥作用。

现将心肌肥厚刺激因子、胞内信号转导途径与基因表达的纵向关系总结如图 12-13 所示。

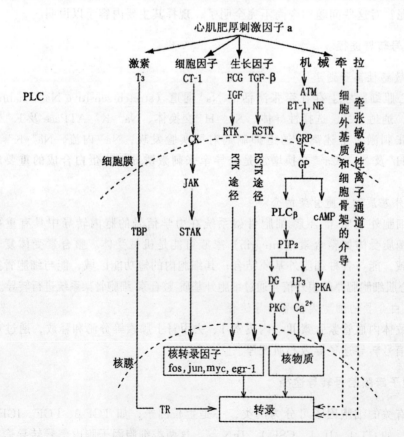

图 12-13　心肌肥厚刺激因子及其胞内信号转导途径与基因表达的纵向关系

四、心肌肥厚的基因表达

转导到细胞核内的信号在转录水平上调控基因的表达,产生靶细胞应答(target cell response)。靶细胞应答反应分初始和次级应答反应。

(一) 初始应答基因

胞外信号转导到细胞核内后,可使一些基因的转录水平立即升高。这些对胞外信号做出反应的基因称为初始应答基因,如 c-fos、c-jun、c-myc、egr-1 和 hsp70 等,其中 c-fos、c-jun 是最为典型的初始应答基因,由于受到其自身表达产物的负调控,因而基因表达时间较短。c-fos、c-jun 的表达产物为 FOS 和 JUN,它们可以进一步调控一系列次级基因的表达。除了 c-fos 和 c-jun 外,还有近 200 种初始应答基因,如 egr-1、egr-2 等。它们的编码产物大多是核内蛋白,主要功能是调控次级应答基因的转录。

(二) 次级应答基因

在初始应答基因编码产物的调控下,在转录水平上表达的基因称次级应答基因(secondary response gene)。这类基因对细胞外信号的应答启动较晚,但延续时间较长。次级应答基因有:Transin 基因、鸟氨酸脱羧酶基因、天冬酰胺合成酶基因等。

初始应答基因能表达出相应的转录调节因子,这些转录因子作用于次级应答基因 5'端的一些调控序列,改变与心肌肥厚有关蛋白质的表达,从而导致心肌组织中蛋白质合成增加及肥厚心肌分子学特征性变化。例如,实验证明,在压力超负荷性心肌肥厚中,于心脏负荷 30min 内,有初始应答基因表达增强,6~12h 出现胎儿基因重表达,1~2 周后,心肌重量可增加 40%。

五、心肌肥厚的意义

在心肌肥厚的早期,心肌细胞肥厚性生长和非心肌细胞增殖性生长多为成比例均质性变化,显示心脏适应性肥厚(adaptational hypertrophy),具有代偿意义;在心肌肥厚晚期,两者出现不成比例的非均质性生长,显示心脏非适应性肥厚(non-adaptational hypertrophy)或病理性肥厚,心脏代偿转化为失代偿并过渡至心力衰竭。

心脏代偿性的表现主要为:①心脏的泵血功能增强。尽管单位重量肥厚心肌的舒缩功能是降低的,如 V_{max} 降低、心肌的发展张力和达到半舒期的时间均延长,但因心肌的总量增加,心肌的总收缩力增加,心脏的泵血功能增强。②耗氧量降低。根据 Laplace 定律,尽管由于心腔扩大,耗氧量增加,但因室壁厚度增加,室壁张力降低,耗氧量减少,尤其在向心性肥厚时更为明显。③能量利用率提高。α-MHC 的 ATP 酶活性较高,故心肌细胞收缩速度较快,但收缩能量利用率低;β-MHC 正相反。心肌肥厚时,α-MHC 转向 β-MHC,能量利用率提高。

心脏失代偿性的表现主要为:①由于心肌重量的增加超过了心脏交感神经元轴突增长速度以及心肌相对缺血,因此内源性去甲肾上腺素合成、释放减少,冠状动脉供血减少,加剧心肌缺血缺氧。②由于肌球蛋白 VLC 向 ALC_1 转化,V_1 向 V_3 转化,肌球蛋白 VLC 向 ALC_1 转化,肌动蛋白由"心脏型"向"骨骼肌型"转化,使心肌舒缩功能降低,泵血功能降低。③由于肌浆网对 Ca^{2+} 的运转障碍,心肌舒缩功能降低。④由于心肌网络重建,则心肌收缩力的产生、传递障碍,导致心肌收缩力降低;室壁僵硬度增加,心室顺应性降低以致心舒张功能降低。

第四节 心力衰竭

心力衰竭(heart failure)是指各种原因使心脏收缩和/或舒张功能障碍,出现心输出量绝对或相对下降,以致不能满足机体代谢需要的病理过程。当心力衰竭呈慢性经过,体内钠、水潴留,血容量增加,静脉系统显著充血时,称充血性心力衰竭(congestive heart failure)。

心功能不全或心功能障碍(cardiac dysfunction)是指心功能从代偿到失代偿的全过程,而心力衰竭是心功能不全失代偿的表现。

一、心力衰竭的病因和诱因

(一)病因

心力衰竭的主要病因是原发性心肌损伤及心脏负荷过重(见表12-7)。

表12-7　　心力衰竭的常见原因

原发性心肌损伤		心脏负荷过重	
心肌病变	代谢障碍	压力负荷过重	容量负荷过重
心肌病	缺血、缺氧	高血压	动脉瓣闭锁不全
心肌炎	$VitB_1$ 缺乏	主动脉瓣狭窄	房室间隔缺损
心肌梗死	电解质紊乱	肺动脉高压	甲亢
心肌中毒	酸碱平衡紊乱	肺动脉瓣狭窄	慢性贫血
心肌纤维化		慢性肺部疾病	动、静脉瘘

(二)诱因

凡能增加心肌耗氧和/或减少心肌供氧的因素,均可成为心力衰竭的诱因。据统计,98%的患者均有诱因的作用。常见的诱因是:

(1)感染,多见于呼吸道感染、感染性心内膜炎等。

(2)心律失常,心房颤动是诱发心力衰竭的常见原因,其他各种类型的快速型或缓慢型心律失常均可诱发心力衰竭。

(3)妊娠和分娩。

此外,过度劳累、紧张、激动,以及气候剧变、输液过快、大量饮酒、药物中毒等都可诱发心力衰竭。

二、心力衰竭的分类

(一) 按心力衰竭的严重程度分

1. 轻度

由于代偿完全，处于一级心功能状态（休息或轻体力活动时，不出现症状、体征）或二级心功能状态（轻体力活动时可出现气急、心悸）。

2. 中度

由于代偿不全，处于三级心功能状态（轻体力活动时，出现明显症状、体征，休息后好转）。

3. 重度

由于失代偿，处于四级心功能状态（休息时出现明显症状、体征，丧失生活自理能力）。

(二) 按心力衰竭发展速度分

1. 急性心力衰竭

起病急，进展快，难以代偿，病情重。常见于急性心肌梗塞、严重心肌炎所致的急性左心衰竭。

2. 慢性心力衰竭

起病进展缓慢，代偿较充分，多见于高血压、肺动脉高压、心肌缺血所致的心力衰竭。

(三) 按心力衰竭发生部位分

1. 左心衰竭

常因冠心病、高血压、心肌病等引起。因左心室舒张末期压力和容量增加，出现肺循环充血、水肿。

2. 右心衰竭

常因肺动脉高压、慢性阻塞性肺部疾患、二尖瓣狭窄等导致。因右心室舒张末期压力和容量增加，出现体循环淤血、静脉压升高，下肢甚至全身性水肿。

3. 全心衰竭

某些病因如风湿性心肌炎、严重贫血等可引起左、右心同时衰竭；亦可由一侧心衰引发全心衰竭，如左心衰竭时，因肺循环阻力增加继发右心衰；或右心衰时，右心输出量减少，进而引起左心输出量减少，若冠脉灌流量锐减，可继发左心衰竭。

(四) 按心输出量高低分

1. 低心输出量性心力衰竭

该类心衰时，心输出量低于正常值，即心输出量绝对降低，多为由冠心病、高血压、心肌炎、心瓣膜病等所致的心力衰竭。

2. 高心输出量性心力衰竭

该类心衰时,心输出量低于衰竭前,但近似甚至高于正常值,即心输出量相对降低。引起这类心衰的主要原因为甲状腺机能亢进、严重贫血、$VitB_1$缺乏、妊娠等。在这些状态下,由于血容量增加,心输出量增加,机体处于高动力循环状态,以满足组织高代谢水平的需要,一旦发生心力衰竭,其心输出量从衰竭前的高水平下降,尽管不低于正常值,但仍可出现心衰的症状、体征。

(五)按心肌收缩和舒张功能的障碍分

1. 收缩性衰竭(收缩功能不全性心力衰竭)

主要由高血压、冠心病等所致心衰。该类心衰以心肌收缩功能降低为主。

2. 舒张性衰竭(舒张功能不全性心力衰竭)

主要由肥厚型心肌病、心肌炎症、水肿、纤维化等所致心衰。该型心衰以心肌舒张功能降低为主。

三、心力衰竭过程中的代偿适应反应

心力衰竭是一个发展的过程。在这一过程中,机体调动代偿适应反应以对抗心衰时心输出量的减少。若通过代偿使心输出量近于正常,可以不出现心衰的症状和体征,并能维持机体的一般活动,则称为完全代偿,相当于临床上轻度心衰。若心输出量虽然低于正常水平,但尚能满足安静状态下组织代谢的需要,即在安静状态下不出现心衰的症状、体征,则称为不完全代偿,相当于临床上的中度心衰。若心输出量明显低于正常水平,不能满足安静状态下组织代谢需要,出现心衰的症状、体征,则称为失代偿或代偿失调,相当于临床上重度心衰。根据心衰的不同类型,代偿期长短不一:急性心力衰竭,由于起病急,进程快,代偿适应反应难以充分调动,代偿期短或不明显;相反,慢性心力衰竭的代偿期可长达数年或更长时间。

(一)心脏本身的代偿

1. 心率加快

(1)心率加快的机制:当心输出量降低时,可通过以下途径反射性导致心率加快:①窦弓反射效应。当心输出量降低使血压降低时,颈动脉窦、主动脉弓的压力感受器刺激减弱,心交感神经中枢紧张性增强,心率增快。②化学感受器反射效应。心输出量降低使PaO_2降低,刺激外周化学感受器;$PaCO_2$增高,刺激中枢化学感受器使心交感神经中枢紧张性增强,心率加快。③容量感受器效应。当心输出量降低使心室舒张末期容积增大时,可刺激心房壁的容量感受器,在基础心率较慢时,使交感神经中枢紧张性增强,心率加快。

(2)心率加快的意义:一定程度的心率加快,可使每分输出量增加。心率增加主要缩短收缩、舒张后期,而心脏充盈量的50%、心室射血量的2/3分别是在快速充盈期和快速射血期完成的,故对每搏输出量影响不大。人们把能增加每分输出量的最快心率(成人约为170~180次/min),称为最大有效心率。

心率过快(成人超过180次/min),则每分输出量反而减少,是心脏失代偿的一种标志。心率过快,使心室充盈不足,加之冠脉供血量减少,心肌耗氧量增加,心肌收缩性降低,以致每搏输出量锐减,每分输出量反而降低。

(二) 心脏扩张

1. 心脏扩张的机制

心衰时,由于心输出量减少,使心室余血增加,心室舒张末期容量和压力增加,心肌纤维被牵引拉长,心腔直径增大,心脏扩张。

2. 心脏扩张的意义

一定限度的心脏扩张即紧张源性心脏扩张,具有代偿意义;但过度的心脏扩张,即肌源性心脏扩张,是失代偿性的表现。

伴有心肌收缩力增强的心脏扩张,称为心脏紧张源性扩张(tonogenic dilatation)。根据 Frank-Starling 定律,心肌的收缩力和心搏出量在一定范围内,随着心肌纤维初长度的增加或心室舒张末期容积的增大而增加。当肌节的初长小于 $2.2\mu m$ 时,心肌的收缩力随肌节长度增加而增大;当肌节长度到达 $2.2\mu m$ 时,粗、细肌丝处于最佳重叠状态,有效横桥的数目最多,产生的收缩力最大,这个肌节长度称为最适初长(L_{max})。在人体,能导致左室肌节最适初长的心室舒张末期压力为 $1.60\sim2.00$ kPa($12\sim15$ mmHg)。但在正常时,心室舒张末期压力波动于 $0\sim1.33$ kPa($0\sim10$ mmHg)之间,因此肌节长度波动于 $1.7\sim2.1\mu m$,尚未达到肌节的最适初长,表明心室尚有进一步扩张以增加心肌收缩力和心输出量的余地。所以,心脏紧张源性扩张实质上是肌节逐渐增长至最适初长过程中所出现的心输出量增加的一种现象,具有代偿意义。

伴有心肌收缩力减弱的心脏扩张,称为心脏肌源性扩张(myogenic dilatation)。当心室舒张末期压力为 $1.60\sim2.00$ kPa($12\sim15$ mmHg),以致心脏过度扩张,使肌节长度超过最适初长时,心肌收缩力反而降低,心输出量随之减少,是失代偿性表现。

(三) 心肌肥厚

心肌肥厚的机制、意义见本章第三节。

(四) 心脏以外的代偿

1. 血容量增加

慢性心力衰竭时,可出现钠、水潴留,血容量增加。一定限度的血容量增加,可增加循环血量,增加组织的血、氧供应量,具有代偿意义;但血容量过度增加,能加重心脏的前负荷,加重心力衰竭的发生、发展,是失代偿性表现。

心力衰竭,尤其是慢性心力衰竭出现血容量增加的主要机制:①肾小球滤过率降低。由于心输出量减少,肾血液灌流量减少;加之交感神经兴奋性增强,循环血中儿茶酚胺增加,以及肾素-血管紧张素-醛固酮系统的激活,血管紧张素Ⅱ增加。儿茶酚胺及血管紧张素Ⅱ均可引起肾动脉强烈收缩,以致肾小球滤过率降低,体内钠、水潴留。②肾小管对水、钠重吸收增加。心力衰竭时,一方面由于调控水、钠代谢的激素变化,如醛固酮合成增加,促进远曲小管和集合管对钠、水的重吸收;PGE_2、利钠激素等抑制水、钠重吸收的激素的减少,均可导致水、钠潴留。另一方面,由于循环血中儿茶酚胺含量增加,血流从皮质肾单位转入近髓肾单位,出现肾内血液重分配,使钠、水重吸收增加;同时,儿茶酚胺可使肾出球小动脉明显收缩,使肾小球滤过分数(filtration fraction,FF;FF=肾小球滤过率/肾血流量)增加。由于肾出球小动脉收缩明显时,肾小球滤过率相对增大,使血中非胶体成分滤出增多,于是流经肾小管周围毛细血管的血液的胶体渗透压增加,促进近曲小管对水、钠重吸收。

2. 血液重分配

心输出量降低时,反射性引起交感神经兴奋,出现血液重分配,表现为皮肤、骨骼肌及腹腔脏器的血管收缩,心、脑的血液供应量相对增加。短暂的血液重分配有利于维护心、脑等生命器官的功能,具有代偿意义;但持续的血液重分配,不仅使肝、肾等器官功能受损,而且外周血管收缩,加重心脏后负荷,促进心力衰竭的发展。

3. 红细胞增多及组织细胞用氧能力增强

心输出量降低,肾组织缺氧,刺激促红细胞生成素合成增加,红细胞增多,有利组织供氧;组织缺氧,细胞线粒体数量增加,呼吸酶活性增加,有利组织用氧,具有代偿意义。但若红细胞数过多,则血液黏度增大,心脏负荷增加,促进失代偿。

(五)神经-体液的代偿作用

神经-体液的代偿作用在心脏本身及心脏以外的代偿过程中起重要作用。

心衰时,由于窦弓反射效应减弱、容量反射效应减弱及化学感受器反射效应的增强,使交感-肾上腺髓质系统兴奋,循环血中儿茶酚胺增加,通过心率加快,心肌肥厚进行心脏代偿;通过外周血管收缩增强外周阻力,以及肾血管收缩促进水、钠潴留,提高血容量等方式,进行心脏外代偿。据测定,在心衰的代偿期,去甲肾上腺素的释放量可高出正常50倍,相当于健康人极限运动的水平。

交感-肾上腺髓质系统兴奋在心衰过程中具有双重意义,一方面儿茶酚胺对心脏的正性变时、变力效应以及外周血管的收缩有利于心脏的代偿;另一方面,循环血中儿茶酚胺持续增高可降低甚至消除心肌β受体的敏感性,促进心功能障碍,使心脏从代偿转化为失代偿。

总之,代偿反应占优势,出现代偿性心力衰竭,相当于轻度心力衰竭;当代偿超过一定限度时,使代偿中的一些不良反应占优势,成为失代偿性心力衰竭的重要原因(见表12-8)。

表 12-8　　　　　　　　　代偿反应的潜在不良表现

代偿反应	潜在不良表现
心率增快	心肌耗氧量增加,心输出量减少
心脏扩张	心肌耗氧量增加,心肌收缩性降低
心肌肥厚	心肌耗氧量增加,心室顺应性降低
血容量增加	心脏前负荷增加,水肿
血流重分配	肝、肾功能受损
红细胞增多	血黏度增加,心负荷增加
循环血儿茶酚胺增加	外周阻力增加,心负荷增加
	心肌β受体下调

四、心力衰竭的发生机制

由于心脏结构、功能及代谢的复杂性，影响因素的多样性，以及研究方法的不同，迄今人们对心力衰竭机制的认识尚不一致，但各种原因导致的心力衰竭，心脏收缩功能和/或舒张功能降低是发病的主要环节。

(一) 心脏收缩功能降低

心脏的收缩功能是决定心输出量的关键因素，也是心力衰竭发病的中心环节。正常的心脏收缩功能有赖于收缩蛋白（肌球蛋白、肌动蛋白）、调节蛋白（原肌球蛋白、肌钙蛋白）等收缩物质的完整性，心肌能量代谢的正常运转，以及以钙离子介导的心肌兴奋-收缩耦联效应。当以上一个或多个环节障碍时，均可导致心脏收缩功能降低。

1. 心脏收缩物质的损伤

严重的心肌缺血、缺氧、炎症、中毒等因素，可导致心肌细胞死亡，心脏收缩蛋白、调节蛋白丢失。若心肌细胞死亡的数量超过健存心肌的代偿能力，可出现心力衰竭。一般而言，若心肌收缩物质的丢失量超过左心室面积的23%，可出现心力衰竭；若超过左心室面积的40%，可出现心源性休克。

心肌细胞死亡包括坏死（necrosis）和凋亡（apoptosis）。实验证明，心肌梗塞所致的心力衰竭，梗死灶既有心肌细胞坏死，又有细胞凋亡。早期以凋亡占优势，晚期以坏死占优势。例如，结扎大鼠冠状动脉2h，心肌细胞死亡数达370万个，其中细胞凋亡占280万个，而细胞坏死仅为90万个；缺血4.5h后，细胞坏死数逐渐增多，至24h达高峰，且细胞坏死数超过细胞凋亡数。实验还证明，过度肥厚的心肌，心肌细胞数的减少主要是心肌细胞凋亡的结果。

心肌细胞坏死是一种心肌病理性死亡，病因导致的生物膜损伤及胞内钙超载是发生坏死的主要坏节。心肌细胞凋亡是一种心肌生理性死亡。氧化应激、TNFα等细胞因子作用，钙超载及线粒体功能异常是导致心肌细胞凋亡的关键因素。

2. 能量代谢障碍

心肌的能量代谢包括能量的产生、贮存和利用三个阶段。心肌能量代谢的主要特点是：①能源物质多样化。心肌细胞可利用血中多种能源物质，如脂肪酸、葡萄糖、乳酸、丙酮酸、氨基酸等，故不易出现能源物质缺乏。②需氧量大。心肌主要通过有氧氧化产生能量，当供氧不足时，如缺血、缺氧或耗氧过多，甲状腺机能亢进等，均可影响能量的产生。③ATP消耗量大。心肌70%的能量用于心脏收缩和舒张活动，15%的能量用于肌浆网和线粒体对Ca^{2+}的运转，此外，收缩蛋白、调节蛋白及线粒体酶的合成和更新也是耗能的过程，一旦心肌能量代谢障碍，势必影响心脏的结构和功能。心肌能量代谢障碍和心力衰竭的关系主要表现在能量产生和能量利用障碍方面。

(1) 能量产生障碍主要见于：①心肌缺血、缺氧。缺血性心脏病、严重贫血、休克、心肌过度肥厚等心肌缺血、缺氧，不仅使ATP产生明显减少（如实验证明，心肌缺血15min，ATP含量降到对照水平的35%），而且因酸中毒进一步抑制心肌的收缩性。②维生素B_1缺乏。维生素B_1与焦磷酸和硫辛酸合成焦磷酸硫胺素。它是丙酮酸脱羧酶的辅酶。当维生素B_1缺乏时，该酶形成不足，致使丙酮酸脱羧障碍，ATP生成减少。

(2) 能量利用障碍：肌球蛋白头部 ATP 酶活性高低，直接关系到心肌贮存的化学能转变为心肌收缩的机械能的速率，故该酶的活性是反映心肌能量利用的重要标志。实验证明，在心肌过度肥厚时，肌球蛋白头部 ATP 酶活性降低。

肌球蛋白头部 ATP 酶活性降低与其同工酶活性变化有关，该酶有三种同工酶，即 V_1、V_2、V_3。V_1 由两条 α 肽链组成，活性最高；V_2 由 α 及 β 链组成，活性次之；V_3 由两条 β 肽链组成，活性最低。在心肌肥厚的过程中，心功能由代偿转化为失代偿，同工酶 V_1 逐渐减少，而 V_3 则逐渐增多，导致心脏能量利用障碍。

3. 心肌兴奋-收缩耦联障碍

Ca^{2+} 在心肌兴奋-收缩耦联中起中介作用。在心肌收缩期，胞浆内 Ca^{2+} 浓度增加速度决定心肌张力发展速度；在心肌舒张期，胞浆内 Ca^{2+} 浓度减少的速度决定心肌舒张速度。此外，Ca^{2+} 能活化心肌细胞内 ATP 酶，以促进心肌能量利用，因此，Ca^{2+} 的运转异常在心力衰竭发生中具有重要意义。

(1) 外钙内流减少：外 Ca^{2+} 内流不但可以直接提高胞浆内 Ca^{2+} 的浓度，还能激发肌浆网、线粒体释放 Ca^{2+}，导致心肌收缩。外钙内流减少见于：①受体操纵性 Ca^{2+} 通道难开放，该通道的启闭主要与细胞膜上的 β 受体及去甲肾上腺素的调控有关。当交感-肾上腺髓质系统兴奋时，释放的去甲肾上素和 β 受体结合，激活腺苷酸环化酶，使 ATP 转化为 cAMP，cAMP 作为第二信使再激活细胞膜受体操纵性备用 Ca^{2+} 通道，导致外钙内流。心力衰竭时，心肌内源性去甲肾上腺素减少，β 受体下调或与去甲肾上腺素不耦联，以致受体操纵性 Ca^{2+} 通道难以开放，Ca^{2+} 内流减少。②电压依赖性 Ca^{2+} 通道难开放，该通道启闭依赖膜电位变化。除极化时，膜电位由负变正，Ca^{2+} 通道开放，胞外 Ca^{2+} 顺浓度梯度流入胞内；复极化时，膜电位由正变负，Ca^{2+} 通道关闭，外钙内流停止。心力衰竭多伴发酸中毒，它可使跨膜电位降低，除极化速率变慢，以致电压依赖性钙通道难以开放，外钙内流减少。③高 K^+ 血症、高 Na^+ 血症。心力衰竭多伴高 K^+ 性酸中毒及体内 Na^+、水潴留，K^+、Na^+ 和 Ca^{2+} 有竞争性内流作用，当胞外 K^+、Na^+ 增高时，外钙内流减少。

(2) 肌浆网功能障碍：肌浆网具有摄取、储存和释放 Ca^{2+} 以调控胞内 Ca^{2+} 浓度的功能。当这些功能障碍时，则胞内 Ca^{2+} 浓度异常，导致心肌兴奋-收缩耦联障碍：①肌浆网摄取 Ca^{2+} 的能力减弱。肌浆网摄取 Ca^{2+} 是通过 Ca^{2+} 泵的运转从肌浆网逆浓度梯度摄取，而 Ca^{2+} 泵的活性受 ATP 酶及受磷蛋白（phospholamban，PLN）磷酸化的影响，心力衰竭时，能量产生不足，Ca^{2+} 泵活性降低；同时，由于心肌内去甲肾上腺素减少及 β 受体下调，导致 PLN 磷酸化减弱，非磷酸化的 PLN 对肌浆网钙泵起抑制作用，导致 Ca^{2+} 泵活性降低。肌浆网摄取 Ca^{2+} 的速度降低，不仅使心肌难以舒张，而且因肌浆网摄取、储存 Ca^{2+} 能力降低，其释放 Ca^{2+} 的量也降低，以致收缩功能也降低。②肌浆网储存 Ca^{2+} 量减少。实验证明，心力衰竭时，尽管与肌浆网储存 Ca^{2+} 有关的集钙蛋白（calsequestrin）和钙网蛋白（calreticulin）含量无明显异常，但因肌浆网摄取 Ca^{2+} 的能力降低以及胞膜 Na^+/Ca^{2+} 交换增强，内钙外流代偿性增加，以致储存 Ca^{2+} 量减少，心肌收缩性降低。③肌浆网释放 Ca^{2+} 的能力降低。心力衰竭时，由于肌浆网摄取、储存 Ca^{2+} 降低以及伴发酸中毒时，Ca^{2+} 与肌钙蛋白结合较紧密，以致心肌收缩时，肌浆网释放 Ca^{2+} 的能力降低。最近研究证明，心力衰竭时，肌浆网 Ca^{2+} 释放通道难以开放，释放 Ca^{2+} 量减少。RyR 受体（ryanodin receptor，RyR）是肌浆网上重要的 Ca^{2+} 释放通道，心衰时，RyR 蛋白及

RyRmRNA 均减少，使肌浆网释放 Ca^{2+} 的能力降低。

(3) 肌钙蛋白与 Ca^{2+} 结合障碍：完成心肌兴奋-收缩耦联过程，不仅需要胞浆 Ca^{2+} 浓度能迅速达到收缩阈值水平，而且还需与肌钙蛋白-TnC（钙结合亚单位）迅速结合。实验证明，心衰时伴发的代谢性酸中毒是引起肌钙蛋白与 Ca^{2+} 结合障碍的重要原因。酸中毒时，因 H^+ 与 Ca^{2+} 竞争肌钙蛋白（TnC）的结合位置，且 H^+ 与肌钙蛋白的亲和力远比 Ca^{2+} 的大，故 H^+ 增多取代了 Ca^{2+} 与肌钙蛋白 TnC 的结合，使肌动蛋白作用点不能暴露，肌球-肌动蛋白复合体难以形成，出现兴奋-收缩耦联障碍。此外，酸中毒时，由于伴发高 K^+ 血症，抑制外钙内流，以及 H^+ 的浓度升高使肌浆网对 Ca^{2+} 的亲和力增大，也是导致心肌收缩性下降的重要原因。

4. 心肌内源性去甲肾上腺素减少及肌膜 β 受体异常

心衰时，尽管因交感-肾上腺髓质兴奋，循环血中儿茶酚胺增加，但因肥厚心肌交感神经末梢密度减少以及酪氨酸羟化酶活性降低，以致心肌内源性去甲肾上腺素减少。

心衰时，心肌膜 $β_1$ 受体下调与 $β_2$ 受体不耦联。人类心肌肌膜的 β 受体有 $β_1$ 和 $β_2$ 两种，其中以 $β_1$ 受体为主，$β_2$ 受体数量仅为 $β_1$ 受体的 1/4。去甲肾上腺素作用于 $β_1$ 受体，肾上腺素作用于 $β_2$ 受体而发挥生理效应。心力衰竭时，一方面由于内源性去甲肾上腺素减少，另一方面由于肌膜 $β_1$ 受体下调和 $β_2$ 受体不耦联，导致心肌收缩性减弱。

肌膜 $β_1$ 受体下调（down regulation of $β_1$-receptors）是指肌膜表面 $β_1$ 受体密度或数量减少而配体亲和力不变的一种现象。心力衰竭时，可选择性出现 $β_1$ 受体下调，即肌膜 $β_1$ 受体密度明显降低，而 $β_2$ 受体密度不变，以致两者之比从正常的 80:20 降至 60:40。$β_1$ 受体下调，主要是 $β_1$ 受体长期暴露于循环血高浓度的儿茶酚胺环境中，被蛋白酶水解所致，也可能是配体-受体复合物入胞内移的结果。

$β_2$ 受体不耦联（uncoupling of $β_2$-receptors）是指 $β_2$ 受体数量或密度不减少，但其功能活动性降低的一种现象。正常时，激素和特异性受体结合后，还必须与位于细胞膜内的 G 蛋白（G-protein）形成复合物，才能影响腺苷酸环化酶（AC）的活性，故 G 蛋白是激素、受体与 AC 耦联的中介，并能调控 cAMP 的形成。肌膜 $β_2$ 受体不耦联实质上是由于 G 蛋白含量和功能障碍，使激素、受体和 AC 脱耦联，导致激素不能产生效应。G 蛋白有多种类型，其中的激动型（Gs）能与激动型受体（Rs）结合，可激活 AC，导致 cAMP 增加，增强心肌收缩性；抑制型（Gi）能与 $α_2$ 受体（Rr）结合，可抑制 AC，使 cAMP 减少，降低心肌收缩性。导致 $β_2$ 受体不耦联的原因可能是 Gs 含量减少或功能障碍，或者是 Gi 功能增强，或者是 Gs、Gi 同时发生变化，以致 Gs/Gi 比值降低所致。

临床上，导致心脏收缩功能降低往往是多种因素综合作用的结果，例如，过度心肌肥厚，可因微循环障碍、线粒体相对缺乏以及 ATP 酶活性降低，出现心肌能量代谢障碍；又可因交感神经末梢在心肌密度降低，心肌内源性去甲肾上腺素减少，$β_1$ 受体下调，使受体操纵性外钙内流减少，心肌兴奋-收缩耦联障碍而致收缩性降低。此外，由于壁张力增加，耗氧量增加，促进了心肌供氧、用氧的失衡，加重心脏能量代谢障碍。

（二）心脏舒张功能障碍

据统计，30% 心力衰竭患者是由于心脏舒张功能障碍所致，其可能机制为：

1. 钙离子复位延缓

当各种原因导致心肌能量代谢障碍时,肌浆网 Ca^{2+} 泵及肌膜 ATP 酶活性降低,以致胞内 Ca^{2+} 移入肌浆网或胞外延缓,使胞浆内 Ca^{2+} 浓度难以降至舒张阈值,即从 10^{-5} mol/L 降至 10^{-7} mol/L,以致 Ca^{2+} 难以从肌钙蛋白脱离,心脏难以舒张。

2. 肌球-肌动蛋白复合体(横桥)离解障碍

肌球-肌动蛋白复合体离解所出现的舒张效应,不仅需要 Ca^{2+} 从肌钙蛋白结合处及时脱离,还需要在 ATP 的参与下,复合体才能离解为肌球蛋白-ATP 和肌动蛋白,因此,各种原因所致心肌能量代谢障碍均可造成肌球-肌动蛋白复合体离解障碍,使心脏难以舒张。

3. 心室舒张势能减弱

心室舒张势能取决于心室收缩末期负荷及冠状动脉负荷的大小。心室舒张势能减弱见于:①心室收缩末期负荷降低。心室收缩末期,因心室几何构型改变,产生促使心脏复位的舒张势能。心室收缩愈好,构型改变愈明显,所产生的舒张势能也愈大。心衰时,收缩功能降低,则因舒张势能减弱而继发舒张功能降低。②冠状动脉充盈负荷不足。当主动脉瓣关闭后,心室内压骤降,使主动脉压和室壁压之间的压力梯度急剧加大,导致冠状动脉迅速充盈,它是促使心脏舒张的重要外在因素。当心肌过度肥厚时,因室壁张力增大,导致冠状动脉充盈不足,舒张势能减弱。

4. 心室顺应性降低

心室顺应性(ventricular compliance)是指心室单位压力变化时所引起的单位容积的变化(dV/dP),其倒数即 dP/dV,称为心室僵硬度(ventricular stiffness)。心室压力-容积(P-V)曲线可反映心室顺应性,顺应性降低,曲线左移,反之则右移(见图 12-14)。

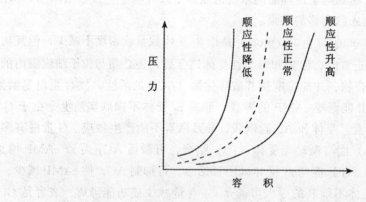

图 12-14 压力-容积(P-V)曲线示意图

当心肌肥厚、心肌炎性细胞浸润、水肿、胶原含量增多或纤维化时,均可使心室顺应性降低,僵硬度增加,心室压力-容积(P-V)曲线左移,心室难以扩张。

总之,心脏舒张功能障碍可单独出现,如心室顺应性降低所致的舒张功能降低;但多数情况下是与心脏收缩功能障碍同时发生,如心脏能量代谢障碍,既影响心脏收缩功能,又影响舒张功能;或继发于心脏收缩功能降低之后,如收缩功能降低所致心室舒张势能减弱。

(三) 心脏舒缩活动的不协调性

心脏舒缩活动的不协调性主要表现为收缩顺序的异常，如心房纤颤和心室扑动；室壁局部收缩活动降低，如心肌梗塞；整个心室不同步收缩，如心室扑动和心室颤动；局部反常搏动，如动脉瘤等（见图12-15）。

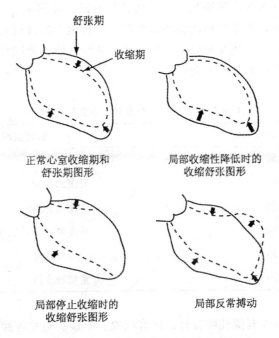

图 12-15 心室收缩的不协调性示意图

心室收缩不协调，既影响心脏的收缩功能，也影响舒张功能，严重时，出现心力衰竭。例如，若因束支传导阻滞使左右心室不能同步收缩，则收缩功能及舒张功能均降低，心输出量可明显减少，严重时，导致心力衰竭。

五、心力衰竭对机体的影响

心力衰竭对机体的影响是多方面的，从心脏和血流动力学观点，大体可归纳为三个症候群，即肺循环充血症候群、体循环淤血症候群及心输出量不足症候群。

（一）肺循环充血症候群

左心衰竭时，出现肺循环充血症候群，主要表现为肺充血、水肿及各种形式的呼吸困难。

1. 肺充血、水肿

左心衰竭时，左室舒张末期压力升高，继而引起左房压升高，以致肺静脉回流障碍，肺毛细血管内压升高及毛细血管壁通透性增大，导致肺充血、水肿。

肺充血、水肿的程度具有肺毛细血管内压的依赖性及区域性分布的特点。

表12-9为急性心肌梗塞时肺毛细血管楔压与肺充血、水肿的关系。楔压愈高，肺充

血、水肿愈严重；慢性左心衰时，肺毛细血管壁因慢性缺氧而增厚，导致肺充血、水肿的肺毛细血管楔压比表 12-9 所示略高，一般需超过血浆胶体渗透压，即大于 3.3kPa (25mmHg)。

肺充血至一定程度，可出现间质性肺水肿，进而发展为肺泡水肿。当左房内压轻度增高时，肺毛细血管内压增加，但肺淋巴回流量代偿性增加，仅出现肺充血；当房内压进一步增加时，不仅肺毛细血管内压明显增加，而且肺淋巴回流量减少，出现间质性肺水肿；当左房内压明显增高时，由于严重的肺间质水肿，使肺泡上皮细胞间裂隙开放，形成肺泡水肿。由于肺毛细血管内压还受重力的影响，压力从肺尖部至肺底部递增，故肺充血、水肿可呈区域性分布，且以肺底部最为明显。

表 12-9　　　　　　　　　　肺毛细血管楔压与肺充血、水肿的关系

肺毛细血管楔压（kPa）	肺充血或水肿
0.65～1.56	无
2.34～2.60	轻度肺充血
2.73～3.25	中度肺充血
3.38～3.90	重度肺充血或轻度肺水肿
4.03～4.55	中度肺水肿
4.68～5.20	重度肺水肿

肺充血、水肿除肺部有湿性啰音外，还有咳嗽、咳痰、咯血等症状，咳嗽、咳痰是肺泡和支气管黏膜充血所致。长期肺循环压力增高，导致肺循环和支气管血液循环之间形成侧支，支气管黏膜下血管扩张、破裂引起大咯血。

2. 呼吸困难

在肺充血、水肿的基础上，可出现呼吸困难。这种呼吸困难继发于左心衰之后，称为心源性呼吸困难。其发生机制为：①肺顺应性降低。因肺充血、水肿，肺泡顺应性降低，肺泡难以扩张，欲维持正常肺通气量，呼吸肌做功及耗能增加。②肺泡-毛细血管旁感受器（j 感受器）受刺激。当肺毛细血管内压增高及肺间质水肿时，刺激 j 感受器，反射性引起呼吸困难。③气道阻力增大。肺充血、水肿时，使支气管黏膜水肿，气道阻力增大，呼吸费力。④血气异常。肺充血、水肿及支气管黏膜水肿，导致肺换气、肺通气障碍，出现动脉血氧分压降低，或伴动脉血 CO_2 分压增高，分别刺激外周和中枢化学感受器，导致呼吸加深加快。

心源性呼吸困难有以下几种表现形式：

（1）劳力性呼吸困难：为左心衰竭最早出现的症状，呼吸困难随劳力强度增加而加重。剧烈活动导致回心血量增加，左心房压增高，促进肺充血、水肿；还可使心率加快，左心室充盈不足，左心房压力增高，促进肺充血、水肿。此外，剧烈活动促进血气异常，加剧呼吸困难。

（2）端坐呼吸：肺充血、水肿达一定程度时，患者不能平卧，通常采取端坐或半卧位姿态以减轻呼吸困难，因平卧时，回心血量增加，下肢水肿液回流入血增多，血容量增

加、左心房压力增加，促进肺充血、水肿。此外，平卧时，横膈上抬，肺活量降低，加重呼吸困难。

(3) 夜间阵发性呼吸困难：发生于夜间熟睡时的心源性呼吸困难，又称夜间阵发性呼吸困难，若伴支气管痉挛，有哮喘音，则称心源性哮喘。其机制除与平卧时回心血量增加、横膈上抬有关外，主要是熟睡时迷走神经兴奋性相对增高，使支气管收缩，气道阻力加大，中枢神经系统处于抑制状态，神经反射的敏感性降低。只有当肺充血较严重，$PaCO_2$升高至一定水平时，才足以刺激呼吸中枢，使患者感到突然呼吸困难因憋气而惊醒。

左心衰时，除上述肺充血、水肿和呼吸困难外，尚有左心输出量减少而出现的乏力、疲倦、头昏、心慌、尿少等表现。

(二) 体循环充血症候群

体循环淤血症候群主要由右心衰引起，表现为静脉充盈度增加、静脉压增高、心性水肿、多器官淤血及功能障碍。

1. 心性水肿

慢性心力衰竭引起的水肿称为心性水肿 (cardiac edema)。心性水肿一般先出现于身体下垂部位。立位时，以足部、踝内侧及胫前区明显；卧位时，以骶部明显。轻者，仅显皮下水肿；严重时，可出现胸水、心包积水和腹水。心性水肿的发生主要与钠潴留、水潴留以及体循环淤血所致静脉压增高有关。此外，肝和胃肠道功能障碍，血浆白蛋白减少能促进其发生。

2. 静脉充盈度增加及静脉压增高

全心衰竭时的钠、水潴留，右心衰竭时的心室舒张末期容积和压力增大，以及心力衰竭时交感神经兴奋性增加所致的小静脉收缩，可使静脉充盈度增加、静脉压增高，这种现象在表浅静脉如颈静脉、手背静脉等部位容易观察和测量，并可作为判断心力衰竭严重程度的简单指标。如右心衰竭时，可出现颈静脉怒张及搏动点升高，当压迫患者腹部或肝脏使静脉回流量增加时，可见颈外静脉明显充盈；轻度右心衰竭时，肘静脉压可由正常 0.40kPa 增高至 0.93kPa；重度心力衰竭时，可增至 2.4kPa 以上。

3. 多器官淤血和功能障碍

心力衰竭时，体循环淤血可致多器官的功能障碍，特别是肝、肾及胃肠道功能障碍。肝淤血，可致上腹部不适，并伴压痛感，严重时，可致肝脂肪变性，甚至引起黄疸和淤血性肝硬变；肾淤血可导致少尿，肾排钠能力降低，严重时，可出现一定程度的氮质血症。胃肠道淤血可引起食欲不振、消化和吸收不良以及胃肠道刺激症状如恶心、呕吐、腹泻等。

(三) 心输出量不足症候群

心力衰竭时，随着心输出量降低，可出现因外周组织缺血、缺氧所导致的心输出量降低综合征，表现为不同程度的疲乏、无力、失眠、嗜睡、皮肤苍白或紫绀、尿量减少等，严重时可导致心源性休克。

心力衰竭的基本特征是心输出量不能满足组织的代谢需要，上述症状、体征主要反映外周组织灌流不足,后者和心脏指数有密切的关系。

心力衰竭时机体机能和代谢紊乱,主要表现为上述三组症候群。这三组症候群,视心力衰竭的类型不同,可以单独存在或交叉组合。一般而言,全心衰竭时,三组症候群可同时出现。急性心力衰竭时,多表现为心输出量不足症候群;慢性右心衰竭时,多表现为体循环淤血症候群;慢性右心衰竭急性发作时,可出现心输出量不足及体循环淤血症候群;慢性左心衰竭时,多表现为肺循环充血症候群;慢性左心衰急性发作时,可出现心输出量不足及肺循环充血症候群。心力衰竭时三组症候群和血流动力变化关系十分密切,如表12-10 所示。

表 12-10　　心力衰竭时三组症候群和血流动力关系

症候群分类	主要血流动力变化	主要临床表现
肺循环充血症候群	PAWP＜2.39kPa（18mmHg） LAP＞1.60kPa（12mmHg）	呼吸困难(心源性、阵发性呼吸困难、心源性哮喘等)
体循环淤血症候群	RAP＞0.80kPa（60mmHg）	心性水肿,静脉充盈度及压力增高,多器官淤血及功能障碍等
心输出量不足症候群	CI＜2.2L/min·m²	疲乏、无力、嗜睡、皮肤苍白或发绀、尿少等

PAWP——肺毛细血管楔压；LAP——平均左房压；RAP——平均右房压；CI——心脏指数

（四）电解质及酸碱平衡紊乱

心力衰竭时,除水、钠潴留外,其他类型电解质及酸碱平衡紊乱较为复杂,主要的形式有:

1. 低钠血症

多为稀释性低钠血症,即总体液量和总钠量均有增加,但以前者增大更为明显,这主要是因为抗利尿激素分泌增加,以及缺氧、细胞分解代谢增强,使细胞内钾外移、细胞外钠内移所致。少数患者可因长期限制钠盐摄入或长期使用利尿剂,使体内总钠量缺失,出现缺钠性低钠血症。

2. 低钾血症

心力衰竭时,由于肾素-血管紧张素-醛固酮系统激活,或长期使用失钾性利尿剂,或因摄入钾过少、呕吐、腹泻,可致低钾血症。

3. 代谢性酸中毒

心力衰竭时,因体循环淤血引起循环性缺氧,或肺循环充血引起低张性缺氧而导致代谢性酸中毒；若伴有肾功能不全,可加剧代谢性酸中毒；若使用乙酰唑胺利尿剂,由于抑制了碳酸酐酶的活性,H^+ 形成减少,分泌降低,尿中 $NaHCO_3$ 排出增多,可形成低钠、高氯性酸中毒。

4. 代谢性碱中毒

当出现低钾血症或补充碱性药物过量时,可继发代谢性碱中毒。

六、防治心力衰竭的病理生理基础

(一) 防治原发疾病、消除诱因的作用

采取积极措施防治心力衰竭的病因,如补充维生素 B_1、降低血压、控制感染等,可以预防心力衰竭发生。

(二) 调整前负荷

心力衰竭时,若前负荷过高,能增加心脏负荷,促进肺充血、肺水肿的发展;若前负荷过低,能促进心输出量进一步减少及冠脉供血不足,故应通过扩容疗法或应用利尿剂、血管扩张剂,以增加或减少前负荷,力求使前负荷调整到一个适宜的水平。

除根据是否出现体循环淤血症候群或心输出量不足症候群调整前负荷外,最好能在心功能监护条件下严密地进行观察,细致地调整。如对急性心肌梗塞伴心力衰竭的患者,应力争使肺毛细血管楔压调整在 2.0~2.4kPa(15~18mmHg)范围内。过高可使用利尿剂或血管扩张剂,以降低前负荷;过低可应用低分子右旋糖酐、50%葡萄糖、林格乳酸钠液等进行扩容治疗。

(三) 调整后负荷

心力衰竭时,在多数情况下后负荷过重,从而增加射血阻力,增加心脏负荷,降低心输出量;在少数情况下后负荷可过低,如急性心肌梗塞伴心泵功能衰竭,近50%患者为低阻型,平均动脉压可低于 9.3~12kPa(70~90mmHg),此时冠脉流量锐减。故对心力衰竭的患者,应在心功能监护条件下,通过血管扩张剂或血管收缩剂的应用,小心地调整后负荷到一个适宜的水平。

常用的血管扩张剂,有以扩张静脉为主的,如硝酸盐,可降低前负荷;有以扩张动脉为主的,如肼肽嗪、酚妥拉明、肌丙抗增压素等,可降低后负荷;有对两者均有显著作用的,如硝普钠、硝苯吡啶,可降低前、后负荷。在降低后负荷的血管扩张剂中,有的(如肼肽嗪)是直接松弛血管平滑肌的,有的(如酚妥拉明)是阻断α受体的,有的(如肌丙抗增压素)是抑制肾素-血管紧张素-醛固酮系统的,所以应根据不同的心力衰竭类型引起后负荷增高的具体机制合理选用。对心力衰竭低阻型患者,不宜使用血管扩张剂,必要时尚可应用血管收缩剂以适当提高后负荷。

(四) 改善心脏的舒缩功能

加强心肌的收缩性是提高心泵功能的重要措施,临床上多选用具有正性肌力效应的强心甙类药物。

对于因心脏舒张功能障碍而导致的心力衰竭患者,主要通过钙拮抗剂如异搏定、硝苯吡啶等提高心脏的顺应性。钙拮剂的主要效应是:①抑制 Ca^{2+} 内流,防止心脏舒张不全;②减慢心率,延长心室充盈时间;③降低室壁张力,扩张冠状血管;④减少心肌耗能和耗氧,促进能、氧供求平衡。

(五) 控制水肿、纠正酸碱及电解质平衡紊乱

见本书第十一章。

第五节 高血压

高血压（hypertension）是指以体循环动脉收缩压和/或舒张压持续增高为特征的临床综合征。

人群中各年龄组的血压呈正态分布，但随着年龄的增长，曲线右移，高值部分增多，低值部分减少。正常血压和高血压区分并无明显界线，通常是根据流行病学和临床资料界定的。目前我国采用国际上统一标准（WHO，1979），即以收缩压≥18.7kPa（140mmHg）和（或）舒张压≥12.0kPa（90mmHg）作为诊断高血压的标准。这一标准适合男女任何年龄组的成人，但儿童目前标准尚未统一，通常认为应低于成人标准。

一、高血压的原因和分类

(一) 按原因分类

1. 原发性高血压（primary hypertension）

指原因不明性高血压，又称高血压病，占高血压的90%～95%。

2. 继发性高血压（secondary hypertension）

指继发于各种疾病后的高血压，又称症状性高血压，占高血压的5%～10%，常见病因有：

(1) 肾性高血压，见于，①肾脏疾患：急慢性肾小球肾炎、慢性肾盂肾炎、某些先天性肾脏病变、肾结石、肾肿瘤、肾结核、继发性肾病变（如糖尿病性或各种胶原性肾病变）等；②肾血管疾患：肾动脉狭窄、硬化或阻塞等；③肾脏受压：肾周围炎、肾周围血肿等。

(2) 内分泌性高血压，见于儿茶酚胺增多症、原发性醛固酮增多症、甲状腺功能亢进症、Cushing's综合征、绝经期综合征、多发性内分泌腺增生症等。

(3) 心血管性高血压，见于主动脉粥样硬化、主动脉缩窄、多发性动脉炎、动脉导管未闭等。

(4) 神经性高血压，见于颅脑病变（外伤、肿瘤、脑干感染、大脑炎等）、血管运动中枢障碍（延脑脊髓灰质炎、急性缺氧等）。

(5) 妊娠中毒性高血压，见于先兆子痫、子痫等。

(二) 按血压水平分类

依血压水平可分为1级（轻度）、2级（中度）、3级（重度）高血压（见表12-11）。

表 12-11　　　　　　　　1999 年 WHO-ISH 对血压水平的定义和分类

	收缩压（mmHg）	舒张压（mmHg）
理想血压	＜120	＜80
正常血压	＜130	＜85
正常高值	130～139	85～89
1级高血压（轻度）	145～159	90～99
亚组：临界高血压	140～149	90～94
2级高血压（中度）	160～179	100～109
3级高血压（重度）	≥180	≥110
单纯收缩期高血压	≥140	＜90
亚组：临界收缩期高血压	140～149	＜90

注：当受检者的收缩压和舒张压处于不同类别时，以较高的类别作为标准。

(三) 按靶器官损伤程度分类

高血压常伴靶器官的损伤，但两者不完全是平行关系。有高血压而无靶器官损伤者为一期高血压；有靶器官功能障碍者为二期高血压；有靶器官功能衰竭者为三期高血压。

(四) 按高血压发展快慢及严重程度分类

可分为渐进型或非恶性（nonmalignant）高血压以及急进型或恶性（malignant）高血压。

二、高血压病的发病机制

高血压病的病因不清，发病机制亦未阐明。目前一般认为，多数高血压的发生是在遗传背景下，通过交感神经兴奋性增强所启动，并被某些环境因素促进发展。

(一) 遗传因素的作用

高血压的遗传研究由来已久，但观点各异。Hamilton 等认为，血压与身高、体重一样有家族遗传性，是多基因遗传，但与后天环境因素关系密切。Platt 等认为，高血压按孟德尔显性基因传递规律遗传，即单基因遗传。目前比较一致的观点是，高血压是一种遗传易感性疾病。

1. 流行病学研究表明，高血压病与遗传因素有关

双亲血压正常者，其子女患高血压的概率远低于双亲为高血压者；单卵双生同胞血压的一致性比双卵双生同胞血压的一致性更明显。据估计，人群中 20%～40% 的血压变异是由遗传因素决定的。

2. 高血压病的候选基因

所谓候选基因是指一些已知或被怀疑参与高血压发病过程的基因，它有可能成为高血压的遗传标记。

目前已发现的高血压病的候选基因至少有 16 种，即血管紧张素原基因、肾素基因、血管紧张素转换酶基因、醛固酮合成酶基因、SA 基因、一氧化氮合酶基因、胃促胰酶基因、11β-羟基类固醇脱氢酶基因、心钠素基因、内皮素基因、Na^+/H^+ 交换基因异构体、热休克蛋白基因、血管紧张素 II 受体基因、肾上腺素能受体基因、心钠素受体基因、内皮

素受体基因等,但较为肯定的候选基因是血管紧张素原基因,其他基因大多有争议。

血管紧张素原的 cDNA 克隆长 1 030bp,基因组 DNA 全长 12kbp,包含 5 个外显子,4 个内含子,定位于人染色体 q42~q43,是单拷贝基因。研究发现血浆血管紧张素原与高血压病呈正相关,血管紧张素原基因与高血压病有明显的连锁关系,尤其是在舒张压 100mmHg 以上的患者中更有意义,并证实 235 位苏氨酸残基被蛋氨酸取代(M235T)以及 174 位蛋氨酸残基被苏氨酸取代(T174M)的基因突变与高血压病有关。实验还证明,在鼠的血管紧张素原基因的转基因鼠中,发现后代的血管紧张素原增高并伴有血压升高,可形成高血压病变。但在人的血管紧张素原基因的转基因鼠中,后代虽有血管紧张素原增高,但血压无变化,表明该基因具有种族特异性。目前已试用抗血管紧张素原基因治疗高血压病。

尽管目前对高血压病的关键基因和决定基因尚未确定,但众多研究表明,高血压病具有遗传易感性,因此,对高血压病的一级亲属应列为重点高危人群,应定期测量血压,尽早采取有效预防措施。

(二)神经因素的作用

人在长期精神紧张、压力、焦虑、环境噪音、视觉刺激下可导致神经、精神源性高血压,这可能与大脑皮质功能失调,以致交感神经兴奋性增高,儿茶酚胺释放增加有关。

交感神经兴奋性增强除导致神经精神性高血压外,在其他高血压病中,特别是在启动血压增高的机制中居重要地位的观点已被确认。

1. 交感神经兴奋性增强的证据

研究表明,遗传性高血压鼠及多数高血压病患者,血浆儿茶酚胺增高,尿中儿茶酚胺的代谢产物——3-甲氧基-4-羟基苯乙酸增高,血浆中多巴胺 β-羟化酶活性增高。该酶是多巴胺转化为去甲肾上腺素的转化酶,储存于交感神经末梢小泡内,交感神经兴奋时,释放增加,它是反映交感神经兴奋性高低的一种标志酶。实验研究发现,原发性高血压大鼠内脏神经的放电频率比正常鼠高 3 倍,免疫组化法显示交感神经末梢所含去甲肾上腺素的量增加,其轴突内的去甲肾上腺素储存囊泡增加。

2. 交感神经兴奋性增强的机制

交感神经兴奋性增强的机制可能是一种或多种途径导致交感神经兴奋性增强。

(1)大脑皮层功能紊乱:大脑边缘系统-丘脑-植物性神经-效应器之间有解剖和功能上的联系,大脑皮质对心血管系统的调控存在两种作用相反的系统,即丘脑下部兴奋肾上腺素能系统及抑制肾上腺素能系统。正常条件下,在皮层调控中这两个系统功能相对恒定;在应激状态下,大脑皮层功能紊乱,导致这两个系统功能失衡,使兴奋系统功能占优势,交感神经兴奋性增强。

(2)压力感受器刺激阈重调:正常情况下,当血压上升时,位于颈动脉窦、主动脉弓、心房、心室内压力感受器受刺激,通过减压反射使交感神经抑制,迷走神经兴奋,血压下降。但对慢性实验性高血压的犬,发现颈动脉窦部位的反应阈升高,于是频率-压力曲线右移,即闭环工作点 P 点右移,P 点右移即感受刺激的阈值升高,以致在高水平下血压才能取得新平衡,在达到这种新平衡前,交感神经兴奋性处于持续增高状态。压力感受器的重调可能与血压升高所致永久性窦性扩张、窦部血管壁电介质异常、水肿、牵张性降低以及平滑肌的反应性降低有关。

（3）肾调定点右移：正常时，在体盐负荷肾功能曲线平衡点为 A 点；高血压时，右移至 B 点，表示血压升高，尿量及排 Na^+ 量成比例地增高以致钠、水潴留。高血压时，平衡点右移的原因在于儿茶酚胺、AngⅡ 所致的肾血管收缩以及肾血管重构所致的肾血管口径变小，导致血压升高不能引起肾灌流量相应升高。

（4）突触前受体调节紊乱：表现为突触前受体负反馈或突触前抑制（presynaptic inhibition）减弱、正反馈或突触前易化（presynaptic facilitation）加强。交感神经兴奋时，循环血中肾上腺素（EPI）增加，作用于突触前膜，进行反馈性血压调节。若作用于膜上 $α_2$ 受体，通过负反馈调节，使交感神经兴奋性降低；作用于膜上的 $β_2$ 受体，通过正反馈调节，使交感神经兴奋性增高。高血压病患者，交感神经末梢摄取 EPI 的能力降低，使轴突间隙 EPI 增加，EPI 既可作用突触后膜 $α_1$ 受体，强化和延长 EPI 效应，又因突触前膜 $α_2$ 受体在 EPI 持续作用下形成习惯化（habituation），以致突触前受体负反馈减弱；它还可以作用于突触前膜 $β_2$ 受体，以致突触前受体正反馈增强，交感神经兴奋性增加。实验表明，应激时，血浆肾上腺素含量比静息时增加数十倍。

3. 交感神经兴奋性增强的意义

交感神经兴奋，儿茶酚胺分泌增加，不仅使心肌收缩力加强、心跳加快、心输出量增加，阻力性血管收缩、外周阻力增加，容量性血管收缩、回心血量增加，而且可刺激平滑肌增生，促进血管壁增厚，导致血压增高。

在原发性高血压中，交感神经兴奋性增强，似乎对血压升高的启动效应大于维持效应。实验表明，反映中枢交感活性的 3-甲氧基-4 羟基苯乙二醇-硫酸酯盐（MHPG-SO_4）及周围交感活性的 TMN（3-甲氧去甲肾上腺素 NMN 和 3-甲氧肾上腺素 MN 的总和）与舒张压呈显著正相关，但在舒张压经常大于 13.3kPa（10mmHg）以上者则不相关，表明交感神经紧张性增加在高血压病中主要起着启动作用。但是，最近研究认为，高血压时，肾血管血管重构、肾调定点右移以及压力感受器的重调在高血压的发展中也起重要作用。

交感神经在高血压病发病中起重要作用的观点为高血压的防治提供了实用前景。例如，应用六甲溴铵（hexamethonium bronllde）、阿方那特（trimetaphan）、美加明（mecamylamine）等神经节阻滞性降压药，能阻断神经冲动的传递，降低交感神经效应。应用利血平（reserpine）、降压灵（verticil）、胍乙啶（guanethidine）等肾上腺素能阻滞药，能阻滞交感神经末梢释放 NE。应用派唑嗪（prazosin）、三甲派唑嗪（trimazosin）等 $α_1$ 受体阻滞剂，能阻滞突轴后膜 $α_1$ 受体，防止 NE 效应。应用可乐宁（clonidine）、α-甲基多巴（methyldopa）等 $α_2$ 受体激活剂，能促进突触前受体负反馈，减少 NE 释放。应用普萘洛尔（propranolol）、阿替洛尔（atenolol）等 β 受体阻滞剂，能抑制突轴前受体正反馈，减少 NE 释放。应用 $α_1$、β 受体阻滞剂如拉贝洛尔（laelalol）、卡维地洛（carvedilol）等兼有二者的作用。

（三）血管活性物质的作用

1. 肾素-血管紧张素系统的作用

肾素-血管紧张素系统（renin-angiotensin-system，RAS）是体内调节心血管功能的重

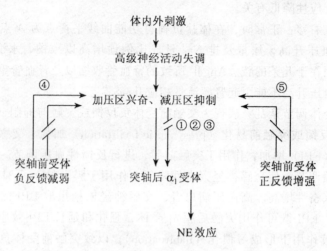

图 12-16 交感神经在高血压病中作用及治疗原则示意图

要激素,该系统分循环的 RAS 和组织的 RAS。循环的 RAS 的始动环节是肾素分泌,当血容量降低、肾血流量降低时可刺激近球细胞压力感受器致肾素分泌;当血 Na^+ 降低、血 K^+ 增高时可刺激致密斑化学感受器致肾素分泌。此外,当肾交感神经兴奋时使肾血管收缩,可刺激肾血管压力受体,或肾血管收缩致肾小球滤过率降低,流经致密斑电解质的钠离子减少,也可致肾素分泌。组织的 RAS 是肾上腺、心脏、血管壁、大脑、肝、脾、垂体、唾液等组织器官,通过自分泌、旁分泌发挥作用。循环的 RAS 和组织的 RAS 有联系,但基本是相对独立的系统。

血管紧张素Ⅱ(angiotensinⅡ,AngⅡ)是已知内源性升压物质中强效的激素,其升压效应比去甲肾上腺素强 10~40 倍。AngⅡ 具有使外周小动脉、毛细血管前括约肌收缩的作用,并能激活交感神经和中枢神经系统。AngⅡ 既可使肾动脉特别是肾小动脉收缩,使肾血流量减少,排尿、排钠减少,又可作用于肾上腺球状带,刺激醛固酮分泌,导致 Na^+、H_2O 潴留。此外,AngⅡ 还能促进加压素和促肾上腺皮质激素的升压效应。

RAS 和高血压病的关系,Laragh 依血浆肾素的高低分为三种类型。

(1) 低肾素型高血压病:又称容量依赖型高血压,约占高血压病的 30%。其特点是血浆肾素活性降低,醛固酮升高,尿钠排出减少,体内钠水潴留,血容量增加,血压增高。这是由于高血压病时肾灌注压增高以及血容量增高致肾素减少。尽管血浆肾素减少,但肾上腺皮质对 AngⅡ 反应性异常增强致醛固酮增加,同时血管局部组织 RAS 作用可能增强。血管平滑肌 RAS 具强烈缩管效应,但因是相对独立系统,故不影响血浆肾素水平。该型利用利尿剂降压效果较好,转换酶抑制仍有一定作用,因其能阻断局部 RAS 形成。

新近发现盐敏感性低肾素型高血压病,其血浆甲状旁腺高血压因子(parathyroid hypertensive factor, PHF)明显增高,它能增加钙通道开放,使平滑肌内 Ca^{2+} 增加,导致血管平滑肌对血管收缩因子的敏感性增加,血压升高。因此以钙通道阻滞剂或以高钙饮食抑制 PHF 分泌可降低血压。

(2) 正常肾素型高血压病：约占高血压病的 50%。

(3) 高肾素型高血压病：约占高血压病的 20%。

高血压病时，因肾灌注压及血容量增加，血浆肾素理应减少，而正常肾素型或高肾素型者，与低肾素型相比较，血浆肾素则相对或绝对增加。肾素相对或绝对增高的机制是：①交感神经系统活性增强。②肾单位异质性。Seaey 认为，即使正常肾单位间也可能存在缺血肾单位，缺血可致入球小动脉异常收缩而使肾素增加；或虽不足以使血浆肾素活性明显升高，而正常水平的肾素并不能促进肾单位代偿性排 Na^+，以致 Na^+ 潴留，血压升高。这种现象称为肾单位异质性（nephron heterogenicity）。③肾上腺皮质及血管平滑肌对 Ang Ⅱ 反应性异常。正常人该反应受钠摄入量调节。低 Na^+ 表现为肾上腺皮质对 Ang Ⅱ 反应性增高，醛固酮增高，增压反应增强，而血管平滑肌对 Ang Ⅱ 反应减弱；增压反应减弱，高 Na^+ 则相反，这是一种适应性血压调节反应。高血压病时，这两种反应异常，低 Na^+ 血症时，Ang Ⅱ 升高，醛固酮却减少，而血管收缩反应则增强，血压升高。据统计，近 50% 的盐敏感性高血压病患者存在这种反应性异常。

循环肾素水平对血管收缩效应有明显影响，血浆高肾素水平时，收缩血管效应明显强于低肾素水平者，因此高肾素型高血压病易发生脑卒中、心肌肥厚及肾损伤。对高肾素型高血压病宜选用血管紧张素转换酶（ACE）抑制剂或 β 受体阻滞剂。

2. 血管内皮细胞功能受损

血管内皮细胞能产生系列收缩血管和舒张血管的活性物质，收缩血管的主要有内皮素-1（ET-1）、前列腺素-H_2（PGH_2）和血小板源生长因子（PDGF）；舒张血管的主要有前列环素（PGI_2）、内皮依赖性舒血管因子即一氧化氮（NO）、内皮源性超极化因子（ED-HF）。正常条件下，两者相对恒定，维持正常血管张力。高血压病时，总的变化趋势是，由于内皮功能障碍，舒张血管活性物质绝对或相对减少，收缩血管活性物质绝对或相对增加，而且血管平滑肌对收缩血管活性物质反应性不同程度增高，从而维持或促进血压增高。现以 ET-1 和 NO 为代表说明之。

(1) ET-1：ET-1 是含 21 个氨基酸的多肽，是已知体内最强的缩血管物质，其缩血管效应比 NE 强 100 倍，比 Ang Ⅱ 强 10 倍，并且不依赖内皮细胞的存在。ET-1 作用于平滑肌细胞上的受体 A（ET_{RA}），经 G 蛋白-PKC 信号转导途径，产生两个第二信使：即三磷酸肌醇（IP_3）和甘油二酯（DC）。IP_3 促使肌浆网释放 Ca^{2+} 导致缩血管效应；DC 通过 PKC 导致平滑肌增殖。此外，它能直接作用心肌产生正性肌力作用，并能促进 Ang Ⅱ、醛固酮及肾脏前列环素合成和分泌。

高血压病时，多数报道认为，ET-1 明显增高，血管平滑肌对 ET-1 反应性增强。

(2) NO：在张力、乙酰胆碱等作用下，经 Ca^{2+}-钙调蛋白途径激活野生型 NO 合酶，将 L-精氨酸转变为 NO 和瓜氨酸；细胞因子如 TNF-α、IL-1 通过其受体使诱生型 NO 合酶（iNOS）基因表达增强，NO 合成增多。NO 扩散至平滑肌细胞，激活可溶性鸟苷酸环化酶，使 cGMP 增多，cGMP 可使肌浆网摄 Ca^{2+}，促进 Na^+-Ca^{2+} 变换，使胞浆 Ca^{2+} 降低。此外，NO 尚能增加血管平滑肌对舒血管物质的反应性，致血管舒张。

由于 NO 在调控血管舒张中起重要作用，故推测 NO 合成、释放障碍可能导致高血压。实验证明，口服 NO 抑制剂（L-NMMA）能引起大鼠血压升高，并可被注入 L-精氨酸逆转；用乙酰胆碱（Ach）测试内皮依赖性血管舒张，发现实验性高血压动物血浆NO量低于正常；Ach用于高血压病患者，其血管扩张不如正常者。至于NO量的减少是NO合酶活性降低或NO前体的缺失，尚无定论。

3. 细胞膜离子转运异常

在遗传性自发性高血压病中，发现细胞膜功能、结构障碍导致膜离子转运异常，细胞内外离子分布异常主要表现为平滑肌细胞内Na^+、Ca^{2+}含量增高，促使血压升高。最近研究表明，在其他类型的高血压病中也存在膜离子转运异常，有人把这种异常称为高血压代谢缺陷标记或膜学说。

膜离子的运转有主动运转及易化扩散两种形式，主动转运是膜内外离子逆浓度梯度通过"泵"运转进行，如Na^+泵（Na^+-K^+ ATPase）、Ca^{2+}泵（Ca^{2+}-Mg^{2+} ATPase）。易化扩散是离子顺胞内外浓度梯度经载体或膜上微孔扩散而运转，是非耗能过程，如离子通过载体的同向协同转运、异向的逆向转运，或离子通过膜微孔的单纯扩散。

离子的运转有赖膜结构和功能的完整性及正常的能量代谢。高血压病患者，细胞膜的稳定性和膜脂流动性异常，它是离子运转异常的重要因素。

(1) 钠运转异常：表现为细胞内Na^+浓度增高。其主要机制：①Na^+-K^+ ATPase 活性降低。Na^+-K^+ ATPase活性反映Na^+泵活性。高血压病患者及其子女，Na^+泵活性低，血压升高，两者呈负相关。早期Na^+泵活性增高，具有代偿意义；晚期Na^+泵活性降低，是失代偿的表现。Na^+-K^+ ATPase受抑制与肾功能受损，使体内释放能抑制钠泵活性的内源性类洋地黄因子（EDLS）增多及Na^+泵从过度代偿至耗竭有关。②Na^+-K^+协同运转降低。高血压病时，Na^+-K^+内向及外向协同运转均降低，尽管胞内Na^+增高，也难以移出胞外。Na^+-K^+-ATPase协同运转障碍与膜胆固醇增高所致膜脂流动性降低有关。③Na^+-H^+逆向运转增强，即Na^+入胞内、H^+至胞外的运转增多。红细胞Na^+-H^+逆向运转增多可间接反映肾小管细胞Na^+-H^+交换及对钠的重吸收增加。④细胞膜对Na^+的通透性增加。50%～70%遗传性高血压患者，因膜稳定性遗传性缺陷，导致膜对Na^+的通透性增强。胞内Na^+浓度增高可导致细胞水肿，血管平滑肌肿胀，动脉管腔狭窄；细胞膜静息电位降低使之与阈电位间距缩短，兴奋性增强，并促进电压依赖性钙通道开放，外钙内流增加。总之，胞内Na^+负荷增加，继而引起胞内Ca^{2+}负荷增加，同时胞内Na^+负荷增加，通过Na^+-H^+交换，使细胞pH值增高，对缩血管物质敏感性增强，血压升高。

(2) 钙运转异常：表现为胞内Ca^{2+}浓度增高。其机制为：①Na^+-Ca^{2+}交换降低，胞内Na^+增加，出现内Ca^{2+}外移、外Na^{2+}内移减少，即Na^+-Ca^{2+}交换减少，胞浆Ca^{2+}增高。当胞内Na^+增加5%，可致胞内Ca^{2+}增加1.5%，血管平滑肌张力增加50%。②Ca^{2+}泵运转障碍，高血压病患者或遗传性高血压，因Ca^{2+}泵活性降低和数量减少，以致胞内Ca^{2+}难以泵出胞外和肌浆网，胞浆Ca^{2+}增加。有研究认为，Ca^{2+}泵活动降低与Ca^{2+}泵对抑制剂敏感性升高、对激动剂敏感性降低有关。③电压依赖性外钙内流增加，胞内Na^+增加，使细胞膜部分去极化，促进Ca^{2+}通道开放。④细胞膜Ca^{2+}结合力降低，高血压病时膜的钙结合蛋白减少，以致与Ca^{2+}亲和力降低，胞浆Ca^{2+}增加。

血管平滑肌细胞Ca^{2+}增加，能促进兴奋收缩-耦联效应及促进血管对缩血管物质的敏感性，使血压升高，应用钙通道阻滞剂如异搏定（verapamil）、硝苯地平（nifedipine）具有降压作用。

(四) 其他

1. 胰岛素抵抗与高血压

胰岛素抵抗 (insulin resistance, IR) 是指机体对一定量的胰岛素的生物反应低于预计正常水平的一种现象，表现为胰岛素促进葡萄糖摄取、利用障碍，机体代偿性分泌过多的胰岛素，产生高胰岛素血症。IR 机制与胰岛素与其受体结合能力减弱及受体后信号转导障碍有关，但具体环节尚待深入研究。

现有资料显示，约 50% 高血压病患者中存在 IR，IR 所致的代谢紊乱已成为高血压病的重要危险因素，有人将伴有代谢紊乱的高血压称代谢性高血压 (metabolic hypertension)。IR 导致高血压的可能机制是：

（1）增强交感神经活性。研究表明，注入外源性胰岛素可导致剂量依赖性循环血中去甲肾上腺素明显增高，胰岛素可使 cAMP 依赖性蛋白激酶、胰岛素受体酪氨酸激酶、酪氨酸羟化酶等物质磷酸化和去磷酸化，其中酪氨酸羟化酶是去甲肾上腺素合成中的限速酶，故胰岛素水平升高可致去甲肾上腺素合成增加；此外，交感-肾上腺素和肾素-血管紧张素间具双相联系，促进血管紧张素 II 增加，这些加压物质导致血压增高。

（2）细胞内钙的潴留。胰岛素可激活 Ca^{2+}-Mg^{2+} ATPase 及促进钙调素与 Ca^{2+}-ATPase 的结合。IR 时，由于细胞膜磷脂酸含量的改变，胰岛素的上述效应降低，使细胞内钙潴留，导致血管平滑肌张力增加及提高去甲肾上腺素、Ang II 对血管的加压作用，使血压升高。

（3）抗尿钠排泄，使血钠增高。胰岛素具有抗尿钠排泄的作用，一方面是由于胰岛素能促进 Na^+-K^+ ATPase 基因表达和激活该酶，使肾小管上皮细胞排 Na^+ 增加，导致远曲小管、集合管中原尿 Na^+ 增加，Na^+ 的重吸收增加；另一方面是由于胰岛素能抑制利钠素的分泌。由于胰岛素能提高交感神经活性，增加肾脏滤过压，降低心房压，使利钠素生成减少，尿钠排出减少，以致血钠增加，循环血量增加，促使血压升高。

2. 血管重构

血管壁是个能感受、整合急性刺激并能作出反应的组织，在慢性高血压作用下，所发生的血管结构和功能的改变称为高血压血管重构。

血管重构主要表现为血管壁异常、血管壁/腔比值增高和小动脉数量的减少。高血压病早期仅有血管对血管收缩物质反应性增高。随着病程的延长，小动脉内膜受损，出现玻璃样变；平滑肌细胞增生，功能障碍；细胞间质包括胶原弹性硬蛋白、酸性黏多糖等沉积，进而使水钠潴留于血管壁，导致管壁增厚或硬化。血管壁增厚有两种形式：一是内膜下间隙或中层的细胞总体积和细胞外基层增加，称为生长 (growth)；二是血管总体积不变，但组分重排导致血管内外径缩小，称为重构 (remodeling)。生长和重构是高血压血管改变的两个过程，它既是高血压脑病的重要病理变化，又是高血压维持、恶化的结构基础。

高血压的血管重构除与血压的力学因素、遗传因素有关外，最近研究证明，某些血管活性物质、生长因子和原癌基因在其发生、发展中起重要作用。血管活性物质如儿茶酚胺、血管紧张素 II、内皮素、胰岛素等，生长因子如转化生长因子 β (TGF-β)、血小板衍生生长因子 (bFGF) 等，均可刺激离体培养的血管平滑肌细胞增生。此外，原癌基因 c-myc、c-sis 基因表达增强,通过转录和翻译表达基因产物,作用于 DNA 合成和细胞分裂,出现细胞增生。

总之,高血压病是一种原因不明的多因素疾病,目前认为高血压病的发病机制是在一定遗传背景下由于多种后天环境因素的作用所发生的一种使正常血压调节机制失代偿性病变。

三、高血压对机体的影响

高血压对机体的影响取决于高血压的类型、发展速度、程度、持续时间等多种因素。

高血压早期,尚未波及心、脑、肾、血管等靶器官,或器官功能处于代偿期,对机体影响不明显;晚期常伴靶器官损伤,出现高血压的各种并发症,对机体有严重影响。

(一)对心脏的影响

高血压的早期,心脏表现为代偿适应性变化,如心脏高功能状态,心肌肥厚;晚期为失代偿性表现,如心力衰竭。

1. 心脏高功能状态

表现为心率加快,心收缩力增强,心输出量增加。主要机制为交感-肾上腺髓质系统兴奋,循环血中儿茶酚胺增加,通过儿茶酚胺的正性变力效应和正性变时效应,出现心肌收缩力增强,心率加快;通过容量性血管收缩,促进静脉回心血量增加,心输出量增加;通过阻力性血管收缩,心脏后负荷增加,心室壁张力增加。

2. 心肌肥厚与心力衰竭

由于心脏的每搏做功量=每搏输出量×平均动脉压,故在完成每搏输出量的条件下,平均动脉压愈高,心脏所做的功愈大,心脏适应长期的工作负荷而发生肥厚。一定限度的心肌肥厚,具有代偿意义;心肌过度肥厚,则由代偿转化为失代偿,出现心力衰竭。高血压性心脏病常出现各种类型的心律失常。

(二)对大脑的影响

大脑是高血压损伤的靶器官,是高血压导致劳动力丧失或死亡的重要原因。

1. 脑血管痉挛

高血压时,血管平滑肌对缩血管物质反应性增强,可出现短暂的脑血管痉挛和脑缺血。临床表现为剧烈头痛、呕吐、眼花、眩晕、四肢麻木甚至短暂瘫痪、昏迷等,脑血管痉挛多为可逆性,一旦解除痉挛,患者可恢复。

2. 脑血栓形成

高血压伴发动脉粥样硬化,易形成脑血栓;或因脑血管反复痉挛、血管内高压的机械性冲击损伤内皮,易导致血栓形成,阻塞脑血管。脑血栓形成起病较缓慢,多在休息或睡眠时发生,常先出现头晕、四肢麻木、失语,并逐渐发生偏瘫,可出现一过性神志不清。在脑卒中病人中,82% 为脑血栓形成所致脑梗死。

3. 脑溢血

脑小动脉或微动脉在高压持续作用下可发生机械性扩张,导致动脉瘤或动脉纤维性坏死,当血压突然上升时,可致这些血管破裂出血。内囊为出血的好发部位,临床表现起病突然,多在剧烈活动、情绪激动状态下发病。患者剧烈头痛、呕吐,出现偏瘫、昏迷。脑溢血占脑卒中的18%。

4. 高血压脑病

高血压脑病是指由于血压极度、突然增高而损伤脑血管所引起脑水肿、颅内高压的临床综合征,临床表现有头痛、抽搐和意识障碍三大特征,即高血压脑病"三联症"。对高血压脑病的发病机制目前有两种观点:一种观点认为是脑血管自身调节障碍;另一种观点认为是脑血管过度调节。脑血管自身调节障碍观点认为,正常时脑血管自身调节的范围是8~16kPa(60~120mmHg),高血压病患者,由于对高血压的慢性适应,调节范围可增加到14.7~24.0kPa(110~180mmHg),若患者血压突然超过上限,脑血管自身调节失灵,血管被动扩张,毛细血管内压增高,导致脑水肿。脑血管过度调节观点认为,高血压时,脑血管平滑肌对缩血管物质反应性增强,小动脉过度收缩,组织缺氧,毛细血管通透性增加,导致脑水肿。无论何种观点均认为脑水肿是高血压脑病发病的中心环节。

(三) 对肾脏的影响

高血压所致反复肾血管痉挛或肾小动脉纤维化、硬化,血管口径变窄,均可导致肾缺血,激活肾素-血管紧张素-醛固酮系统使血管收缩加剧,钠、水潴留,促进高血压的发展;持续的肾缺血,肾单位出现纤维化或玻璃样变,可导致慢性肾功能衰竭及尿毒症。

高血压时,心、脑、肾会出现严重的常见合并症,其中以脑合并症最多,占50%~70%,其次为心脏,占5%~15%,再次为肾功能衰竭和尿毒症,占5%。

(四) 对血管的影响

1. 动脉粥样硬化

临床上高血压与动脉粥样硬化往往同时存在,相互影响。高血压是动脉粥样硬化的独立危险因素,高血压可损伤血管内皮,并使缩、舒血管物质平衡失调,如一氧化氮减少,内皮素增加,以致血管收缩、平滑肌增生,导致动脉粥样硬化,后者可促进高血压的发展,并可导致高血压伴发心肌梗死的发生。

2. 视网膜血管变化

高血压时,视网膜血管可出现痉挛、渗出、硬化和出血,有时可发生视神经乳头水肿。视网膜血管的渗出、出血或视神经乳头水肿多在收缩压急剧增高或舒张压高于16.7kPa(125mmHg)时发生,因此眼底血管检查是评估高血压严重程度简单而重要的指标。

视网膜血管痉挛是血管平滑肌对缩血管物质反应性增强的表现,渗出是小血管内压增高及血管壁通透性增强所致,视神经乳头水肿是脑血管损伤所致脑水肿、水肿液浸润和聚积于视神经乳头而形成的。

四、防治高血压的病理生理基础

(一) 预防原则

采取积极、有效措施对高血压分级预防是减少发病率、致残率、致死率的重要手段。

一级预防主要是针对人群,尤其是对存在高血压病危险因素的群体。减少高血压的发病率,应注意劳逸结合、情绪调整、生活规律调整、饮食调整,减少钠、脂肪的摄入,适当补充钙、钾及优质蛋白质,限制饮酒,加强锻炼,减轻体重,增强健康意识,培养健康行为。

二级预防主要是采取相应防治措施,防止心、脑、肾等严重并发症发生,减少致残率。

三级预防是防治脑卒中,降低死亡率。

(二) 治疗原则

合理应用抗高血压药,不仅能控制血压,而且能减少并发症的发生,延长寿命,降低致残率、病死率。若配合非药物治疗,如饮食、生活习惯等,效果更好。

抗高血压药是根据调整血压调控机制障碍分类的,主要包括利尿剂(如氢氯噻嗪)、血管紧张素Ⅰ转换酶抑制剂(如卡托普利)、血管紧张素Ⅱ转换酶抑制剂(如氯沙坦)、β受体阻断剂(如普萘洛尔)、钙拮抗剂(如硝苯地平)、交感神经抑制剂(如可乐定、美加明、利舍平)、扩血管药(如硝普钠)等。

药物治疗的主要原则是:①个体化原则,即依患者年龄、性别、种族及对药物的敏感性,选择药物的种类、剂量甚至服药时间,使用药物个体化;②轻、中、重的原则,即临界高血压患者,以非药物治疗为主,辅以药物治疗;中度高血压患者,以药物治疗为主,辅以非药物治疗;重度高血压患者,在控制血压的前提下,采取相应措施,防治心、脑、肾并发症及高血压急症的发生。

第六节 心肌缺血-再灌注损伤

一、概 述

心肌细胞的损伤,既可发生在心肌缺血期,也可出现在血管再通、血液再灌注过程中。心肌缺血性损伤(myocardial ischemia injury, MII),是指各种原因引起的心肌供血量绝对或相对减少,使心肌血液供求失衡而出现的一种心肌细胞损伤的现象。MII与心肌缺血的程度、时间、部位及机能状态有关,一般认为,心肌缺血 30min 可导致不可逆性损伤,而生物膜损伤是心肌由可逆性损伤转化为非可逆性损伤的早期特征和重要标志。

血管再通、血流再灌注是治疗心肌缺血性损伤的主要手段和根本目的,近 20 年来逐渐推广应用的冠状动脉搭桥术、冠状动脉扩张术、溶栓术等,具有广阔的应用前景。但在 1955 年 Sewel 等发现,结扎狗冠状动脉后,突然解除结扎,恢复血流,动物可因心室颤动而死亡。1960 年,Jenning 等观察到狗心局部缺血 25~60min 后,恢复正常灌注,缺血区的组织学损伤反而比永久性缺血区更为严重,从而提出对缺血心肌再灌注可导致一种加剧缺血性损伤的观点,即心肌再灌注损伤(myocardial reperfusion injury, MRI)。由于MRI 是在心肌缺血的基础上继以再灌注出现的,亦称心肌缺血-再灌注损伤(myocardial ischemia-reperfusion injury, MIRI)。同时,由于 MIRI 表现为心肌代谢、功能和形态等多方面的变化,临床上亦称心肌再灌注综合征(myocardial reperfusion syndrome, MRS)。除心肌缺血-再灌注损伤外，1968年Ames提出了脑IRI；1972年Flore提出了肾IRI；1978年Modry提出了肺IRI；1981年Greenberg提出了肠IRI；1983年Manson提出了皮肤IRI。目前IRI已引入到断肢再植、器官移植、皮肤移植、烧伤治疗、休克治疗、器官梗塞等多个领域，成为多组织、多器官保护引人注目的研究内容。

二、心肌缺血-再灌注损伤发生的条件

目前认为，心肌缺血-再灌注有三种后果：①逆转心肌缺血性损伤，促进缺血心肌代谢、机能乃至结构的全面恢复；②扩大心肌可逆性损伤范围；③促使心肌从可逆性损伤转化为非可逆性损伤。后两者属于再灌注损伤的范畴，显然，并非所有心肌再灌注都出现损伤性表现，提示MIRI的出现是有条件的。目前认为，影响MIRI发生的主要因素是：

1. 再灌注前心肌缺血的时间和程度

实验表明，再灌注前心肌缺血时间的长短和MIRI的发生关系密切，缺血时间过短或过长均不易发生MIRI。狗心肌缺血15min以内或40min以上进行再灌注，MIRI不易发生；缺血15~20min再灌注，MIRI的发生率高达25%~50%。因此，心肌缺血后尽早再灌注对防止MIRI十分重要。此外，再灌注前心肌缺血程度对MIRI有明显影响，如侧支循环愈丰富的心肌，MIRI愈轻，否则MIRI愈重。

2. 再灌注液的压力、温度及组分

一定程度低压、低温、低钙灌注液灌注，不易发生MIRI，否则易发生MIRI。一般而言，体外循环压力为6.7kPa（8.71mmHg），温度为25~32℃时，不易发生MIRI；低钙可防止钙超载，MIRI不易发生。开始再灌注时Ca^{2+}的浓度各家报道不一，一般宜低Ca^{2+}，但不低于$50\mu mol/L$。同时还应考虑灌注液其他离子组分，特别是K^+、Mg^{2+}对Ca^{2+}的影响。K^+使细胞膜去极化，促使胞外Ca^{2+}内流，故在含高K^+灌注液中Ca^{2+}的浓度可进一步降低；Mg^{2+}在肌膜上和Ca^{2+}有拮抗作用，并能竞争性地抑制线粒体Ca^{2+}的转运，减轻Ca^{2+}在线粒体中沉积，因而常用含高Mg^{2+}的灌注液可防止MIRI发生，此时Ca^{2+}的浓度可适当增高。

3. 心肌缺血前的机能状态

例如，若心肌缺血前存在严重心肌肥厚、广泛性冠状动脉性病变及严重心脏病患者，因心肌存在严重能量代谢障碍或Ca^{2+}的运转障碍，易发生MIRI。

三、心肌缺血-再灌注损伤的主要表现

（一）再灌注性心律失常

MIRI过程中，出现心脏电活动异常的现象较为普遍，狗再灌注性心律失常的发生率为50%~70%，大鼠为80%~90%。临床观察发现，解除冠状动脉痉挛的心肌再灌注，其发生率约为50%；冠状动脉内溶栓疗法后的血管再通，其发生率高达80%。故有人将再灌注性心律失常作为判断再灌注是否成功的重要标志。

实验证明，狗心肌缺血15~45min再灌注，易出现再灌注性心律失常。缺血时间过短，心肌损伤不明显；缺血时间过长，心肌电活动丧失，以致这两种情况一般都不易出现心律失常。但是若缺血时间介于两者之间，则心肌细胞会出现不同程度损伤或损伤不均

匀，以及再灌注后所导致的细胞内外离子分布严重紊乱（如胞内高 Na^+、胞外高 K^+）。然而当心肌细胞仍具有一定生命活力时，可因心肌细胞电位不稳定，或致颤阈值降低，或心肌不应期缩短，从而出现各种类型的心律失常，其中尤以室性心律失常，如室性心动过速和心室颤动等最为常见。

（二）再灌注性心肌顿抑

心肌再灌注后，心脏功能一般可恢复，但多数情况下不是迅速恢复，而是渐进性恢复，甚至后延2～4周之久，并且在心功能回升前的较长时期内，心肌收缩功能低下，甚至处于"无功能状态"（nonfunctional state）。Braunwald 等把处于这种状态的心肌称为"顿抑心肌"（stunned myocardium）。所谓顿抑心肌，实质上是指心功能暂时低下，但仍具有心肌活力和恢复心肌功能能力的心肌。顿抑心肌持续时间与再灌注前心肌缺血时间的长短有关。在可复性心脏功能恢复期内，心肌缺血时间愈长，顿抑心肌持续的时间愈久。

顿抑心肌发生机制除与ATP恢复较慢及氧自由基的毒性作用外，近期有学者以钙超载-收缩蛋白降解的理论加以解释。

静息状态下心肌细胞内游离钙浓度很低（低于100nmol/L），心肌细胞能在瞬间（1～10ms）使其钙离子水平增高几十到几百倍，也能在很短时间内（200～250ms）使其降低至收缩前的水平，表明心肌细胞不能长期承受钙超载。实验表明，心肌收缩力和胞内游离钙浓度及肌钙蛋白对钙的反应有关。当胞内钙浓度小于100nmol/L时，没有收缩力；当超过这一浓度时，产生收缩效应；当细胞内钙浓度达1μmol/L时，收缩蛋白被最大激活，产生最大的收缩力。在顿抑心肌中，动作电位的发生及其过程是正常的，表明顿抑心肌任何变化都是发生在电兴奋之后。Kusuoka 等利用NMR直接测定活体心肌细胞内游离钙的水平发现，反映钙离子释放及其可利用的"瞬时钙"（calcium transient）是正常的或稍有增加。Carrozza 等利用"结合钙发光蛋白"（aequorin）技术，也得到类似结果。因此，心肌顿抑时，整个细胞的兴奋过程和钙的可利用性没有发生异常，而是由于肌钙蛋白对钙的反应性降低所致。这种反应性的降低是由于细胞浆内某些因素的变化，还是由于心肌收缩蛋白本身的异常呢？Gao 等在先测定活体完整顿抑心肌的特征后，再把同一片心肌用 Triton-X-100（1%）处理，只留下完整的收缩蛋白（这一过程称 chemical skinning），从而能消除细胞浆内各种离子浓度的影响。结果表明，即使消除了胞浆因素的影响，顿抑心肌对钙的反应性仍降低。所以，心肌顿抑是由于心肌收缩蛋白本身发生了异常所引起的。

1992年，Kusuoka 等提出了钙超载-收缩蛋白降解理论，Gao 等对这一理论作了进一步的阐明。该理论认为：心肌缺血后，在再灌开始的数分钟内，细胞内钙离子水平异常增加，激活了胞内的"钙依赖性蛋白酶"（也称 calpains），该酶可降解收缩蛋白，引起收缩蛋白对钙的反应性降低，导致心肌顿抑的发生。该理论可解释顿抑心肌许多特征性变化：①再灌注性顿抑心肌中都曾有一过性钙超载；②钙依赖性蛋白酶只引起局限性蛋白降解，因此在组织形态学上无明显异常；③收缩蛋白局限性降解并不影响顿抑心肌对正性变力物质的正常反应；④新的收缩蛋白合成、更新需数日至3周，它与顿抑心肌功能完全恢复的时程相吻合。

(三) 难治性收缩带坏死

通常将心肌坏死分为凝固性坏死和收缩带坏死。严重心肌缺血，可见肌原纤维松弛、核染色质凝集、边缘化、线粒体膨胀、线粒体内嵴减少，但仍保持细胞结构的凝固性坏死。相反，在再灌注时，缺血性损伤比较轻，收缩蛋白大多保存，由于残存的 ATP 作用及在胞内钙超载的条件下，引起肌原纤维过度收缩，出现核及内质网等细胞结构完全破坏的收缩带坏死。一般凝固性坏死发生在缺血程度严重的心内膜侧，收缩带坏死发生在缺血程度较轻、紧接心外膜侧或心肌内小血管的周围。

再灌注引起的心肌收缩带坏死，目前应用改良性灌注法如低钙灌注、甘露醇高张液灌注、SOD 等，其疗效多数不乐观，表明这是一种难治性的细胞损伤。

(四) 其他表现

再灌注损伤尚表现心肌细胞水肿、再灌注性心内膜下出血或出血性梗塞、心肌酶漏出、心肌细胞凋亡等变化。

总之，心肌缺血-再灌注损伤（MIRI）与单纯缺血性损伤（MII）既有密切的联系又有本质的区别，尽管这个问题长期以来争执不休。从目前看，其主要区别为：①心肌 MII 是心肌氧供求失衡的一种损伤性表现；MIRI 是在 MII 基础上对新获得血流供应的一种病理性反应，但 MIRI 不是简单的叠加性 MII。②MII 是由于大血管闭塞导致微小血管血供中断，一般不发生微血管堵塞；MIRI 出现微血管堵塞的无复流现象。③MII 心功能进行性下降，并且和梗塞面积呈正相关；MIRI 出现心肌顿抑。④MII 的心律失常多缓慢发生、逐渐增多，一般转化为室颤的较少，对 β 阻滞剂效果较好；MIRI 多突然发生，常很快转化为室颤，一般对 α 受体阻滞剂效果较好。⑤MII 多为缺血性、凝固性坏死；MIRI 多为收缩带或出血性坏死。⑥在心电图上，MII 出现 ST 段抬高，R 波振幅增加；MIRI 时，抬高的 ST 段逐渐恢复至原水平，R 波振幅降低，可出现病理性 U 波（见表 12-12）。

表 12-12　缺血性损伤和再灌注性损伤的主要表现

	缺血性损伤	再灌注性损伤
发病环节	心肌氧供求失衡	对再灌注血流的病理性反应
微小血管	早期无堵塞现象	微小血管堵塞、出现无复流现象
心肌功能	进行性下降	出现心肌顿抑
心律失常	多缓慢发生	多突然发生
	较少为室颤	很快转化为室颤
	对 β-阻滞剂有效	对 α-阻滞剂有效
心肌坏死	多凝固性坏死	多收缩带坏死
心电图	ST 段抬高，R 波增高	ST 段不抬高，R 波降低，可出现病理性 U 波

四、心肌缺血-再灌注损伤的机制

心肌缺血-再灌注损伤的机制可能是：

(一) 钙超载

钙超载（calcium overload）是指细胞内钙含量异常增高的一种现象。正常心肌细胞含 Ca^{2+} 总量为 $2.0\sim 2.5\mu mol/$克干重。Peng 等报道，结扎狗的冠状动脉 2h 后再灌注，心肌中 Ca^{2+} 含量可增加 4 倍。再灌注前心肌缺血时间长的短与再灌注后 Ca^{2+} 的增加量密切相关，如对兔室间隔的研究表明，缺血 30min 后再灌 30min，心肌中 Ca^{2+} 的含量为 $4.0\pm 0.2\mu mol/$克干重，而缺血 60min 后再灌 30min，心肌中 Ca^{2+} 含量高达 $6.7\pm 0.7\mu mol/$克干重。实验还证明，Ca^{2+} 的大量流入胞内多发生在再灌注后的最初 2min 内。钙超载的可能机制是：

1. 生物膜损伤

生物膜是指覆盖在细胞表面的外周膜以及包绕细胞核、细胞器的内膜系统，是维持细胞内、外离子平衡的重要结构。生物膜的完整性及通透性受氧、儿茶酚胺及胞外 Ca^{2+} 浓度等因素的影响。一旦生物膜受损，胞外 Ca^{2+} 可顺细胞外、内的浓度梯度转入细胞内。心肌缺血-再灌注使生物膜受损以致 Ca^{2+} 超载的主要原因是：①心肌缺血、缺氧可致膜破裂、缺损。②心肌缺血时，一方面使交感-肾上腺髓质系统兴奋，循环血中儿茶酚胺含量增加，儿茶酚胺能产生氧自由基，如在肾上腺素代谢生成肾上腺素红的过程中可产生超氧阴离子自由基（O_2^-），从而损伤生物膜；另一方面，最近研究证明，心肌缺血部位 α 肾上腺素能受体上调，α 受体兴奋可导致 Ca^{2+} 内流增加。③细胞糖被膜（glyocalyx）受损。早在 1966 年 Zimmerman 就提出了钙反常的概念。钙反常（calcium paradox）是指先以无钙液短时间（2min）灌注动物离体心脏，再用含钙液灌注后心脏发生严重的功能和结构改变的一种现象。主要的变化为：心脏的电活动和机械活动停止，心肌能量耗尽，心肌酶漏出，心肌超微结构出现膜损伤，闰盘分离及肌纤维挛缩，并伴有 Ca^{2+} 大量聚集。钙反常与无钙液灌注的时间有关。无 Ca^{2+} 液灌注的时间愈长，细胞的损伤愈严重。钙反常的机制主要是糖被膜受损。正常情况下，细胞膜下糖被膜内外两层紧密的致密的联结乃是基于 Ca^{2+} 的存在。当以无 Ca^{2+} 液灌注时，因无 Ca^{2+} 液洗涤内、外两层间的 Ca^{2+}，使两层分开成为一个充满液体的间隙，并对 Ca^{2+} 的通透性增加。当以含 Ca^{2+} 的液体再灌注时，Ca^{2+} 顺细胞外、内浓度梯度大量进入细胞内，出现钙超载。心肌再灌注与钙反常现象十分相似，但钙反常是先以无 Ca^{2+} 液灌注，糖被膜损伤严重，胞内 Ca^{2+} 超载明显；再灌注是心肌先处于缺血的低钙环境中，糖被膜损伤较轻，胞内 Ca^{2+} 超载也相应较轻。如心脏先以无 Ca^{2+} 液灌注 15min，继以含 Ca^{2+} 液灌注，胞内 Ca^{2+} 含量可增加 5 倍，但是心肌缺血-再灌注时，欲使胞内 Ca^{2+} 含量增加 5 倍，再灌注前的缺血时间需长达 40min。

2. 钠平衡障碍

有人认为，再灌注时，Ca^{2+} 超载是由于细胞内外钠平衡障碍所致。心肌缺血时，因缺氧导致细胞内酸中毒，细胞内 H^+ 浓度增高。缺血心肌-再灌注时，细胞内外出现 H^+ 浓度梯度，通过 Na^+-H^+ 交换，致使胞内 Na^+ 增加，继而通过 Na^+-Ca^{2+} 交换，使胞外 Ca^{2+} 大量内流，形成 Ca^{2+} 超载。

上述引起 Ca^{2+} 超载的两种观点均有一定的实验依据，至于何者起主导作用尚有待深入探讨。鉴于生物膜损伤是细胞从可逆性损伤转化为非可逆性损伤的重要特征和标志。故在可逆性损伤期的再灌注，或许主要是由于钠平衡障碍导致了 Ca^{2+} 超载；在非可逆性缺血性损伤期的再灌注，似乎主要是由于生物膜损伤导致了 Ca^{2+} 超载。

Ca^{2+} 超载的主要后果是：①激活心肌兴奋-收缩耦联装置，导致肌原纤维挛缩；肌原纤维挛缩除加速 ATP 消耗外，其挛缩力可使肌纤维膜破裂，加剧 Ca^{2+} 超载，形成恶性循环，严重时大块心肌可呈持续挛缩状，形成"石头心"。②Ca^{2+} 能以磷酸钙的形式沉积于线粒体，损伤线粒体功能，使 ATP 形成障碍。③激活 Ca^{2+} 依赖性的酶，进一步损伤生物膜。如蛋白酶被激活，可使黄嘌呤脱氢酶转化为黄嘌呤氧化酶，导致损伤生物膜的氧自由基形成增加；磷脂酶 A_2 被激活，可使生物膜磷脂降解，除导致膜损伤外，还可释放花生四烯酸，其衍生物血栓素，能促进冠状动脉收缩及血栓形成。④Ca^{2+} 能促进血小板黏附、聚集及释放等反应，促进血栓形成。

（二）氧自由基的作用

由氧诱发的自由基称为氧自由基，包括超氧阴离子自由基（O_2^-）、羟自由基（$OH·$）及单线态氧（$^1O_2$）。氧自由基对细胞有毒性作用。H_2O_2 尽管不是自由基，但它是由 O_2^- 产生并含有 O_2 的一种活性氧。活性氧的性质活泼，能穿过细胞膜，也能引起细胞损伤。

正常机体吸入的氧，98%氧分子通过细胞色素氧化酶系统接受 4 个电子还原成水，仅 2%氧分子经单电子还原成 O_2^-、$OH·$。此外，体内尚存在氧自由基消除系统，如超氧化物歧化酶（SOD）、过氧化氢酶、细胞色素氧化酶复合物等。通过清除系统的作用使氧自由基的形成和消除处于动态平衡状态。

心肌缺血-再灌注时，血液及心肌组织中氧自由基含量增加。1983 年 Rao 用电子自旋共振（ESR）技术直接测定氧自由基，发现心肌缺血 5min，血中氧自由基含量增加；缺血 30min，心肌组织中氧自由基含量增加；再灌注 10min，血液及心肌组织中氧自由基均明显增加，几乎高达前者的 6 倍。一些学者应用外源性氧自由基清除剂或抑制剂如 SOD、谷胱甘肽过氧化物酶或别嘌呤醇，能有效地减心肌缺血-再灌注损伤，从而佐证了再灌注时氧自由基的增加，氧自由基是一种细胞毒性物质，它是导致再灌注性损伤的重要因素。据此可见，恢复缺血心肌的氧供，不但不能立即挽救缺氧的心肌，反而可能加重其损伤。这种情况与 1973 年 Hearse 提出的"氧反常（oxygen paradox）"现象十分相似。Hearse 以大鼠离体心脏为模型进行缺氧实验时发现，用缺氧灌注液灌流心脏一定时间后，再用富氧灌注液灌流时，心肌损伤不仅未见恢复，反而更趋严重。当时他称此现象为"氧反常"。"氧反常"所致的心肌损伤程度与缺氧时间、灌流液温度、pH 值和氧分压的高低有关，缺氧时间越长、温度及 pH 值越高，灌注液氧分压愈高，由"氧反常"导致的组织损伤愈严重。

现就心肌缺血-再灌注时氧自由基形成的机制及氧自由基的毒性作用说明如下：

1. 再灌注时氧自由基形成的机制

氧自由基的形成必须具备两个条件，即有提供电子的供体和接受电子的受体。接受电子的受体是氧分子。再灌注时，由于再灌液是氧合血或含氧溶液，故提供了电子受体；缺血时，仍有氧作为电子受体，仅数量有限而已。因为缺血不等于无血，缺氧不等于无氧，如在心肌缺血的动物模型中，即使在梗死的中心区，因侧支循环作用，也有约为正常组的 1/5~1/20 的微血流。缺血心肌-再灌注时，主要通过以下三种途径提供电子的供体并激发 O_2 产生氧自由基。

(1) 血管内皮细胞源性：细胞液中，尤其是毛细血管内皮细胞液中，含黄嘌呤酶类。正常时，黄嘌呤氧化酶（xanthine oxidase, XO）占10%，其前身黄嘌呤还原酶（xanthine dehydrogenase, XD）占90%。XO 在催化次黄嘌呤并进而催化黄嘌呤转变为尿酸的两步反应中，均可释放为氧分子接受的电子，产生氧自由基。

心肌缺血时，一方面因 Ca^{2+} 超载，激活 Ca^{2+} 依赖性蛋白酶使 XD 转化为 XO，则 XO 增加；另一方面，由于 ATP 难以利用，则次黄嘌呤增加（ATP→ADP→AMP→腺苷→次黄嘌呤）。XO 分别作用于次黄嘌呤及黄嘌呤（次黄嘌呤 $\xrightarrow{XO}$ 黄嘌呤 $\xrightarrow{XO}$ 尿酸），均可释放大量电子。

因此，血管内皮细胞源性氧自由基的产生，其电子供体来源于次黄嘌呤及黄嘌呤的水解。据观测，每水解1分子次黄嘌呤可产生1分子 O_2^-。但人类血管内皮缺乏 XO，似不是产生氧自由基的主要途径。

(2) 心肌细胞源性：正常情况下，线粒体内的 O_2 绝大部分在细胞色素氧化酶作用下经4电子还原成水，不形成氧自由基，仅少量的 O_2 经单电子还原，产生少量的氧自由基，并很快被体内氧自由基消除系统所消除。

线粒体是心肌细胞内产生氧自由基的重要部位，并且由于心肌细胞产生的氧自由基能直接作用于心肌细胞，故易产生明显的毒性作用。心肌缺氧时，因 Ca^{2+} 超载，线粒体钙盐沉积，线粒体功能受损，细胞色素氧化酶系统被抑制，呼吸链处于还原状态，以致还原型烟酰胺腺嘌呤二核苷酸（NADH）蓄积。NADH 能作为电子的有效供体提供电子给氧形成自由基。因此，心肌细胞源性氧自由基的产生，其电子供体来源于线粒体受损所致的 NADH 增加。

(3) 白细胞源性：正常情况下，中性粒细胞在吞噬活动时耗 O_2 量明显增加，其摄 O_2 的70%~90%经细胞内的 NADPH 氧化和 NADH 氧化酶的作用形成氧自由基（NADPH 或 NADH + O_2→$NADP^+$ 或 NAD^+ + H^+ + O_2^-），用以杀灭病原微生物。心肌缺血时，激活补体产生 C_3 片段，并且质膜上花生四烯酸经脂质过氧化酶作用形成白三烯。C_3 片段、白三烯等均是强趋化因子，能吸引、激活中性粒细胞，加之再灌时 O_2 供应增加，促使中性粒细胞出现耗氧量骤增的呼吸爆发，产生大量氧自由基。

2. 氧自由基的损伤作用

氧自由基既是氧化剂又是还原剂，具有十分活泼的反应性，它能和膜磷脂、蛋白质、核酸等多种细胞成分发生反应，破坏细胞的结构和功能，造成细胞损伤。氧自由基的损伤作用表现为：氧自由基作用于膜上的不饱和脂肪酸，不仅消耗膜脂质，而且可进一步产生脂质自由基（L·）、脂质过氧自由基（LOO·）及脂质过氧化物（LOOH）。由氧自由基和不饱和脂肪酸作用引发的这种脂质过氧化（lipid peroxidation）反应，能破坏膜的结构和功能，主要表现为：①破坏膜的组分，使膜磷脂减少，膜胆固醇及胆固醇/磷脂比值增高；②组分的改变反映膜功能的膜脂流动性（fluidity of membranelipid）降低；③使与膜结合的酶和疏基氧化，导致膜酶活性降低；④当细胞膜两层磷脂中的磷脂过氧化氢沿膜长轴以相互吸引的方式作扩散运动时，同一层的磷脂过氧化氢聚集，并进一步形成跨膜过氧化物，从而形成新的离子通道，这一新的离子通道对 Ca^{2+} 有特殊的通透性，它是导致细胞内 Ca^{2+} 超载的重要原因之一；⑤使膜脂质和蛋白质之间、蛋白质和蛋白质之间交联或聚合，促进膜损伤，这种现象以含有双键的脂肪酸过氧化产物——丙二醛作用最为明显；⑥促进脂质三联体形成。膜脂质过氧化、磷脂酶活化及过量的游离脂肪酸和溶血磷脂的净化剂作用（即具有破坏膜结构和功能的作用）合称"脂质三联体"的作用。膜脂质过氧化能促进"脂质三联体"的形成，因为膜脂质过氧化能使细胞内 Ca^{2+} 含量增加，促进磷脂酶活化。磷脂酶活化水解膜磷脂导致溶血磷脂及游离脂肪酸的聚集。脂质三联体是导致膜损伤进而引起细胞不可逆性损伤的重要因素。

最近研究证实，脂质过氧化反应须在有铁的条件下进行。铁的化学活性很强，正常情况下，组织中的铁与蛋白质相结合使其活性被封闭。缺血-再灌注时所产生的 O_2 能解除这种封闭，并使铁还原。还原的铁再使 H_2O_2 还原生成 OH·，OH·是最活跃、最强有力的氧自由基，它作为引发自由基能导致脂质过氧化反应。

（三）白细胞的作用

1．心肌缺血-再灌注时白细胞的聚集

实验表明，心肌缺血-再灌注时，白细胞，主要是中性粒细胞大量聚集，如狗心肌缺血-再灌注 5min 时，心内膜中性粒细胞增加 25%。用全血灌注时，再灌注心律失常发生率高，并有 27% 的毛细血管无血流通过，用去中性粒细胞的血液灌流，可明显降低再灌注心律失常的发生，且仅有 1% 的毛细血管无血流通过，表明白细胞在心肌组织聚集和心肌缺血-再灌注损伤中起重要作用。

2．白细胞聚集的可能机制

组织损伤，膜磷脂降解，通过花生四烯酸代谢途径产生白三烯等趋化物质；激活的白细胞，亦可释放 LTB_4 等趋化物质，促使白细胞聚集。

3．白细胞聚集在再灌注损伤中的作用

（1）堵塞微血管：再灌注后，大量白细胞聚集在缺血区的微血管内，导致微血管机械性堵塞，成为无复流现象的重要原因。

（2）产生自由基：如前所述，白细胞通过"呼吸爆发"产生大量自由基。

（3）酶性颗粒成分的毒性作用：聚集的白细胞能释放出大量酶性颗粒成分，有些成分能损伤心肌细胞及其间质。中性粒细胞可释放 20 多种酶，其中 3 种对组织的损伤作用较大：一种是含丝氨酸蛋白酶的弹性硬蛋白酶，它几乎能降解细胞外基质的所有成分，裂解免疫球蛋白、凝血因子，并能攻击邻近未受损的细胞；另两种酶是含金属的蛋白酶，即胶原酶和明胶酶，它们能降解各种类型的胶原，导致血管的通透性增加，损伤组织。这三种酶半衰期较长，作用快，能选择性作用于底物，对组织损伤作用较大。

（4）血管活性物质的作用：激活的白细胞，可通过花生四烯酸代谢途径产生 5-羟二十四碳四烯酸（5-HETE）、白三烯（LT）和氧自由基。5-HETE 能抑制 PGI_2 形成，使其扩管效应减弱。LTD_4、LT、$PGF_2\alpha$ 和 TXA_2 等均可使缩管效应增强。氧自由基和 LT 能促进血小板聚集，产生的血小板激活因子除促进血小板聚集外，还具有缩血管作用。

（四）无复流现象

无复流现象（no-reflow phenomenon）是指心肌缺血-再灌注时，部分或全部缺血组织不出现血液灌流的现象。无复流现象一般发生在缺血 40~90min 内进行再灌注。

无复流现象实质上是一种无效再灌注，它所导致的组织损伤是缺血性损伤的延伸和叠加，但它不是缺血性损伤的始动因素，因 Kloner 观察到，心肌细胞损伤往往是先于微血管障碍的，同时，无复流现象不是心肌由可逆性损伤转化为非可逆性损伤的主要原因，因为狗在缺血 40min 前出现不可逆性损伤，而此时并未出现无复流现象。

影响无复流现象的因素很多，包括缺血时间长短、缺血程度、梗塞灶大小等。无复流现象的可能机制是：①微血管障碍及中性粒细胞栓塞；②血小板、血栓堵塞微血管；③膨胀的心肌细胞挤压微血管；④血液黏滞性变化等。其中，中性粒细胞引起的毛细血管栓塞可能是主要因素，因为用去中性粒细胞的血液灌注，能明显减轻无复流现象。

(五) 能量代谢障碍

心肌缺血时，其能量代谢并未立即停止，而是利用贮存的底物以酵解的形式进行。随着底物的耗尽，ATP、CP 明显减少甚至丧失。但再灌注时，缺血组织能量供应并不能立即恢复。实验证明，心肌缺血 15min 时，ATP 减少 60%，总腺苷减少 50%，ADP 也轻度减少，AMP 明显增高；再灌注 20min，ATP 有所回升，但只接近正常的 50%，再灌 24h，ATP 仍维持在低水平，只有在再灌注 4d 后，总腺苷才近于正常但仍低于非缺血区。

心肌缺血-再灌注过程中能量代谢障碍的主要原因：①合成障碍。再灌注时，因合成 ATP 的底物，如腺苷、肌苷、次黄嘌呤等被冲洗出心肌，或因无复流现象导致这些物质无法灌入心肌，以致高能化合物合成障碍。②用氧障碍。再灌注时，尽管供给心肌富氧血，但在心肌缺血时或再灌注时，线粒体损伤出现用氧障碍。实验表明，在不可逆损伤期进行再灌，心肌的用氧率仅为 17%。此外，由于线粒体受损，氧化磷酸化障碍，高能磷酸化产物难以形成。③消耗增加。再灌注时，细胞膜 Na^+-H^+ 交换、Na^+-Ca^{2+} 交换相继被激活，而这些过程具有能量依赖性，使 ATP 消耗增加；此外，胞内 Ca^{2+} 超载，可激活 ATP 酶，使 ATP 分解增强。

(六) 细胞凋亡

最近研究显示，细胞因子、细胞黏附分子及其他一些生物活性物质与心肌缺血-再灌注损伤的关系十分密切，它们通过影响钙超载、自由基、无复流、能量代谢和细胞凋亡中的一个或多个环节起作用。例如，内皮素（endothelin, ET）在心肌缺血-再灌注中，合成释放增加，ET-1mRNA 表达增强。ET-1 能强烈收缩冠脉血管，促进无复流现象形成；ET-1 可通过 G 蛋白-IP3 途径促进钙超载；ET-1 能激活中性粒细胞，产生氧自由基，从而促进再灌注损伤的发生发展。

五、防治心肌缺血-再灌注损伤的病理生理基础

防治心肌缺血-再灌注损伤的措施多来自实验性研究，尚待临床验证。目前，值得临床上参考的主要原则是：

(一) 消除病因，尽早合理再灌注

采取有效措施，消除病因。尽早再灌，恢复缺血区血流。再灌时宜低压、低流，避免供氧骤增，促进氧自由基的形成；再灌时宜低温，以降低心肌的代谢水平。

(二) 防止心肌细胞钙超载

应用钙通道阻滞剂可减轻心肌细胞钙超载;应用金属硫蛋白、牛磺酸、654-2 等均可抑制 Na^+-Ca^{2+} 交换,以减轻钙超载;应用含高 Mg^+ 灌注液灌注时,可以抑制胞外 Ca^{2+} 内流,可减轻 Ca^{2+} 超载。

(三) 清除氧自由基及活性氧

氧自由基在再灌注性损伤中具有重要作用。利用氧自由基清除剂和抗氧化剂防止其产生及其毒性作用,对防止再灌注性损伤具有实用前景。

1. 氧自由基清除剂

氧自由基清除剂主要包括超氧化物歧化酶 (SOD)、过氧化氢酶 (CAT)、过氧化物酶 (POD)、谷胱甘肽过氧化物酶 (GSH-PX)、甘露醇,以及一些天然的抗氧化剂如维生素 A、维生素 C、维生素 E、谷胱甘肽 (GSH) 等。维生素 A、维生素 C、维生素 E 及 GSH 主要是提供氢原子,使氧自由基变为不活泼的分子而失去其细胞毒性作用。甘露醇的醛基部分可还原成自由基,形成毒性较小的甘露醇自由基。SOD、CAT、POD 及 GSH-PX 的作用原理是:

$$2O_2^- + 4H^+ \xrightarrow{SOD} O_2 + 2H_2O$$

$$2H_2O_2 \xrightarrow{CAT、POD} O_2 + 2H_2O$$

$$2GSH + H_2O_2 \xrightarrow{GSH-PX} GSSG + 2H_2O$$

$$2GSH + LOOH \xrightarrow{GSH-PX} LOH + GSSG + H_2O$$

GSH-PX 除具有清除 H_2O_2 作用外,尚可将过氧化脂质 (LOOH) 还原成无毒的羟基化合物 (LOH) 和水,具有抗脂质过氧化效应。

目前研究较多并应用于临床的主要有 SOD 和 CAT。Jolly 证明,心肌缺血 90min 后再灌注 22.5h,SOD 与 CAT 联合应用能明显缩小心肌梗死面积。离体心脏再灌注亦证实有相似的作用。据研究,其他的氧自由基消除剂对减轻再灌注性损伤具有不同程度的作用,但应用 GSH-PX 时,最好与硒化合物 (如亚硒酸钠) 合用。因 GSH-PX 有硒依赖性和非硒依赖性两种,在心肌细胞中只存在硒依赖性的 GSH-PX。

2. 氧自由基抑制剂

氧自由基抑制剂主要是抑制催化自由基产生的酶系统,以及抑制氧自由基诱发的脂质过氧化反应。

抑制氧自由基产生的常用物质为嘌呤醇,它可抑制黄嘌呤氧化酶的活性,从而抑制了再灌注时血管内皮细胞源性氧自由基的产生。实验证明,别嘌呤醇可限制心肌梗死面积及减少再灌注性心律失常发生。在探讨抑制白细胞源性氧自由基形成的途径中,有实验表明,采用非类固醇抗炎制剂 (如 Ibuprofen) 以减少白细胞在缺血区的聚集,或采用脂氧合酶和环氧合酶双重抑制剂 (如 BW755c),以抑制白细胞趋化剂白三烯的生成,有可能减少自由基的形成。

由于氧自由基能通过脂质过氧化反应损伤细胞,而氧自由基的这种作用需铁的参与,有人应用铁的螯合物以消除组织中的铁,进而抑制脂质过氧化反应。

(四) 拮抗白细胞的作用

应用去白细胞的血液再灌,或消除周围血液中性粒细胞,可降低再灌注心律失常的发生率;用药物抑制白细胞内花生四烯酸代谢,可减轻白细胞在心肌组织中的浸润,减少心梗面积。

(五) 改善心肌能量代谢

补充葡萄糖或磷酸己糖,以增加能量产生;补充 ATP,使膜蛋白磷酸化,以稳定生物膜;补充氢醌,促进线粒体电子传递;补充维生素 C,促进线粒体 ADP 磷酸化,以保护线粒体的功能。

(六) 其他

如应用皮质激素稳定生物膜,纠正酸中毒,应用血小板抑制剂等。最近实验表明,心脏缺血预处理 (ischemia preconditioning, IPC) 是一种调动心肌内源性保护物质的强效抗心肌缺血-再灌注损伤的措施。

(董传仁)

参 考 文 献

1. 杨惠玲. 高级病理生理学. 北京:科学出版社,1998:142~174
2. 金惠铭. 病理生理学. 第 5 版. 北京:人民卫生出版社,2000
3. 金惠铭,卢建. 细胞分子病理生理学. 昆明:云南科技出版社,1997
4. 余振球,等. 实用高血压学. 北京:科学出版社,2000
5. 汪学军,董传仁. 细胞凋亡与缺血-再灌注损伤. 国外医学 生理、病理科学与临床分册,1997:16~82
6. Vikstrom K L, Bohtmeyer T, et al. Hypertrophy, pathology, and molecular markers of cardiac pathogenesis. Circ Res, 1998, 82 (7):773~778
7. Reid I A Role of vasopressin deficiency in the vasodilation of septic shock. Circulation, 1997, 95: 1108~1110
8. Schnee J M, Hsueh W A. Angiotensin II, adhesion, and cardiac fibrosis. Cardiovasc Res, 2000, 46 (2): 264~268
9. Kapadia S R. Cytokines and heart failure. Cardiol Rev, 1999, 7 (4): 196~206
10. Chali J K. Contemporary issues in heart failure. Am J Heart, 1999, 138 (1Pt1): 5~8
11. Colucci W S, Braunwald E. Pathophysiology of heart failure. In: Braunwald E. Heart disease. 5 th. Philadelphia: saunders, 1997: 394~420
12. Guidelines S. 1999 World Heatlh Organization-International society of hypertension guidelines for the management of hypertension. J Hypertension. 1999, 17: 151~183
13. Grassi G. Role of the sympathetic nervous system in human hypertension. J Hypertension.

1998, 16 (12pt2): 1979~1987
14. Higashiura K, Ura N, Takada T, et al. Alteration of muscular fiber composition linking to insulin resistance and hypertension in fructose-fed rats. Am J Hypertension. 1999, 12: 596~602

第十三章　呼吸系统功能紊乱

肺脏经呼吸运动不断给机体提供 O_2，并排除体内多余的 CO_2，以完成呼吸功能，同时肺脏还具有代谢、防御、滤过等非呼吸功能。肺脏的这些生理功能对维持正常的生命活动极为重要。

第一节　肺脏的正常功能

一、呼吸功能

机体与外界的气体交换过程包括肺通气和肺换气两个基本环节，主要在肺脏完成。

肺通气是指肺与外界环境之间的气体交换过程，通过不断更新肺泡气，使肺泡气氧分压（P_AO_2）和肺泡气 CO_2 分压（P_ACO_2）分别保持在 13.33kPa（100mmHg）和 5.32kPa（40mmHg）的正常水平。肺通气过程中，肺内压的周期性变化是推动气体顺压力梯度进出肺的先决条件。这一条件不仅取决于肺通气动力即吸气肌的强弱，还决定于肺通气阻力，包括弹性阻力和非弹性阻力的大小。肺换气是指肺泡与血液之间的气体交换过程。肺换气功能的正常有赖于气体通过呼吸膜的有效弥散和充足的肺泡通气量、充足的肺血流量及两者间的恰当比例。

二、防御功能

正常成人肺泡表面积展开达 80m²，每天进出肺内的空气总量达 10 000～15 000L，与外界接触的机会远远大于其他任何的器官，因此肺脏呼吸功能与气道的防御功能密不可分。为防止各种病原体、毒素和粉尘等有害颗粒的入侵，肺与气道共同构成了一整套完善的防御体系，其中包括鼻腔对吸入空气的调节与净化，气道表面黏液纤毛运载系统对沉积于气道表面的异物颗粒的清除，气道表面非特异可溶性因子对细菌、病毒的抑制，反射性防御和免疫功能。肺脏和呼吸道通过这些特异性和非特异性防御功能共同抵御外来因子的侵袭。

三、代谢功能

肺脏非呼吸功能对维持机体正常的生命活动同样起到十分重要的作用。自从 1953 年 Cromoe 提出肺循环可以调节某些循环物质浓度的观点后，此后人们逐步发现肺参与许多生物活性物质的合成、释放、激活、转化或灭活，在维持各器官功能及某些疾病的发生、发展中起重要作用。

参与肺脏代谢的细胞有：①Ⅰ型肺泡上皮细胞，糖酵解较活跃；②Ⅱ型肺泡上皮细胞，磷脂代谢很活跃，能合成和分泌表面活性物质；③血管内皮细胞，在血管活性物质的代谢方面起重要作用；④肥大细胞，主要位于肺小血管周围肺泡间质和支气管壁，胞内富含嗜碱性颗粒；⑤肺泡巨噬细胞，富含溶酶体和蛋白水解酶，在肺防御功能中发挥重要作用；⑥神经内分泌细胞，具有合成、代谢和分泌生物肽及多肽类激素的作用。

肺的代谢功能相当广泛，主要有：

（一）表面活性物质

表面活性物质（PS）是一种复杂的脂蛋白，其主要活性成分是二棕榈酰卵磷脂（dipalmitory lecithin，DPL）。PS由Ⅱ型肺泡上皮细胞的微粒合成，经高尔基体运输，储存于板层体（lamellar body），再向肺泡腔分泌，以单分子层铺盖于肺泡最表层。PS的代谢十分活跃，正常成人18～24h即进行一次更新。降解的PS主要由肺泡巨噬细胞吞噬并清除。表面活性物质对呼吸系统的影响表现为：

1. 降低肺泡表面张力，维持肺泡稳定，防止肺泡萎陷

肺泡就像一个内衬液膜的弹性气球，气液界面间存在巨大的表面张力。生理情况下人的肺泡大小不相等，互相间有小气道相通。根据Laplace定律，肺泡回缩力P与表面张力T成正比，而与球半径r成反比，即液泡回缩力＝2×表面张力/半径（$P=2T/r$）。若无覆盖的PS，即假定肺泡表面张力不变，则肺泡回缩力随肺泡半径的减小而增大，结果气体从回缩力大的小肺泡经气道流向回缩力小的大肺泡，导致小肺泡的萎陷和大肺泡的过度膨胀。正常时由于PS的存在使肺泡表面张力降低。较大的肺泡内表面积大，PS密度小，表面张力降低较少，故肺泡回缩力相对增大；反之，较小的肺泡PS密度大，肺泡回缩力相对较小，这就防止了大肺泡的过度膨胀和小肺泡萎陷，并维持了大小肺泡的均匀稳定。

2. 保持肺组织的顺应性

肺组织的顺应性是指单位压力改变引起的肺容积的变化，正常时0.1kPa（1cmH$_2$O）压力可使肺容积改变0.2L。肺泡内若缺乏PS，则表面张力增大。此时要使肺容积变化，就需较大的胸内负压，即吸气量要增大，表明肺顺应性降低。而PS的存在可使呼气末肺泡表面张力大大下降，从而保持肺组织的顺应性于适宜水平。

3. 对抗体液漏入肺泡，防止肺水肿

肺泡表面张力有使肺泡塌陷的倾向，也有吸引肺泡壁液体进入肺泡的作用。PS缺乏时表面张力增大，这种吸引力可增大到－1.33～－2.66kPa（－10～－20mmHg），这足以驱使肺泡毛细血管内液体大量逸出，进入肺泡导致肺水肿。正常时PS降低表面张力的作用，使吸引力低到－0.4kPa（－3mmHg），从而防止肺水肿的发生。

4. 其他

促进肺泡巨噬细胞吞噬吸入的异物，或使细菌局限于肺泡表层，以利于将其排除。

（二）血管活性物质

血管活性物质是指由不同组织和器官合成、释放和分泌至血液中，对血管平滑肌具有舒缩效应的物质。它们对其他器官的平滑肌（如支气管、胃肠道和子宫平滑肌）以及血小板功能也有明显影响。血管活性物质种类繁多，主要有：①脂类，如前列腺素（PG）、慢反应物质（SRS-A）等；②肽类，如血管紧张素（AT）、激肽、血管活性肠肽（VIP）等；

③胺类，如儿茶酚胺、5-羟色胺（5-HT）、组胺等；④蛋白质类，如血管舒缓素等。

肺血管内皮细胞对血管活性物质的影响十分重要，主要为：①合成与释放，如 PG、组胺、5-HT、SRS-A、过敏性嗜酸性粒细胞趋化因子（ECF-A）、血小板活化因子（PAF）等；②活化，如血管紧张素 I（AT-I）等；③灭活，几乎全部被灭活的有 5-HT、缓激肽（BK）、PGE_1、PGE_2、PGE_2a、乙酰胆碱等，部分被灭活的有去甲肾上腺素、胃泌素等；④无明显影响，如肾上腺素、多巴胺、AT-II、PGA、VIP、抗利尿激素（ADH）等。

（三）肺内神经内分泌细胞代谢

肺内散在地存在着一种特殊类型的细胞，细胞胞浆内含有丰富的颗粒，这些颗粒呈圆形，均匀致密，与肾上腺髓质等细胞的神经内分泌颗粒极为相似；起源于胚胎前肠膨出部分的外胚层部分，与肠道的嗜银细胞很相似，成为神经内分泌细胞，有人也将之归入胺前体摄取和脱羧细胞系统（amine precursor uptake and decarboxylation cell，APUD）。这些细胞存在于从支气管至呼吸性细支气管的整个支气管系统，但以肺段以下的小支气管和细支气管中为多见。

临床上，起源于 K 神经内分泌细胞的恶性肿瘤如燕麦细胞癌和支气管腺瘤等，具有异位内分泌功能者并不少见，可引起各种各样的内分泌症状，有时同一肿瘤甚至可分泌多种激素，如燕麦细胞癌可分泌 ACTH、ADH、降钙素和催产素等。

（四）肺脏其他代谢功能

1. 肺对凝血和纤溶功能的调节

肺参与凝血和纤溶过程。肺内富含组织因子（凝血活酶），可使凝血酶原转变为凝血酶，启动外源性凝血系统。肺内皮细胞可活化凝血因子，启动内源性凝血系统。肺内也富含纤溶酶原激活物，使纤溶酶原转变为纤溶酶，具有很高的纤溶活性。此外肺内富含肥大细胞，可产生和释放大量肝素，以防肺循环内血栓形成。

临床上，不少肺部疾病都有凝血和纤溶的异常，如某些肺部恶性肿瘤血栓栓塞的发生率较高，肺部手术后常有纤溶活性升高；病毒性肺炎、肺羊水栓塞可导致 DIC 等，都与肺参与凝血与纤溶调节有关。

2. 肺内糖代谢

肺内糖代谢途径主要有酵解和戊糖代谢途径，主要底物是葡萄糖。肺内糖代谢除可供能和提供合成代谢所需的底物外，还可经戊糖途径提供 NADPH，满足蛋白质、脂质等合成时的需要，并能还原谷胱甘肽，发挥抗氧化作用。

3. 肺内蛋白质代谢

肺也具有合成各种蛋白质的能力，除可合成肺脏结构蛋白如胶原蛋白、弹性蛋白和蛋白多糖外，还可合成一些具有生物学重要性的蛋白质，如 PS 中的载脂蛋白、蛋白水解酶（主要是肺泡巨噬细胞中的溶酶体酶）和分泌型 IgA 等抗体及干扰素、溶菌酶、补体等。

四、滤过功能

当全身的静脉血液经过肺循环再进入体循环时，血液中各种栓子，如血凝块、脂肪粒、纤维蛋白、癌细胞等被阻拦在肺血管中，可以避免栓子进入体循环引起脑栓塞、心肌梗塞等严重的后果。在肺部的栓子不易引起肺的坏死，因为肺还有支气管循环供给血液。一般情况下，栓子被肺血管中的纤维蛋白溶酶等酶分解或被吞噬细胞清除，但含菌的或含癌细胞的栓子可以在肺部形成肺脓肿或转移性肺癌。

第二节 呼吸衰竭

呼吸衰竭（respiratory failure）是指在静息状态、吸入海平面空气条件下，由于呼吸功能严重障碍，使动脉血氧分压（PaO_2）低于 8.0kPa（60mmHg），或同时伴有二氧化碳分压（$PaCO_2$）高于 6.6kPa（50mmHg），并出现呼吸困难的全身性病理过程。慢性呼吸衰竭患者在第一次发作后，由于心、肺储备功能下降，患者往往每况愈下，反复发作，预后不好。

一、病因

肺脏的外呼吸功能包括肺通气和肺换气两个过程，凡能影响这两个过程的病因都可导致呼吸衰竭。与其他系统功能衰竭不同的是，呼吸衰竭可以是呼吸系统本身疾病的终末阶段，也可因呼吸系统以外的疾病引起。

（一）神经中枢及其传导系统的病变

脑外伤、脑肿瘤、脑血管病变、脑炎等将直接损害呼吸中枢，严重缺氧、酸中毒或药物中毒可抑制呼吸中枢的功能，高位脊髓外伤、脊髓灰质炎、多发性神经炎所致肌肉神经接头阻滞影响传导功能，都可引起通气不足。

（二）呼吸肌病变

重症肌无力、严重低血钾症和有机磷中毒可使呼吸肌收缩力减弱、甚至呼吸肌麻痹而引起呼吸衰竭。

（三）胸廓病变

胸外伤或手术创伤、胸壁皮肤硬化、严重脊柱畸形、大量气胸、胸腔积液等，均可限制胸廓和肺的扩张，导致通气减少及吸入气体不均，影响换气功能。

（四）肺组织病变

严重肺结核、肺炎、肺肿瘤、肺气肿、广泛肺纤维化、矽肺、肺水肿等，可引起肺容量、通气量、有效弥散面积减少，或通气/血流比例失调。

（五）呼吸道病变

支气管痉挛、呼吸道分泌物或异物阻塞，引起通气不足或气体分布不均，导致通气/血流比例失调。

(六) 肺血管病变

肺毛细血管瘤、肺小动脉栓塞、充血性心脏病，由于肺血流不畅造成肺动脉灌流不足、肺循环淤血或使部分肺动脉血流入肺静脉，使动脉血氧减少。

二、分 类

从不同角度可将呼吸衰竭分成各种类型。

(一) 急性呼吸衰竭和慢性呼吸衰竭

根据病情发生、发展的速度，呼吸衰竭可分为急性呼吸衰竭和慢性呼吸衰竭。急性呼吸衰竭可在数分钟到数天内发生，见于呼吸中枢出血、呼吸道异物、哮喘等。常来不及代偿，很快出现缺氧、酸中毒。慢性呼吸衰竭的发展常历时数月到数年，多见于慢性阻塞性肺疾患。机体充分代偿，在某些诱因作用下可急性发作，如感染、发热、麻醉、输液、创伤、安眠药、镇静药使用等。

(二) 通气性呼吸衰竭和换气性呼吸衰竭

根据主要发病机制不同，呼吸衰竭可分为通气性呼吸衰竭和换气性呼吸衰竭。通气性呼吸衰竭因肺舒缩受限或气道阻力增加引起；换气性呼吸衰竭多因肺内分流、通气/血流比例失调以及气体弥散障碍引起。

(三) 低氧血症型呼吸衰竭和低氧血症伴高碳酸血症型呼吸衰竭

根据是否伴有 $PaCO_2$ 升高，可将呼吸衰竭分为低氧血症型呼吸衰竭（Ⅰ型）和低氧血症伴高碳酸血症型呼吸衰竭（Ⅱ型）。

(四) 中枢性呼吸衰竭和外周性呼吸衰竭

根据原发病部位不同，呼吸衰竭可分为中枢性呼吸衰竭和外周性呼吸衰竭。

三、发病机制

(一) 肺通气功能障碍

肺通气是指肺与外界环境之间的气体交换过程。吸气时呼吸肌收缩使胸廓和肺扩张，产生胸内负压，气体从体外进入肺泡腔。呼气时呼吸肌回缩导致的胸内压增高使肺泡内气体顺压力梯度排出体外。正常人静息状态下通气量为 4~6L/min，运动时可高达 70L/min。通气功能障碍时肺泡通气严重不足可导致呼吸衰竭。肺通气功能障碍可分为限制性通气不足和阻塞性通气不足两种类型。

1. 限制性通气不足

胸廓、肺的扩张和/或回缩受限引起的肺泡通气不足称限制性通气不足（restrictive hypoventilation）。其特征是肺容量和肺活量都减少。正常肺扩张和回缩有赖于呼吸中枢兴奋性、神经的传导、呼吸气肌的收缩、胸廓的完整性以及胸廓和肺的顺应性。任一环节受损即可导致限制性通气不足。

(1) 呼吸中枢受损或抑制：各种颅内感染波及呼吸中枢，脑外伤、出血、水肿或肿瘤压迫脑干呼吸中枢以及镇静药、安眠药或麻醉药过量等影响呼吸中枢的兴奋性。

(2) 呼吸肌运动障碍：重症肌无力、脊髓灰质炎、严重低血钾症和有机磷中毒可使呼吸肌收缩力减弱，颈部或高位胸部脊髓损伤可因呼吸肌麻痹而引起呼吸衰竭。这些病因使呼吸肌运动受限，胸内负压减小，肺泡扩张不足。呼吸肌疲劳（respiratory muscle fatigue）是呼吸肌的负荷增加所导致的收缩力和/或收缩速度减低，因而不能产生足以维持足够肺泡通气量所需的压力，导致限制性肺泡通气不足，引起高碳酸血症性呼吸衰竭。呼吸肌疲劳是慢性肺部疾病出现呼吸衰竭的重要原因。

(3) 胸廓和肺顺应性降低：吸气过程中必须克服胸廓和肺本身的弹性阻力。弹性阻力是物体对抗外力作用所产生的变形的力，弹性阻力愈大，愈不容易扩张。常用顺应性（compliance）来表示扩张的难易程度。顺应性是弹性阻力的倒数，即单位压力变化所引起的容量变化。正常肺和胸廓的顺应性各为 200ml/cm H_2O，总顺应性 100ml/cm H_2O，它受多种因素的影响。

1) 肺总容量：肺总容量愈小则顺应性愈低，这是因为同样体积的气体进入时，容量愈小，扩张程度愈大。如肺不张、肺叶切除时，顺应性明显降低。

2) 肺的顺应性降低：肺泡壁中交织的胶原与弹性蛋白决定了肺组织弹性，在肺膨胀时纤维伸展、拉长。肺气肿时弹力纤维被破坏但尚未被胶原取代时，其顺应性是增大的，发生纤维化后则使肺顺应性降低。如肺炎、肺纤维化、肺水肿、肺淤血等肺实质性病变等均可使肺弹性阻力增加，顺应性下降。

3) 胸廓的顺应性降低：严重的胸廓畸形、胸膜纤维化、气胸、胸腔积液、多发性肋骨骨折等可限制胸廓运动或使胸内负压消失，使胸部扩张受限。

4) 肺泡表面活性物质：肺泡具有弹性，正常时吸入 500ml 气体所需扩张力小于 3cmH_2O，而一儿童气球吹至 500ml 需 300 cmH_2O。肺的这种高弹性主要是由于肺泡表面活性物质的存在，它构成肺弹性的 65%～70%。表面活性物质减少将使肺泡表面张力增加、顺应性降低而导致限制性通气不足，甚至发生肺不张。肺泡回缩压加大还可降低肺泡壁毛细血管周围压力，促进肺水肿的形成。表面活性物质减少的原因有：①缺血、缺氧、自由基生成过多以及Ⅱ型肺泡上皮细胞发育不全等可使表面活性物质生成减少；②高浓度氧、脂肪栓塞、过度通气或肺水肿液中的蛋白水解酶、磷脂酶使表面活性物质消耗与破坏增加。

由呼吸中枢抑制和呼吸肌麻痹引起的通气不足是均匀的、全肺性的单纯通气不足。由肺部病变引起的通气不足则常常是局部的、不均匀的，还可伴有通气血流分布不均和气体弥散障碍。

2. 阻塞性通气不足

气道阻力升高所致的肺泡通气不足称阻塞性通气不足（obstructive hypoventilation）。影响气道阻力的因素包括气道长度、内径、气体流速和形式。其中最主要的是气道内径。若气道长度、气体密度、黏度和气流量不变，气道内径愈小，气道阻力愈大。如支气管哮喘发作时，气道阻力可比正常高 10～20 倍。

(1) 气道阻塞的原因：健康人平静吸气时，气道阻力 80% 以上发生于直径大于 2mm

的支气管和气管,20%以下来自直径小于2mm的外周小气道,因其总横截面积较大气道大得多,故阻力较小。气道阻塞的原因有:①腔内阻塞,如异物、分泌物和水肿液等;②气道壁病变,如支气管平滑肌痉挛、黏膜腺肥大或水肿;③气道外压迫,如肿瘤、淋巴结肿大以及支气管周围水肿等。

(2) 气道阻塞与呼吸困难的表现形式:根据气道阻塞发生部位不同,呼吸困难的表现形式也不同。

1) 上呼吸道阻塞:指声门到气管隆凸间的气道阻塞。多见于气管异物、急性喉头水肿、声带麻痹、肿瘤和白喉伪膜堵塞。若为完全阻塞则可致命。部分阻塞若位于胸外段,表现为吸气性呼吸困难。患者常出现三凹征,即锁骨上凹、肋间凹和胸骨上凹。若部分阻塞位于胸内段,患者表现为呼气性呼吸困难。因吸气时胸内压降低使气道内压大于胸内压,故使阻塞减轻;用力呼气时由于胸内压升高而压迫气道,使气道狭窄加重。不同部位上呼吸道阻塞时气道阻力变化见图13-1。

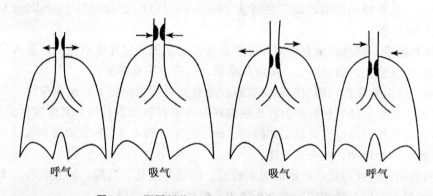

图13-1 不同部位上呼吸道阻塞时气道阻力变化

2) 下呼吸道阻塞:多见于慢性支气管炎、支气管哮喘和慢性阻塞性肺气肿等疾患。生理情况下管径小于2mm的小气道无软骨支撑,吸气时受周围弹性牵拉,使管径变大,管道伸长;呼气时管径变窄、管道缩短。小气道常因炎症、痉挛、分泌物堵塞以及肺泡壁弹性纤维破坏而导致对小气道的弹性牵拉作用减弱,小气道阻力增大。尤其在患者用力呼气时,胸内压升高大于气道内压,使小气道受压闭合,发生呼气性呼吸困难。

上呼吸道阻塞引起的是全肺通气不足,下呼吸道阻塞则因病变部位和程度不均匀,常因同时存在肺泡通气/血流比例失调而伴有换气障碍。

(二) 肺换气功能障碍

肺换气是肺泡气和肺毛细血管内血液之间气体交换的过程。严重的弥散过程受阻、肺泡通气/血流比例失调或肺内动静脉分流,都可影响换气功能而导致呼吸衰竭。

1. 弥散障碍(diffusion impairment)

弥散是指O_2和CO_2经肺泡-毛细血管膜在肺泡和血液之间交换的过程。气体在单位时间内通过肺泡-毛细血管膜的弥散量取决于膜两侧的气体分压差、肺泡膜的面积与厚度以及气体的弥散常数。导致弥散障碍的原因包括以下几种。

(1) 呼吸膜面积减少:正常成人的呼吸膜面积可高达$50 \sim 100 m^2$。静息时参与换气的面积约为 35~40m²。由于储备量大，只有当弥散面积减至正常的一半以上时气体交换才会明显受阻。见于肺叶切除、肺实变、肺不张和肺气肿等。

(2) 呼吸膜厚度增加：正常成人的肺泡-毛细血管膜由肺泡表面液层、肺泡上皮、基底膜、间质、血管内皮组成，厚度约 $1\sim4\mu m$，气体极易通过。当肺泡间质炎症、水肿、纤维化以及肺泡内透明膜形成时，可使呼吸膜增厚，弥散速度减慢。由于 CO_2 的弥散速率比 O_2 大 20 倍，故单纯的弥散障碍不会出现 $PaCO_2$ 升高。

(3) 肺毛细血管血流过快：正常静息时血液从肺泡毛细血管动脉端流向静脉端的平均时间约 0.75s。但在 0.25s 后，血中 PaO_2 即从 5.32kPa（40mmHg）升至 13.83kPa（104mmHg）。因此，仅在血流速度过快，并有其他因素存在时才导致低氧血症。

2．肺泡通气/血流比例失调

肺泡通气与血流的恰当配合是保证肺换气正常的重要条件。正常成人在静息状态，肺泡通气量（$\dot{V}_A$）平均约为 4L/min，肺血流量（$\dot{Q}$）平均约为 5L/min，两者的比率约为 0.8。肺泡通气量与血流量自上而下递增，由于直立时重力作用，血流量上下差别更大，因此肺泡通气/血流比在肺尖部肺泡可高达 3.0，而肺底部仅有 0.6。这种在生理情况下的通气/血流不协调加上小量的解剖分流，是 PaO_2 比 P_AO_2 稍低的原因。许多肺部病变时，由于通气分布不均或血流分布不均造成肺泡通气/血流比例失调（ventilation-perfusion imbalance），导致换气功能障碍。肺泡通气/血流比例失调有两种基本形式。

(1) 部分肺泡通气/血流比值降低：肺泡通气明显减少而血流无相应减少，使肺泡通气/血流比值降低，以致经过此部分肺泡的静脉血液得不到充分氧合便直接掺入动脉血内，称功能性分流（functional shunt），又称静脉血掺杂（venous admixture），见于慢性支气管炎、阻塞性肺气肿、肺纤维化和肺水肿等。慢性阻塞性肺疾患时的分流量可高达肺血流量的 30%~50%，此时尽管通过健肺通气加强可部分代偿，但这种代偿是有限的，因为单位血液携带的氧量是有限的（见图 13-2）。

(2) 部分肺泡通气/血流比值增高：肺泡通气/血流比值增高主要见于肺血管栓塞，肺结核、支气管扩张使部分肺血管收缩、受压、扭曲，肺毛细血管床广泛破坏，肺动脉压下降等疾病。病变部位肺泡血流少而通气多，肺泡通气不能充分利用，故称死腔样通气（dead pace-like ventilation）。正常人生理死腔量约占潮气量的 30%。当严重肺血管疾患时，死腔样通气可高达潮气量的 60%~70%，其后果是肺脏总有效通气量的浪费。另一方面，因病变区域血流量减少，健肺血流增加而通气相对不足，发生功能性分流增加而出现低氧血症。

(3) 解剖分流增加：又称肺内动-静脉分流增加或真性静脉血掺杂。生理情况下，来自支气管静脉、纵隔静脉的血液未经肺泡毛细血管直接流入肺静脉，心脏最小静脉的血液直接汇入左心，这些都属解剖分流，仅占心输出量的 2%~3%，不致引起血气变化。解剖分流增加见于支气管扩张症、支气管炎时支气管循环血管扩张，肺小血管收缩或栓塞使肺动脉压增高导致肺动静脉吻合支开放，慢性阻塞性肺疾患时支气管周围炎性肉芽组织内肺静脉与支气管静脉间形成许多吻合支等，可导致低氧血症。因肺脏严重病变如肺不张、肺实变等，使受累肺泡完全无通气但仍有血流所造成的通气/血流比例失调，类似于解剖分流，故有人将它与解剖分流统称为真性分流（true shunt）或真性静脉血掺杂（real venous admixture），以区别与通气/血流比例降低但仍可进行部分气体交换的功能性分流。

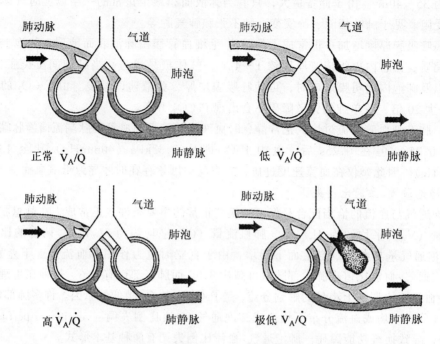

图 13-2 肺泡通气/血流比例失调模式图

吸纯氧 15~20min 可显著提高功能性分流的 PaO_2 分压，但对解剖分流增加者的 PaO_2 无明显影响，由此可以对两种分流进行鉴别。

病人呼吸衰竭的发病机制中，单纯的通气不足、弥散障碍、肺内分流增加或死腔增加的情况较少，往往是几个因素同时存在或相继发生作用。例如急性呼吸窘迫综合征，既有由肺不张引起的肺内分流，又有微血栓形成的功能性分流和肺血管收缩引起的死腔样通气，还有由肺水肿引起的气体弥散功能障碍。

四、呼吸衰竭时机体的主要变化

呼吸衰竭时发生的低氧血症和高碳酸血症可导致各系统组织器官的代谢和功能发生变化：早期是代偿适应性反应，从而改善组织的供氧，调节酸碱平衡，以及改变组织器官的功能、代谢以适应新的内环境；呼吸衰竭严重时则可出现失代偿反应。

（一）血液气体的变化

1. PaO_2 变化

PaO_2 的正常范围是 10.7~13.3kPa（80~100mmHg），低于 10.7kPa 的称低氧血症。呼吸衰竭时都会出现低氧血症，尤以肺泡通气不足、$\dot{V}_A/\dot{Q}$ 比例失调和肺内分流量增加最为严重。

2. $PaCO_2$ 变化

$PaCO_2$ 是判断肺泡通气的良好指标，通气障碍时一定会出现 $PaCO_2$ 升高，$PaCO_2$ 升高程度与通气障碍程度相关。换气障碍时的 $PaCO_2$ 变化则有如下几种可能。

(1) $PaCO_2$ 不升高：单纯弥散障碍引起的呼吸衰竭，一般 $PaCO_2$ 不升高。这是因为 CO_2 在水中的溶解度比 O_2 的大，且其弥散速度比 O_2 大 20 多倍，因而血中的 CO_2 能更快弥散入肺泡。此外，动、静脉血中 $PaCO_2$ 分压差仅为 0.8kPa（6.0mmHg），故此 $PaCO_2$ 通常表现为正常。

(2) $PaCO_2$ 降低：肺泡通气/血流比例失调时可出现 $PaCO_2$ 降低。引起换气障碍的肺部病变往往是不均匀的，炎症、水肿等病变使肺泡壁牵张感受器或肺毛细血管旁 J 感受器兴奋，反射性引起呼吸加快，低氧血症也通过化学感受器反射性刺激呼吸中枢，使 CO_2 从健肺排出增多，抵消病变部位血中 $PaCO_2$ 的增高。

(3) $PaCO_2$ 增高：换气障碍时，若病变范围过大，残存的正常肺泡太少无法代偿，也会出现高碳酸血症。

(二) 酸碱平衡及电解质紊乱

呼吸衰竭时可发生多种酸碱平衡紊乱，但常见的是混合性酸碱平衡紊乱。

1. 呼吸性酸中毒

呼吸性酸中毒见于 II 型呼吸衰竭，由于大量 CO_2 潴留，可造成原发性血浆碳酸过多。

2. 代谢性酸中毒

由于缺氧严重，无氧代谢加强，酸性代谢产物增多，引起代谢性酸中毒。此外，呼吸衰竭时可能出现功能性肾功能不全、肾小管排酸保碱功能降低以及引起呼吸衰竭的原发病或病理过程，如感染、休克等均可导致代谢性酸中毒。代谢性酸中毒时，由于 HCO_3^- 降低可使肾排 Cl^- 减少，故当呼吸性酸中毒合并代谢性酸中毒时血 Cl^- 可正常。

3. 呼吸性碱中毒

I 型呼吸衰竭的病人若有过度通气，可因原发性碳酸过低而发生呼吸性碱中毒。此时可有血清钾浓度降低，血氯浓度增高。

4. 代谢性碱中毒

代谢性碱中毒多为医源性，如治疗过程中使用人工呼吸机，过快排出大量 CO_2，而原来代偿性增加的碳酸氢根又不能迅速排出，从而发生代谢性碱中毒。此外，由于钾摄入不足、使用排钾利尿药和肾上腺皮质激素等也可导致低钾性碱中毒。

(三) 呼吸系统变化

1. 呼吸形式的变化

呼吸形式的变化主要表现为低氧血症和高碳酸血症作用于呼吸中枢，引起的呼吸强度、频率、节律的改变。通常有以下几种形式。

(1) 浅快呼吸：见于限制性通气不足。此外，肺内炎症、水肿刺激牵张感受器也可反射性引起浅快呼吸。

(2) 浅慢呼吸：见于呼吸中枢抑制。

(3) 深慢呼吸：见于上呼吸道狭窄和阻塞。

(4) 呼气时间延长：多见于慢性阻塞性肺疾患。

(5) 周期性呼吸：为呼吸衰竭严重的表现，由于呼吸中枢兴奋性降低而致。常见为潮式呼吸（Cheyne-Stokes respiration），表现为呼吸运动和呼吸暂停相交替。其发生机制，一般认为是由于呼吸中枢兴奋性过低而引起呼吸暂停，从而使血中 CO_2 逐渐增多，$PaCO_2$ 升高到一定程度使呼吸中枢兴奋，出现呼吸运动，使 $PaCO_2$ 降低到一定程度又可导致呼吸暂停，如此形成周期性呼吸运动。

2. 呼吸困难

呼吸困难是指主观上患者感到呼吸费力，客观上观察到呼吸肌过度运动的表现。呼吸困难使呼吸肌做功增加，耗氧增多，从而加重缺氧。同时使呼吸肌疲劳，使缺氧和呼吸困难更加严重。

3. 呼吸肌兴奋性变化

PaO_2 低于 8.0kPa（60mmHg）时，低氧血症使颈动脉体与主动脉体化学感受器兴奋，呼吸运动反射性增强，当 PaO_2 为 4.0kPa（30mmHg）时最明显，肺通气最大。但是缺氧对呼吸中枢的直接作用则为抑制。当 PaO_2 低于 4.0kPa 时，抑制作用大于反射性兴奋作用而使呼吸抑制。$PaCO_2$ 升高主要使中枢化学感受器兴奋，引起呼吸加深加快。但当 $PaCO_2$ 超过 10.7kPa（80mmHg）时，则会抑制呼吸中枢。慢性Ⅱ型呼吸衰竭病人由于长期的高碳酸血症，中枢化学感受器对 $PaCO_2$ 升高的敏感性降低，呼吸运动主要依靠低 PaO_2 对化学感受器的刺激。此时若吸入过高浓度的氧会使呼吸抑制，病情更加严重。

呼吸衰竭对呼吸系统的另一个影响表现为呼吸肌疲劳。慢性呼吸衰竭病人如存在长时间增强的呼吸运动，使呼吸肌耗氧量增加，加上血氧供应不足，可能导致呼吸肌疲劳，使呼吸肌收缩力减弱，呼吸变得浅而快。呼吸浅则肺泡通气量减少，从而加重呼吸衰竭。

（四）循环系统变化

一定程度 PaO_2 降低和 $PaCO_2$ 升高可通过交感-肾上腺髓质系统兴奋使心率加快、心肌收缩力增强、外周血管收缩，加上呼吸运动增强使静脉回流增加，导致心输出量增加。严重的缺氧和二氧化碳潴留却可直接抑制心血管中枢，抑制心脏活动和扩张血管，导致血压下降、心肌收缩力下降、心输出量减少、心律失常等严重后果。

慢性阻塞性肺疾患常伴有肺动脉高压，其主要发病机制为：

(1) 交感神经兴奋。交感神经兴奋通过 α 受体使肺小动脉收缩。

(2) 缺氧的直接作用。缺氧使肺血管平滑肌对 Ca^{2+}、Na^+ 的通透性增加，Ca^{2+}、Na^+ 内流增加，导致肺血管平滑肌细胞兴奋性和收缩性增强。

(3) 血管活性物质的作用。缺氧使肺组织内肥大细胞、巨噬细胞、内皮细胞、平滑肌细胞以及血细胞释放血管活性物质，包括白三烯（leukotriene, LTs）、血栓素 A_2（thromboxane A_2, TXA_2）、内皮素（endothelin, ET）等缩血管物质。这是肺动脉高压形成的主要发生原因。

(4) 肺血管狭窄。长期缺氧可引起无肌型肺微动脉肌化、肺血管平滑肌细胞和成纤维细胞的肥大及增生，胶原蛋白与弹性蛋白合成增加，导致肺血管壁增厚和硬化，管腔变窄。若长期吸氧以解除缺氧，数周后肥大的平滑肌可逐渐复原，停止吸氧又会逐渐肥大。这种平滑肌的可逆性变化对指导临床治疗是有意义的。

(5) 血液黏度增加。长期缺氧引起的代偿性红细胞增多症可使血液的黏度增高，也会增加肺血流阻力和加重右心的负荷。

(6) 肺血管床毁损。有些肺部病变如肺小动脉炎、肺毛细血管床的大量破坏、肺栓塞形成等，是促进肺动脉高压形成的因素。

（五）中枢神经系统变化

中枢神经系统对缺氧十分敏感，停止供氧 4~5min 即可发生脑组织不可逆性损伤。PaO_2 降低到 8kPa（60mmHg）可出现智力和视力轻度减退，降至 5.33~6.67kPa（40~50mmHg）以下，将引起一系列神经精神症状，如头痛、不安、定向与记忆障碍、精神错乱、嗜睡以致惊厥和昏迷。PaO_2 低于 2.67kPa（20mmHg）时，无法向脑组织供氧，几分钟就可造成神经细胞的不可逆损害。

当 $PaCO_2$ 超过 10.7kPa（80 mmHg）时可出现头痛、头晕、烦躁不安、呼吸抑制、嗜睡、扑翼样震颤、抽搐甚至昏迷。

呼吸衰竭时出现的中枢神经机能障碍称为肺性脑病（pulmonary encephalopathy）。其发病机制为：

1．脑血管扩张

酸中毒能使脑血管扩张。CO_2 升高具有显著的直接脑血管扩张效应。$PaCO_2$ 每升高 1.33kPa（10mmHg），可使脑血流量增加 50%。缺氧和酸中毒还使血管内皮通透性增高，导致脑间质水肿。缺氧使细胞 ATP 生成减少，影响 Na^+-K^+ 泵功能，引起脑细胞水肿、颅内压增高，严重时可导致脑疝形成。此外，脑血管内皮细胞损伤还引起血管内凝血，这也是肺性脑病的发病因素之一。

2．脑脊液 pH 值降低

正常脑脊液的缓冲作用较血液弱，其 pH 值也较低（7.33~7.40），由于 CO_2 为脂溶性，易进入血脑屏障，故 $PaCO_2$ 比动脉血高，而 HCO_3^- 为水溶性，不易通过血脑屏障。因此，呼吸衰竭时脑脊液的 pH 值降低比血液更为明显。当脑脊液 pH 值低于 7.25 时，脑电波变慢，pH 值低于 6.8 时脑电活动完全停止。神经细胞内酸中毒可增加脑谷氨酸脱羧酶活性，使 γ-氨基丁酸生成增多，导致中枢抑制；还可增强磷脂酶活性，使溶酶体酶释放，引起神经细胞和组织的损伤。

（六）肾功能变化

呼吸衰竭时通过交感神经兴奋使肾血管收缩，肾血流量严重减少，轻者尿中出现蛋白、红细胞、白细胞及管型等，严重时可发生急性肾功能衰竭，出现少尿、氮质血症和代谢性酸中毒。此时肾脏结构往往并无明显改变，为功能性肾功能衰竭。若患者合并心力衰竭、弥散性血管内凝血或休克，则肾的血液循环和肾功能障碍更加严重。

（七）胃肠道变化

严重缺氧可使胃壁血管收缩，降低胃黏膜的屏障作用，CO_2 潴留可增加胃壁细胞碳酸酐酶活性，使胃酸分泌增多，故呼吸衰竭时可出现胃肠黏膜糜烂、坏死、出血与溃疡形成。

五、防治原则

(一) 防治原发疾病、去除诱因

慢性阻塞性肺疾患的病人应注意预防感冒与急性支气管炎,一旦发生呼吸道感染,应积极抗炎;慢性呼吸衰竭患者应减少呼吸做功,去除诱因。作部分肺切除手术前,应检查心肺功能。

(二) 改善肺通气

清除气道内分泌物或异物、解除支气管痉挛、抗炎消肿等以使呼吸道通畅;必要时作气管内插管或气管切开术进行人工呼吸,改善通气功能。

(三) 氧疗

PaO_2 在 6.6kPa (50mmHg) 以上不致危及生命,进一步下降会损害组织。只有 PaO_2 降低的患者可吸入较高浓度的氧(一般不超过40%),使 PaO_2 提高到 8kPa (60mmHg) 以上。

对于慢性Ⅱ型呼吸衰竭患者,给氧原则是持续低流量给氧,氧浓度为 24%~30%,流量为 1~2L/min,使 PaO_2 维持在 6.6~8kPa (50~60 mmHg)。这是因为:此时 PaO_2 位于氧离曲线陡峭部,稍提高 PaO_2,氧饱和度就有较大提高。当 PaO_2 在 6.6~8kPa (50~60mmHg)时血氧饱和度已达 85%~90%,足以维持组织代谢需要。此外,慢性呼吸衰竭患者的呼吸中枢兴奋主要靠低氧血症维持,若 PaO_2 大于 8kPa (60mmHg) 将使呼吸中枢抑制加深,通气量减少,诱发肺性脑病。

(四) 对症治疗

注意纠正酸碱失衡及电解质紊乱,补充营养,防治各器官并发症。

第三节 急性呼吸窘迫综合征

急性呼吸窘迫综合征(acute respiratory distress syndrome, ARDS)是急性肺损伤引起的呼吸衰竭。其主要特征是进行性呼吸困难和顽固性低氧血症。急性肺损伤(acute lung injury, ALI)是指创伤、感染等原因引起的急性肺组织细胞的弥散性损伤。目前认为 ALI 是一个从轻到重的病理过程,而 ARDS 则是 ALI 较为严重的阶段。

急性呼吸窘迫综合征是一种多病因引起的临床综合征,其主要病理特征为肺微血管通透性增加导致的肺泡渗出液中富含蛋白质的肺水肿和透明膜形成,并伴有肺间质纤维化。病理生理学改变以肺顺应性降低、肺内分流增加及通气/血流比例失调为主。临床特征为顽固性低氧血症($PaO_2/FiO_2 \leqslant 40kPa$)、呼吸加快(超过 28 次/min)、窘迫、胸片可见双肺弥散浸润阴影。

一、病 因

许多病因可引起 ARDS,既可是直接引起肺损伤的因素,包括吸入毒气、烟尘、胃内容物、肺挫伤、放射性损伤、肺部感染等，也可是肺外因素，如全身性病理过程（如休克、大面积烧伤、败血症）等，还可因由某些治疗措施如体外循环或血液透析等所致。其中最重要的原因是严重感染、创伤和吸入胃内容物（见表13-1）。

表13-1　　　　　　　　　　　急性呼吸窘迫综合征的病因

肺损伤	吸入性肺损伤（胃内容物、烟雾、腐蚀性气体、过量氧、可卡因）
	肺炎（细菌、病毒、真菌）
	肺结核
	溺水
	高原肺水肿
	肺挫裂伤
	放射性肺损伤
肺外损伤	中枢神经疾病（出血、创伤、缺氧、癫痫）
	休克
	败血症
	烧伤
	急性胰腺炎
	DIC
	药物中毒（镇静药、抗肿瘤药、噻嗪类利尿药等）
	栓塞（脂肪、血栓、空气）
	妊娠并发症
	肿瘤扩散
	糖尿病酮症酸中毒

二、发病机理

急性肺损伤的发生机制错综复杂，迄今尚未完全阐明。目前认为肺内炎症反应失控是导致肺泡-毛细血管膜损伤，ARDS发生发展的关键因素。

（一）肺泡-毛细血管膜损伤

肺泡-毛细血管膜损伤可导致肺水肿、肺弥散功能障碍、低氧血症。

肺泡-毛细血管膜损伤可以是病因直接作用的结果，如吸入毒物、胃酸、放射线照射、细菌、病毒、内毒素、脂肪栓塞时游离脂肪酸作用；一些抢救措施的应用，如正压机械通气、吸入高浓度氧等也可引起或加重肺损伤；但更重要的是炎性反应失控导致细胞因子和炎症介质的作用。产生这些炎症介质的细胞包括多形核白细胞、巨噬细胞、血小板、内皮细胞。其中尤以中性粒细胞（PMN）的作用尤为重要。

1. PMN 聚集、黏附与游出

在各种致病因素的作用下，肺内或血液中多种具趋化活性的介质增加，如 C_5a、免疫复合物、PGE_2a、白三烯 B、血小板活化因子（PAF）、阳离子蛋白和纤维蛋白降解产物（FDP），以及 G-细菌脂多糖（U5）等产生增加，它们作为趋化介质使白细胞向一定方位聚集。由于肺血流量大，毛细血管床面积大，而肺动脉压较低，加之某些病因直接损伤肺，因此 PMN 容易在肺内积压。此外，PMN 变形能力下降也是 PMN 积压于肺毛细血管内的原因：①刺激物（如补体片段）使细胞内中央核周区的肌动蛋白重分布而至细胞膜下的周边区，改变 PMN 生物力学特性；②肌动蛋白聚集于微绒毛突起部，减弱其变形能力，使其不易变形通过毛细血管。PMN 开始聚集不需黏附分子，而维持聚集则需黏附分子作用。

正常情况下肺内即使出现多量 PMN 也可不引起肺损伤。PMN 游出毛细血管引起组织损伤必须与靶细胞或基质成分黏附。黏附作用是由黏附分子（adhesion molecule）介导完成的。与 ARDS 发病有关的主要为整合素家族、免疫球蛋白超家族和选择素家族成员。当 PMN 激活时大量表达 L-选择素和整合素家族中的 CD11/CD18 和 VLA4。

PMN 在肺内聚集、黏附、激活或破坏，释出大量活性氧、蛋白酶及其他炎症介质，直接引起肺泡-毛细血管膜损伤、通透性增高。活性氧可破坏膜脂质，损伤蛋白质和酶的功能，破坏 DNA 的结构，损伤线粒体功能，诱导细胞因子、黏附分子表达以及诱导细胞凋亡或坏死，导致肺水肿。PMN 被活化后还可使溶酶体中的酶，如胶原酶、弹性蛋白酶和组织蛋白酶等释放。胶原酶参与基质降解，弹性蛋白酶可降解弹性蛋白、纤维连接蛋白、Ⅰ~Ⅲ型胶原和基底膜的主要结构蛋白Ⅳ型胶原、蛋白多糖、内皮钙依赖黏附素等，直接损伤肺泡。此外，它还可激活凝血系统和补体系统，加重血管内凝血并促进 PMN 的聚集，扩大肺损伤。

2. 炎症反应失控

正常体内促炎介质和抗炎介质处于动态平衡状态。ARDS 时大量促炎介质形成，而抗炎介质形成不足，导致二者失衡，炎症失控，甚至发生机体失控的自我持续放大的和自我破坏的炎症，即全身性炎症反应综合征（systemic inflammatory response syndrome, SIRS）。

(1) 促炎介质大量生成：促炎介质按其来源可分为血浆源性和细胞源性两大类。ARDS 时血浆的补体、凝血、纤溶和激肽系统的激活，PMN 和肺泡巨噬细胞（AM）、肥大细胞、血小板和内皮细胞激活都可产生和释放炎症介质。在 ARDS 的发生中多种炎性因子相继或同时发挥作用，它们可直接损伤组织，还可增加血管通透性，促使肺水肿形成，影响肺血管和支气管的舒缩以及成纤维细胞增殖、胶原合成增加。下面介绍几种主要的炎症介质。

1) TNFα：是肺泡巨噬细胞激活后分泌的主要炎性细胞因子。TNFα 可由巨噬细胞、单核细胞和嗜中性粒细胞合成。正常巨噬细胞内含有少量 TNFα 及其 mRNA，受 LPS 或病毒作用后迅速合成和释放 TNFα。它们协同激活肺的免疫细胞和非免疫细胞的炎症反应调节剂 NF-κB，产生细胞因子，从而诱导中性粒细胞的迁移、聚集，不仅启动早期炎症反应，而且继续加剧炎症反应。具体作用是：①TNFα 通过影响肌动蛋白丝重新排列，使细胞间隙增宽，纤维连接蛋白丢失，增加肺泡-毛细血管膜通透性。②增强内皮细胞表达组织因子，抑制组织型纤溶酶原激活物的释放，诱导纤溶酶原激活物抑制物的分泌，从而抑制纤溶反应；下调血管内皮细胞血栓调节蛋白的表达，促进凝血。③诱导内皮细胞产生炎性介质（IL-1、IL-8 和 PAF）和黏附分子（ICAM-1、E-选择素、P-选择素）表达增加。④促进 PMN 表达黏附分子，促进 PMN 黏附于内皮细胞，并刺激其脱颗粒与释放炎症介质和活性氧。⑤激活单核-巨噬细胞，增强其吞噬功能与细胞毒作用，促进其合成 IL-1、IL-8、IL-4 和 PGE_2 等。⑥激活 PLA_2，生成 TXA_2、PGs、LTs 等。

2）白细胞介素-1β（interleukin-1β，IL-1β）：由激活的巨噬细胞和单核细胞合成，既可通过自分泌、旁分泌发挥作用，也可进入血液而发挥作用。它和 TNFα 常协同作用，主要作用有：①激活 PMN、单核细胞，增强吞噬和释放溶酶体酶，诱导单核-巨噬细胞产生 IL-8、IL-6、PGE_2 等；②促骨髓释放 PMN 至血液循环；③促肥大细胞和嗜碱性细胞脱颗粒，释放组胺等介质；④刺激内皮细胞合成 PGs、PAF，增加黏附分子表达。

ARDS 早期即有 TNFα 与 IL-1β 水平增高，但很快下降，由于它能刺激其他细胞产生细胞因子，使炎症反应进一步发展，故称其为早期反应细胞因子。其浓度适当增高有调节细胞识别、移动、聚集的功能，以及抗病原微生物的能力。若过量释放则可引起组织损伤。

3）IL-8：是主要的中性粒细胞趋化性细胞因子。在创伤后 30min 内，肺泡巨噬细胞合成及释放 IL-8 就增加，且在病灶中持续蓄积。它的水平可作为预测 ARDS 是否发生及预后的生物学指标。IL-8 可以是由病因（如 IPS）直接作用于单核-吞噬细胞生成，也可间接由 IL-1β、TNFα 诱导产生。

4）巨噬细胞炎症蛋白-1（MIP-1）：主要趋化单核细胞和淋巴细胞。

(2) 抗炎介质产生不足：针对不同的促炎介质，体内大多有相应的物质来清除、拮抗或抑制之。如单胺氧化酶清除胺类介质，急性期反应蛋白有增强调理、抗自由基和抑肽酶的作用。有些抗炎介质本身就是细胞因子。

1）IL-10：是一种重要的抗炎细胞因子和免疫抑制剂，淋巴细胞、单核巨噬细胞及正常气道上皮细胞可产生 IL-10。其抗炎作用为：①抑制单核巨噬细胞产生 TNFα、IL-1、IL-8、CSF 等；②抑制 NF-κB 与抑制蛋白单体 IκB 的解离、NF-κB 核易位、NF-κB 与靶基因的结合等。因此 IL-10 能抑制肺部炎症，ARDS 时 IL-10 虽有所增加，但比炎性细胞因子的浓度要低，补充 IL-10 使抗炎细胞因子和炎性因子达到平衡可能成为治疗 ARDS 的重要手段之一。

2）白细胞介素 4（IL-4）：主要由致敏的 Thα 细胞产生，具有抑制单核-巨噬细胞产生 IL-1、IL-6、IL-8，抑制巨噬细胞中 NF-κB 核易位，抑制 IL-1 受体表达等作用。

(3) 一氧化氮（NO）：NO 是由一氧化氮合酶催化 L-精氨酸产生的，NO 作为气体信使分子在机体的生理和病理状态下发挥着重要的生物学作用。有研究表明，无论是内源性还是外源性的小剂量 NO 都具有抑制中性粒细胞聚集，清除氧自由基，抑制血小板的凝聚，下调肺泡巨噬细胞产生 IL-1、IL-8、TNFα，降低微血管通透性等作用，从而减轻 ARDS 的严重程度。有报道吸入 NO 治疗 ARDS，部分病人可改善血液氧合。但 NO 本身吸入过多具有一定的毒性作用，而且可以通过与超氧阴离子结合形成毒性更强的过氧亚硝基（Peroxynitrite, ONOO-）而加重组织损伤。因此 NO 的作用被形容为"双刃剑"。

此外，IL-3、IL-11、IL-13 和白介素-1 受体拮抗剂（IL-1ra）也属于抗炎细胞因子。

最近研究表明，体内一些神经肽激素也具有一定的抗炎作用，如胆囊收缩素（cholecystokinin, CCK）、血管活性肠肽（vasoactive intestinal peptide, VIP）和生长激素等。CCK可抑制内毒素休克大鼠肺、脾组织及血清中炎性细胞因子 TNFα、IL-1、IL-6 的生成，对大鼠肺间质巨噬细胞在 LPS 诱导下生成的 TNFα 也具有抑制性调节作用，并可抑制 LPS 诱导的 TNFα、IL-1 mRNA 表达，其上游信号机制与抑制 NF-κB 的活性有关。

核因子 κB（nuclear factor kappa B, NF-κB）是极具潜力的抗炎靶点。细胞因子并非事先合成贮于细胞内，而必须活化其编码基因的启动子。NF-κB 是普遍存在于细胞内的转录因子，当细胞处于静息状态时，NF-κB 与其抑制蛋白 IκB 结合而被抑制。当细胞受到刺激时，NF-κB 与 IκB 解离，并进入细胞核内，诱导靶基因点部位结合，启动相关基因转录。很多促炎细胞因子的增强子或启动子中有 NF-κB 的结合序列，如 TNFα、IL-1、IL-6、IL-8、ICAM-1 等。故 NF-κB 活化能导致"炎症瀑布反应"（inflammatory cascade）。若能适度抑制 NF-κB 活化，则能起到事半功倍的效果。

3. 凝血系统的作用

各种感染和创伤均可激活凝血系统，如组织因子表达增加，内皮细胞释放的 W 因子，血小板活化、释放及暴露其膜上前凝血质，补体系统的激活，白细胞活化释放的因子等均可导致 DIC。目前认为凝血系统激活导致肺损伤的主要因素为纤维蛋白降解产物，尤其是碎片 D（FgD），其作用为：①可直接损伤血管内皮细胞，增加肺血管通透性；②与纤维蛋白单体结合成可溶性复合物，促使血小板聚集、释放介质；③刺激内皮细胞释放纤溶酶原激活物；④干扰表面活性物质的功能而引起肺不张。

除了 FgD 外，纤维蛋白的低分子降解产物纤维蛋白肽 A 也是损伤因素。给兔、狗静脉注射少量人纤维蛋白肽 A，可致肺血管通透性增高、肺动脉高压、肺顺应性降低。其作用可能是直接损伤内皮细胞，也可能通过抑制激肽酶 A 而加强缓激肽的作用，还可能通过其白细胞趋化作用而发挥效应。

（二）肺顺应性降低与肺不张

ARDS 时广泛的局灶性肺不张引起 PaO_2 降低，氧疗效果不佳，这是 ARDS 引起呼吸衰竭的重要原因。

肺不张形成的主要原因是肺泡表面活性物质（Pulmonary surfactant, PS）减少使肺泡顺应性降低。肺泡表面活性物质主要由 Ⅱ 型肺泡上皮细胞微粒体合成，经高尔基体运输贮存于板层体，然后排出胞外，在肺泡表面形成单分子表面薄膜。PS 具有降低表面张力的作用，它由 90% 脂质及 10% 的蛋白组成。脂质中主要活性成分为二软酯酰卵磷脂（DPPC），其作用是促进磷脂吸附和分布，促进磷脂单分子层的形成。

ARDS 时肺内 PS 活性成分的减少比 PS 总量减少更有意义，特别是 PS 的减少。由于肺泡 Ⅱ 型上皮细胞受损，PS 分泌减少，而血管通透性增加造成血管内大分子和 PS 的双向漏出，一方面血管内炎性细胞大量积聚、迁移，并释放大量弹性蛋白酶，它们和漏出的血浆蛋白一起使 PS 水解失活；另一方面，PS 通过通透性增加的毛细血管进入血循环。ARDS 患者血液中 PS 较正常人高出 6~8 倍，并与肺功能和血氧合能力成反比。

肺不张形成也与化学介质如 5-HT、组胺、$PGF_2\alpha$、TXA_2 作用引起支气管痉挛以及水肿液引起气道阻塞有关。

(三) 肺纤维化

ARDS 在修复过程中出现肺纤维化可导致限制性通气障碍和弥散障碍。

ARDS 时广泛的肺间质炎症可使成纤维细胞增殖，胶原合成增加，导致弥漫性纤维化。ARDS 发病 2 周就可出现早期纤维化，慢性期肺间质增厚，肺泡-毛细血管膜被大量纤维组织所代替，间质纤维化。同时，成纤维细胞可移行侵入肺泡腔与肺泡管，分泌胶原；增生的上皮细胞覆盖机化的纤维素凝块，这样细胞、毛细血管、结缔组织和基质充满肺泡，使肺泡腔丧失，肺泡纤维化。此外，肺不张区肺泡还可发生萎陷硬变，加上纤维素沉着，发生广泛纤维化，使肺泡壁对合，严重时厚而硬化的间隔和剩下变宽的肺泡相邻，可使肺呈蜂窝状。肺纤维化的主要机制有：

1. 纤溶活性降低

由于内皮细胞受损 u-PA 减少，纤溶酶原激活物抑制剂表达增加，纤溶活性受抑制。此外，肺泡毛细血管受损，凝血因子进入肺泡腔，导致凝血活性增加，更易引起纤维素沉着，也是纤维化的原因。

2. 成纤维细胞增殖

ARDS 患者肺内多种细胞因子的增加，特别是 TGF-β 使成纤维细胞增殖，生成前胶原增加，转变为胶原沉积，促使肺内纤维组织持续增生。此外，胶原、弹性蛋白、纤维连接蛋白等对成纤维细胞和单核细胞有趋化作用，可吸引成纤维细胞进入肺泡腔，导致肺纤维化。

3. 胶原酶活性降低

正常胶原的生物合成、沉着与降解处于动态平衡状态。胶原酶（collagenases）酶切胶原纤维的三螺旋结构使胶原降解。胶原酶以无活性的酶原形式分泌到细胞外，在血浆纤溶酶原-纤溶酶系统作用下被激活。而纤溶酶的激活又有赖于尿激酶-纤溶酶原激活系统（u-PA），u-PA 的活性受血浆纤溶酶原激活物抑制物（PAI）调节。ARDS 时，急剧升高的 TGF-β 能上调 PAI、下调 PA，从而抑制胶原酶活化，减少胶原分解。同时，TGF-β1 能够诱导胶原酶活性抑制因素——组织金属蛋白酶抑制因子（TIMPs）的产生，进一步降低胶原酶的活性，从而加强胶原的沉积效应。胶原合成加快和降解缺陷使肺泡及间质胶原过度沉积，发生肺纤维化。

上述因素导致弥散功能障碍、通气功能障碍以及通气与血流比例失调，出现进行性 PaO_2 降低。一般 ARDS 患者最初表现为低氧血症型呼吸衰竭。PaO_2 降低使化学感受器兴奋，肺充血、水肿使肺毛细血管旁 J 感受器兴奋，导致呼吸运动加深加快、呼吸窘迫。由于呼吸的代偿，$PaCO_2$ 最初可以表现正常。极端严重者，由于肺部病变广泛、肺总通气量减少以及呼吸窘迫加重呼吸肌的疲劳和机体对氧的需求，可发生高碳酸血症型呼吸衰竭。

2003 年春季在中国和世界范围内流行的严重急性呼吸综合征（Severe Acute Respiratory Syndrome，SARS）是一种由变异的冠状病毒引起的 ARDS。冠状病毒在呼吸道上皮细胞内大量繁殖，导致巨噬细胞活化，过度炎症反应，使呼吸系统组织细胞严重受损。患者出现呼吸窘迫、不易纠正的低氧血症和肺纤维化，病程凶险。由于冠状病毒可通过飞沫传染而极具传染性，给人民健康和世界经济造成极大损失。

三、急性呼吸窘迫综合征的治疗原则

(一) 病因治疗

鉴于 ARDS 常由严重创伤、感染、休克、吸入性肺损伤、DIC 等因素引起，故病因防治、增加机体免疫力、加强抗感染和呼吸道功能甚为重要。

(二) 纠正缺氧

采取有效措施，尽快提高 PaO_2，加强组织供氧。由于早期患者肺内改变是非均匀的，小片肺不张主要分布于肺上部，肺水肿主要位于肺下部，随之出现的肺纤维化和肺实变主要位于肺的低垂部位，故正常肺区的存在给机械通气提供了可能。一般采用容量控制性机械通气，即用大潮气量（10～15ml/kg）来维持 pH 值、$PaCO_2$ 和 PaO_2，是目前 ALI、ARDS 病人最重要的、无可替代的纠正缺氧的手段之一。可采取许可性高碳酸血症策略、压力控制反比通气、高频通气、体外循环膜肺氧合（extracorporea membrane oxygenation，ECMO）等措施。

(三) 药物治疗

1. 肾上腺皮质激素及其他抗炎药物

主张肾上腺皮质激素应早期、大剂量、短疗程使用。在后期、纤维增殖期使用能显著降低病死率。但要注意应用肾上腺皮质激素可增加感染机会。糖皮质激素可抑制 NF-κB 活性和 IκB 的降解，从而抑制多种细胞因子的转录，使炎性细胞因子生成减少。

2. 表面活性物质替代疗法

目前有天然、人工合成和重组 PS，以重组 PS 疗效最理想。可经气管滴入、雾化吸入及经支气管等途径给药。

3. 吸入 NO 和其他扩血管药物

吸入 NO 具有选择性扩张有效通气区血管、改善通气与血流比例、改善氧合的作用，可用于顽固性低氧血症的抢救治疗。NO 短期应用的安全性已获确认，但长期应用是否安全尚不清楚。NO 吸入危险包括形成高铁血红蛋白、产生过氧亚硝酸盐、突然停药后出现肺动脉高压以及出血等。此外，$β_2$ 受体激动剂能够促进水肿的吸收，上皮细胞特异性生长因子能刺激 I、II 型上皮细胞增殖，有利于炎症消退和肺泡重建。

(四) 液体管理

为减轻肺水肿，应合理限制进水量，以最低血管内容量来维持有效循环，保持相对"干"肺。后期当肺水肿开始消退时，可补白蛋白等胶体液以提高血浆渗透压。

(五) 营养支持

ARDS 时机体处于高代谢状态，应补充足够的营养。静脉营养因有造成感染和血栓等并发症的缺点，目前特别提倡全胃肠营养，不仅可避免静脉营养的不足，而且能够保护胃肠黏膜，防止肠道菌群移位。

（魏蕾 吴珂）

参 考 文 献

1. Alex B, Lentsch A, Peter A, Ward B. Regulation of experimental lung inflammation. Respiration Physiology, 2001, 128（1）：17~22
2. Kenneth A, Kudsk M D. Effect of route and type of nutrition on intestine-derived inflammatory responses. The American Journal of Surgery, 2003, 185：16~21
3. Ying-Hua Li, Kjell Tullus. Microbial infection and inflammation in the development of chronic lung disease of prematurity. Microbes and Infection, 2002, 4（7）：723~732
4. 金咸瑢. 呼吸衰竭. 见：王迪浔，金惠铭主编. 人体病理生理学. 第2版. 北京：人民卫生出版社，2002：941~957
5. 凌亦凌，王辰. 呼吸功能不全. 见：唐朝枢主编. 病理生理学. 北京：北京医科大学出版社，2002：2000~2005
6. Matthay M A, Zimmerman G A, Esmon C, et al. Future research directions in acute lung injury: summary of a National Heart, Lung, and Blood Institute working group. Am J Respir Crit Care Med. 2003, 167：1027~1035
7. 金丽娟. 呼吸衰竭. 见：赵克森，金丽娟主编. 病理生理学. 北京：人民军医出版社，1999：186~196

第十四章 肾脏病理生理

第一节 肾功能不全的基本发病环节

肾脏是一个多功能器官，它不仅具有排泄代谢产物、药物、毒性物质、解毒产物以及调节水、电解质和酸碱平衡的功能，还能合成和分泌肾素、促红细胞生成素、前列腺素、$1,25-(OH)_2D_3$及激肽，灭活胃泌素和甲状旁腺激素等，同时还是许多激素的靶器官。因此肾脏在维持人体内环境稳定中起重要作用。

肾功能不全是指各种原因引起的肾脏功能障碍，体内代谢产物不能充分排出，导致水、电解质及酸碱平衡紊乱以及内分泌功能障碍的病理过程。肾功能不全发展到晚期，各种功能严重紊乱并出现各系统和器官功能严重障碍者可致肾功能衰竭（renal failure），甚至尿毒症。

肾功能衰竭根据发病的急缓以及病程长短可分为急性肾功能衰竭（acute renal failure，ARF）和慢性肾功能衰竭（chronic renal failure，CRF）两种，其病因、发病机理、发展过程以及预后等完全不同。大多数的急性肾功能衰竭为可逆性的，这与慢性肾功能衰竭的不可逆性明显不同。无论是急性还是慢性，肾功能衰竭进一步发展便成为尿毒症（uremia）。尿毒症是肾功能衰竭的最终表现。

一、肾功能障碍的原因

（一）原发性肾脏疾病

1. 原发性肾小球疾病

这类疾病包括急、慢性肾小球肾炎，肾病综合征等。其特点是首先损害肾小球滤过功能，而且损伤的程度重于对肾小管功能的损害。

2. 肾小管疾病

引起肾小管功能障碍，包括肾性糖尿、肾性氨基酸尿、肾性尿崩症、肾小管性酸中毒等。

3. 间质性肾炎

以肾间质炎症和肾小管损害为主，又称肾小管-间质性肾炎。

4. 其他

肾脏血管病、理化因素引起的肾损害、肾脏肿瘤、肾结石和梗阻性肾病等均可引起肾功能障碍。

(二) 继发于系统性疾病的肾损害

1. 循环系统疾病

休克、动脉粥样硬化、心衰、血栓形成等使肾脏血液灌注减少,如持续性肾缺血会引起肾实质损害。

2. 免疫性疾病和结缔组织疾病

系统性红斑狼疮性肾炎、类风湿性关节炎肾损害等可损伤肾功能。

3. 代谢性疾病

肾淀粉样变性病、糖尿病肾病、高尿酸血症肾病等有严重的肾损害。

4. 血液病

浆细胞疾患、多发性骨髓瘤、白血病等可引起肾损害。

5. 其他因素

肝病、内分泌疾病以及恶性肿瘤等发展到一定阶段均可导致肾脏的损害。

二、肾功能障碍的基本表现

(一) 肾小球滤过功能障碍

肾小球滤过功能取决于肾小球滤过率(glomerular filtration rate,GFR)和肾小球滤过膜通透性,任一环节变化均可导致肾小球滤过功能障碍。

1. 肾小球滤过率下降

(1) 肾血流量减少:肾血流量约占心输出量的20%,凡能影响肾灌流的因素(如肾血管自身调节机制、神经体液因素等)均可对GFR产生影响。当平均动脉压在10.7~21.4kPa(80~160mmHg)范围内波动时,肾血流可通过自身调节维持相对恒定,使GFR稳定。如果有效循环血量进一步减少,将导致肾灌流量不足,GFR下降。

(2) 肾小球有效滤过压降低:血浆在肾小球的超滤由有效滤过压所决定。正常人肾小球有效滤过压约为3.32kPa(25mmHg)。

有效滤过压 = 肾小球毛细血管血压 - (肾小球囊内压 + 肾小球血浆胶体渗透压)

任一压力发生变化均可引起有效滤过压的变化。肾小球毛细血管血压一方面受全身血压变化的影响,另一方面又受入球小动脉和出球小动脉阻力变化的影响。入球小动脉收缩,肾小球毛细血管血压减低,GFR下降;反之,入球小动脉舒张会使滤过率增加。出球小动脉口径变化的结果则与此相反。

在脱水等血液浓缩的情况下,血浆胶体渗透压升高时,可引起滤过率降低。在尿路梗阻、管型阻塞肾小管以及肾间质水肿压迫肾小管时,可引起球囊内压升高,致使肾小球有效滤过压下降,原尿形成减少。

(3) 肾小球超滤系数下降:肾小球超滤系数(kf)也是决定滤过的重要因素,单个肾单位 $GFR = kf \times$ 有效滤过压。kf 代表肾小球的通透能力,它与肾小球毛细血管对水的通透性(LP)和可供超滤的总面积(A)有关,即 $kf = LP \times A$。

各种原因使肾小球毛细血管破坏或神经体液因素使有效滤过面积减少、对水的通透性降低等均可使 kf 值减少,GFR下降。

2. 肾小球滤过膜通透性增加

肾小球滤过膜由肾小球毛细血管有孔内皮细胞、基底膜和肾小球囊的脏层上皮细胞（足细胞）组成，这三层结构均有一定的孔隙。由于上皮细胞足突间的裂孔直径仅为 7nm，因此尿中很少出现大分子物质。此外，这三层结构的裂孔膜以及系膜区富含带负电的糖蛋白和唾液酸，通过静电排斥作用阻止带负电的蛋白质通过，故尿中极少出现白蛋白。在肾炎、肾病综合征、肾血管病变时，由于炎症及免疫损伤作用，可使基底膜及足细胞破坏，孔隙增大，带负电荷的糖蛋白等物质减少，导致血浆蛋白滤出增多，出现蛋白尿。

（二）肾小管功能障碍

肾小管具有分泌和重吸收功能，通过浓缩与稀释作用使原尿形成终尿排出，对维持内环境的稳定（如水、电解质和酸碱平衡）起着重要的调节作用。

1. 重吸收障碍

近曲小管重吸收 2/3 肾小球滤液、Na^+、Cl^-、H_2O、HCO_3^-、葡萄糖、氨基酸、蛋白质、枸橼酸、乳酸、醋酸和磷酸等。近曲小管功能障碍时，可引起肾性糖尿、磷酸盐尿、氨基酸尿、肾小管性蛋白尿和近端肾小管性酸中毒。髓袢功能障碍主要导致肾脏浓缩功能下降，表现为多尿、低渗尿和等渗尿。远曲小管和集合管在重吸收 Na^+ 的同时，还排泌 H^+、K^+ 和 NH_4^+，该段功能障碍可引起酸碱平衡紊乱和钠、钾代谢障碍。集合管损伤使尿液浓缩功能受损，发生多尿。

2. 尿液浓缩和稀释障碍

尿液浓缩依赖于肾髓质间质由表及里逐渐递增的渗透梯度，而直血管的逆流交换机制则为维持这种渗透梯度提供了重要保证。ADH 对尿液浓缩具有调节作用，PG、心钠素、钙等有拮抗 ADH 的作用。

慢性肾盂肾炎病人，由于髓袢升支重吸收 Cl^-、Na^+ 功能减弱，髓质高渗环境破坏，致使肾浓缩功能障碍。肾小管酸中毒、慢性肾小管间质性肾炎、肾脏髓质囊性病等也能损害浓缩功能，引起多尿。

3. 排酸保碱功能障碍

肾脏的排酸保碱功能主要由近端肾小管和远端肾单位对 H^+、NH_4^+ 的分泌，HCO_3^- 重吸收以及体内酸性代谢产物的排泄完成。

近端肾小管酸化尿液主要通过泌 H^+ 和重吸收 HCO_3^-、生成和分泌 NH_4^+ 及 NH_3 来实现。乙酰唑胺等碳酸酐酶抑制剂、甲状旁腺激素能抑制近端肾小管 HCO_3^- 重吸收，可引起代谢性酸中毒。肾血流量减少，使肾小管合成 NH_3 的原料（谷氨酸）供应不足，或者谷氨酸的摄取、利用发生障碍，可引起肾小管分泌 NH_4^+ 的减少。远端肾小管主要通过泌 H^+ 和 NH_4^+ 增多来排泄酸性物质。醛固酮、PTH 和 ADH 均能促进泌 H^+，PGE_2 则抑制泌 H^+。一些利尿剂如安体舒通能抑制远端肾小管钠的重吸收，抑制泌氢、泌钾，也可引起高钾、高氯性代谢性酸中毒。

（三）肾脏内分泌功能障碍

肾脏可以合成、分泌、激活或降解多种激素和生物活性物质，它们在维持血压、水、电解质平衡以及红细胞生成与钙磷代谢中起着重要作用。肾脏内分泌功能障碍可引起机体一系列病理生理反应，如高血压、贫血、骨营养不良等。

1. 肾素分泌异常

各种原因引起肾组织严重缺血、大量肾单位纤维化、低钠血症、交感神经紧张性增高等，均可刺激肾素释放增多，使血浆血管紧张素Ⅱ水平增高。

2. 内皮素

肾脏是合成内皮素（endothelin，ET）的主要器官和作用的靶器官。肾血管内皮细胞、平滑肌细胞以及肾小球系膜细胞等均能合成 ET。ET 是迄今为止所发现的最强血管收缩剂。它可使肾小球血管收缩、平滑肌细胞增殖、诱导胶原和纤维连接蛋白表达，从而改变肾脏血液动力学，使肾系膜细胞增殖，加速肾间质纤维化、肾小球硬化和肾功能恶化。

3. 肾脏激肽释放酶-激肽系统障碍

肾脏含有激肽释放酶，其中 90% 来自皮质近曲小管细胞。激肽可以对抗血管紧张素的作用，扩张小动脉，使血压下降；还可改变远端肾单位、特别是集合管的钠、水转运，产生利钠、利尿作用。其功能缺陷或抑制可促使高血压的发生。

4. 花生四烯酸代谢失衡

花生四烯酸（arachidonic acid，AA）系细胞膜磷脂在磷脂酶作用下的酶解产物。AA 有三个代谢途径，即环氧合酶途径、脂氧合酶途径和细胞色素 P450 加单氧酶途径。环氧合酶系统是肾脏 AA 代谢的主要途径，广泛存在于肾单位的不同节段，其代谢产物有 PGI_2、PGD_2、PGE_2 和 TXA_2 等。肾脏效应与肾血管张力、系膜和肾小球功能以及水、盐代谢的调节有关。当肾小球损伤、肾衰、移植物排斥时，环氧合酶被异常激活，代谢产物失衡。

脂氧合酶的产物为白三烯（leukotriene，LT）类，主要来源于浸润的白细胞和单核巨噬细胞。LTB_4 和 C_4 可使肾出球小动脉收缩，系膜细胞收缩，kf 和 GFR 下降。

5. 促红细胞生成素减少

促红细胞生成素（erythropoietin，EPO）是一种主要由肾脏间质成纤维细胞产生的多肽类激素。EPO 能刺激骨髓干细胞分化为原红细胞，并缩短红细胞成熟时间，促进骨髓内网织红细胞释放入血，使红细胞生成增多。慢性肾病患者，由于其肾组织进行性破坏，EPO 明显减少，是引起贫血的主要原因。此外在肾功能不全时，体内存在一种抑制性物质（红细胞生成抑制因子），使骨髓对 EPO 的反应性减弱。

6. 1α 羟化酶缺陷

维生素 D 最终在肾脏转化为 $1,25\text{-}(OH)_2D_3$ 才能发挥其生理作用。催化该过程的酶为 1α 羟化酶。$1,25\text{-}(OH)_2D_3$ 增加肠黏膜对钙、磷的吸收，促进骨钙的动员，促进近端肾小管对钙磷的重吸收。肾脏严重病变时，由于 1α 羟化酶缺陷，妨碍了 $1,25\text{-}(OH)_2D_3$ 的生成，成为肾性骨营养不良的重要原因。

第二节 急性肾功能衰竭

急性肾功能衰竭（acute renal failure，ARF）是指由于各种原因使肾脏泌尿功能急剧减退，不能维持内环境稳定，引起水、电解质和酸碱平衡紊乱及代谢产物在体内潴留的临床综合征，主要表现为氮质血症、高钾血症和代谢性酸中毒等。病人往往发生少尿（成人每日尿量少于400ml）或无尿（成人每日尿量少于100ml），称为少尿型急性肾功能衰竭。但有些病人尿量正常，每天尿量均大于400ml，甚至多尿（成人每日尿量多于2 000ml），称为非少尿型急性肾功能衰竭。

急性肾功能衰竭可见于临床各科疾病，在重症监护病房的病人中，发生率可高达30%。其发病急，病程发展快，病情危重，死亡率迄今仍高达50%以上。

一、病因与分类

许多原因均可引起急性肾功能衰竭，可分成肾前性、肾性和肾后性因素。急性肾功能衰竭也因而分为肾前性ARF（prerenal acute renal failure）、肾性ARF（intrarenal acute renal failure）和肾后性ARF（postrenal acute renal failure）。ARF的主要原因见表14-1。

表14-1　　　　　　　　　　　急性肾功能衰竭的原因

肾前性ARF	严重脱水、各种类型休克、心力衰竭、肾动脉狭窄、肾动脉栓塞或血栓形成、镰状细胞危象
肾性ARF	缺血性坏死、肾毒素、自身免疫或同族免疫异常、肾外伤、急性肾小球肾炎、脉管炎、急性间质性肾炎、横纹肌溶解症
肾后性ARF	前列腺肥大、尿路结石、肾脏-尿路肿瘤、先天性阻塞性尿路病、输尿管损伤、阻塞性淋巴结病

二、发病机制

ARF的发病机制十分复杂，至今尚不十分清楚。一般认为GFR降低是ARF的中心环节。本文将以ATN为例讨论ARF的发病机制。

（一）肾血流动力学改变

肾缺血和肾毒物可以引起血管活性物质的释放、肾血管收缩、肾血液灌注减少、入球小动脉收缩及出球小动脉扩张而使肾小球灌流减少，肾小球毛细血管压降低，从而减少肾小球滤过。GFR下降，引起少尿和无尿。髓质缺氧还引起中性粒细胞黏附于毛细血管和小静脉，血小板激活，从而进一步减少肾灌流，增强缩血管的缺血效应。肾内血管收缩机制仍不完全清楚，可能与下述血管活性物质有关：

1. 肾素-血管紧张素系统

在肾缺血和中毒时，近曲小管和髓袢升支粗段受损，导致对钠、氯的重吸收功能降低，使流经致密斑处的钠、氯浓度增高，从而激活肾素-血管紧张素系统（renin-angiotensin system, RAS），导致GFR降低。血管紧张素Ⅱ还可能通过使肾小球系膜收缩、肾小球滤过面积减少而导致kf值降低，GFR降低。

2. 儿茶酚胺

有效循环血量减少、休克或创伤引起的ARF，肾灌流压降低，总肾血流也随之减少。由于全身性的适应调节反应，交感神经兴奋，患者体内儿茶酚胺浓度急剧增加，收缩肾血管,使肾血流减少。

3. 前列腺素

前列腺素分泌失衡在 ARF 的发病初期和持续期发挥作用。在甘油或缺血诱发的 ATN 动物模型中,发病早期可见 PGI_2 和 TXA_2 水平均升高,但二者比值降低,引起肾血管收缩,使肾血流减少和 GFR 下降;在疾病持续期,两者在血浆和尿中的浓度都逐渐降至正常范围。TXA_2 可引起肾小球系膜收缩,使肾小球滤过面积减少,kf 值降低,GFR 降低。

4. 内皮素

内皮素能使肾入球小动脉和出球小动脉收缩,但对出球小动脉的作用更加明显。ATN 时,血浆内皮素水平增高,其程度与血肌酐上升水平相一致。在恢复期,内皮素水平大多又下降。内皮素除直接引起肾血管收缩外,还有间接的缩血管效应:①通过系膜细胞收缩,使 kf 下降,GFR 减少;②通过受体介导的细胞内磷酸肌醇途径,促使肌浆网中 Ca^{2+} 释放,激活花生四烯酸代谢;③促进肾素分泌,诱发儿茶酚胺分泌增多。

5. 腺苷

肾小管细胞受损时,释放大量的腺苷,作用于 A_1 受体,作用于 A_2 受体,收缩入球小动脉,扩张出球小动脉,明显降低 GFR。腺苷还可刺激肾小球旁器的肾素-血管紧张素系统活化,AT Ⅱ 可加重入球小动脉收缩,但收缩出球小动脉的效应可因腺苷 A_2 受体的作用而被拮抗,因此加重 GFR 下降。

(二) 肾小管损伤

1. 肾小管原尿回漏

这种机制最初是根据形态学观察的结果提出的。在肾动脉结扎的缺血性肾病模型,注射 ^{14}C 菊粉到缺血性损伤的肾脏近端肾小管或远端肾小管中,发现菊粉漏入间质并进入血循环,出现在无损伤侧肾脏的尿液内。由于肾小管上皮细胞受损,管腔内原尿返流入肾间质,引起肾间质水肿,间质压升高,使肾小管阻塞和肾血流减少,GFR 降低。许多资料显示,肾小管原尿回漏只在严重缺血或中毒引起的 ATN 中引起 GFR 降低,而在轻度、中度的 ATN 时不是 GFR 降低的重要因素。

2. 肾小管阻塞

异型输血、挤压综合征、磺胺结晶等引起急性肾小管坏死,脱落的上皮细胞碎片、肌红蛋白、血红蛋白等所形成的管型阻塞肾小管腔,从而增高肾小管内压,降低肾小球有效滤过压和 GFR。但是,肾小管内的管型并非在所有 ATN 病人或动物模型均可见到。在有些动物模型中,近端小管内的压力不仅不升高,反而可能降低。研究证明,即使近端小管压力升高也不一定是肾小管堵塞的结果,因为广泛的严重肾小管细胞功能衰竭以致重吸收严重减少也可造成大量液体在肾小管内潴留而引起管内压增高。因此,肾小管阻塞并不是所有 ATN 类型中 GFR 降低的共同机制,很可能仅在某些严重的 ATN 时发挥作用。

(三) 肾组织细胞损伤

ATN 是以肾小管细胞损伤为主的病理过程。近来发现其他细胞受损(如内皮细胞、系膜细胞等)也参与 ATN 的发病。

1. 受损细胞及其特征

(1) 肾小管细胞：早在 20 世纪 50 年代，Oliver 就描述了 ATN 时两种肾小管损伤的病理特征，称之为小管破裂性损伤和肾毒性损伤。前者表现为肾小管上皮细胞坏死、脱落，基底膜破坏。虽然肾小管各段都可累及，但并非每个肾单位都出现损伤而呈现明显的异质性。这种损伤在肾中毒及肾持续缺血的病例中均可见到。肾毒性损伤则主要损伤近球小管，可累及所有肾单位，肾小管上皮细胞呈大片状坏死，但基底膜完整。

肾脏的血液供应丰富，但易发生缺血性损伤。这种肾脏供氧丰富与缺氧耐受差的矛盾现象除与全身性神经、体液调节的器官差异性有关外，更重要的是取决于肾内血液与氧供分布的异质性或分布不均。肾内的血氧分布从皮质到内髓质呈现出明显的氧分压梯度。直小血管降支在下行过程中，氧不断向组织间弥散，当血流沿直小血管降支流到袢底时其氧分压降到最低，仅为 1.07～1.33kPa（8～10mmHg），内髓质部氧分压仅 1.33kPa（10mmHg）。这种髓质低氧状态决定了髓质内肾小管细胞对缺氧、甚至中毒的高敏感性。

近年已证明，ATN 时（尤其是早期），所有位于髓质的小管细胞中，被累及的是髓质内髓袢升支粗段（medullary thick ascending limb，mTAL）与降支粗段（常称为近球小管直段或 S_3 段）的肾小管上皮细胞。mTAL 及 S_3 段细胞对损伤的高敏感性不仅与其所处的低氧环境有关，更重要的是它们具有很强的主动重吸收活动，其氧耗量明显大于其他小管细胞。

(2) 内皮细胞：血管内皮调节血管的紧张度、血流灌注、血管的渗透性及炎症细胞向组织的移动。内皮损伤后失去这些调节功能，导致水肿形成、血流减少、炎症细胞浸润，对肾小管的继发性损伤起重要作用。肾血管内皮细胞肿胀是 ATN 时常见的细胞损伤之一。内皮细胞受损的结构与功能特征包括：①内皮细胞肿胀，血管管腔变窄，血流阻力增加，肾血流减少；②内皮细胞受损激发血小板聚集、微血栓形成以及毛细血管内凝血；③肾小球内皮细胞窗变小，直接影响超滤系数，使 GFR 降低；④内皮细胞释放舒血管因子减少、缩血管因子增多均可加强肾血管的持续收缩，使 GFR 降低。

(3) 系膜细胞：缺血或中毒促进许多内源性及外源性的活性因子释放，如 AⅡ、抗利尿激素（ADH），这些物质多数可引起系膜细胞收缩。庆大霉素、腺苷、硝酸铀等毒物也可直接促进系膜细胞收缩。系膜细胞收缩可导致肾小球血管阻力增加、肾小球滤过面积改变以及 kf 降低，从而促进 GFR 的持续降低。

2. 细胞损伤机制

(1) ATP 产生减少：缺血时可因为缺氧及代谢底物缺乏而导致 ATP 的生成减少，缺血及中毒引起的线粒体功能障碍也可导致 ATP 生成障碍。ATP 减少可导致：①减弱肾小管的主动重吸收功能；②Na^+-K^+-ATP 酶活性降低，细胞内 Na^+、水潴留，细胞水肿；③Ca^{2+}-ATP 酶活性降低使肌浆网摄 Ca^{2+} 受限以及细胞内钙泵出减少，引起细胞内 Ca^{2+} 超载。细胞内游离 Ca^{2+} 增加又可妨碍线粒体的氧化磷酸化功能，使 ATP 生成进一步减少，形成恶性循环。

(2) 自由基产生增多与清除减少：肾缺血与缺血后再灌流均可使自由基产生增加，内源性自由基清除系统的代谢底物（如还原型谷胱甘肽）、过氧化物歧化酶等缺乏，使自由基的清除减少，组织与细胞内自由基增加。此外，有些肾毒物如氯化汞、丁烯二酸等亦可促进自由基的产生，而且肾毒性免疫性损伤时白细胞可释放大量的自由基。自由基过多导致膜脂质过氧化、细胞蛋白的氧化以及 DNA 的损伤，随之造成质膜和微粒体膜完整性的破坏、蛋白功能的丧失以及细胞损伤的修复和增殖的障碍。

(3) 磷脂酶活性增高：细胞内 Ca^{2+} 浓度升高和还原型谷胱甘肽降低可使磷脂酶 A_2 活性增高，导致脂肪酸大量释放，细胞骨架结构解体，各种膜被降解。大量的脂肪酸如 AA 还可分解产生 PGs、LTs 等产物，从而影响血管张力、血小板聚集以及肾小管上皮细胞功能。

三、临床经过与表现

(一) 少尿型急性肾功能衰竭

少尿型 ARF 一般都经历少尿期（或无尿期）、多尿期和恢复期三个阶段。

1. 少尿期（oliguria phase）

尿量少于 400ml/d 称少尿（oliguria），少于 100ml/d 称无尿。少尿期持续的时间因病因的不同而异，少则几小时，多则数周甚至数月，平均持续 1~2 周，超过 1 个月常提示有广泛的肾皮质坏死。

(1) 氮质血症：由于体内氮源性代谢废物不能由肾脏充分排出，而且蛋白质分解代谢又常常增强，因此血中尿素、肌酐等非蛋白含氮物质的含量急剧增高，称为氮质血症（azotemia）。ARF 发生后，血肌酐和尿素氮逐日升高，如果伴有感染、中毒、创伤和横纹肌溶解症等，则血中的非蛋白氮水平上升得更快。

(2) 水、钠潴留：ARF 少尿期尿量减少甚至出现无尿，使肾脏排水减少，而体内分解代谢增强，内生水增多，可引起体内水潴留。若未严格限制水的摄入，可出现水肿。由于水潴留，细胞外液低渗使水分向细胞内转移，又会引起细胞水肿，严重者可并发脑水肿、肺水肿和心功能不全。休克、创伤等肾衰的动因还使细胞膜钠泵活性下降，导致细胞外钠向细胞内转移，加上饮食限钠，引起稀释性低钠血症。严重的低钠血症则可引起中枢神经系统功能紊乱，表现为全身无力、抽搐甚至昏迷。

(3) 代谢性酸中毒：ARF 时，体内的分解代谢加剧，酸性代谢产物形成增多，加之肾小管排酸保碱能力下降，导致代谢性酸中毒的发生。

(4) 高钾血症：高钾血症是少尿期最危险的并发症。引起高血钾的原因为：尿钾排出减少，组织损伤、溶血、酸中毒等因素使细胞内钾大量外释，摄入富含钾的食物或输入库存血等。低血钠时，肾小球滤过液中钠减少，致使远曲小管中钾与钠交换减少。酸中毒、低血钠和高血钾被称为"死亡三角"，常是导致患者死亡的主要原因。

(5) 内分泌异常：患者可出现 PTH 分泌增多、活性维生素 D 减少、降钙素水平升高以及血清总甲状腺素（T_3 和 T_4）、卵泡刺激素、睾丸素及 EPO 水平下降，ADH、胃泌素、泌乳素、生长激素及肾-血管紧张素-醛固酮水平增高。当肾功能恢复后，这些激素水平均可恢复到正常水平。

少尿期还可发生低血钙、高血磷和高镁血症，是 ARF 发病过程中最危险的阶段，持续越久，预后越差。

2. 多尿期

度过少尿期后，病人尿量开始增加，大于 400ml/d，标志着病人已进入多尿期。此期有的病人尿量每天可高达数升。多尿的发生与 GFR 开始恢复、尿素等潴留引起的渗透性利尿、肾小管功能紊乱乃至浓缩功能降低以及循环性利钠因子增多有关。一般来讲,少尿期体内蓄积的水分和尿素氮越多,多尿期尿量也越多。从多尿期开始,GFR 就开始恢复,但此期肾功能尚未完全恢复,GFR 仍低于正常,肾小管上皮细胞的功能也不健全,所以内环境的紊乱仍持续存在,血尿素氮和肌酐仍可继续上升。通常,多尿开始后两周,GFR 和内环境紊乱才明显改善和基本正常。

此期由于尿量增多,有大量水和电解质随尿排出,可出现脱水、低血钾、低血钠及低镁血症等水、电解质紊乱,而且多尿期病人的抵抗力及适应能力明显低于正常,因而易发生感染、胃肠道出血、抽搐以及心血管功能紊乱等疾病,甚至死亡。多尿期平均持续 1 个月左右。

3. 恢复期

多尿期与恢复期一般没有明显的界线。多尿期后肾小管上皮细胞再生、修复,肾功能逐渐恢复。此期病人的尿量和血中非蛋白氮含量都基本恢复正常,水、电解质和酸碱平衡紊乱也都消失。此期严格检查仍可发现有些病例有不同程度的肾功能障碍,尤其是病人肾功能储备明显降低,对增加的肾脏功能负荷适应能力差。肾功能完全恢复正常需半年到 1 年甚至更长的时间。尤其是尿液浓缩功能的恢复更慢,甚至有报道 15 年才恢复正常者。绝大多数病人肾功能可恢复正常,少数患者遗留不同程度的肾功能损害,呈慢性肾功能不全,有的甚至需长期透析以维持生命。

(二) 非少尿型急性肾功能衰竭

非少尿型 ARF 不表现出少尿或无尿,患者平均尿量超过 1000ml/d。非少尿型 ARF 的致病因素与少尿型的致病因素不同,多数由肾毒性物质所引起,尤其以氨基糖苷类抗生素及造影剂的应用者为多见,发生进行性氮质血症并伴其他内环境紊乱。本型患者临床症状较轻,病程相对较短,并发症少,病死率也低,预后较好。但由于尿量不少,容易被临床忽视而漏诊。

非少尿型 ARF 病理损害较轻,GFR 下降程度不严重,肾小管部分功能还存在,但尿浓缩功能障碍,所以尿量较多,尿钠含量较低,尿比重也较低。病人尿渗透压最高只能达到 350mmol/L,因此,即使尿量正常仍不能充分排出代谢废物。尿沉渣检查时细胞和管型较少。

近年来由于对非少尿型 ARF 认识的不断提高,ARF 早期利尿剂合理使用,以及危重病人的有效抢救与适当的支持治疗,加之常引起非少尿型 ARF 的药物中毒性 ATN 发病率升高,非少尿型 ARF 检出率有增高的趋势。

四、防治的病理生理学基础

(一) 病因学防治

首先应当积极纠正和治疗引起 ARF 的原发病或致病因素,如抗休克,抗感染,预防 DIC 的发生,迅速而有效地补充血容量,维持足够的有效循环血量;纠正水、电解质和酸碱平衡紊乱,治疗肾脏疾病,恢复肾血流供应,解除尿路阻塞;减轻或避免肾毒物的作用,停止使用干扰肾脏灌注或有肾毒性的药物。近年来开始重视针对 ATN 的发病环节开展治疗，如应用腺嘌呤核苷酸类药物、氧自由基清除剂和钙离子阻滞剂等，其目的在于保护细胞，促进损伤细胞的修复和再生。

（二）利尿治疗

在血容量恢复、休克纠正后若尿量仍不增加，则提示肾脏已经受损，此时应及时采取利尿治疗，如应用甘露醇、速尿等利尿剂，使尿量增多，降低肾小管内压以增加肾小球滤过率。

（三）一般性支持疗法

少尿期病人应注意"量出为入"原则，严格控制水、钠的摄入。由于高钾血症是少尿期的主要死因，故应将血钾控制在6mmol/L以下。在多尿期要注意防止脱水和电解质紊乱，多尿期1周后视血尿素氮和肌酐的下降情况，可逐渐增加饮食中蛋白质的摄入量，尽量提供富含必需氨基酸的蛋白质，以促进肾细胞修复与再生。恢复期病人无需进行特殊治疗，主要应避免使肾脏再次受损，应用药物需要小心。

（四）透析治疗

透析疗法是抢救ARF最有效的措施，可使患者度过少尿期、降低死亡率。透析治疗主要包括腹膜透析和血液透析，它可尽早去除体内过多的水分，避免水中毒；预防和纠正高钾血症和代谢性酸中毒，稳定内环境；排出体内有害物质，减轻细胞损伤和脏器病变。

第三节 慢性肾功能衰竭

慢性肾功能衰竭（chronic renal failure，CRF）是指由于各种疾病使肾单位进行性破坏，不能维持机体内环境稳定，导致机体出现水、电解质与酸碱平衡紊乱，代谢产物潴留以及肾脏内分泌功能障碍的临床综合征。慢性肾功能衰竭常常是肾脏及肾脏相关的某些全身性疾病的最终归宿。与急性肾功能衰竭不同的是，慢性肾功能衰竭是由长期病变逐步发展而来的，肾脏所受的损害是不可逆的，患者预后较差。

引起慢性肾功能衰竭的病因多种多样，包括原发性肾脏病和继发性肾脏病。在原发性肾脏病中，以慢性肾小球肾炎最常见，占慢性肾功能衰竭的50%～60%，其次为慢性间质性肾炎和肾小动脉硬化。在继发性肾脏病中，常见于糖尿病肾病和高血压肾病。

一、发病过程

各种疾病引起CRF的过程，是一个非常缓慢和逐渐发展的过程，这是由于肾脏具有强大的储备、代偿能力。临床上根据病变发展和肾功能损害的程度不同，将这一过程分为以下四期。

（一）肾功能不全代偿期

慢性肾病进行性破坏肾单位时，肾脏的储备能力逐渐降低。但只要有多于50万个肾单位健存、内生性肌酐清除率（creatinine clearance）在正常值的30%以上时，肾功能仍可进行代偿。此时肾脏的排泄和调节功能尚能维持内环境的稳定，患者可无任何肾功能衰竭的症状。但该期肾脏储备功能降低或已丧失，如果钠、水、钾的负荷突然加大，可出现内环境异常。

（二）肾功能不全失代偿期

内生性肌酐清除率降至正常值的25%～30%时，肾排泄和调节功能下降，不能继续维持机体内环境的稳定，即使在正常饮食条件下，也可出现轻度至中度的氮质血症和酸中毒。由于肾浓缩功能减退，可有多尿和夜尿。另外还可出现乏力、轻度贫血、食欲减退等症状。此期如病人稍有额外的负荷即易导致肾功能损害的急速进展，血肌酐和尿素氮迅速上升，甚至出现尿毒症症状。

（三）肾功能衰竭期

内生性肌酐清除率降至正常值的20%～25%时，出现明显的氮质血症，血肌酐和尿素氮均升高，夜尿多，肾浓缩和稀释功能显著障碍，出现等渗尿。水、电解质和酸碱平衡失调，表现为轻度、中度代谢性酸中毒，水、钠潴留，低钙血症和高磷血症。病人还出现严重贫血和尿毒症的部分中毒症状，包括头痛、恶心、呕吐、腹泻、全身乏力等。

（四）尿毒症期

内生性肌酐清除率降至正常值的20%以下，肾衰竭的症状更明显，出现全身性严重中毒症状。体内多个系统均累及而出现相应的症状，尤其是胃肠道、心血管和中枢神经系统症状更明显，这时又称终末期肾病（end-stage renal disease）。

二、慢性肾功能衰竭的发病机理

由于肾脏有强大的代偿功能，CRF具有慢性渐进性的发展过程。CRF发生发展的关键环节在于原发与继发肾单位功能丧失，从而引起GFR降低，肾功能障碍。慢性肾功能衰竭的发生机理主要有以下几种学说。

（一）健存肾单位学说

慢性肾脏疾病时，部分肾单位完全破坏，失去功能，而另一部分肾单位则保持完整功能或轻度受损，称之为健存肾单位。1960年Bricker提出健存肾单位学说（intact nephron hypothesis）。这一学说认为，慢性肾脏疾病或累及肾脏的全身性疾病可不断损伤肾单位，以致丧失其功能，健存肾单位通过代偿性肥大，加倍工作以进行代偿，从而适应机体的需要。随着疾病的进展，健存肾单位也出现功能丧失，代偿作用则由完全性的演变至不完全性的，最终代偿不足以完成肾脏的排泄和调节等功能时，机体出现内环境紊乱，临床上出现CRF的症状。

（二）矫枉失衡学说

Bricker在20世纪70年代初期对慢性肾功能衰竭的发病机理提出了矫枉失衡学说（trade-off hypothesis）。该学说认为，慢性肾功能衰竭患者机体动员许多因素（包括物理的、神经的和体液的等因素）对体内许多代谢物质的排泄进行了重要的代偿性调节，从而维持内环境稳定。然而这种代偿性调节还可引起机体其他机能、代谢改变，不仅加重内环境紊乱，而且可以引起多器官功能失调，加重 CRF 的发展。

典型的例子是慢性肾功能衰竭患者的功能肾单位减少、肾小球滤过率下降、尿磷排泄减少，血磷水平随之增高。血磷升高使血清游离钙减少，刺激甲状旁腺分泌甲状旁腺激素（PTH）。甲状旁腺激素作用于肾小管上皮细胞，抑制健存肾单位近曲小管对磷酸盐的重吸收，使尿磷排泄量增加，血磷与血钙相继恢复正常。然而，在慢性肾功能衰竭的发展过程中，随着肾单位的不断被破坏，肾功能进行性丧失，血磷滤出的量更加减少，血磷会再度升高。血中甲状旁腺激素呈持续增高，仍难以纠正高磷血症，引起继发性甲状旁腺机能亢进。

因矫枉失衡而引起的血浆甲状旁腺激素浓度明显增高，可引起机体其他机能、代谢改变及一系列内环境紊乱。甲状旁腺激素可使钙离子从细胞外（即骨质中）转入细胞内，引起细胞功能紊乱，最终导致细胞坏死；造成钙磷在全身多系统广泛沉积，尤其是在肾小管间质发生大量钙化现象，使肾功能损害进一步加重；还可引起中枢神经系统病变，影响心肌细胞的代谢功能和心脏的电生理过程。过量的甲状旁腺激素对尿毒症性贫血的发生起促进作用。

（三）高血流动力学学说

1982 年，Brenner 提出了"高血流动力学学说"，认为不同病因的慢性肾脏疾病在大部分肾组织遭受严重损伤之后，健存肾单位在结构和功能上将出现相应的代偿适应性变化，以部分弥补毁损肾单位丧失的功能。因此，健存肾单位肾小球血流灌注相应增多，且入球小动脉阻力下降幅度大于出球小动脉阻力下降幅度将使小球内压力升高。高压力与高灌注是一种代偿适应性改变，若持续存在，便可导致高滤过，即单个肾单位肾小球滤过率（SNGFR）增高。但这种代偿适应性变化的代价往往是健存肾单位进行性受破坏。健存肾单位肾小球高压力与高灌注可使肾小球滤过膜对大分子的通透性增加，大分子蛋白质滤出，经肾小球滤过膜时不仅可以沉积在基底膜及系膜内直接引起肾小球硬化，而且可导致系膜细胞受损、增殖和基质产生增加，进一步促进肾小球硬化。此外，蛋白质可经肾小管基底膜破裂处溢入间质，产生局部的炎症反应，促进白细胞及巨噬细胞等游出，并生成大量的细胞因子，如血小板源性生长因子和血栓素及转化生长因子等，从而使系膜细胞增生及基质产生增多，导致肾小球硬化。长期的肾小球毛细血管内压增高还可直接引起内皮细胞损伤、肾小球内钙盐沉积，损伤组织的自身免疫反应等也是发生肾小球硬化的原因。

此外，由于高血压患者肾小球毛细血管壁张力增加，因而肾小球内高压力、高灌注和高滤过等"三高"很可能是通过机械性因素造成残存肾单位的进一步破坏。

（四）肾小管-肾间质损伤

Schrier 等人认为，健存肾单位肾小管的高代谢水平还可造成肾小管-肾间质损伤。肾小管的高代谢引起氧自由基生成增多、细胞和组织损伤。同时，肾小管的高代谢状态还可使三磷酸肌醇和二脂酰甘油生成增加。后者可刺激蛋白激酶 C 和小管基底侧 Na^+/H^+ 反向转运活性增强，造成细胞内碱中毒，进而使某些酶活性改变（如磷脂酶激活），引起小管间质的进一步损伤。此外,细胞内 Na^+ 浓度增高促使 Na^+-Ca^{2+} 交换增加,细胞内 Ca^{2+} 浓度随之升高,激活磷脂酶,使肾脏病变持续加重。炎性细胞释放各种生物活性物质使成纤维细胞分泌Ⅰ型和Ⅲ型胶原,使间质纤维化,肾小管萎缩。

(五) 脂质代谢紊乱学说

近年来的研究发现,脂质代谢紊乱在慢性肾衰竭的发展中起重要作用。高脂血症尤其是低密度脂蛋白和高胆固醇血症可激活单核-巨噬细胞,促进其在肾脏组织的迁徙和聚集,释放生物活性物质,导致肾脏损害。此外,高脂血症可导致血液黏稠度增高,引起高血压,促进凝血和血栓形成。脂质过氧化反应还可导致氧自由基增多,损害肾小管和肾间质细胞。

三、对机体的影响

慢性肾功能衰竭患者的临床表现甚为复杂,原发病因不同、肾脏病变程度各异及存在导致病变加重的各种因素,使其临床表现多种多样,进展速度也有所差别。

(一) 泌尿功能障碍

1. 尿量的改变

慢性肾功能衰竭的早期,通过健存肾单位的代偿,尚能维持水代谢的平衡,尿量可较长时间不减少。但随着肾功能的下降,逐渐出现夜尿(nocturia)、多尿(polyuria),晚期出现少尿或无尿。

(1) 夜尿:正常人的排尿量有一定的昼夜节律,通常白天尿量是夜间尿量的 2~3 倍,夜间尿量一般不超过 300ml。在慢性肾功能衰竭患者,早期即有夜间排尿增多的症状,夜间尿量和白天尿量相近,甚至超过白天尿量,这种情况称为夜尿,是慢性肾功能衰竭的早期表现之一。其发生机制尚不清楚,可能与健存肾单位夜以继日进行排泄代谢废物和水分的代偿工作有关。

(2) 多尿:每 24 小时尿量超过 2 000ml 时称为多尿。慢性肾功能衰竭时,由于单个健存肾单位代偿性 GFR 增加,单个肾单位的原尿量超过正常量,因而每天通过肾小管的原尿流速增快,肾小管不能及时重吸收,重吸收水分减少,因此尿量增多。此外,滤出的原尿中溶质增多,产生渗透性利尿作用。慢性肾盂肾炎时,由于髓袢发生病变,髓质间质不能形成高渗环境,因而也使尿液不能被浓缩;远端肾小管和集合管受损,对 ADH 的反应性降低,也是出现多尿的原因。

(3) 少尿:随着慢性肾衰竭的继续发展,由于健存肾单位明显减少,尽管每个健存肾单位的原尿量仍然较多,但总 GFR 极度减少,因而每天尿量还是少于 400ml。出现少尿或无尿常是慢性肾衰竭晚期的尿量表现。

2. 尿比重和渗透压的改变

正常人尿比重的变动范围为 1.002~1.035。在慢性肾功能衰竭的早期,肾脏浓缩功能减退而稀释功能正常,因而出现低比重尿,尿比重最高只能到 1.020,称为低渗尿。随着病情发展,肾脏的浓缩和稀释功能均丧失,尿渗透压可接近血浆渗透压,尿渗透压在 266~300mmol/L(正常为 360~1 450mmol/L),尿比重固定于 1.008~1.012 之间,即所谓等渗尿。

3. 尿液成分的改变

(1) 蛋白尿（proteinuria）：许多肾疾患可使肾小球滤过膜通透性增强，致使肾小球滤出蛋白增多，或肾小球滤过功能正常，但因肾小管上皮细胞受损，使滤过的蛋白重吸收减少，或两者兼而有之，均可出现蛋白尿。

(2) 血尿和脓尿：尿中混有红细胞时，称为血尿。尿沉渣中含有大量变性白细胞称为脓尿。一些慢性肾疾病，如肾小球肾炎，由于基底膜可出现局灶性溶解破坏，通透性增高，血液中的红细胞、白细胞则可从肾小球滤出，随尿排出。

(二) 水、电解质及酸碱平衡失调

1. 水平衡失调

慢性肾功能衰竭早期，健存肾单位的水排泄能力代偿性增加，仍能维持水平衡。随着疾病的发展和肾单位的不断丧失，肾脏浓缩和稀释功能严重受损，机体调节体内水平衡的能力变差，水摄入不足或过多容易出现水代谢失调。若摄水过多过快，易出现水潴留，导致心力衰竭或水中毒。当病人继发感染、发热、呕吐、腹泻等时，易引起水丢失，如不及时适当地补充，又可导致血容量不足，出现低血压和尿量减少，严重者可由于脑细胞脱水而出现神经精神症状。

2. 钠平衡失调

CRF 初期，肾脏调节钠平衡的能力虽有所下降，患者仍能维持钠的摄入与排出的平衡，血钠浓度保持正常。然而这种代偿极其有限，当 GFR 下降到 25～30ml/min 时，肾脏对钠的调节能力降低。随着肾衰进展，肾贮钠能力受损，可引起缺钠。另一方面，CRF 晚期由于肾失去钠调节能力，GFR 极度降低，尿钠排出减少，引起高血钠。

3. 钾平衡失调

CRF 患者，只要有足够的尿量，即使 GFR 已明显降低，也很少发生高钾血症。当 GFR 降低至 5～10ml/min 时，通过远曲小管和集合管的强力泌钾作用，以及增加粪便排钾，一般仍能使血钾正常。但是这种钾平衡的维持也有一定限度。终末期肾功能衰竭病人，尿量过少或无尿，使尿钾排出量过少；摄入过多含钾药物或食物；或合并感染、酸中毒、溶血、细胞内钾外移；长期使用保钾的利尿剂等均可发生高血钾。

反之，若进食过少，钾摄入不足；呕吐、腹泻导致钾丢失过多；多尿或长期使用利尿剂，尿钾排出增多等，均可出现严重的低钾血症。高钾血症和低钾血症均可影响神经肌肉和心脏活动，严重时可危及生命。

4. 钙磷平衡失调

CRF 时往往有血磷增高和血钙降低。

(1) 高血磷：人体正常时 60%～80% 的磷由尿排出，在肾功能不全期尽管肾小球滤过率下降，但血磷浓度并不明显升高。但在肾功能衰竭时，肾小球滤过率低于 30ml/min，继发性 PTH 分泌增多已不能使磷充分排出，故血磷水平显著升高。

(2) 低血钙：其原因有：①钙摄入不足。病人因厌食、呕吐、进食少，导致钙的摄入不足，体内毒性物质的滞留也可使小肠黏膜对钙的吸收减少。②血磷升高。血磷增高还使磷从肠道排出增多，从而与食物中的钙结合成难溶解的磷酸钙排出，肠道中钙的吸收减少。③维生素 D 代谢障碍。肾脏病变使 $1,25\text{-}(OH)_2D_3$ 生成减少，使肠黏膜对钙的吸收减少，肾小管对钙磷重吸收减少。④PTH 增多。肾脏病变导致对 PTH 灭活减少，血钙下降还会引起继发性甲状旁腺机能亢进。PTH 分泌增多，可抑制肠道对钙的吸收，促使血钙降低。

CRF 时血钙虽然降低，但很少出现手足搐搦，主要因为病人常伴有酸中毒，使血中结合钙趋于解离，游离钙浓度得以维持。另外高镁血症可拮抗低钙血症的作用。

5. 代谢性酸中毒

慢性肾衰早期不会出现代谢性酸中毒，当 GFR 降至 20ml/min 时，出现轻度代谢性酸中毒。随着肾功能进一步减退，则酸中毒进一步加重。

慢性肾脏病可有两种形式的代谢性酸中毒。当 GFR < 25ml/min，血 HCO_3^- 降至 15mmol/L 时，AG 可达 20mmol/L，为 AG 增高型酸中毒。另一类型常见于间质性肾炎，AG 正常，为高氯性酸中毒。

（三）氮质血症

肾功能衰竭时，由于 GFR 下降，含氮的代谢终产物如尿素、肌酐、尿酸等在体内蓄积，因而血中非蛋白氮（nonprotein nitrogen，NPN）含量增加（>28.6mmol/L，或 >40mg/dl），称为氮质血症（azotemia）。

正常成人清晨空腹血液中 NPN 含量为 14.3~25.0mmol/L，其中血浆尿素氮（BUN）为 3.57~7.14mmol/L。在肾小球滤过率减少到 40% 以前，BUN 浓度仍在正常范围。当肾小球滤过率减少到正常值 20% 以下时，血中 BUN 可高达 71.4mmol/L（>200mg/dl）以上。但 GFR 必须降至正常的 1/2 以上时，BUN 才会增高，其水平还与外源性（蛋白质摄入量）与内源性（感染、肾上腺皮质激素的应用、胃肠出血等）尿素负荷的大小有关。

血浆肌酐（creatinine）来源于体内肌酸和磷酸肌酸的非酶性转化，其血浆浓度和蛋白质摄入量无关。肌酐能自由经肾小球滤过，在肾组织内不被代谢，也不被肾小管吸收，只是近曲小管能分泌少量。与 BUN 相似，在 CRF 早期血浆肌酐浓度变化同样不明显，晚期明显升高。临床上同时测定血浆肌酐浓度和尿肌酐浓度，计算肌酐清除率（肌酐清除率 = 尿肌酐浓度 × 每分钟尿量/血浆肌酐浓度）作为检测 GFR 的指标，因为肌酐清除率与 GFR 的变化具有平行关系，可反映仍具功能的肾单位数目。

CRF 时血浆尿酸（uric acid）升高不明显，往往是 GFR 已经严重降低时才有一定程度的升高，这主要与肾远曲小管分泌尿酸增多和肠道尿酸分解增强的代偿有关。

（四）肾性高血压

肾性高血压是指由各种肾脏疾病引起的高血压。慢性肾功能衰竭患者的高血压发生率为 80%~90%。CRF 患者血压升高系多种因素所致，可有容量依赖型高血压和肾素依赖型高血压。其机制与下述因素有关：

1. 钠水潴留

肾脏疾病时因排钠、水功能降低，常有钠、水在体内潴留，从而引起血容量增加和心输出量增多，导致血压升高。CRF 患者的血压升高 80%~90% 是由钠水潴留引起的。

2. 肾素-血管紧张素系统活性增强

某些肾疾病患者（以肾动脉狭窄和肾小球肾炎最为典型），由于肾缺血激活了 RAS，产生强烈的血管收缩作用从而引起高血压。RAS 还通过醛固酮的作用，增加肾小管对钠的重吸收，使钠潴留。

3. 肾脏分泌扩血管活性物质减少

研究表明，在肾性高血压患者尿中，激肽释放酶排泄量及其活性均低于正常，而且与肌酐清除率呈正相关，提示激肽释放酶-激肽和前列腺素系统障碍可能参与肾性高血压的发生，但详细机制尚待研究。

长期持续性高血压可导致左心肥厚、心力衰竭和全身小动脉硬化，同时加重肾脏病变。

（五）血液系统

CRF 发展至终末期可并发血液系统异常，尤以贫血、出血最为常见，其次也可发生白细胞系统的变化。

1. 肾性贫血

贫血（anemia）是 CRF 最常见的并发症，部分患者以贫血为首发症状而就诊。**肾性贫血的机制为**：

（1）促红细胞生成素缺乏：90% 促红细胞生成素由肾脏产生，10% 左右由肝脏产生。由于肾实质破坏，促红细胞生成素产生、分泌减少，骨髓造血功能降低。

（2）红细胞抑制因子的作用：尿毒症患者血浆中存在能够抑制红细胞生成的物质，如精胺和多胺精胺、PTH、核酸酶等，它们能直接抑制造血祖细胞的增殖、分化和血红蛋白的合成，干扰 EPO 活性。

（3）红细胞破坏增加：研究发现慢性肾功能衰竭患者的红细胞变形能力和膜的流动性、稳定性明显降低，直接影响红细胞的寿命和功能。尿毒症血浆中可能含有一些能干扰红细胞磷酸戊糖旁路系统酶活性的物质，使 NADP 生成减少，谷胱甘肽减少，细胞膜脂质过氧化反应增强，红细胞溶解。胍类物质可引起溶血，PTH 可使红细胞脆性增加，易于溶血。

（4）其他因素：CRF 患者长期低蛋白饮食、营养不良、血浆蛋白质减少、造血原料不足（铁、叶酸的缺乏）以及出血倾向与出血也是造成贫血的原因。铝中毒时，铝可抑制铁螯合酶和尿卟啉脱羧酶，抑制血红素的合成；铝与转铁蛋白结合可影响铁的转运，并与转铁蛋白结合后进入细胞，抑制干红细胞增殖。

2. 出血倾向

急、慢性肾衰患者都有出血倾向，表现为淤斑、紫癜、鼻衄和胃肠道黏膜出血。严重者可出现出血性心包炎、胃肠道或颅内出血等，甚至危及生命。肾衰患者的血小板数量一般正常，血小板功能异常是出血的主要原因。尿毒症毒素如胍基琥珀酸、酚、酚酸等可损害血小板黏附，抑制血小板聚集，抑制血小板第 3 因子释放，在肾衰患者可见 TXA_2 减少，PGI_2 增加，血小板表面的精氨酸加压素受体减少等，这些因素均可导致血小板功能障碍。

（六）肾性骨营养不良

肾性骨营养不良（renal osteodystrophy）又称肾性骨病，指 CRF 时所伴随的代谢性骨病、甲状旁腺亢进骨病、低转化骨病（包括软骨病和动力缺陷性骨病）、混合性骨病、铝性骨病和骨外软组织钙化。其发病机制如下：

1. 维生素 D、钙、磷代谢障碍

慢性肾功能衰竭患者由于肾结构受损害，肾小管上皮细胞的线粒体内 1α-羟化酶含量减少，高磷又可抑制其酶的活性，使 $1,25\text{-}(OH)_2D_3$ 生成减少，导致肠道对钙磷吸收发生障碍，软骨和骨基质钙化作用降低。

2. 继发性甲状旁腺功能亢进

慢性肾功能衰竭患者高血磷、低血钙促使甲状旁腺分泌甲状旁腺激素增多，肾功能减退，甲状旁腺激素灭活减少。大量甲状旁腺素促进骨质疏松和硬化。

3. 酸中毒

酸中毒可促进骨盐溶解，干扰 $1,25\text{-}(OH)_2D_3$ 的合成，抑制肠对钙磷的吸收，致使血液中钙与磷水平下降，促进肾性佝偻病或骨软化症的发生。

第四节　尿毒症

在肾功能衰竭的终末期，由于代谢产物的堆积、内源性毒性物质在体内潴留，水、电解质和酸碱平衡发生紊乱以及内分泌调节失衡，引起一系列自体中毒症状，称为尿毒症（uremia）。尿毒症是急性和慢性肾功能衰竭发展过程中的最严重和最后阶段，是机体内多系统多脏器功能调节异常的结果。

一、发病机制

CRF 时体内有 200 多种物质的水平高于正常，其中部分物质具有毒性作用，称为尿毒症毒素（uremic toxin）。迄今尚无一种毒素可以解释尿毒症的全部症状。目前认为尿毒症的发生除与多种毒性物质蓄积有关外，还与水、电解质和酸碱平衡发生紊乱以及某些内分泌功能障碍有关。目前受到重视的尿毒症毒素有：

1. 甲状旁腺激素

尿毒症时机体内分泌功能紊乱，主要表现之一为血浆 PTH 水平升高。尿毒症时出现的许多症状与体征均与 PTH 含量增加密切相关。尿毒症时 PTH 的毒性作用具有多重性：①PTH 可引起肾性骨营养不良。②钙在器官和组织中沉积影响相应组织和器官的功能。如 PTH 能增加脑组织中钙含量，减慢神经传导速率，具神经毒性作用；使心脏传导阻滞，影响心收缩力，导致心衰。③PTH 能抑制红细胞生成，增加其渗透脆性，抑制血小板聚集，因此与贫血和出血倾向有关。PTH 可抑制白细胞迁移，抑制中性多核粒细胞吞噬活性，抑制 B 细胞增殖和抗体生成，抑制 B 细胞的新陈代谢和功能，使患者容易遭受感染。④PTH 增高可造成心肌损害，血管扩张，血压下降。⑤PTH 可增加蛋白质的分解代谢，使含氮物质在体内大量蓄积。⑥PTH 可引起高脂血症。

2. 胍类

胍类（guanidine）化合物是精氨酸代谢产物。在氮源性代谢产物中，胍类化合物的产量位居第二，仅次于尿素。正常情况下精氨酸主要在肝脏通过鸟氨酸循环生成尿素、胍乙酸和肌酐。CRF 晚期，这些物质的排泄发生障碍，精氨酸转而通过另一途径生成甲基胍和胍基琥珀酸。甲基胍是胍类中毒性最强的小分子毒素，正常人血中含量甚微，尿毒症时可达正常值的 80 倍以上。给动物注射大剂量甲基胍，可使动物出现呕吐、腹泻、肌肉痉挛、嗜睡和红细胞寿命缩短等尿毒症的表现。胍基琥珀酸毒性较甲基胍弱，它具有抑制血小板功能、促进溶血和引起脑损伤的作用。

3. 尿素

尿素（urea）是在肝脏中形成的蛋白质代谢的主要终末产物。有报道给正常人投以尿素，使血中尿素水平与慢性肾衰患者的水平一样高，仅引起口渴和少尿，因而它是否为尿毒症毒素一直还有争议，但目前已被多数学者肯定。高浓度的尿素可引起厌食、头痛、恶心、呕吐、糖耐量降低和出血倾向等症状。体外实验表明，尿素可抑制单胺氧化酶、黄嘌呤氧化酶以及 ADP 对血小板第三因子的激活作用。尿素的分解产物氰酸盐（cyanate）能与氨基酸氨基端结合，使蛋白质氨基甲酰化，破坏细胞或酶的活性。突触膜蛋白发生氨基甲酰化后，使高级神经中枢的整合功能受损，产生疲乏、头痛、嗜睡等症状。氰酸盐的产生与尿素浓度、pH 值、温度有关。

4. 胺类和酚类

尿毒症时，正常由肾脏排泄的肠道细菌代谢产物在体内积聚，产生毒性，其中包括胺类和酚类。胺类包括脂肪族胺、芳香族胺和多胺。脂肪族胺（甲胺、氨基乙醇等）可引起肌阵挛、扑翼样震颤和溶血，还可抑制某些酶活性。芳香族胺（苯丙胺、酪胺）可使脑组织和红细胞的耗氧减低，溶血增加，并能抑制琥珀酸盐的氧化、谷氨酸脱羧酶以及多巴羧化酶。尿毒症患者血中多胺的含量可为正常人的 5 倍，可引起厌食、恶心、呕吐、蛋白尿，促进红细胞溶解，抑制 Na^+-K^+-ATP 酶活性，还可增加微血管壁通透性并促进肺水肿、腹水和脑水肿的发生。

酚类如甲酚、4-羟基苯丙酸等，可引起神经系统损害，主要是中枢神经系统的抑制，另外还能抑制 ATP 酶活性和肝、脑细胞活性。

5. 中分子物质

中分子物质是指分子量在 500~5 000U 的化学物质，但其化学本质还未确定，它包括浓度异常升高的正常代谢产物、细胞代谢紊乱产生的多肽、细胞或细菌碎裂产物以及分泌异常增多的激素等。这些物质可以透过腹膜而不能透过血液透析时所用的赛璐珞膜。由于尿毒症症状和尿素、肌酐等小分子物质血浆水平之间常不一致，而腹膜透析对小分子的清除虽不及血液透析，但对症状的改善，尤其是神经系统症状的改善往往优于血透，因此推测中分子物质可能与尿毒症的发病机制密切相关。一般认为中分子物质可能与神经病变、尿毒症脑病、贫血、某些酶类活性异常、体液及细胞免疫功能低下、凝血机制障碍有关。中分子学说推动了有关血透膜的研究，能较好清除中分子物质的新型血透膜相继问世，提高了临床疗效。

尿毒症毒素的毒性作用各有特点，但引起细胞膜功能紊乱可能是最终的共同途径。在CRF 发展成尿毒症的过程中，尿毒症毒素在体内不断积累，并成为引发尿毒症症状和机体损伤的主要因素。

二、功能代谢变化

在尿毒症时，不仅有前述 CRF 时的各种改变，还出现全身各系统的多种功能障碍和物质代谢紊乱。

（一）神经系统

尿毒症患者常出现神经、精神系统的症状，其主要原因是由于尿毒症毒素的积聚以及水、电解质和酸碱平衡紊乱等引起神经系统的器质性或功能性损害，主要包括中枢和周围神经系统两方面症状。

1. 尿毒症性脑病

当 GFR 降至正常的 10% 时就可出现，表现为体倦无力、易激惹、注意力不集中、记忆力减退等，严重者可出现惊厥或昏迷，通称为尿毒症脑病。急性患者的症状比慢性患者的症状更重，若不及时处理可有癫痫发作，甚至死亡。本病发生机制尚不十分清楚，可能与某些毒性物质（如胍类和 PTH）蓄积，Na^+-K^+-ATP 酶和钙泵等活性降低，神经递质释放障碍等因素有关。

2. 周围神经病变

常为多发性的周围神经功能普遍消失，其特征是从远端向近端发展，先下肢后上肢，先感觉后运动再混合性的神经功能丧失。有感觉异常、疼痛或瘙痒感，夜间尤甚，运动后消失，故病人常活动腿，称不安腿综合征（restless legs syndrome）。晚期可有膝反射或跟腱反射的消失。大多数学者认为周围神经病变与尿毒症毒素潴留，尤其是中分子毒素有一定关系。肾衰时伴发的其他疾病也与之有关。

（二）心血管系统

心血管系统并发症在尿毒症时甚为常见，尿毒症患者因心血管并发症而死亡的可达 50%，是尿毒症患者主要的死亡原因。心血管系统的病变类型多种多样，包括动脉粥样硬化、高血压、尿毒症心包炎、尿毒症心肌病、缺血性心脏病、心律失常和心力衰竭。尿毒症心包炎是 CRF 晚期的常见并发症，与尿毒症毒素、水钠潴留、感染等因素有关。冠状动脉粥样硬化、高血压、尿毒症性心肌病和高血流量状态可引起充血性心衰。以往曾认为尿毒症患者若出现心包摩擦音，即敲响了丧钟。透析疗法的出现使其预后有所改善。

（三）呼吸系统

尿毒症病人由于免疫功能低下，常可发生肺部感染。代谢性酸中毒时呼吸加深加快，患者呼出气体有氨味，系尿素经唾液酶分解成氨所致。

严重患者可出现肺水肿。肺水肿可能与心力衰竭、低蛋白血症、钠水潴留以及毒性物质所致的肺毛细血管通透性增高等有关。X 光检查可见特征性肺部改变，即肺门区呈中心性肺水肿，周围肺区正常，肺门两侧出现对称型蝴蝶状阴影，称做尿毒症肺。大约 20% 患者有纤维素性胸膜炎，这可能与尿毒症毒素损害胸膜以及炎症的发生有关。肺钙化由磷酸钙在肺组织内沉积所引起。

（四）消化系统

消化道症状是慢性肾衰最早、最突出的症状，食欲减退是最常见的早期症状，以后出现恶心、呕吐、腹泻、口腔黏膜溃疡以及消化道出血等症状，严重者口腔呼出气体有氨味。其发生可能与消化道排出尿素增多有关。尿素等氮质废物在消化道排出增多，唾液和肠道的尿素酶分解生成氨增多，刺激胃黏膜产生炎症甚至溃疡。此外，肾实质破坏使胃泌素灭活减弱，PTH增多又刺激胃泌素释放，导致胃酸分泌增多，促使溃疡形成。

（五）内分泌系统

尿毒症时多种激素在肾脏的降解和排泄减少，如PTH、胰岛素、胰高血糖素等，使这些激素在血中的水平升高，引起一系列临床症状。另外，尿毒症病人体内可出现某些激素活性的抑制因子，如对生长激素介质的抑制；尿毒症还可引起靶组织抵抗某种激素的作用，例如由于胰岛素靶组织受损，即使胰岛素血浆水平增高，仍然发生葡萄糖不耐受性。尿毒症病人血浆中T_3和T_4水平均降低，常有类似甲状腺功能减退的症状，疲乏无力、畏寒、嗜睡，甲状腺肿的发病率也高。性功能常有损害，主要表现为下丘脑-垂体-性腺轴的功能障碍。男性可出现阳痿和精子减少，小儿出现性成熟延迟，女性可出现性欲低下、闭经和不育。

（六）皮肤变化

瘙痒是常见症状，与尿毒症毒素、细胞外液与皮肤中的钙盐沉积生成高钙磷产物以及末梢神经感觉异常有关。尿毒症时皮肤呈灰黄色，这与类胡萝卜素或尿色素沉着以及贫血有关。皮肤色素过多系促黑色素细胞激素过多，导致黑色素生成。在皮肤表面汗腺开口可见细小的白色结晶，是体内高浓度尿素随汗液排出时沉积形成的所谓的尿素霜。

（七）免疫系统

尿毒症患者常伴有免疫缺陷，主要为细胞免疫反应明显受到抑制、T淋巴细胞计数下降、功能缺陷、中性粒细胞吞噬和杀菌能力减弱，而体液免疫反应正常或稍减弱，表现为皮肤移植物存活期延长，常发生严重感染，肿瘤发生率增高等。

（八）代谢障碍

1. 糖代谢

50%～75%的尿毒症患者糖耐量降低，表现为轻型糖尿病曲线，但空腹血糖正常，不出现尿糖。血浆胰岛素水平大多高于正常值，给予外源性胰岛素后血糖仍延迟降低，提示患者有胰岛素拮抗物存在，使外周组织对胰岛素反应降低。

2. 蛋白质代谢

由于尿毒症毒素的影响，蛋白质合成障碍，分解增加；肾实质损害使蛋白质随尿和肠道丢失；加之患者蛋白质和热量摄入不足以及尿蛋白丢失，造成负氮平衡和低蛋白血症。其特点是血清白蛋白和运铁蛋白减少，氨基酸水平降低，必需氨基酸减少更明显。

3. 脂肪代谢

患者常有高脂血症，主要是血清甘油三酯增高。这是由于肝脏对甘油三酯的合成增加，也可能与PTH增高抑制了脂蛋白酯酶活性，使甘油三酯清除减少有关。

三、防治的病理生理学基础

（一）治疗原发病

及时诊断和治疗引起慢性肾衰的原发病是延缓慢性肾衰进展的关键。某些原发病经过适当治疗后，可有效地阻止肾脏病变的发展，使肾功能得到改善，从而缓解病情。

（二）防止肾功能进一步损害

注意饮食控制，采用低蛋白饮食和必需氨基酸疗法。控制糖尿病、高血压和其他与CRF有关的疾病，从而防止肾实质的继续破坏，改善肾功能。控制感染，纠正心力衰竭，治疗贫血，避免使用血管收缩药物与肾毒性药物，及时纠正水、电解质和酸碱平衡紊乱。

（三）透析疗法

透析疗法包括血液透析（hemodialysis）和腹膜透析（peritoneal dialysis）疗法。

（四）肾移植

肾移植（renal transplantation）是治疗终末期CRF的最佳方法。

（杨静薇）

参 考 文 献

1. 余学清．肾功能衰竭．见：杨惠玲等主编．高级病理生理学．北京：科学出版社，1998：287～309
2. 陈主初主编．病理生理学（供7年制临床医学等专业用）．北京：人民卫生出版社，2001：365～389
3. 陈孝文，江黎明，叶锋主编．急性肾功能衰竭．北京：人民卫生出版社，2001
4. Jorres1 A J. Acute renal failure: pathogenesis, diagnosis and conservative treatment. Minerva Med, 2002, 93 (2): 85～93
5. Sheridan A M, Bonventre J V. Cell biology and molecular mechanisms of injury in ischemic acute renal failure. Curr Opin Nephrol Hypertens, 2000, 9 (4): 427～434
6. Bardin T. Musculoskeletal manifestations of chronic renal failure. Curr Opin Rheumatol, 2003, 15 (1): 48～54

第十五章　消化系统功能紊乱

第一节　消化系统的基本结构和功能

在人的整个生命过程中，机体不断地从外界摄取营养物质作为能量和原料，以供给其活动、生长、发育、生殖和组织修复等活动的需要。消化系统的主要生理功能就是消化食物、吸收营养物质和排出粪便，消化系统是保证人体新陈代谢正常进行的重要系统之一。

一、消化系统的结构和功能

消化系统包括消化管和消化腺两大部分。消化管是一条由口腔到肛门的肌性管道，全长 8~10m，依其形态和功能不同分为口腔、咽、食道、胃、小肠、大肠和肛门。消化腺可分为大、小两种类型，小消化腺散布在消化管壁内，其数量甚多，都直接开口于消化管腔内，如食管腺、贲门腺、胃底腺、幽门腺、小肠腺、十二指肠腺和大肠腺，管壁细胞内还有单细胞腺如杯状细胞。大消化腺位于消化管外，如唾液腺、胰腺和肝脏等，它们都通过导管开口于消化管腔内。消化腺的主要功能是分泌含有消化酶的消化液。

1. 消化管的运动和吸收功能

消化管的运动功能使摄入的大块食物变成细小的食糜并与消化液充分混合，将食糜不断向前推进并使之与肠道的吸收部位充分接触，以及完成排便。食物中的营养成分通过消化管黏膜进入血液或淋巴液被机体吸收。任何影响消化管运动功能的因素都可导致胃肠道动力障碍性疾病。

食物成分在胃肠内的消化、分解，有赖于胃肠腺体、胰腺所分泌的各类消化酶、肝脏所分泌的胆汁成分，以及肠菌酶参与的酶促反应。这些环节的障碍会造成消化、分解不良，如小肠内细菌过度生长使结合胆盐变为游离胆盐而失去消化脂肪作用。小肠的绒毛是营养成分吸收的部位，其面积之大及其所具有的各种酶为营养成分被吸收提供了保证。小肠先天性或后天性酶缺乏、肠黏膜炎性或肿瘤性病变、肠段切除过多等均可使吸收面积减少，导致消化和吸收不良。摄入的维生素 B_{12} 需与壁细胞所分泌的内因子结合后才在回肠末端被吸收，故内因子的缺乏可造成巨幼细胞性贫血。大肠则是吸收水分的主要场所，各种因素致水分吸收不完全会产生腹泻。而肠腔内残存物停留时间过长、水分吸收过多，或胃肠本身病变或肿块压迫致动力减弱或梗阻，则会出现便秘。

正常人结肠腔内寄生的细菌由相对恒定的菌群组成，具有酶解某些成分、制造维生素等作用，构成局部的微生态环境，这种微生态环境遭到破坏时会出现疾病。除结肠外，胃内还可能存在幽门螺杆菌（helicobacter pylori，HP），它与慢性活动性胃炎、消化性溃疡和胃癌的发病有关，特别是与胃黏膜相关性淋巴样组织淋巴瘤有关。

2. 消化管的内分泌功能

消化管是体内最大的内分泌器官，在胃肠黏膜下存在数十种内分泌细胞，合成和分泌胃肠激素，如胰高血糖素、胰岛素、生长抑素、胃泌素、胆囊收缩素、抑胃肽、胃动素、神经降压素、胰多肽和胰泌素等。这些胃肠激素的主要作用是调节消化功能，促进消化系统组织的代谢和生长。前者如胰高血糖素、胰岛素，后者如胃泌素、胆囊收缩素等。而生长抑素、胰多肽则对胰高血糖素、胰岛素、生长抑素、胃泌素等具有调节作用。

这些胃肠激素通过不同途径发挥作用。

（1）内分泌途径：通过该途径的胃肠激素有胃泌素、胆囊收缩素、促胰液素、胰多肽、抑胃肽、胰高血糖素、胰岛素、胃动素、肠高血糖素、神经降压素和生长抑素等。

（2）旁分泌途径：主要为生长抑素。

（3）腔分泌途径：腔分泌（也称外分泌）途径是指胃肠胰内分泌细胞所释放的胃肠激素（如胃泌素、促胰液素、血管活性肠肽、P物质、神经降压素和胆囊收缩素等）排入到胃肠腔内的途径，进入胃肠腔内的胃泌素能刺激局部黏膜的生长，但其他激素腔分泌的生理作用尚不清楚。

（4）神经递质途径：神经递质途径是指交感神经末梢释放的调节肽通过突触间隙扩散到靶细胞的途径。末梢释放肽类物质的神经为肽类神经，它是植物神经系统中既非胆碱能神经，又非肾上腺素能神经的第三种成分。肽类神经不仅存在于消化管，也存在于其他器官，如心、肺、皮肤和泌尿道等。属于肽能神经的肽类物质有：舒血管肠肽、P物质、脑啡肽、生长抑素和胆囊收缩素等。这些激素的功能见表15-1。

表15-1　　　　　　　　　　主要胃肠激素的功能

	生理作用
胃泌素	促进胃酸分泌和腺区黏膜生长 促进胰岛素分泌
胆囊收缩素	促进胆囊收缩、胆总管括约肌松弛；刺激胰酶分泌，促进胰腺分泌碳酸氢盐、肝分泌胆汁和胃分泌盐酸；促进胰岛素分泌，提高促胰液素的促分泌作用，作用于食物中枢，引起饱感和抑制摄食
促胰液素	促进胰液中水和碳酸氢盐的分泌，刺激肝细胞分泌胆汁，抑制胃酸的分泌，抑制胰高血糖素和胃泌素的分泌，加强胆囊收缩素促胰酶分泌的作用，抑制胃的运动和胃的排空
抑胃肽	抑制胃酸分泌，抑制胃蠕动和排空，促进胰岛素释放

二、神经系统对消化道功能的调控

消化系统的运动、分泌功能受外来神经（含交感和副交感神经）和内在神经的双重调节。

（一）内在神经系统

内在神经系统亦称肠神经系统，由存在于消化管壁内的神经元和神经纤维组成。神经元数量很多,其中有感觉神经元,感受胃肠道内化学、机械和温度等的刺激;有运动神经元,支配胃肠道平滑肌、腺体和血管;还有大量中间神经元。各种神经元通过神经纤维形成网络,依靠神经元分泌的神经递质和调质进行联系。几乎所有存在于中枢神经系统的递质和调质都存在于肠神经系统中,如乙酰胆碱、γ-氨基丁酸、脑啡肽、NO、去甲基肾上腺素、5-羟色胺、血管活性肽、胆囊收缩素、神经肽y、降钙素基因相关肽和生长抑素等。肠神经系统受植物神经系统调节。下丘脑是植物神经的皮层下中枢,也是联络中枢神经系统与低位神经系统的重要中间环节。因此,精神因素与消化道间的关系密切,如精神状态的变化能影响胃肠黏膜和肝脏的血流动力和分泌功能,也能引起胃肠运动功能的变化,故忧郁、焦虑患者常伴消化系统症状。

(二)外来神经系统

外来神经系统包括交感神经和副交感神经。交感神经主要分布在内在神经元上,对胃肠运动的调控主要是抑制作用。但当肠肌紧张性降低时,交感神经的兴奋可增强其活动。

副交感神经(迷走神经)对胃具有抑制或兴奋的双重影响。多数情况下,胃处于迷走神经兴奋的影响之下,可以使胃肠道运动加强,腺体分泌增加。

第二节 肝性脑病

肝性脑病(hepatic encephalopathy)是继发于严重肝病的神经精神综合征。多见于急性重症肝炎、严重急性肝中毒、晚期肝硬化、晚期肝癌和门-体分流术后的病人。患者可出现中枢神经系统功能障碍,早期可有性格和行为异常以及判断力下降,中期可有精神错乱、睡眠障碍、行为异常,晚期表现为谵妄、精神错乱和昏睡,最后进入昏迷状态,临床称肝性昏迷(hepatic coma)。

一、发病机制

肝性脑病患者脑组织并无特异性形态学变化。目前认为肝性脑病是由脑细胞的代谢和功能障碍所致,其发病机制主要涉及如下因素:神经毒性物质对脑细胞的作用、神经递质异常、血浆氨基酸失衡和脑对毒物敏感性增高等。

(一)神经毒性物质对脑细胞的作用

神经毒性物质(neurotoxin)指某些超过正常生理浓度,并对神经细胞产生毒性作用的代谢产物,包括氨、氨基酸类、硫醇及短链脂肪酸。它们对神经的毒性作用表现在干扰脑的能量代谢、抑制神经细胞膜 Na^+-K^+-ATP 酶活性、使神经传递功能障碍和对神经细胞膜的直接毒性。

1. 氨中毒(ammonia intoxication)

临床研究表明,约80%~90%的肝性脑病患者血液和脑脊液中的氨浓度增加,甚至高于正常人3倍以上。肝硬变患者摄入大量蛋白质后可诱发肝性脑病,若能有效降低血氨,则可明显缓解症状。动物实验也证实,大剂量铵盐可导致中枢神经系统症状,证实了氨与肝性脑病有关。严重肝脏疾病时,由于氨的来源、生成、吸收增加和/或清除不足,导致血氨升高,升高的血氨通过血脑屏障进入脑组织,引起脑功能障碍。

(1) 血氨增高的机制。体内血氨的来源有二:①外源性,蛋白质的分解产物氨基酸,在肠道内部分经肠道细菌的氨基酸氧化酶分解产生氨;另外,血液中的尿素约25%经胃肠黏膜血管弥散到肠腔内,经细菌尿素酶的作用而形成氨,后者再经门静脉重新吸收,是为尿素的肠肝循环。外源性氨主要产生于右半结肠,少量产生于小肠。②内源性,由机体蛋白质的分解代谢而来。

氨在体内的清除途径也有两条:①经肝细胞线粒体内鸟氨酸循环合成尿素而被清除,这是主要的清除途径;②在外周组织先后与α-酮戊二酸、谷氨酸结合生成谷氨酰胺,再经肾脏作用重新释放出氨,由尿排出。正常人体内氨的生成和清除保持着动态平衡,使血氨浓度维持正常。

1) 氨生成与吸收增加的原因为:①外源性产氨增加。肝功能衰竭时,由于门静脉受阻,肠道黏膜淤血、水肿以及胆汁分泌障碍,食物的消化、吸收与排空障碍等因素,肠道菌丛繁殖旺盛,分泌的氨基酸氧化酶及尿素酶增多;同时由于胃肠蠕动减弱和分泌减少,消化和吸收功能低下,使肠内积存的蛋白质等含氮成分增多,特别是在高蛋白质饮食或上消化道出血后更是如此,以致结肠、小肠内产氨均相应增加;此外,慢性肝病晚期,常伴有肾功能减退,血液中的尿素等非蛋白氮含量高于正常,因而弥散到肠腔内的尿素大大增加,也使产氨增多。②内源性产氨增加。在正常情况下,体内蛋白质水解生成的氨基酸,经脱氨基作用而生成氨。肝功能衰竭时,蛋白质分解代谢占优势,产氨相应增加。其中由肌肉产生的氨是影响动脉血氨含量增高的主要因素。③氨的吸收增加。肠内氨的吸收取决于肠内容物的 pH 值,pH 值大于 6 时,生成的 NH_3 大量吸收,血氨升高;pH 值小于 6 时,以 NH_4^+ 形式随粪便排出体外,血氨降低。

2) 氨的清除不足:如前所述,氨主要在肝细胞线粒体内合成尿素而被清除;其次在外周组织生成谷氨酰胺,再经肾脏作用重新释放出氨,由尿排出。肝功能衰竭时,肝脏消除氨的作用减退是主要原因,其次为肾脏排出的氨减少。①肝脏清除氨的功能减弱:肝细胞线粒体内鸟氨酸循环合成尿素是机体清除氨的主要代谢途径,每生成1分子尿素能清除2分子的氨,消耗3分子的ATP。肝实质严重损害或血流动力异常时,由于线粒体摄取氨的能力降低、ATP生成减少和储备不足,使鸟氨酸循环缺乏底物和能量供应,鸟氨酸循环的有关催化酶的活力降低,鸟氨酸循环障碍,尿素合成明显减少。此外,肠腔内的一部分氨经门-体分流直接进入血液循环而不经过鸟氨酸循环。②肾脏排氨减少:正常时体内的氨先后与α-酮戊二酸及谷氨酸结合生成谷氨酰胺,谷氨酰胺通过肾脏时被肾小管上皮细胞内的谷氨酰胺酶分解为谷氨酸和氨,NH_3 弥散到肾小管腔内与 H^+ 结合成 NH_4^+,并与 Cl^- 形成 NH_4Cl 而排出体外。肝功能衰竭特别是伴有碱中毒时,肾小管上皮细胞分泌 H^+ 减少,影响氨在肾小管腔内变成 NH_4^+,以致氨排出减少,在体内蓄积。③氨经肌肉代谢减少:一旦肝功能受损和/或存在门-体静脉分流时,肌肉即成为重要的氨代谢场所。有研究表明,正常人50%动脉血氨经肌肉代谢。肝硬化患者肌肉明显萎缩,可促进高氨血症。

(2) 氨对脑组织的毒性作用。

1) 干扰脑的能量代谢:主要是指干扰脑内葡萄糖的氧化。氨与α-酮戊二酸结合生成谷氨酸,进一步与谷氨酸生成谷氨酰胺。在这两步反应中,一方面使三羧酸循环的中间产物α-酮戊二酸减少,影响葡萄糖的有氧代谢,又消耗了大量还原型辅酶Ⅰ,影响呼吸链的递氢过程，以致 ATP 生成不足；另一方面又消耗了大量的 ATP，引起脑内 ATP 不足，以致脑干网状结构上行激动系统功能发生障碍而陷入昏迷（见图 15-1）。

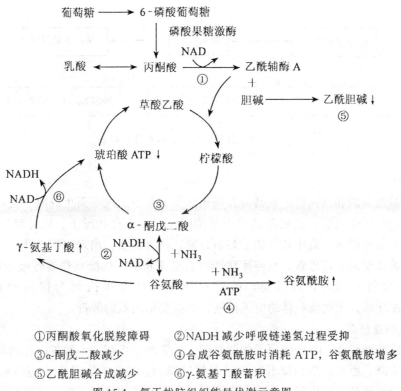

①丙酮酸氧化脱羧障碍　②NADH 减少呼吸链递氢过程受抑
③α-酮戊二酸减少　④合成谷氨酰胺时消耗 ATP，谷氨酰胺增多
⑤乙酰胆碱合成减少　⑥γ-氨基丁酸蓄积

图 15-1　氨干扰脑组织能量代谢示意图

2）抑制神经细胞膜 Na^+-K^+-ATP 酶活性：高血氨干扰神经细胞膜上的 Na^+-K^+-ATP 酶活性，既破坏血脑屏障的功能完整性，又损害膜的复极化，从而干扰脑的神经兴奋传导，引起脑病。

3）影响脑内神经递质：高血氨可干扰神经递质间的平衡，使脑内兴奋性神经递质如乙酰胆碱、谷氨酸减少。而抑制性神经递质如 γ-氨基丁酸、5-羟色胺、谷氨酰胺增多，导致中枢神经系统的功能紊乱。

4）促进脑细胞水肿：由于血氨升高，谷氨酸盐蓄积在星状胶质细胞内，使细胞内渗透压升高，水从毛细血管内转移至神经细胞内，使细胞水肿。

5）基因表达异常：从动物实验观察到，高血氨能使编码星状胶质细胞谷氨酸盐转运蛋白、星状胶质细胞结构蛋白、神经胶质纤维酸性蛋白以及外周型苯并二氮䓬受体等的基因表达异常。

6）一氧化氮合成增加：氨能促进神经源性一氧化氮合酶的表达并增强其活性，还能促进突触小体对 L-精氨酸的摄取，从而使一氧化氮合成增加，加重了神经细胞的过氧化损伤。尤其是一氧化氮能增加突触谷氨酸盐的释放，减少其摄取；一氧化氮还扩张脑血管，引起脑血管的高血流量状态并损伤血脑屏障，使其通透性增强，最终导致脑水肿，见图 15-2。

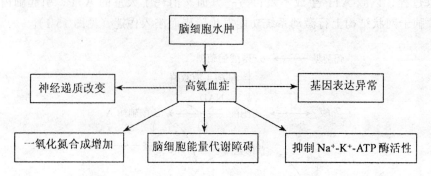

图 15-2 氨对脑组织的毒性作用机制

2. 硫醇

硫醇是蛋氨酸和其他含硫氨基酸在肠道经脱氨基及脱羧基而生成的一类毒性较强的含硫化合物，包括甲硫醇、乙硫醇及二甲基硫醇。正常生理状况下，硫醇经肝脏氧化而解毒。当肝功能障碍时，血中硫醇浓度显著升高。研究证实，出现脑病的肝硬变患者血中硫醇浓度显著高于无脑病患者，且与症状严重程度正相关。硫醇从患者呼吸道呼出增多时，可嗅到一种特殊气味，即肝臭。硫醇对脑的毒性作用机制为抑制神经细胞膜的 Na^+-K^+-ATP酶，干扰线粒体的电子传递，并抑制脑内氨的解毒。

3. 短链脂肪酸

短链脂肪酸指 4～10 个碳原子的脂肪酸，如丁酸、戊酸、辛酸等。肝功能障碍时，脂肪酸分解下降，血浆白蛋白降低减少了对短链脂肪酸的结合，致血中短链脂肪酸浓度升高。短链脂肪酸的主要作用部位是脑干网状结构，其确切机制不明，可能与抑制脑细胞膜的 Na^+-K^+-ATP酶活性有关，还可能与神经膜或突触部位结合，干扰神经细胞功能。

（二）神经递质异常

神经递质异常包括假性神经递质（苯乙醇胺、羟苯乙醇胺）产生、兴奋性递质（乙酰胆碱、去甲肾上腺素、谷氨酸、天门冬氨酸和多巴胺）减少、抑制性递质（5-羟色胺、γ-氨基丁酸和谷氨酰胺）增加。

1. 假神经递质

1971 年 Fischer 提出，在肝功能障碍时，体内产生一类与正常神经递质结构相似而效能甚微的假性神经递质，积聚于脑干网状结构的神经突触部位，竞争性取代正常神经递质，遂使神经突触部位的神经冲动传导障碍，兴奋冲动不能传至大脑皮层，从而出现意识障碍。

(1) 假性神经递质的形成。正常情况下，蛋白质分解产生的芳香族氨基酸如酪氨酸、苯丙氨酸经肠菌脱羧酶的作用分别转变为酪胺和苯乙胺，它们在肝内被单胺氧化酶分解清除。在严重肝功能障碍或存在门-体分流时，肝细胞单胺氧化酶活性降低，致使血液中酪胺和苯乙胺大量增加，并通过血脑屏障进入脑组织，在脑组织经非特异性β-羟化酶的作用，在侧链β位置被羟化，分别生成苯乙醇胺及羟苯乙醇胺（又称蟑胺），这两种胺的化学结构与正常兴奋性神经递质多巴胺及去甲肾上腺素极为相似，其效能却只相当于去甲肾上腺素的 1/10，故称假性神经递质。

（2）假性神经递质的致病机制。大脑皮质和脑干网状结构对维持意识和觉醒状态起重要作用。意识的维持是脑干-间脑-大脑皮质之间功能相互联系的结果，其中脑干网状结构中的上行激动系统具有极其重要的作用。上行激动系统在脑干网状结构中多次更换神经元，所经过的突触很多，在突触中传递信息的兴奋性递质主要是去甲肾上腺素和多巴胺。当假性神经递质取代了它们的时候，上行激动系统的神经冲动传递发生障碍，故大脑皮质不能维持兴奋状态而出现昏迷。

临床实践证明，肝性脑病患者血液和尿中羟苯乙醇胺浓度显著升高，使用去甲肾上腺素的前体物质左旋多巴治疗肝性脑病患者，具有明显的苏醒效果。

2. γ-氨基丁酸增多

γ-氨基丁酸（gama-aminobutyric acid，GABA）为中枢神经系统所特有的主要抑制性神经递质。GABA 在突触前神经元内由谷氨酸经脱羧酶（GAD-1）催化下脱羧生成，贮存在细胞质的囊泡内，并无生物活性，只有被释放到突触间隙才能发挥生物学效应。1980 年以来 Schafer 及其他学者根据在肝性脑病患者及实验动物血中 γ-氨基丁酸浓度升高以及神经细胞膜表面 GABA 受体数量增加的结果，认为 γ-氨基丁酸在肝性脑病的发生中起重要作用。

（1）中枢神经系统 GABA 升高的机制主要为：①肝脏对 GABA 的清除率减低。血中 GABA 主要来源于肠道，系谷氨酸在肠道细菌脱羧酶（GAD-1）作用下脱羧而成，如大肠杆菌、脆弱类杆菌均能合成大量 GABA。正常时血中 GABA 经门脉循环被肝脏摄取清除，肝功能衰竭时肝脏对 GABA 的摄取、清除率降低，导致血 GABA 浓度增高。②血脑屏障的通透性增强。正常情况下 GABA 不能穿过血脑屏障。在肝功能衰竭时，由于各种原因使血脑屏障的通透性增强，GABA 大量通过血脑屏障进入脑内，并与突触后神经元的特异性 GABA 受体结合而发挥其抑制作用。

（2）GABA 受体系统及其在肝性脑病中的作用：GABA 受体系统又称 GABA/BZ 系统，由两个 α 亚单位和两个 β 亚单位组成，α 亚单位含弱安定类受体，即苯并二氮䓬（benzediazepine，BZ）受体；β 亚单位含 GABA 受体，GABA/BZ 受体系统与氯离子转运通道构成复合物，并以受体超分子复合物（receptor supramolecular complex）形式存在。当 GABA 从突触前神经元囊泡中释放出来后，即与突触后神经元膜表面 GABA 受体结合，此结合过程能激发氯离子转运通道开放，氯离子得以进入神经元胞浆内，使原先静止的神经元膜电位处于超极化状态（hyperpolarization），从而发挥 GABA 的突触后抑制作用。

研究表明，肝性脑病患者机体 GABA 受体数目增多。用苯并二氮䓬受体拮抗剂氟马西尼或氯离子通道阻滞剂比枯枯灵碱均能使肝性脑病动物模型的症状缓解。有证据表明，肝性脑病患者机体内源性 BZ（配体）含量增多。各种 BZ（配体）都是脂溶性的，可迅速通过血脑屏障，所以血浆 BZ 激动性配体水平升高能很快引起肝性脑病。肝性脑病时内源性 BZ（配体）显著增多的原因尚不十分清楚，有人认为可能是来源于患者摄入食物中的 BZ 前体物质在肠内吸收后转变成有生物活性的 BZ（配体）。新近研究提示肠道细菌可能是肝性脑病患者 BZ（配体）前体物质的来源之一。

突触后神经元膜表面受体超分子复合物配体除 GABA 和 BZ 外，还有巴比妥类，它们彼此有协同性非竞争性结合位点，GABA 可促进 BZ 及巴比妥的催眠作用，反之亦然。故安定和巴比妥类药物能增加 GABA 的效应,这可解释安定和巴比妥类药物为何能诱发肝性脑病。BZ 及巴比妥类受体复合物的连接,通过增加 GABA 与其受体结合引起的氯离子通道开放而加强受体复合物对 GABA 的反应。

(三) 血浆氨基酸失衡

大量临床资料显示,严重肝病患者血浆氨基酸代谢异常,且与肝性脑病的发生有密切关系。慢性复发型病例,其血浆氨基酸的改变为:支链氨基酸(缬氨酸、亮氨酸和异亮氨酸)含量降低而芳香族氨基酸(苯丙氨酸、酪氨酸和色氨酸)含量升高。支链氨基酸(BCAA)/芳香族氨基酸(AAA)比值从正常的 3~4 降至 1 以下。大量芳香族氨基酸进入脑细胞,使假性神经递质生成增多,并抑制真性神经递质合成,最终导致肝性昏迷。

1. 血浆氨基酸失衡原因

正常人血浆中游离氨基酸总浓度约 2mmol/L,组织中为 15~30mmol/L(比血浆高 5~10 倍)。血浆氨基酸代谢池占全身总代谢池的 1%~6%,肌肉中的占 50% 以下,肝脏中的占 10%。

(1) 激素水平变化:肝功能障碍时,肝脏对胰岛素和胰高血糖素的灭活减弱,使二者在血浆中的含量升高。胰岛素有促进骨骼肌和脂肪组织对支链氨基酸的摄取与分解的作用,故支链氨基酸的摄取与分解加强,血浆支链氨基酸水平降低。胰高血糖素浓度升高更为显著,使机体内分解代谢大于合成代谢,蛋白质分解产生大量的 AAA 进入血液。

(2) 肝脏功能障碍:芳香族氨基酸在肝脏中代谢分解,支链氨基酸在骨骼肌和脂肪组织代谢分解。因为肝功能受损,AAA 不能被有效清除,致使血浆 AAA 明显升高。于是,BCAA/AAA 明显降低。当 BCAA/AAA 降至 1.0~1.5,即可出现肝性脑病。

(3) 分解代谢加强:由于肝脏功能障碍,合成代谢减弱,使 AAA 利用减少,血浆 AAA 水平升高。

其他氨基酸如甲硫氨酸、天冬氨酸、谷氨酸及脯氨酸等含量也可见升高。以甲硫氨酸、酪氨酸、苯丙氨酸、组氨酸、谷氨酸和天冬氨酸的含量升高幅度较大,其中甲硫氨酸含量升高最突出,可达正常值的 27 倍。

2. 血浆氨基酸失衡引起肝性脑病的机制

血浆 BCAA、AAA 和色氨酸等中性氨基酸在生理 pH 值时不电离,它们通过同一载体转运进入血脑屏障。当血浆 AAA 显著增高或 BCAA 降低时,BCAA 对 AAA 的竞争能力削弱,使得 AAA 大量入脑,导致假性神经递质合成增加,正常神经递质合成减少。该过程涉及:

(1) 酪氨酸羟化受阻。当脑内苯丙氨酸增多时,可与酪氨酸竞争酪氨酸羟化酶,使酪氨酸不能循正常途径羟化成多巴。此外,5-羟色氨酸和色氨酸也可抑制酪氨酸羟化酶,使酪氨酸羟化进一步受阻。其结果是正常神经递质多巴胺和去甲基肾上腺素合成减少。

(2) 多巴胺脱羧和多巴胺 β-羟化受阻。由于苯丙氨酸、酪氨酸和 5-羟色胺增多,它们在脱羧酶作用下脱羧形成酪胺,过多的酪胺同多巴胺竞争多巴胺-β-羟化酶,形成羟苯乙醇胺。同时,又阻止多巴脱羧形成多巴胺。

(3) 5-羟色胺生成增多。色氨酸浓度增高会导致其代谢产物 5-羟色胺增加。5-羟色胺是中枢神经上行投射系统某些神经元的抑制性递质。5-羟色胺还可被肾上腺素能神经元摄取而与去甲肾上腺素竞争存储部位，阻碍神经冲动传递。

总之，肝功能衰竭时大量的芳香族氨基酸进入脑内，既抑制真性神经递质的合成，又促进假性神经递质的合成，二者共同作用引起肝性脑病。由此可见，血浆氨基酸失衡理论是对假性神经递质理论的充实和发展。

综上所述，肝性脑病的发病机制十分复杂，是多种因素共同作用的结果。不同类型和不同病程中，可能会是不同的原因起主要作用。如急性爆发性肝性脑病以血浆氨基酸失衡及假性神经递质增加为主，而慢性复发型则以脑毒物，特别是以血氨增加为主。不仅如此，各种神经毒物如氨、芳香族氨基酸、GABA 及假性神经递质等的综合作用更为重要。

二、肝性脑病的诱因

慢性肝病导致的肝性脑病大多有明显的诱因，主要有：

（一）消化道出血

肝硬化患者常有食道下端或胃底静脉曲张破裂引起的上消化管出血。每 100ml 血中含 15~20g 蛋白质，大量出血可使肠内产氨增加；出血后低血压、低血氧可提高脑细胞对有毒物质的敏感性；大量出血引起急性肾功能不全，尿素经肾排出减少，进入肠道的尿素增加，肠道产氨增多，使血氨升高。

（二）感染

感染可使：①组织代谢率增高，分解代谢增强，导致产氨增加和氨基酸失衡；②感染可加重肝脏损害；③感染引起过度通气而导致呼吸性碱中毒，促使氨进入脑内；④感染还可使血脑屏障通透性增加。

（三）镇静剂和麻醉剂的使用

镇静剂和麻醉剂如安定、利眠宁、杜冷丁等能：①直接抑制大脑和呼吸中枢；②抑制肝脏的生物转化功能，使药物蓄积，增强对中枢的抑制作用。

（四）利尿剂

肝硬化患者常需用利尿剂治疗，利尿剂可以引起：①代谢性碱中毒，使 $NH_4^+ + OH^- \rightarrow NH_3 + H_2O$，$NH_3$ 易透过血脑屏障进入脑内；②血容量不足，诱发肾前性氮质血症，使尿素肠肝循环加强，产氨增多。

（五）便秘

食物残渣久留于肠内，有利于氨和其他含氮毒性物质的产生和吸收。

（六）其他

如大量放腹水使内脏血管扩张、脑血流减少；低钾血症可导致代谢性碱中毒；低血糖时大脑能量供应减少，脑、肝、肾等组织内氨的清除减少，氨的毒性增加；高蛋白饮食增加肠道内氨和芳香族氨基酸的生成等均可诱发肝性脑病。

三、防治肝性脑病的病理生理学基础

(一) 防治各种肝病

防治各种肝病是预防肝性脑病的根本途径。本病一旦发生,预后极差,死亡率甚高,目前尚无法特效疗法,故防重于治。

(二) 预防和纠正诱因

包括:

(1) 严格限制蛋白质摄入量,以减少肠腔中可被细菌利用的含氮物质。每日摄入量控制在 30~40g,且以植物或乳制品蛋白质为宜。

(2) 防止和治疗上消化管出血,忌食粗糙食物,尽快控制上消化管出血并尽可能地清除肠道积血。

(3) 控制感染。

(4) 禁用或慎用镇静剂、麻醉药和含氮药物(如氯化铵、尿素、水解蛋白、蛋氨酸等)。

(5) 正确选用利尿剂,以免引起肾源性高血氨症或因肾失钾过多而发生低钾性碱中毒。

(6) 防止和纠正电解质紊乱(尤其是低钠血症、低钾血症)。

(7) 慎重处理腹腔放液,防止低血糖和脑水肿。

(三) 降低血氨

降低血氨主要为控制肠道产氨、减少肠源氨的吸收及降血氨。可用生理盐水或弱酸性溶液清洁灌肠(切忌肥皂液灌肠),目的在于促进结肠排空和减少结肠菌丛,以减少产氨并阻止氨的吸收。必要时选用适合的肠道抗菌素,以控制肠道菌产氨。

肠道给予乳果糖(Lactulose)是一种安全有效的治疗方法。乳果糖进入肠道后不被代谢,也很少被吸收,其作用是:①有利于肠道生理性乳酸杆菌的生长,减少其他肠道腐败微生物对氨基酸的降解;②细菌利用乳果糖生成有机酸(如乳酸、乙酸),使肠腔内 pH 值降低,既阻碍氨的吸收,又促进血氨向肠腔扩散;③产生渗透效应,加之乳酸的刺激作用,可引起明显的导泻效果,因而减少结肠内容物的停留时间。

对已有血氨增高的患者,应采取迅速、有效的降血氨措施。精氨酸在尿素循环中起重要作用,能促进尿素合成,因此,在降血氨方面具有一定的效果。必要时,可采取体外离子交换、透析治疗来达到降血氨的目的。

(四) 纠正血浆氨基酸失衡和促使神经递质正常化

针对血浆氨基酸失衡,可输注支链氨基酸强化的氨基酸溶液(富含 BCAA 而 AAA 缺乏的混合液),这既可维持正氮平衡,又使血液 BCAA/AAA 浓度比例趋于正常,从而减少 AAA 进入脑内,使中枢神经系统中神经递质正常化。左旋多巴能通过血脑屏障,在脑组织中经多巴胺羟化酶作用生成多巴胺,后者可被 β-羟化酶催化生成去甲肾上腺素。由于多巴胺和去甲肾上腺素的大量形成,因而上行激动系统的神经冲动传递得以恢复。

(五) 其他措施

其他措施包括人工肝(血液透析、吸附疗法)、肝脏移植、交换输血、全身清洗疗法等。除人工肝已普遍使用外,其余的还处于探索阶段。随着移植免疫学的发展,肝移植将成为挽救肝功能衰竭患者生命最有效的治疗方法。

(余追)

参 考 文 献

1. 顾长海. 肝性脑病发生机制. 见:顾长海主编. 肝功能衰竭. 北京:人民卫生出版社,2002:208~218
2. 韩德五. 肝性脑病. 见:金惠铭主编. 病理生理学. 北京:人民卫生出版社,2000:233~240
3. 杨永宗,陈代雄,王柏生主编. 病理生理学. 郑州:河南医科大学出版社,1998:318~326
4. Jan Albrecht, E. Anthony Jones. Hepatic encephalopathy: molecular mechanisms underlying the clinical syndrome. Journal of the Neurological Sciences, 1999, 170 (2): 138~146
5. Vemuganti L, Raghavendra Rao. Nitric oxide in hepatic encephalopathy and hyperammonemia. Neurochemistry International, 2002, 41 (2-3): 161~170
6. Jalan R, Shawcross D, Davies N. et al. The molecular pathogenesis of hepatic encephalopathy. The International Journal of Biochemistry & Cell Biology, 2003, 35 (8): 1175~1181

第十六章 血液系统功能紊乱

血液系统包括所有血细胞、骨髓（血细胞发育成熟的场所）和淋巴组织（血细胞在非循环状态时储存于此）。血液由约45%的有形成分和55%的血浆组成。有形成分包括红细胞、白细胞和血小板，其中红细胞约占99%，白细胞和血小板约占1%。血浆中90%是水，剩余10%包括各种血浆蛋白、电解质、溶于水的气体、代谢产物、营养物质、维生素、胆固醇等。血液系统担负着氧气与营养物质的运输、激素的转运、清除代谢废物、输送各种细胞、参与抗感染、止血及加速组织愈合等多种功能。血液系统使机体自身具有自我供给、自我修复功能，并且使机体各部位可以进行信息传递。体内任何器官的血流量不足，均可能造成严重的组织损伤甚至危及生命。很多疾病可导致血液组成成分或性质发生特征性的变化，因此，血液在医学诊断上有重要价值。

第一节 血细胞生理学特点

一、血液细胞的起源、发育

正常人体血细胞生成可分为胚胎与胎儿期造血及出生后骨髓造血两个阶段。其中，胚胎与胎儿期造血可依次分为3个时期：中胚叶、肝脏及骨髓造血期。出生后骨髓造血则主要由骨髓负责。

（一）胚胎与胎儿期造血

在胚胎第19天左右在卵黄囊开始分化产生原始血细胞，处于中胚叶造血期。在胚胎第2个月后，卵黄囊萎缩退化，造血逐渐转到肝脏、脾脏。在胎儿第3个月左右，脾脏也短暂参加造血，第5个月后，脾脏造血机能逐渐减退，仅制造淋巴细胞。自第4~8个月起，机体进入骨髓造血期，在胎儿的胫、股等管状骨的原始髓腔内开始制造血细胞。从第4个月起，胸腺及淋巴结也开始出现造血活动。胸腺生成淋巴细胞，到出生后仍保持此功能。淋巴结则生成淋巴细胞和浆细胞。

（二）出生后的骨髓造血

出生后肝脏造血很快停止。脾脏成为终生造淋巴细胞的器官。血细胞生成起始于骨髓的多能造血干细胞。经过数个阶段的分化后，一个干细胞只能形成一种血细胞，这种细胞称为定向造血干细胞。定向造血干细胞被特定的生长因子作用后，分化成为红细胞、白细胞或者血小板。

出生后自幼儿至成人，骨髓造血经历了一定的变化。从新生儿到4岁的幼儿，全身骨髓具有活跃的造血功能。5~7岁时，在管状骨的造血细胞之间开始出现脂肪细胞。随着年龄的增长，管状骨中红髓的范围逐渐减少，脂肪组织逐渐增多，骨髓变为黄色，称为黄髓。黄髓不再造血，但仍保留潜在的造血功能。大约在18~20岁，红髓仅局限于颅骨、胸骨、脊椎、髂骨等扁平骨以及肱骨与股骨的近端。红髓的造血活动持续终身，但其活跃程度可随年龄的增长而稍有减少。

二、红系生理学

(一) 红系血细胞的组成

依据细胞的大小、核染色质结构、胞浆色反应和核浆比例等，将红细胞（erythrocyte 或 red blood cell，RBC）分为：原始红细胞、早幼红细胞、中幼红细胞、中幼红细胞H、晚幼红细胞等。晚幼红细胞脱核后，成为网织红细胞，后者将其细胞内的嗜碱性核糖体消耗殆尽后转变为成熟的红细胞。

(二) 红细胞的生理特性

红细胞是血液中数量最多的血细胞。正常红细胞呈双凹圆盘形，直径7~8μm，周边厚度为2.0~2.5μm，中央最薄处约1μm。我国成年男性的红细胞数量为 $(4.5~5.5)\times10^{12}$/L，女性为 $(3.8~4.6)\times10^{12}$/L。新生儿为 6.0×10^{12}/L 以上。红细胞内的蛋白质主要是血红蛋白（hemoglobin，Hb）。红细胞不具有细胞核、线粒体及核糖体，不能进行复制、氧化磷酸化或蛋白质合成。其生理特性有：

1. 红细胞膜的通透性

红细胞膜是以疏水的脂质双分子层为骨架的半透膜。正常红细胞膜对物质的通透具有选择性。高分子物质如蛋白质不能通透；脂溶性 O_2 与 CO_2 能以单纯扩散的方式通过红细胞膜；葡萄糖与氨基酸等亲水性物质依靠红细胞膜上的载体蛋白而扩散；Cl^-、HCO_3^- 等阴离子可以通过细胞膜，而阳离子很难通过细胞膜。细胞内外离子浓度差值的维持主要靠钠泵和钙泵。钠泵负责维持细胞内高 K^+、低 Na^+ 浓度和红细胞的正常容积。钙泵负责维持细胞内 Ca^{2+} 的浓度。细胞内的 Ca^{2+} 增多，将使红细胞膜变僵硬，细胞皱缩。

2. 红细胞的可变形性

正常红细胞为双凹圆盘形细胞。在一定剪切力的作用下，红细胞能变为泪滴状等其他形状，在一定条件下又可恢复双凹盘形，红细胞这一特性称为可变形性。流动着的红细胞在通过直径在7.5μm以下的毛细血管或血窦孔隙时，需经过相当大的变形才能完成。正常红细胞的双凹圆盘形的表面积超过它所包含内容物的60%~70%，故变形能力很大。

影响红细胞变形的因素主要有3个方面：①红细胞外因素。如血浆球蛋白、纤维蛋白原、渗透压、细胞外 Ca^{2+} 浓度等的影响。②红细胞膜因素。红细胞膜的表面积与红细胞容积比率越大，变形能力也越大。当红细胞膜的脂质中胆固醇含量增多，或表面粗糙，有芒刺、锯齿等形态改变时，使变形性能降低。③红细胞内因素。红细胞酶的异常、Hb异常等都可使红细胞内容物流动性减少而不易变形。

3. 红细胞的渗透脆性

正常情况下，红细胞的渗透压与周围血浆相等，变动范围为280~310mmol/L，相当于0.9%NaCl溶液的渗透压。当红细胞悬浮于渗透压稍低的0.6%~0.8%NaCl溶液中时,水将渗入红细胞使之膨胀,但不致使之破裂。仅当NaCl浓度低到0.42%~0.46%时,部分红细胞因过度膨胀而破裂,产生溶血。这显示红细胞对低渗盐溶液有一定的抵抗力,称之为红细胞的渗透脆性。红细胞对低渗溶液抵抗力大,表示脆性小;反之,抵抗力小,表示脆性大,易破裂。初生的红细胞脆性小,而衰老的红细胞以及4℃保存时间超过42天的红细胞脆性大,易破裂。

4. 红细胞的悬浮稳定性

将抗凝的血液置于一垂直竖立的玻璃管内,虽然红细胞的比重较血浆大,但红细胞的沉降却很缓慢,显示红细胞能相当稳定地悬浮于血浆中,这一特性称为红细胞的悬浮稳定性。悬浮稳定性的大小,通常以第1h末玻璃管红细胞下沉的距离表示,称之为血沉率。正常成年男性长管法测定的数值是0~15mm/h,女性为0~20mm/h。红细胞悬浮稳定性的大小与红细胞是否易于叠连有关。红细胞叠连现象是指许多红细胞彼此以凹面相贴重叠在一起,看似一叠硬币形成的钱串。红细胞发生叠连后,血沉加快。影响红细胞发生叠连的因素主要在于血浆,血浆中纤维蛋白原、α-球蛋白及β-球蛋白的含量增多、胆固醇增多可加速血沉。白蛋白及卵磷脂抑制血沉。

(三)红细胞的功能

1. 气体运输功能

(1) 氧的运输:动脉血中以物理溶解形式存在的O_2只占1.6%,血液中的氧主要是通过与Hb化学结合成氧合血红蛋白,随血液循环输送到全身各处的。

O_2与Hb的化学结合是可逆的,无需酶的促进,血氧饱和度决定于血氧分压(PaO_2)。血氧饱和度与PaO_2之间呈氧合血红蛋白解离曲线的关系。PaO_2在8~13.3kPa(60~100mmHg)之间时,氧饱和度改变极小。当PaO_2在8.0kPa(60 mmHg)以下时,PaO_2略有降低,即促使O_2的解离,饱和度迅速下降,特别是PaO_2降至1.3~5.3kPa(10~40mmHg)时更是如此。组织内PaO_2正是处于这个波动范围内。

此外,血氧饱和度还受到血液pH值、二氧化碳分压、温度及红细胞内2,3-二磷酸甘油酸(2,3-diphosphoglyceric acid,2,3-DPG)含量的影响。酸中毒、CO_2增多、红细胞内2,3-DPG增多及血温增高可使Hb与氧亲和力降低,使更多的O_2被释放,以致在相同氧分压下血氧饱和度降低,氧解离曲线右移,反之则左移,在同样氧分压的条件下更有利于HbO_2的形成(见图16-1)。

(2) 二氧化碳的运输:CO_2的运输也有物理溶解和化学结合两种方式。溶解在红细胞中的CO_2占总量的6%左右,结合的占94%左右。结合有两种形式:

1) 碳酸氢盐形式的运输,占总量的87%。当血液流经组织时,CO_2由血浆扩散进入红细胞内。红细胞内较高浓度的碳酸酐酶促使CO_2与水结合成碳酸,碳酸解离为H^+和HCO_3^-,释放出O_2的脱氧Hb以钾盐形式(KHb)存在于红细胞内。H_2CO_3解离出来的H^+为KHb所缓冲,HCO_3^-则透过红细胞膜向浓度低的血浆中扩散,同时血浆中Cl^-向红细胞内转移,以恢复膜两侧的电平衡。这一过程使HCO_3^-不会在红细胞内蓄积,CO_2得以不断从组织进入血液。进入血浆的HCO_3^-随即与Na^+结合形成$NaHCO_3$,最后CO_2以

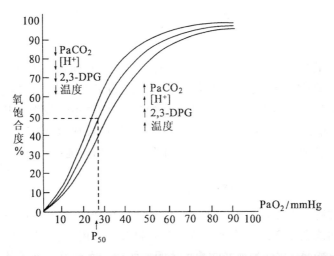

图 16-1 氧解离曲线及其影响因素

$KHCO_3$ 与 $NaHCO_3$ 两种形式运输至肺部。

2)氨基甲酸血红蛋白形式运输,CO_2 能直接与 Hb 的氨基结合,形成氨基甲酸血红蛋白并迅速解离。脱氧 Hb 形成氨基甲酸血红蛋白的能力较强。在组织内,脱氧 Hb 多,故结合 CO_2 量增多,在肺部 HbO_2 多,CO_2 易于解离由肺部呼出。HbNHCOOH 运 CO_2 量仅占运输总量的 7% 左右,但在肺部排出的 CO_2 总量中,却占 20%~30%。

$$HbNH_2O_2 + H^+ + CO_2 \underset{\text{在肺脏}}{\overset{\text{在组织}}{\rightleftharpoons}} HHbNHCOOH + O_2$$

血液 CO_2 的运输量直接决定于 CO_2 分压。分压增高,运输量相应增多,两者呈现直线关系。氧与 Hb 结合可促使 CO_2 释放,这一现象称为 Haldane 效应。

2. 红细胞对酸碱的缓冲作用

见本书第十一章。

(四)红细胞的寿命

红细胞在血液中的平均寿命约为 120 天。在这期间,平均每个红细胞在血管内循环流动约 27km,然后在脾和骨髓的巨噬细胞中被破坏(血管外破坏)或被血流冲击而破碎(血管内破坏)。红细胞在巨噬细胞中被溶解,铁和蛋白成分重新用于生物合成,而脱铁血红素则转变为胆红素进入肝脏,最终成为粪胆素排出。

三、白细胞生理

白细胞(leukocyte 或 white blood cell,WBC)是一类有核的血细胞,主要产于骨髓,然后输送入血液中,于组织内完成其功能。正常成年人白细胞数是 $(4\sim10)\times10^9$/L,其含量在一日中可有波动。

白细胞是一个不均一的细胞群,根据其形态、功能和来源可分为粒细胞、单核细胞和淋巴细胞三大类。

(一) 粒细胞

1. 组成

粒细胞系统的最早阶段为原始粒细胞（M1），其次为早幼粒细胞（M2）。此后胞浆内分别出现中性、嗜酸性、嗜碱性三种特异性颗粒，是为三性细胞。根据它们的发育程度，分别划分为中性中幼粒细胞Ⅰ（早中粒细胞）(M3)、中性中幼粒细胞Ⅱ (M4)、中性晚幼粒细胞（M5）、中性杆状核粒细胞（M6）、中性分叶核粒细胞（M7）。粒细胞成熟最重要的标志是产生了各种颗粒。粒细胞 M1～M4 阶段均有增殖能力，其后诸阶段不再分裂，只能发育成熟。

2. 功能

(1) 中性粒细胞：中性粒细胞（亦称中性分叶核粒细胞，PMN）是血液循环中主要的吞噬细胞，其功能主要有：①趋化运动、吞噬和杀菌作用；②分泌功能：包括核糖核酸酶、去氧核糖核酸酶、β-葡萄糖醛酸酶、透明质酸酶、吞噬素、溶菌酶、组胺、维生素 B_2、a-球蛋白及白细胞致热原等。

(2) 嗜酸性粒细胞的主要功能有：①通过合成前列腺素 E 抑制嗜碱性粒细胞合成和释放生物活性物质，吞噬嗜碱性粒细胞排出的颗粒，释放组胺酶等酶类，从而限制嗜碱性粒细胞在速发型过敏反应中的作用；②控制抗原抗体反应的功能，例如参与对蠕虫的免疫反应。在寄生虫感染、过敏反应等情况时，常伴有嗜酸性粒细胞增多。

(3) 嗜碱性粒细胞：在速发型超敏反应和变态反应状态中发生作用，不具备吞噬功能。其颗粒中含生物活性物质组胺、肝素、5-羟色胺、过敏性慢反应物质。此外，嗜碱性粒细胞被激活时还释放嗜酸性粒细胞趋化因子 A，吸引嗜酸性粒细胞聚集于局部。

3. 白细胞的寿命

白细胞的寿命较难准确判断，PMN 在骨髓中从增殖到成熟需 6～10d。循环池中的 PMN 生命期较短，其半衰期为 6～7h，在急性炎症时，有时亦可长达数天，然后离开血液循环，进入组织或炎症部位，主要被单核-巨噬细胞破坏，在 4～5d 内消失。嗜酸性粒细胞大多在骨髓和组织中，在血循环中的不到 1%。嗜酸性粒细胞第一次进入血液后，在 1h 内进入组织。嗜碱性粒细胞在血液中的时间为数小时，但组织中嗜碱性粒细胞生存时间长，正常情况下为 2 年。

(二) 单核细胞和巨噬细胞

1. 来源及组成

单核细胞和组织中的巨噬细胞实际上是一个系统中两个不同阶段的细胞。单核-巨噬细胞系统是体内具有高度吞噬能力和防御能力的细胞系统，广泛分布于全身血液、骨髓、胸膜、肺泡腔、淋巴结、脾、肝以及其他实质器官。血中的单核细胞来源于骨髓，成熟后释放至血液，进入组织后转变为巨噬细胞和多核巨细胞。多核巨细胞是单核细胞分化的最后阶段，一般认为它是由单核细胞或巨噬细胞融合而成的。

2. 功能

巨噬细胞在机体的免疫及防御反应中起着重要的作用。其主要作用是吞噬及消灭侵入机体的细菌等外来物质或机体本身衰老死亡的细胞，具体表现在：

(1) 启动和调节免疫反应。单核细胞或巨噬细胞与淋巴细胞之间的相互作用是启动体液免疫和细胞免疫的先决条件,当诱导免疫反应时,处理或引进抗原有赖于巨噬细胞连接和降解外来颗粒或物质的能力。

(2) 细胞毒性。单核-巨噬细胞系统通过识别和连接被覆着抗体的靶细胞,导致细胞溶解。

(3) 合成与释放多种细胞因子,如集落刺激因子、白介素(IL-1、IL-3、IL-6 等)、肿瘤坏死因子(TNFa)、干扰素(INF)等,调节其他细胞生长,参与宿主防御机制。此外,巨噬细胞还分泌一种单核细胞因子参与淋巴细胞的转化过程。

3. 寿命

单核细胞的成熟过程发生于骨髓、外周血及组织间。在骨髓内的单核细胞时间很短,一般为 1~2d,进入外周血后的单核细胞比骨髓内的寿命略长。当离开血流后,单核细胞不被破坏,而是作为组织细胞或巨噬细胞存在于组织中,并保持功能数月之久。

(三) 淋巴细胞

1. 淋巴细胞的来源及组成

淋巴细胞来源于骨髓中多能干细胞,主要分为两大类:一类是必须经过骨髓诱导的 B 细胞;另一类是必须经过胸腺诱导的 T 细胞。T 细胞的发育基本上在胎儿期已完成,故产后胸腺摘除不引起严重免疫损伤。自然杀伤细胞(NK 细胞)是类似淋巴细胞的单个核细胞,不需接触抗原即可溶解肿瘤细胞和感染了病毒的细胞,其在造血系统中的准确归类尚不清楚,形态学上归类于含有特别明显颗粒的大淋巴细胞。

2. 淋巴细胞的功能

淋巴细胞是机体保护自身不受病原侵袭的主要细胞。B 细胞负责体液免疫。当 B 细胞表面抗体结合抗原后被激活,B 细胞会转变成浆细胞(plasma cell),并产生和分泌有高度特异性的抗体。T 细胞则负责细胞免疫。其中细胞毒 T 细胞能识别表面有外来抗原的细胞并能杀死这些细胞;辅助 T 细胞能识别特异性抗原的降解产物,分泌免疫反应中刺激细胞的蛋白因子。抑制性 T 细胞则能抑制 B 细胞的活性。

3. 淋巴细胞的寿命

大多数血液淋巴细胞是长寿细胞,具有缓慢复制率。在人周围血中,淋巴细胞平均寿限为 3~6 年,因而它们是体内保留有增殖能力的最长寿的细胞。T 细胞和 B 细胞均有长寿和短寿,但 T 细胞寿限可数月、数年或终身,而 B 细胞寿限多仅数天至数周。

四、巨核细胞和血小板

(一) 巨核细胞和血小板的产生

巨核细胞来源于髓性干细胞。巨核细胞发育到末期时胞浆裂解脱落下来的具有生物活性的小块胞质即血小板。血小板(platelet 或 thrombocyte)仅在骨髓内存留相当短暂的时间即被释放入血液。与其他的骨髓造血细胞不同,巨核细胞在 DNA 复制和核分裂之后并不分裂,而是成为 DNA 含量为其他骨髓细胞含量 2~16 倍的巨大多倍体细胞。正常巨核细胞的核成分再聚合成一个巨大的分叶核。从一个成熟巨核细胞的颗粒性胞浆中可产生

4 000个血小板。正常人骨髓中约有巨核细胞 $6.1\pm0.7\times10^8$/公斤体重。正常成年人的血小板数量是 $100\sim300\times10^9$/L。正常人血小板计数可有 6%～10%的变化，通常午后较清晨高，冬季较春季高，静脉血较毛细血管血高，剧烈运动后及妊娠中、晚期升高。当血小板数减少到 50×10^9/L 以下时，微小创伤或仅血压增高也能使皮肤和黏膜下出现瘀点，甚至大块紫癜或瘀斑。

(二) 血小板的功能

1. 止血和血栓形成

循环血液中的血小板一般处于"静止"状态。当血小板离开血循环与破坏的血管壁接触或与血管外组织接触时，血小板转入激活状态。血小板激活后可发生黏附、聚集及释放反应，在生理性止血过程中起重要作用。

2. 维护血管壁的完整性

由于血小板能随时沉着于血管壁以填补内皮细胞脱落留下的空隙，对血管内皮细胞的修复具有重要作用。

(三) 血小板的寿命

血小板是否像红细胞那样有一定的寿命和正常死亡的期限，或者随意在健康人之血管内瞬间发生凝集而破坏，目前尚有争议。估计血小板的寿命为 7～12d（平均10d），血小板进入血液后，只在开始两天具有生理功能。正常人每日产血小板 35 000～70 000/mm³，同时又有相同数目的血小板死亡，以此维持血小板的平衡。

第二节 贫 血

一、概 述

贫血就是全身循环血液中红细胞的总容量减少至正常范围以下。一般血红蛋白浓度的降低都伴有红细胞数量或压积的减少，但个别轻型小细胞低色素型贫血可仅有血红蛋白量的降低而无红细胞数量或压积的减少。

由于单位容积血液中血红蛋白的含量因地区、年龄、性别以及生理性血浆容量的变化而异，因此选用某一血红蛋白值来划分有无贫血的诊断标准是非常困难的。世界卫生组织（WHO）诊断贫血的血红蛋白标准（按氰化高铁血红蛋白法测定值）为：成年男性低于 130g/L，成人女性低于 120g/L，孕妇低于 110g/L。我国沿海和平原地区诊断贫血的血红蛋白标准为：成人男性低于 120g/L，女性低于 110g/L，孕妇低于 100g/L。

二、发病机理

贫血的发病机理往往是综合性的。

(一) 骨髓造血微环境改变

骨髓造血活动与造血组织中造血干细胞（CFU-S）的存在有密切关系。造血干细胞具有自我复制和分化成各系列祖细胞的能力,其增殖和分化与造血微环境有密切关系。造血微环境包括微血管部分(由小动脉、毛细血管、血窦及静脉组成)、结缔组织部分(由纤维、基质及细胞组成)以及与血管系统和结缔组织相伴随的神经纤维,具有促使 CFU-S 落户、定向和增殖的功能。当某些化学、物理、病毒感染或免疫等因素损伤干细胞,使其自我复制和分化发生障碍,或由于骨髓微环境的缺陷使造血干细胞不能增殖和分化时,都可引起造血障碍。这常是再生障碍性贫血的主要发生机制。

(二)造血物质不足

正常造血活动还必须有足够的造血要素,如某些微量金属元素(铁、钴、铜)、维生素(维生素 B_{12}、叶酸、维生素 C、维生素 B_6、烟酸、维生素 B_2、泛酸和维生素 B_1)和蛋白质。缺乏任何一种造血要素都可引起贫血,常见为铁、维生素 B_{12} 或叶酸缺乏导致的造血不良。

维生素 B_{12} 和叶酸是 DNA 合成的主要辅酶。维生素 B_{12} 和叶酸的缺乏可导致核分裂延迟,核和胞质发育不平衡,产生巨幼细胞贫血。

血红蛋白合成需要铁,铁来自单核-巨噬细胞系统内的铁蛋白及血浆中的转铁蛋白。任何原因缺铁或铁代谢紊乱、珠蛋白的合成障碍以及卟啉代谢紊乱(铅中毒等)等都可以导致造血不良性贫血,出现大量体积小及血红蛋白含量减少(低色素)的成熟红细胞,统称为低色素性贫血。其中以缺铁性贫血最常见。

(三)红细胞本身结构和功能异常

红细胞的生命期与红细胞膜的结构、红细胞内酶系统活力及血红蛋白分子等有密切关系。红细胞内在的任何一种缺陷均可导致红细胞寿命缩短,引起溶血性贫血。这类溶血性贫血绝大多数是遗传性疾病,如遗传性球形细胞增多症等。此外,某些化学、物理、机械、感染、毒素以及免疫等因素也可导致红细胞本身结构和功能异常,引起溶血性贫血,如自体免疫性溶血性贫血、心脏手术(体外循环)后或人造心脏瓣膜、脾脏肿大等。

贫血的发病机理往往是综合性的,如淋巴瘤不仅侵犯骨髓造血组织引起骨髓病性贫血,同时也可导致自身免疫性溶血性贫血。同一类型贫血也可有不同的发病机理并存,如巨幼细胞贫血既有 DNA 合成障碍导致的红细胞生成不良,也有红细胞破坏过多和髓内溶血等原因。

三、分 类

根据红细胞总数的测定,贫血可分类为相对性贫血和绝对性贫血两类。相对性贫血又称稀释性贫血,以红细胞总数正常为特征,通常不认为是血液病,而是血浆容量调节紊乱。然而稀释性贫血有很大的临床和鉴别诊断意义。绝对性贫血表现为红细胞总数减少。绝对性贫血按形态学和贫血原因再分类。每种分类各具优缺点,目前尚无完全令人满意的分类方法。

(一)形态学分类

根据红细胞平均体积(MCV)、红细胞平均血红蛋白浓度,可将贫血分为大红细胞性贫血、正细胞性贫血、单纯细胞性贫血及小细胞低色素性贫血四种。

(二)根据贫血的发病机理分类

这种分类方法将疾病过程与其机理联系起来,将绝对性贫血分为由于红细胞产生减少所致、由于红细胞破坏或丢失增加所致以及失血所致三种。有些贫血既有产生减少，又有破坏增加，因而只能根据其主要缺陷而分，见表 16-1。

表 16-1　　　　　　　　　　贫血的发病机理及形态学分类

发病机理分类		主要临床类型	常规形态学分类
红细胞生成减少为主	多能干细胞增生障碍	再生障碍性贫血	正常红细胞性
	定向干细胞增殖和分化紊乱	单纯红细胞性再障 慢性肾功能衰竭性贫血 内分泌病性贫血 先天性红细胞生成不良性贫血	
	骨髓被异常细胞或组织浸润	骨髓病性贫血	
	DNA 合成障碍	巨幼细胞性贫血 （叶酸或维生素 B_{12} 缺乏） （嘌呤和嘧啶代谢障碍）	大红细胞性
	血红蛋白合成紊乱	缺铁性贫血 铁粒幼细胞性贫血 地中海贫血 镰状红细胞贫血 血红蛋白 C、D、E 病	低色素小细胞性
红细胞破坏过多为主	红细胞内因性缺陷	红细胞膜缺陷	遗传性球形细胞增多症 遗传性椭圆形细胞增多症 遗传性口形细胞增多症 遗传性棘红细胞增多症	正常红细胞性
		红细胞酶缺陷	葡萄糖-6-磷酸脱氢酶缺乏症 丙酮酸激酶和其他酶缺陷症 卟啉症	
		血红蛋白病	镰状红细胞贫血 血红蛋白 C、D、E 病 不稳定血红蛋白	低色素小细胞性
	红细胞外异常	抗体介导	自身免疫性溶血性贫血 冷性溶血 药物诱发的免疫性溶血性贫血 新生儿同种免疫溶血病	正常红细胞性
		机械性损伤	行军性血红蛋白尿 创伤性心源性溶血性贫血 微血管病性溶血性贫血	
		理化因素	溶血性蛇毒 化学烧伤等	
		生物因素	微生物感染所致溶血性贫血	
		脾脏内潴留	脾功能亢进	

发病机理分类		主要临床类型	常规形态学分类
失血	急性失血	急性失血后贫血	正常红细胞性
	慢性失血	缺铁性贫血	低色素小细胞性

四、代偿机制

贫血症状的有无及轻重，除原发疾病的性质外，更主要的是取决于贫血的程度及其发生速度，同时也与病人年龄、有无其他心肺疾病以及心血管系统的代偿能力有关。

1. 组织增加氧摄取，减少氧消耗

缺氧时，红细胞内 2,3-二磷酸甘油酸（2,3-DPG）增加，使血红蛋白的氧解离曲线右移，释放出较多的氧供组织摄取利用。此外，在慢性缺氧状态，由于组织需氧代谢率降低，氧利用率提高，使氧消耗相对减少。

2. 器官、组织中血液的重新分布

贫血时，由于交感神经兴奋，皮肤、骨骼肌、内脏小血管收缩，心肌、大脑等处由于神经分布的特殊性及局部舒血管体液因素的作用，血管相对扩张，因而使血液重分布。通过血液的重新分布保证重要器官诸如心肌、大脑等的血液供应，减少氧需要量较低的器官或组织（肾脏、皮肤）的血液供应。

3. 心血管的代偿功能

贫血时心跳加速，心输出量增加，血液循环加速，血液的黏滞性降低，因而组织能获得较多的氧。不过这种代偿功能本身要消耗能量，因而消耗更多的氧。若贫血太严重，持续时间过久或本来就有冠状动脉病，则可导致冠状动脉供氧不足，出现高输出量性心力衰竭及心绞痛。

4. 肺的代偿功能

贫血时，由于血红蛋白携带氧减少，机体在缺氧刺激下，交感神经兴奋，贫血患者在体力活动时常有呼吸加快、加深的现象。但患者动脉血中氧分压却不增高。

5. 红细胞生成活性增加

除肾脏疾患外，贫血使肾脏促红细胞生成素的产生和释放增多，其释放量常与红细胞总量和血红蛋白浓度成反比。促红细胞生成素有促进骨髓生成红细胞的作用。

五、功能代谢变化

贫血患者临床表现的有无和轻重取决于患者产生贫血的速度、程度、年龄和代偿能力等。若发病缓慢，机体能通过调节机制逐渐适应，其症状可不甚明显；反之，若贫血急骤发生，即使贫血轻度或并不严重，也会引起明显症状。年老体弱者常因心血管代偿功能较差，症状显得较重。贫血的主要表现见图 16-2。

（一）一般表现

由于皮肤内毛细血管收缩和缺氧导致皮肤苍白，这是贫血最常见和最显著的体征。但

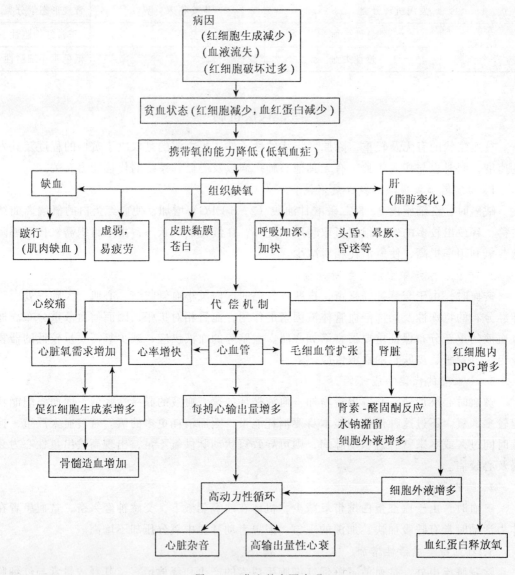

图 16-2 贫血的主要表现

是由于苍白程度还与表皮厚度、皮内毛细血管分布和血管舒缩情况、皮肤色素和皮下组织含水量多寡有关,因此,单凭皮肤颜色判断贫血程度,常有误差。一般以观察指甲、手掌皮肤皱纹处以及口唇黏膜和睑结膜等较为可靠。此外,由于神经系统及肌肉缺氧,常出现疲倦、乏力、头晕耳鸣、头痛眼花、记忆力衰退、思想不集中等症状。

(二) 循环系统变化

由于机体静息状态对氧的需求较低,轻度贫血时循环系统变化不大。当 Hb 小于 70g/L 时,由于血循环加速、血黏度降低以及心肌缺氧后肌张力降低等变化,患者常出现心脏活动亢进的体征。表现为窦性心动过速、强烈的心脏搏动、心输出量增多、动脉和毛细血管搏动增加以及多种血流动力学杂音等。严重贫血（Hb 小于 30g/L）或者贫血进展迅速的患者，可有明显的全心扩大，导致因二尖瓣和三尖瓣相对性关闭不全出现的心脏杂音，甚至可能出现心绞痛和高心输出量性心衰，特别在劳动、感染和妊娠时易诱发。

（三）呼吸系统变化

患者稍事活动或情绪激动即出现气急，重度贫血者甚至可有端坐呼吸。这是由于血红蛋白含量减少，活动增加必然进一步导致血氧含量降低、CO_2 含量增多，通过刺激颈动脉和主动脉体的化学感受器，反射性地刺激呼吸中枢或直接作用于呼吸中枢而产生气促。

（四）消化系统变化

贫血可导致缺氧、抑制消化酶的分泌，使胃酸缺乏。患者因此常有食欲减退、恶心、呕吐、腹胀、腹泻或便秘等症状。此外，消化系统的表现还与致贫血的原发疾病有关。

（五）泌尿生殖系统变化

贫血时，由于肾血管收缩和肾脏缺氧，可能导致肾功能的变化。可有尿比重降低、蛋白尿等。此外，性机能减退，月经不规则、过多甚或闭经等也常见。

（六）其他

严重贫血（缺铁）可有反甲；溶血性贫血可有黄疸、脾肿大；营养不良性贫血可有踝部水肿，皮肤、头发干燥等。此外，尚有间歇性跛行和夜间肌肉抽搐等肌肉缺氧体征。

六、治疗原则

（一）一般治疗

重度贫血应充分休息，并保证充足的阳光和新鲜空气，饮食宜富含蛋白质、多种维生素和无机盐。

（二）病因治疗

查明并去除病因方能纠正贫血。例如，对于失血性贫血，应纠正出血原因。药物性贫血，要及时停药。在诊断未确立前，切忌滥用含铁、叶酸、维生素 B_{12} 等制剂，不仅浪费药物，还可混淆或延误诊断。

（三）根据不同发病机理治疗

如缺铁性贫血应予铁剂补充，巨幼红细胞贫血给予维生素 B_{12} 或叶酸，再生障碍性贫血可使用刺激红细胞生成的药物，免疫性溶血性贫血或单纯红细胞再障可考虑给予肾上腺皮质激素以及免疫抑制剂。原发性脾功能亢进所致的贫血和遗传性球形细胞增多症可施以脾切除等。促红细胞生成素对于大多数贫血均有疗效，特别是肾性贫血疗效尤为显著。

（四）输血

不同原因的贫血应采用不同的输血原则。急性大量失血引起的贫血可以输全血补充血容量。重度缺铁性贫血、巨幼红细胞性贫血及获得性溶血性贫血,如需近期分娩或手术时,可考虑输浓缩红细胞。有些溶血性贫血,如自体免疫性溶血性贫血或阵发性睡眠性血红蛋白尿,输血反可能加剧溶血反应,必须提高警惕。必要时可输洗涤红细胞。

(五) 骨髓移植

在移植免疫学进展的基础上,采用同种异体骨髓移植治疗各种难治的贫血,如严重型再生障碍性贫血、Fanooni 贫血和重症海洋性贫血等,取得了较好的效果。

第三节 急性白血病

白血病俗称血癌,也是造血细胞异常增殖所致的一种恶性疾病,是十大高发恶性肿瘤之一,是 35 岁以下发病率、死亡率最高的恶性肿瘤。

白血病是造血组织的原发恶性疾病,其病理特征是在骨髓及其他造血组织中有广泛的某类型白血病细胞异常增生及其他组织被这些细胞浸润破坏;在血液中有该类型白细胞量和质的异常(白细胞增多或减少,常有幼稚白细胞的出现)。由于白血病细胞影响正常造血,临床上常有贫血,发热与感染,出血,以及肝、脾、淋巴结不同程度的肿大等表现。

一、病　因

白血病的病因和发病原理比较复杂,目前尚未完全被认识。一般认为人类白血病的发生与物理、化学和生物等因素有关,并有遗传因素参与。近 30 年来,病毒的致病作用尤其引人关注。目前,电离辐射、化学物质以及病毒因素都被证明有致白血病作用。遗传因素和免疫、体液等因素作为内在因素在白血病的发病中也很重要。

(一) 病毒

白血病的病毒病因是白血病病因学研究中一个十分活跃的领域。首先证明病毒在白血病发生中的作用的是 1908 年 Ellermann 和 Bang 的实验,他们用无细胞滤液成功地进行了鸡白血病的诱发。至今,除禽类外,相继证实小鼠、鱼、蛇、大鼠、地鼠、豚鼠、猫、狗、牛、猪以及亚人猿的白血病都与白血病病毒有关。1980 年美国 Gallo 实验室从人类 T 细胞白血病中分离出一种逆转录病毒,称人类 T 细胞白血病病毒 (HTLV),这是人类白血病病毒学研究的一项新突破。但 HTLV 致白血病的机理尚未阐明。

(二) 遗传因素

某些遗传性疾病和/或免疫缺陷症候群病人易发生白血病,如先天愚型(Down 氏综合征)发生白血病的比例为 95:1,比正常儿童高 30~40 倍。其他如 Bloom 氏综合征、Fanconi 氏贫血、遗传性毛细血管扩张共济失调以及骨发育不全等遗传性缺陷亦有发生白血病的报道。此外,细胞癌基因是存在于人体染色体上的 DNA 序列,它和逆转录病毒的转化基因(病毒基因)是同源的,可能与白血病发生有关。

(三) 电离辐射

已证实电离辐射可引起白血病。1945年日本广岛、长崎先后爆炸原子弹，1950～1951年两地白血病发病分别是未遭受辐射地区的30倍和17倍。然而小剂量放射接触能否致白血病尚未肯定。

(四) 化学物质

许多对骨髓有毒性作用的化学物质都有致白血病的可能，已证实的有苯、氯霉素、磺胺、保泰松、细胞毒药物（如硫唑嘌呤）、抗癌药（尤其是烷化剂以及其他细胞毒药物如甲基苄肼和亚硝基脲等）。

(五) 免疫功能异常

结缔组织病或应用免疫抑制剂患者可伴有或继发淋巴瘤、急性髓细胞白血病。此外，结缔组织病，如类风湿性关节炎、系统性红斑狼疮、皮肌炎等较易发生淋巴细胞白血病或淋巴瘤。

二、分 类

(一) 按病势缓急、骨髓中原始细胞的多少划分

按这一划分原则，白血病可分为急性白血病和慢性白血病两种。急性白血病患者的骨髓中原始细胞在30%以上，其自然病程一般少于6个月。慢性白血病患者的骨髓中，原始细胞一般在2%以内，其自然病程一般在一年以上。

(二) 按细胞系统分类

按这一划分原则，白血病可分为淋巴细胞型、非淋巴细胞型和特殊类型白血病三种。

1. 急性淋巴细胞白血病（急淋）

表现为原始与幼稚淋巴细胞在造血组织（特别是骨髓、脾脏和淋巴结）无限制增生的恶性疾病，后期可累及其他器官与组织。急淋多见于儿童和青少年。

2. 急性非淋巴细胞白血病

急性非淋巴细胞白血病（急非淋）与急淋的临床表现大致相似，但两者在细胞形态和治疗反应上存在着差别。急非淋包括原粒细胞白血病未成熟型（M1）、原粒细胞白血病成熟型（M2）、颗粒增多的早幼粒细胞白血病（M3）、粒-单核细胞白血病（M4）、单核细胞白血病（M5）、红白血病（M6）、急性粒细胞白血病等不同类型。此外，尚有国内提出的亚急性粒细胞白血病。

3. 特殊类型白血病

特殊类型白血病可见于慢性粒细胞性白血病急性病变、低增生性粒细胞白血病、淋巴肉瘤白血病、组织细胞（网状细胞）肉瘤白血病、浆细胞白血病、多毛细胞白血病、嗜酸粒细胞白血病、嗜碱粒细胞白血病、组织嗜碱细胞白血病、巨核细胞白血病、急性白血病未能分型等多种类型。

三、急性白血病时机体的主要变化

急性白血病是原始与早期幼稚血细胞在骨髓中急剧增生的恶性疾病,起病可急骤或较缓慢。急骤者常以高热、贫血、显著出血倾向及全身酸痛为主要症状,少数病例首先即表现为抽搐、失明、齿龈肿胀等症状。若不及时治疗,白血病细胞将经血液浸润至全身组织,并在短时期内致命。

(一) 白血病细胞的增生和浸润

白血病细胞的增生和浸润是本病的特异性病理变化,主要发生于造血组织如骨髓、脾、肝及淋巴结,并可累及全身组织。根据浸润部位不同而出现不同症状和体征。白血病细胞增生和浸润导致肝、脾、淋巴结肿大是较常见的体征。白血病细胞在骨骼内大量增殖,使骨内张力增高,还可破坏骨皮质和骨膜,引起骨骼和关节疼痛,故急性白血病常有胸骨压痛。急淋多见肢体骨剧痛。白血病胸膜浸润可引起胸膜增厚或纤维增生,并有血性渗出液。肺、胸膜浸润的临床症状有咳嗽、咯血、呼吸困难、胸痛、胸腔积液等。心肌、心包膜及心内膜都可被浸润,心肌多于心包,也可有室间隔的浸润及希氏束的损害,导致心肌传导异常。白血病细胞浸润严重时,可压迫心肌纤维而引起心肌萎缩。胃肠道白血病细胞浸润可有出血及梗死,可引起胃肠道炎症、溃疡、组织坏死,出现食欲不振、恶心、呕吐、腹胀、腹泻、呕血、黑便等非特异性表现。肾脏被浸润导致肾功能障碍,可表现为蛋白尿、血尿、管形尿、浮肿等。

(二) 出血、组织营养不良和坏死

不同程度的出血可发生于任何部位,常见于皮肤、鼻、口腔黏膜、肺、胃及脑等。由于白血病细胞浸润、出血及梗死,可引起局部组织的变性、坏死。出血的原因为:①血小板生成明显减少;②早幼粒与急单容易并发播散性血管内凝血,继而出现多部位出血;③白血病常继发多种凝血因子(如Ⅰ、Ⅴ、Ⅶ、Ⅷ、Ⅹ因子)的缺乏;④血液中大量增多的白血病细胞在血管内聚集停滞,可损伤小动脉、静脉的内皮,引起局部严重出血;⑤感染细菌的多糖体有抑制凝血的作用;⑥抗白血病药物加重微循环障碍,导致出血,如氨甲喋呤、强的松、门冬酰胺酶等可引起肝毒性及胃肠黏膜溃疡出血。

(三) 发热与感染

发热在急性白血病发展过程中很常见。发热在各病例中程度不同,热型各异,感染是导致发热的主要原因。急性白血病以细菌与霉菌的感染较多见。其特点是局部炎症反应微弱,病变易于扩散,组织变性较严重。

急性白血病患者容易并发感染的原因有:①白血病细胞广泛浸润以及组织出血,细菌滋生机会增加;②由于成熟粒细胞减少或缺乏、粒细胞质量异常,免疫力特别是细胞免疫减退;③抗白血病药物抑制免疫功能。大量肾上腺皮质激素和广谱抗生素的应用,使病人易患霉菌感染。常见的感染为呼吸道炎症,尤其是肺炎、咽峡炎、扁桃体炎多见,也可有耳部发炎、肾盂肾炎、肠炎,甚至并发腹膜炎等。

(四) 水、电解质和酸碱平衡紊乱

贫血、低蛋白血症和应用肾上腺皮质激素等原因可发生水肿，高热及多次呕吐、腹泻又可引起脱水。较常见的电解质紊乱是低血钾症、低血钠症和低血钙症。常见酸碱紊乱为代谢性碱中毒、代谢性酸中毒和肾小管性酸中毒。

(五) 神经系统

常有头痛、眼底出血、癫痫样痉挛发作、进行性意识障碍等。中枢神经系统表现主要是由于出血、感染以及中枢神经系统浸润所致。

四、治疗原则

(一) 支持治疗

白细胞减少宜输新鲜血；还可利用血细胞分离器，专输白细胞或血小板，以防治出血和感染。中医益气养血补肾的治疗也有助于提升血细胞，恢复免疫力。注意病室定期消毒；保持自身和环境卫生，以减少感染的机会，提高完全缓解率。

(二) 化学治疗

利用化学药物治疗，破坏白血病细胞，抑制白血病细胞增殖。强烈的化疗加上缓解期的骨髓移植，可使残存的白血病细胞进一步减少或消灭，使部分病人能够长期生存或治愈。

(三) 免疫治疗

免疫治疗的方法主要有：①应用结核菌苗、短小棒状杆菌菌苗、多聚次黄嘌呤核苷酸、二硝基氯苯等各种细菌制剂、制品或人工抗原作为非特异性的刺激物来促进机体的免疫功能；②应用自体或异体的白血病细胞进行免疫，从而促进宿主对肿瘤的特异性主动免疫反应；③应用对白血病细胞表面抗原有特异作用的单克隆抗体，产生被动免疫；④应用被动转移细胞免疫功能的方法，如输注转移因子、免疫核糖核酸、淋巴因子、干扰素等来促进机体的免疫功能，达到杀灭白血病细胞的目的。

(四) 骨髓移植

在全身照射、化学治疗使白血病细胞大量被杀死，宿主骨髓被破坏后，通过移植正常骨髓，使造血干细胞在患者体内发挥正常的生血细胞功能，从而达到治疗的目的。近年来利用将骨髓干细胞动员到外周血的办法，使骨髓干细胞的移植更为经济、方便、有效。

(五) 中医中药治疗

对急性白血病有一定疗效的药物有蟾酥、肿节风、墓头回、漆姑草、亚砷酸及轻粉注射液等。

(六) 白血病治疗的新进展

急性白血病的治疗多着眼于杀灭白血病细胞，但近来也有一些新的思路。如粒细胞抑素可能是体内平衡调节因素之一，它有细胞特异性而无种属特异性，可能成为治疗急粒的新途径。膜活性物质，如二性霉素 B 有助于克服对抗白血病药物的耐药性。新的更好的抗白血病药物的发现，是提高疗效的重要途径。

第四节　弥散性血管内凝血

凝血和抗凝血平衡是维持机体抗损伤机制的重要组成部分，其平衡的核心是体内凝血系统和抗凝血系统间的活性平衡，以及血管内皮细胞对这种平衡的调节。弥散性血管内凝血 (disseminated or diffuse intravascular coagulation, DIC) 是指在某些致病因子作用下，凝血因子和血小板被激活，大量促凝物质入血，引起以凝血功能障碍为主要特征，同时或继发纤溶亢进的病理过程，主要表现为出血、栓塞、溶血甚至休克等。DIC 是临床上许多疾病中常见的病理过程，极少为原发性，多继发于各种疾病，是很多疾病发病的中间环节，由于其潜在危险大，越来越受到人们的重视。

一、弥散性血管内凝血的病因

细菌、病毒和其他病原微生物引起的感染性疾病是 DIC 最常见的病因，其次产科并发症、严重的组织损伤、恶性肿瘤和急性白血病也是较常见的病因。

(一) 感染性疾病

感染性疾病是引起 DIC 最常见的原因，约占 DIC 病因的 31%～42.5%，见于细菌、病毒、原虫及立克次体等多种病原微生物感染。其中，在革兰氏阴性菌感染中，内毒素起着非常重要的作用。

(二) 恶性肿瘤

恶性肿瘤也是引起 DIC 的常见原因，见于肝癌、肾癌、消化系统各种黏液腺癌（尤其是广泛转移的各种晚期肿瘤）、卵巢癌、膀胱癌、急性白血病尤其是早幼粒细胞性白血病、恶性淋巴瘤等。恶性肿瘤约占 DIC 病因的 25%。

(三) 产科意外

妊娠并发症如感染性胎盘早期剥离、宫内死胎、前置胎盘、子宫破裂、羊水栓塞等，虽然仅占 DIC 病因的 5%～7%，但在妇产科却是常见的危重症，妊娠并发 DIC 的特点为起病急，来势猛，预后差。

(四) 创伤及大手术

见于挤压伤综合征，大面积烧伤，多发性及开放性骨折，体外循环，脑、胸部、胰腺及前列腺手术，脂肪栓塞等。创伤及大手术约占 DIC 病因的 23%。

(五) 其他

如变态反应、各种原因引起的休克、输血及输液反应、中暑、器官移植后排斥反应、毒蛇咬伤、药物反应、一些免疫性疾病（如系统性红斑狼疮）、大血管动脉瘤以及血液性疾病（如血栓性血小板减少性紫癜、溶血性贫血等），均可能是引起DIC的病因。

二、DIC发病机制

DIC是凝血和纤溶平衡失调的结果，其发生与组织因子依赖的凝血系统活化、抗凝血功能抑制和纤溶系统功能异常有关。生理状态下，血浆中凝血物质大多是以无活性的酶原状态存在的，只有当它们被激活时，方能发挥作用。在不同的病因作用下，只要激活的凝血活性足够强大，远超过此时体内抗凝血的能力，或病因同时造成体内抗凝血能力明显降低，则引起强烈失控的凝血反应，发生DIC（见图16-3）。

传统观念认为，DIC是通过外源性和内源性凝血途径触发的。在过去的15年，有关DIC发病机制的研究出现了突破性的进展。目前认为，传统的内源性凝血途径是体外凝血激活的主要途径。但在人体内，Ⅻ因子浓度极低，对生理性凝血激活过程几乎不起作用，通过内源性凝血这一途径激发DIC的可能性不大。发生DIC时，接触式凝血系统虽然也被激活，但与凝血酶产生无关，这个系统主要参与调控血液动力和纤维蛋白水解。

引起DIC的原因往往是通过一个或几个主要环节使凝血系统强烈激活而启动DIC的。凝血系统的激活是组织因子依赖性的，甚至在以前认为主要是内源性凝血机制起主导作用的败血症性DIC亦如此。其依据主要有：①实验性脓血症和内毒素血症模型观察证实，凝血酶的产生是组织因子/Ⅶa因子依赖性的，未发现其他的凝血通路存在的证据；②动物实验显示，抑制组织因子/Ⅶa通路可以完全消除凝血酶产生和纤维蛋白沉积，而阻断内源性通路对此过程没有影响；③脓血症病人的在体观察和研究已经证实内毒素和参与感染的细胞因子使循环单核细胞的组织因子表达，而组织因子/Ⅶa通路是在DIC中激活凝血的关键通路。

在DIC中直接激活凝血的因素被称为DIC的触发因素，主要包括严重组织损伤、广泛血管内皮损伤、细菌内毒素、病毒或其他病原微生物、大量抗原抗体复合物、颗粒物质、部分细胞因子和蛋白水解酶类等。在触发因素作用下，组织因子经Ca^{2+}与Ⅶ因子结合，从而激活下游的反应凝血级联。简而言之，当Ⅶa/Ⅶ-TF复合物形成时可分别活化因子Ⅸ和Ⅹ。在膜磷脂（PL）上，因子Ⅸa与Ⅷa、Ⅶ-TF形成复合物，使因子Ⅹ活化为Ⅹa。因子Ⅹa再形成Ⅹa-Ⅴa-Ca^{2+}-PL复合物使凝血酶原活化生成凝血酶，可溶性纤维蛋白原转变为不溶性纤维蛋白细丝而产生凝血。

（一）组织因子大量表达

组织因子（tissue factor, TF）又称凝血因子Ⅲ、组织凝血活酶，是存在于细胞膜上的一种糖蛋白，既是Ⅶ因子的受体，又是Ⅶ因子的辅因子，广泛存在于各部位组织细胞中，以肺、脑、胎盘、肿瘤等组织中的含量最丰富。血管内皮细胞、单核细胞和中性粒细胞正常时不表达TF，在炎症介质如IL-1与TNF、丝裂原、内毒素、抗原-抗体复合物、凝血酶、佛波酯、细胞黏附分子等作用时，这些细胞大量表达TF。大量的TF与因子Ⅶa

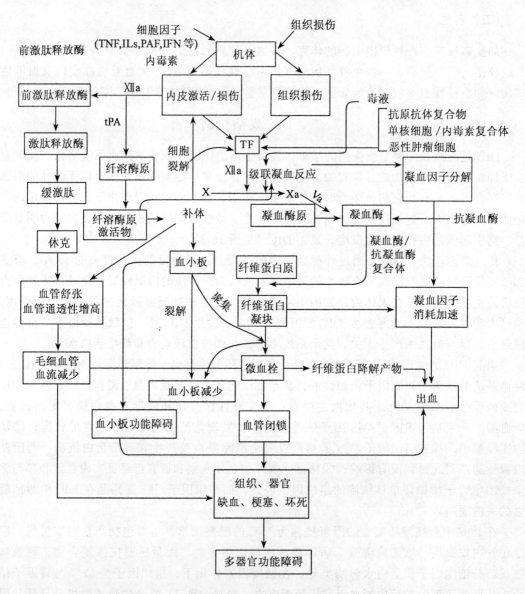

图 16-3 DIC 发病机制简图

形成复合物,进而激活因子 X 从而加速凝血过程。

(二)血管内皮细胞损伤

血管内皮细胞的功能状态在 DIC 的发生与发展中起着重要的作用。完整的血管内皮细胞覆盖在整个血管壁内面,阻断了内皮下组织细胞与血液凝血物质的接触。正常的血管内皮既具有强的抗凝能力,也具有潜在的促凝活性,在维持凝血和抗凝血平衡中,起着关键的作用。

严重感染、强烈免疫反应、持续缺血缺氧等因素在造成广泛血管内皮损伤的同时,也激活单核吞噬细胞、中性粒细胞、淋巴细胞等,合成、释放 TNF-α、IL-1、IFN、PAF 等多种细胞因子，促进血管内皮损伤和组织因子的表达。同时，正常的内皮下组织细胞即能生成组织凝血因子，广泛血管内皮细胞损伤使内皮下细胞直接与血液接触，内皮下组织细胞可直接释放 TF 入血。当损伤严重以致累及内皮下组织细胞时，TF 释放将进一步增加。

正常血管内皮细胞通过对血浆抗凝、纤溶、蛋白 C 系统活性的调节，抑制血小板活化和聚集，抑制生成前列环素、内皮衍生松弛因子（EDRF）、内皮素与血管紧张素转换酶等多种活性物质，控制血管的张力而发挥极强的抗凝作用。当血管内皮细胞功能正常时，在其表面难以发生凝血。反之，当病原体及其毒素、炎症介质等多种因素使血管内皮细胞受损时，凝血功能障碍，局部纤溶活性明显抑制，舒张血管的物质如 PGI_2 和 NO 合成、分泌减少，而 ET 和 PAF 等缩血管物质增多，促进血管收缩和痉挛，血流量和血流速度发生变化，从而促发或引起 DIC 的发生。

此外，多种细胞因子，尤其是高水平的肿瘤坏死因子还可使内皮细胞的血栓调节蛋白下调，从而抑制蛋白 C 的激活，使抗凝血系统功能抑制。内皮细胞损伤还可使内皮胶原纤维等组织成分暴露，后者可直接引起血小板的黏附、聚集，激活血小板释放，对广泛微血栓的形成发挥正反馈调节作用。

总之，各种损伤因素在造成血管内皮细胞广泛损伤的同时，也激活多种细胞的促凝作用，通过以上多种作用整合，使受到刺激或损伤的血管内皮局部的抗凝活性降低而凝血活性增高，从而导致强烈失控的凝血过程。血管内皮广泛损伤，是 DIC 发生、发展的关键环节。

（三）血细胞的大量破坏

1. 红细胞受损

红细胞内侧的酸性磷脂既有直接的促凝作用，又能促进血小板的释放反应，从而间接促进凝血过程。因此，当有大量红细胞损伤时，红细胞内侧的磷脂暴露，可触发 DIC。同时，红细胞损伤时，释放的大量 ADP 可激活血小板，使其发生释放反应，促进凝血。

2. 白细胞受损

白细胞受损是 DIC 形成的必要条件。正常的中性粒细胞和单核细胞内含有组织因子，但其促凝活性较弱，不致引发 DIC。某些病理情况下，如内毒素血症时，内毒素可使中性粒细胞合成和释放大量组织因子，从而启动凝血过程。又如，急性早幼粒细胞性白血病时，白血病细胞浆中含有组织因子，当白血病细胞大量破坏或经化疗杀伤时，大量组织因子可释放入血，通过外源性凝血系统引起 DIC。

3. 血小板

血小板的激活在 DIC 发病中多起继发作用，但在血栓性血小板减少性紫癜中可起原发作用。

内毒素、IC 等损伤血管内皮细胞，使内皮细胞下基底膜暴露，血小板粘附于内皮细胞下已暴露的胶原组织及基底膜上，同时发生血小板的聚集及释放反应；凝血酶、胶原及 ADP 等使血小板膜上糖蛋白Ⅱb、Ⅲa 形成复合物（GPⅡb/Ⅲa），此为纤维蛋白原受体，纤维蛋白原与此复合物结合，使相邻的血小板发生聚集而被激活；血小板被激活后释放的一系列缩血管物质，如 ADP、5-HT、TXA_2 等，能进一步促进血小板聚集并形成血小板团块。此外，被激活的血小板膜磷脂重排，促进凝血因子的激活，使凝血酶大量生成，形成血栓。

(四) 外源性促凝物质入血

急性坏死性胰腺炎时，大量胰蛋白酶入血，激活多种凝血因子，促进凝血酶生成。蛇毒亦是一种很强的促凝物质，能打破凝血、抗凝血的平衡。蛇毒种类不同，作用环节也各不相同。一些蛇毒（如蝰蛇蛇毒）能直接水解凝血酶原，形成凝血酶；另一些蛇毒可直接使纤维蛋白原激活；而响尾蛇蛇毒含有的蛋白质，既能激活纤维蛋白原，又可使血小板活化，引起凝血过程。高分子右旋糖酐在某些诱因条件下，也能激活凝血。

此外，尽管接触式激活系统看来与凝血酶产生无关，但这个系统参与调节血液动力和激活纤维蛋白水解。总之，DIC 是一个复杂的动态发展过程，在其发生发展过程中，往往不是单一因素起作用，而是上述机制综合作用的结果。

三、DIC 的诱发因素

引起 DIC 的病因众多，但在临床上并不是每一种病因存在时都能出现 DIC。DIC 是否发生还与其他一些因素有关。许多因素可促进病因对机体的损害作用，从而促进 DIC 的发生发展，在临床上应予以充分重视，尽可能减轻或消除这些因素的影响。

(一) 单核吞噬细胞系统功能

单核吞噬细胞系统具有重要的生物学作用。正常情况下，单核吞噬细胞具有吞噬、清除血液中各种细菌、内毒素、细胞碎片、抗原-抗体复合物和 ADP 等促凝物质的能力，同时也能吞噬、清除凝血和纤溶激活所生成的凝血酶、纤维蛋白原和其他促凝物质，发挥物理抗凝作用，防止凝血活化失控。

长期大量使用糖皮质激素、严重肝功能障碍等使单核吞噬细胞吞噬功能明显降低，反复感染使单核吞噬细胞吞噬功能被大量坏死组织、细菌等吞噬物所封闭等，导致体内防止凝血激活失控的能力降低，则可促进 DIC 发生。在这种情况下，若有激活凝血的因素在体内出现，易激起广泛失控的凝血，发生 DIC。

(二) 肝功能障碍

肝脏是体内单核吞噬细胞系统的主要脏器。此外，肝脏细胞既能合成多种血浆凝血因子，又能灭活某些已被激活的凝血因子，同时还能合成某些抗凝物质（如抗凝血酶Ⅲ、蛋白 C、蛋白 S），在调节凝血与抗凝血系统的平衡中起着重要的作用。

严重肝功能障碍时，肝脏合成多种凝血因子减少，而激活的凝血因子如Ⅸa、Ⅹa 灭活障碍，导致体内凝血与抗凝血过程的严重紊乱。此外，肝功能障碍时，乳酸不易排出，易产生酸中毒，而肝脏解毒能力下降又促进内毒素血症发生。这些因素在 DIC 的发生、发展中均起一定作用。

慢性肝功能障碍时常有门-体侧支循环形成，门脉系统的内源性内毒素、肠菌等激活凝血物质可绕过肝脏进入体循环，此时也易发生 DIC。

(三) 抗凝血系统功能障碍

在凝血系统中，凝血酶的管理发生在三个水平：①抗凝血酶作用于凝血酶和Xa水平；②通过激活蛋白C影响V因子和Ⅷ因子的作用；③通过组织因子途径抑制剂（tissue factor pathway inhibitor, TFPI）影响组织因子/Ⅶa因子复合体形成（见图16-4）。导致DIC的病因造成上述三个主要的生理性抗凝机制缺陷，使体内抗凝血能力明显降低，从而导致或加速DIC发生。

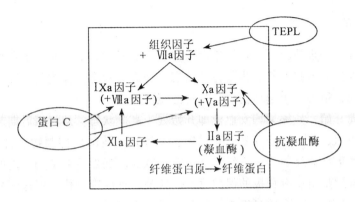

图16-4 三条主要生理抗凝血通路

1. 抗凝血酶作用减弱

在凝血酶形成和激活抗凝血相关蛋白酶的过程中，抗凝血酶不断消耗，肝脏功能障碍使抗凝血酶合成和功能抑制，活化的中性粒细胞释放的弹性蛋白酶降解抗凝血酶，故抗凝血酶含量降低。当血管受损时，血管外抗凝血酶抑制剂经损伤的血管内皮细胞渗入毛细血管，使抗凝血酶活性进一步抑制。抗凝血酶功能障碍尤其在毒血症DIC发生中起重要作用。临床观察显示严重败血症病人抗凝血酶的平均水平仅为正常人的30%左右。低水平抗凝血酶与败血症病人死亡率密切相关。动物实验表明，恢复抗凝血酶水平能阻断异常凝血过程，改善器官功能，降低死亡率。

2. 蛋白C系统活性下降

蛋白C（Protein C, PC）系统是一组对凝血过程具有重要调节作用的蛋白质，包括由肝细胞合成的蛋白C、蛋白S（PS）、血管内皮细胞生成的血栓调理蛋白（thrombomodulin, TM）和血浆中的蛋白C抑制物（APCI）。PC和PS都是由肝脏合成的蛋白质，生理情况下，蛋白C与凝血酶分别与血管内皮细胞上的血栓调节蛋白结合，激活的PC可通过灭活凝血因子Va、Ⅷa激活纤溶过程以及灭活纤溶酶原激活物抑制物等对凝血及纤溶过程发挥重要的调节作用。

在DIC原因的作用下，蛋白C大量消耗，血管损伤导致蛋白C的漏出等原因均可导致循环蛋白C减少。肝功能受损时，肝脏合成PC和PS减少，可使血浆PC和PS水平进一步下调。此外，感染、创伤等原因可激活多种细胞因子，尤其是高水平的TNF-α可使血管内皮细胞膜上血栓调理蛋白内移，降低PC的活性，以致灭活因子Va、Ⅷa的功能减弱；同时TNF-α使血中C_{4b}结合蛋白增加，游离PS减少，进而活化PC的抗凝活性减弱，结果引起凝血反应。实验研究显示，在 DIC 发展过程中，激活蛋白 C 能减轻 DIC 症状，提高存活率。

3. 组织因子途径

由于给动物输以大量 TFPI 可以完全抑制细菌和外毒素所触发的凝血，因此一般认为在 DIC 过程中组织因子途径抑制剂相对不足。但是由于在 DIC 过程中，TFPI 的血浆水平只是轻度减少，甚至有时有升高现象，因此组织因子途径抑制剂在 DIC 的发生、发展中的作用不清。

（四）血液的高凝状态

在某些生理和病理情况下，血液中凝血物质增多或/和抗凝血及纤溶能力减弱，使血液处于凝血活性显著增强而易发生凝血的状态，即高凝状态。体内处于高凝状态时，有启动凝血因素出现，很容易引起体内广泛失控的凝血反应。

从妊娠 3 周开始，妊娠期妇女血液即开始处于高凝状态。从妊娠后期起，血液中纤维蛋白原、凝血酶原、凝血因子（Ⅴ、Ⅶ、Ⅸ、Ⅻ 等）纤溶酶原抑制物的含量进一步增多，血小板黏附、聚集性能显著增强，纤溶活力有所减弱。妊娠后期孕妇体内的这种变化，对预防分娩时子宫过量出血有积极的保护意义，这是一种生理变化。但这些变化使妊娠晚期孕妇体内处于高凝状态，而胎盘组织、胚胎、子宫内膜内存有高活力的组织因子，一旦发生产科意外（如胎死宫内、胎盘早剥、羊水栓塞等）极易引发凝血过程，导致 DIC。

酸中毒时血液凝固性亦增高，易诱发 DIC。因为酸中毒可直接损伤血管内皮细胞，同时，酸中毒还可使体内肝素的酸性功能基团如羧基、硫酸基等作用减弱，使其抗凝活性下降，而某些凝血因子活性升高、血小板聚集性加强，血液处于高凝状态，因此，酸中毒是促进 DIC 发生发展的一个重要因素。

强烈应激反应时，由于交感-肾上腺髓质系统兴奋，血浆儿茶酚胺浓度增高，使血小板数量增多、聚集性增强；同时急性期反应使血浆中纤维蛋白原、凝血酶原和凝血因子Ⅷ的含量显著增高；血管内皮细胞中纤溶酶原激活物含量和分泌显著增多，故强烈应激使血液总的凝血活性增高，成为严重创伤和感染时容易发生 DIC 的重要条件之一。

此外，血液中红细胞增多时，血液黏稠度增加，可能造成血液淤滞，促进 DIC 发生。

（五）微循环障碍

循环功能障碍也是诱发 DIC 的重要因素之一。微循环血管功能障碍，无论血管持续收缩还是舒张，或/和有效循环血量减少，都造成血流量减少、流速缓慢，毛细血管和微静脉中血液淤滞，血黏稠度增高。在微循环灌流障碍部位，易发生凝血。

例如休克时，由于严重的微循环淤血而引起血液浓缩、血液黏稠度增高，使血流速度更加缓慢。局部缺血、缺氧及发生局部酸中毒，可造成血管内皮损伤和局部凝血活性增强。酸性代谢产物增多和某些体液因素（如血小板活化因子、TXA_2 等）的作用，使红细胞和血小板易于聚集形成团块，加之严重全身微循环灌流障碍导致肝、肾处于持续低灌流状态，无法及时清除某些凝血或纤溶产物，因此休克常促进 DIC 的发生发展。在休克后期常并发 DIC，成为导致休克难治的重要原因之一。

（六）其他

高龄、吸烟、糖尿病和妊娠后期，体内的纤溶功能常明显降低，或过量应用抗纤维蛋白溶解剂氨甲苯酸、对羧基苄胺、氨基己酸等纤溶抑制药物，使体内纤溶功能过度被抑制，一旦有强烈激活凝血的因素在体内出现，如感染、创伤等，体内容易发生 DIC。

四、弥散性血管内凝血的分期及分型

（一）分期

DIC 是一个动态的发展过程，根据其病理生理学特点及其发展过程，典型的 DIC 可经过三期：

1. 高凝期（微血栓形成期）

由于病因的作用激活了体内的凝血系统，血浆凝血酶含量增多，微循环内形成广泛的微血栓。在此阶段主要表现为血液的高凝状态及血栓形成。

实验室检查显示此期血浆凝血酶增多，以致凝血时间及复钙时间缩短，凝血酶原时间正常或轻度缩短，血小板黏附性增强，纤维蛋白原偏高、正常或轻度减少，血浆鱼精蛋白副凝试验（3P 试验）阴性或弱阳性（血清 FDP 正常或轻度升高），优球蛋白溶解时间（反映纤溶酶活性）及纤溶酶原正常。

2. 消耗性低凝期

在凝血系统被激活而形成微血栓的过程中，消耗大量的凝血因子和血小板，并有继发纤溶系统的激活，致使血液的凝固性降低，常伴有出血的临床表现。

实验室检查显示血液凝固性降低，表现为：外周血中血小板数进行性减少（<10 万/mm^3），纤维蛋白原含量进行性减少（1.6g/L），凝血酶原时间延长（$>15s$），出血时间、凝血时间和复钙时间延长，3P 试验转为阳性或强阳性（血清 FDP 明显升高），纤溶酶活性增强，纤维蛋白原降低。

3. 继发性纤溶亢进期

在 DIC 发展过程中，凝血系统被激活的同时即激活纤溶系统。纤溶酶及纤维蛋白原降解产物 FDP 均具有很强的纤溶和/或抗凝作用。在此阶段，以广泛出血及脏器功能衰竭为主要临床表现。

实验室检查显示血液凝固性明显减低。由于此期血浆 FDP 含量增多，故凝血时间延长或血不凝，凝血酶原时间明显延长（$>25s$），3P 试验弱阳性或阴性，优球蛋白溶解时间明显缩短（$<120min$），纤维蛋白原极度低下，血小板重度减少，纤溶酶原显著降低。

DIC 为一个动态的发生发展过程，上述典型 DIC 的发展过程常在慢性 DIC 时出现。而急性 DIC 时，各期之间并无明确的界限，可有部分重叠与交叉，不易发现高凝期，临床上多以明显出血和休克为表现，故易被误诊。

（二）分型

根据 DIC 的发展速度及机体代偿情况可将 DIC 分为以下各型：

1. 按 DIC 发生发展速度分型

(1) 急性型：DIC 可在几小时或 1~2d 内发生，病因的作用迅速而强烈。常见于各种严重的感染，尤其是革兰氏阴性细菌感染引起的败血症性休克、血型不合的输血、严重创伤、中暑、毒蛇咬伤、体外循环后、移植后的超急性排斥反应等。病人病情迅速恶化，分期不明显，临床表现以出血和休克为主，实验室检查结果明显异常。

(2) 亚急性型：DIC 在几天到数周内逐渐形成，病情较急性型缓和。常见于恶性肿瘤转移、胎死宫内、胎盘早期剥离、羊水栓塞等患者。其临床表现及实验室检查指标变化介于急性与慢性 DIC 之间。

(3) 慢性型：起病缓慢，病程经过可达数月至数年。慢性 DIC 病人常有某些脏器功能的轻度障碍，其临床表现常被原发病所掩盖，临床出血轻，休克及血栓形成少见，有时仅有实验室检查异常。因此，慢性 DIC 病人存活时不易发现，往往在死后尸检作组织病理学检查时才被发现。恶性肿瘤、急性胰腺炎患者手术后、特发性血小板减少性紫癜、慢性肝病、肺栓塞等易出现慢性 DIC。慢性 DIC 在一定条件下可转化为急性 DIC。

2. 按 DIC 代偿情况分型

根据 DIC 发展过程中凝血因子、血小板消耗与代偿生成之间的对比关系，可将 DIC 分为代偿型、失代偿型和过度代偿型。

(1) 代偿型：凝血因子、血小板的消耗与生成之间基本保持动态平衡，主要见于轻度 DIC。病人可无明显临床表现或仅有出血和血栓形成的症状。实验室检查无明显异常，易被忽视。但若病情持续加重，则可转化为失代偿型。

(2) 失代偿型：凝血因子、血小板消耗超过生成，见于急性 DIC。病人有明显的出血，甚至发生休克。实验室检查有明显异常，如血小板、纤维蛋白原、凝血因子等明显减少。

(3) 过度代偿型：机体代偿功能较好，凝血因子和血小板生成迅速，甚至超过消耗。见于慢性 DIC 或 DIC 恢复期。病人体内可有纤维蛋白原等凝血因子暂时升高，但出血、栓塞症状不明显。当致病因子的性质或强度改变时，也可转化为典型失代偿型。

五、机能代谢变化

DIC 的发生发展以血液凝固性的动态变化过程为病理生理学基础。在此过程中，既有凝血因子激活、凝血酶生成增多，使血液凝固性增高，又有继发的凝血因子的消耗及纤溶过程的激活，使血液凝固性降低。因此，DIC 的临床表现复杂多样，其中以出血及微血栓形成最为突出。

血管内凝血加速的开始阶段由于原发病症状的掩盖，几乎没有引人注意的临床症状。发生微循环血栓后，可表现为缺血直至坏死区的皮肤变化、肾功能或肺功能受限及胃肠道黏膜下病损及出血。疾病表现可为急性或慢性。

(一) 出血

出血是 DIC 最突出的症状，主要表现为出血倾向、皮肤瘀点、紫癜、咯血、消化出血、牙龈出血、鼻出血、阴道出血等。70%~80% 的病人以不同程度的出血为初发症状。往往是突然发生的广泛自发性出血，仅有少数病人表现隐匿而出血不明显。病人出血程度不一，轻者可仅表现为伤口或注射部位渗血；重者可有胃肠道出血、肺及泌尿道等内脏出血，分娩或产后流出的血液可完全不凝或凝成很小的血凝块。DIC时引起出血的机制为：

1. 凝血物质大量消耗

在DIC的发生发展过程中，各种凝血因子如纤维蛋白原、凝血酶原、凝血因子Ⅴ、Ⅷ、Ⅹ因严重消耗而减少，血小板则由于黏附、聚集并形成血小板团块或病因对血小板的直接损伤也减少，结果造成凝血功能障碍而引起出血。

2. 继发纤溶系统的激活

凝血系统被激活时，血浆中的凝血酶激活纤溶酶原，形成纤溶酶；因子Ⅻf激活激肽释放酶原形成的激肽释放酶可使纤溶酶原变成纤溶酶；病因的直接作用及DIC过程中富含纤溶酶原的组织细胞（如卵巢、子宫、肾上腺、胰腺等）因组织缺氧、损伤而激活，形成纤溶酶并释放入血，以至血浆中纤溶酶增多。纤溶酶可降解纤维蛋白（原），同时分解凝血酶原、因子Ⅴ、Ⅷ，使之进一步减少，从而抑制凝血过程。

3. FDP大量形成，抑制凝血

纤维蛋白（原）在纤溶酶作用下，形成一系列分子量由大到小的降解碎片，为FX、FY、FD、FE，统称为纤维蛋白降解产物（fibrin degradation product，FDP）。纤维蛋白降解产物均具有抗凝作用：① 抑制凝血酶对纤维蛋白的作用；② 与纤维蛋白单体形成复合物，抑制纤维蛋白单体的聚合；③ 抑制血小板的黏附、聚集。FDP的上述作用可使凝血过程中断以对抗DIC，但同时又通过其强烈的抗凝作用而引起出血。

4. 微血管管壁的损伤

在DIC发生发展过程中，各种病因、诱发因素或继发性因素引起的缺血、缺氧、酸中毒、细胞因子、自由基等多种因素均可导致微血管管壁受损，从而引起出血。

(二) 低血压与休克

在临床上，急性DIC往往伴有休克，而慢性、亚急性DIC可有休克或无休克，有时仅表现为血压降低。其发生机制为：①微血管广泛微血栓和血小板团块导致微循环障碍，从而使回心血量严重不足，心输出量减少，组织灌流明显降低。②广泛出血导致血液大量流失，使有效循环血量减少，组织灌流不足。③冠脉血栓形成使心肌供血不足，心泵功能下降，因而心输出量减少；肺血栓的形成进一步导致肺动脉高压，影响组织灌流。④凝血、纤溶过程中，体内大量激肽被直接或间接激活，引起血管扩张，微血管管壁通透性增强，从而使血压降低，循环血量减少。⑤FDP的形成及补体系统激活后的某些补体产物也可引起血管扩张，增加血管壁通透性，加剧休克的发生发展。⑥重度及晚期休克又可促进DIC的形成，二者互为因果，形成恶性循环，使病情不断恶化。

(三) 器官功能障碍

大量证据均显示，DIC在器官衰竭发展过程中起重要致病作用。DIC病人尸体解剖发现，患者全身各处均有弥散性出血，组织出血性坏死，小血管微血栓形成以及中、大血管血栓症。DIC时，各个脏器均可因出血或微血栓形成阻塞微血管，造成脏器微循环灌流不足，严重者可因缺血坏死而出现功能障碍，肾、肺、胃肠道多见。由于DIC时凝血与纤溶过程的程度不同，其病变可累及单一器官的部分功能，也可累及多个脏器，形成器官功能衰竭。如肾皮质与肾小管周围的微血管中发生栓塞,可引起双侧肾皮质坏死和/或肾小管坏死,导致急性肾功能衰竭,临床上表现为少尿、血尿等;若栓塞出现在肺血管,则会引起以呼吸困难为主要表现的呼吸衰竭;若病变累及消化道,则可出现呕吐、腹泻、消化道出血;脑组织中出现微血栓,病人会出现神经、精神障碍;肝窦内及汇管区微血管中形成微血栓时,可出现黄疸、肝功能衰竭;累及内分泌腺也可引起相应的临床表现,如肾上腺皮质坏死导致的肾上腺皮质功能衰竭,又称华-佛综合征(Waterhouse-Friderichsen syndrome),垂体坏死可导致席汉综合征(Sheehan's syndrome)。

(四) 贫血 (微血管病性溶血性贫血)

在DIC的外周血液涂片中,可出现一些形态特殊的变形红细胞,即裂体细胞。其形状为星形、盔甲形、新月形等红细胞碎片或体积较小的球形红细胞等。由于这些红细胞碎片均是在微血管病变基础上形成的,因此,将出现此种红细胞碎片的贫血称为微血管病性溶血性贫血。

目前认为,DIC可通过如下途径导致贫血:①纤维蛋白性微血栓形成。在DIC形成早期,纤维蛋白丝在微血管内形成网,红细胞随血流"挂"在纤维蛋白丝上,由于血流的不断冲击,循环血液中的红细胞黏着或被推过纤维蛋白丝,使红细胞因机械性切割而破裂。②微血栓形成后,血流通道受阻,红细胞通过微血管内皮细胞间的裂隙而被"挤压"到血管外组织中,因机械性损伤而扭曲、变形、破裂。③缺氧、酸中毒使红细胞变形能力降低,脆性增加,红细胞在强行通过纤维蛋白网或内皮细胞间隙时易于损伤、破坏。

六、弥散性血管内凝血的防治原则

弥散性血管内凝血的病因众多,发病机制复杂,应采取综合治疗措施。

(一) 消除病因,治疗原发病

采取一切措施,及时去除病因是治疗DIC的中心环节,是阻止DIC发生发展最根本的措施,是决定治疗效果的主要因素。如应用抗菌素控制感染、败血症,及时清除子宫内容物(残留胎盘、宫内死胎等),抗肿瘤化疗。此外,在治疗原发病的同时还要纠正引起DIC的诱因,以阻止DIC的发生发展。如通过补液补充血容量、增加循环血量,纠正酸中毒以改善微循环等。

(二) 应用抗凝药物,预防新血栓形成

DIC过程中,微循环内有血小板团块及纤维蛋白性微血栓形成,进而产生一系列的临床表现。因此,防止新血栓的形成是控制DIC的重要措施。对明确诊断的DIC应及早应用肝素,最好在高凝期应用,使用时严格注意肝素应用的适应症和禁忌症;为防止血小板团块的形成或削弱凝血过程,可应用抗血小板药物以抑制血小板的黏附、聚集和释放反应。DIC合并休克、急性肾功能衰竭及纤溶系统受抑时,可适当应用纤溶激活剂。

(三) 血浆和血小板替代疗法

低水平的血小板和凝血因子可能增加出血的危险性,因此可考虑适当补充血浆和血小

板疗法。但是，血浆和血小板替代疗法不能仅仅根据实验室检查结果进行。只有那些有活动性出血或者有严重出血并发症的病人适用这种疗法。出血和严重出血倾向的病人体内与止血有关的因子大量消耗，对这类病人应及时采用血浆、纤维蛋白原、血小板等治疗。必要时甚至可以考虑采用大容量的血浆矫正凝血障碍。

(四) 溶栓治疗

继发性纤溶是机体的一种代偿性保护机理。在输新鲜血或血浆时也补充了一部分纤溶的生理抑制剂，应用肝素后，由于抑制了凝血酶，也就阻止了纤溶酶原的激活。因此大多数人主张尽可能少用纤溶抑制剂。只有当继发性纤溶占绝对优势时，才有应用这类药物的指征。但也不宜单用，应在肝素治疗的基础上使用，或和肝素同时应用。如已合并急性肾功能衰竭，则应慎用或禁用。

(五) 重建凝血与纤溶间的动态平衡

在DIC发展过程中，高凝期、低凝期及继发纤溶期在体内可交叉存在，临床上很难截然分开。由于DIC过程中有大量凝血因子消耗，血浆中各凝血因子水平降低，但若肝功能良好，凝血因子代偿增生使血浆凝血因子恢复，则DIC中断。在适当情况下可输新鲜全血或血浆以补充凝血因子。血小板减少者可输血小板悬液。若纤维蛋白原减少则可输纤维蛋白原制剂。

(六) 改善微循环

及时纠正微循环障碍，改善组织灌流十分重要。可采用补充血容量、纠正酸中毒、应用血管活性药物和增强心功能等措施。

(郑汉巧)

参 考 文 献

1. 阮长耿，林宝爵. 血液学现代理论与临床实践. 北京：北京出版社，1998
2. 邓家栋，杨崇礼，杨天楹，王振义. 邓家栋临床血液学. 上海：上海科学技术出版社，2001
3. 海尔曼·汉佩尔. 实用血液病学. 北京：人民卫生出版社，1993
4. 丁训杰，沈迪，林宝爵，林修基. 实用血液病学. 上海：上海医科大学出版社，1992
5. 姚泰. 人体生理学. 北京：人民卫生出版社，2001
6. Hambleton J, Leung L, Levi M. Coagulation: Consultative Hemostasis Hematology, 2002: 335~352
7. Mccance K L, Huether S E. Pathophysiology: The Biologic basi for disease in adults & children. Mosby, Inc., 2002

第十七章 免疫系统功能紊乱

第一节 免疫系统的基本结构和功能

一、免疫组织与器官

在解剖学上，免疫系统（immune system）由淋巴器官及淋巴组织组成，其功能是由各种免疫细胞协同作用完成的。淋巴器官按照功能不同分为中枢淋巴器官和外周淋巴器官。中枢淋巴器官由骨髓及胸腺组成，多能造血干细胞在这些部位发育成为免疫细胞，主要执行免疫细胞生成的作用；外周淋巴器官由淋巴结、脾及扁桃体等组成，成熟免疫细胞在此部位执行应答功能。单核细胞和淋巴细胞经血液循环和淋巴循环进出外周淋巴组织和淋巴器官，构成免疫系统的完整网络，既能及时将免疫细胞动员聚集于病原体入侵部位，又能及时地将这些部位的信息经吞噬细胞携带至相应的淋巴组织和器官，执行特异免疫应答功能。

（一）中枢淋巴器官

1. 骨髓

骨髓是人和其他哺乳动物的造血器官，也是各种免疫细胞的发源地。骨髓虽然不是淋巴组织，但含有强大分化潜力的多能干细胞，能分化为髓样干细胞和淋巴干细胞。前者发育成为红细胞系、粒细胞系、单核/巨噬细胞系和巨核细胞系等；后者发育成为淋巴细胞，再通过胸腺、腔上囊或类囊器官，分别衍化成 T 细胞和 B 细胞，最后定位于外周免疫器官。哺乳动物和人的骨髓也是 B 细胞成熟的场所。非 T 非 B 的第三类淋巴细胞系前体也在骨髓内增殖、分化、成熟，如 K 细胞和 NK 细胞等。骨髓在免疫功能上的重要作用还表现在它是抗体产生的部位。抗原再次免疫动物后 2~3d，脾脏、淋巴结等外周免疫器官内的活化记忆 B 细胞经淋巴或血液迁移至骨髓，在此进一步分化成熟为浆细胞，并产生抗体。所产生的抗体类别主要是 IgG，其次为 IgA，因此骨髓是再次免疫应答发生的主要场所。

2. 胸腺

胸腺由胚胎期第Ⅲ、Ⅳ对咽囊的内胚层分化而来。它位于胸腔纵膈上部、胸骨后方，分左右两页。胸腺的大小和结构随年龄和机体状态而变化，出生时重量约为 10~15g，出生后两年内迅速增大，此期为胸腺活动的高峰期，此后逐渐增大，至青春期最重，约30~40g。青春期以后胸腺开始缓慢退化。进入老年，胸腺组织大部分被脂肪组织所取代，但仍残留一定的功能。胸腺的这种随年龄增长而萎缩，称为生理性胸腺萎缩。胸腺是 T 细胞分化的场所。胚胎期的前胸腺细胞，即前 T 细胞（pre-thymocyte, pre-T）持续地从卵黄囊及胚肝（或成年期从骨髓）迁入胸腺。在胸腺微环境中，受胸腺网状上皮细胞及其所分泌的胸腺激素的影响，前 T 细胞发育成熟。成熟的 T 细胞以恒定的数目（1%～2%）迁出胸腺外，定居于外周淋巴组织或器官。T 细胞在胸腺内发育的后期阶段，进一步分化为功能不同的 T 细胞亚群，即杀伤/抑制性 T 细胞亚群和辅助/诱导性 T 细胞亚群。它们经血液或淋巴液迁出胸腺，定居于外周免疫器官的胸腺依赖区。胸腺组织的网状上皮细胞可产生多种胸腺激素，如胸腺素（thymosin）、胸腺生成素（thymopoietin）、胸腺体液因子（thymic humoral factor）、淋巴细胞刺激因子（lymphocyte stimulating factor）、血清胸腺因子（serum thymic factor）等。这些可溶性物质是构成胸腺微环境的主要因素，它们在 T 细胞分化和调节中起重要作用。胸腺细胞在胸腺内发育的过程中，对自身成分应答的细胞被清除或抑制，从而形成对自身抗原的耐受性。胸腺异常的动物，TCR 基因重排异常，因而不能清除或抑制对自身抗原应答的 T 细胞克隆，表现为对自身抗原耐受发生障碍，可能导致自身免疫或自身免疫病。此外胸腺内的上皮细胞、巨噬细胞等对胸腺细胞分化过程中 MHC 限制性形成起着决定性作用。

（二）外周淋巴器官及组织

1. 淋巴结

人体全身约有 500～600 个淋巴结（lymph node），是结构完备的二级淋巴组织，主要位于非黏膜部位。淋巴结内的淋巴细胞大约 75% 为 T 细胞，25% 为 B 细胞。淋巴结外包有结缔组织被膜，被膜上有淋巴输入管，直通被膜下周边窦。被膜结缔组织深入实质，构成小梁，作为淋巴结的支架。淋巴结的实质分为皮质和髓质两部分。靠近被膜下为皮质浅区，是 B 细胞居留地，称为非胸腺依赖区（thymus-independent area），此区内有由大量 B 细胞聚集形成的淋巴滤泡（lymphoid follicle），或称淋巴小结（lymph nodule）。淋巴滤泡有初级和次级之分，前者为未曾受过抗原刺激、内无生发中心（germinal center）的滤泡；后者由初级淋巴滤泡经抗原刺激而形成，小结内出现生发中心，内含大量增殖分化的 B 淋巴母细胞。此细胞向内可转移至淋巴结髓质的髓索上，转化为浆细胞，产生抗体。皮质浅区与髓质之间是皮质深区，又称副皮质区（paracortical area），为 T 细胞居留地，称胸腺依赖区（thymus-dependent area）。深皮质区中的毛细血管后小静脉在淋巴细胞再循环中起重要作用。随血流来的淋巴细胞穿过小静脉壁进入淋巴细胞实质内，其中 B 细胞被淋巴结内的滤泡树突状细胞牵引至皮质浅区内定居，T 细胞则被深皮质区的并指状细胞牵连留在此区内，一部分散在淋巴滤泡周围。居留在淋巴结内的 T 细胞、B 细胞也可通过毛细血管后小静脉进入血循环中。T 细胞、B 细胞在免疫应答过程中生成的致敏 T 细胞及特异性抗体都汇集于淋巴结髓窦内，由淋巴输出管输出，最后进入血循环分布至全身，发挥免疫作用。

2. 脾

脾脏是人体最大的淋巴器官，也是血液循环中的一个滤器，它没输入淋巴管，却有大量的血窦。脾脏外有结缔组织被膜，被膜向下伸展成若干小梁。脾内分白髓与红髓。红髓量多，包绕白髓。入脾的动脉分支贯穿白髓部的小梁，成为中央小动脉。小动脉周围有 T 细胞包围成淋巴鞘，为 T 细胞居住区。鞘内有淋巴小结为初级淋巴滤泡，受抗原刺激后出现生发中心，内含大量 B 细胞，此为 B 细胞居住区。红髓分布在白髓周围，分为髓索和髓窦。髓索主要是 B 细胞居住区，也有许多树突状细胞和巨噬细胞等。髓索围成无数脾窦（髓窦），窦内充满循环中的血液，混入血中的病原体等异物被密布在髓索内的巨噬细胞和树突状细胞捕获、吞噬和杀灭。红髓与白髓交界处为移行区，是淋巴细胞和抗原物质进出的通道。由动脉来的血液进入红髓后，随血液而来的淋巴细胞即通过边缘区进入白髓。白髓内的淋巴细胞又可逸出，穿过边缘区而进入血窦，参与再循环。脾脏中 B 细胞比例较大，约占脾脏中淋巴细胞的 60%，T 细胞约占 40%。脾脏除能储存和调节血量外，还具有重要的免疫功能。脾脏可清除混入血液中的病原体及自身衰老蜕变的细胞；脾脏是各种免疫细胞居住、增殖并进行免疫应答及产生免疫效应物质的重要基地；脾脏是合成吞噬细胞增强激素的主要场所，同时还能合成干扰素、补体、细胞因子等生物活性物质。

二、免疫细胞

在免疫细胞中，执行固有免疫功能的细胞有吞噬细胞、NK 细胞、B-1B 细胞等；执行适应性免疫功能的是 T 细胞和 B 细胞，并有抗原提呈细胞参与作用，各种免疫细胞均源于多能造血干细胞（multipotential hematopoietic stem cells, HSC）。HSC 分化为髓系祖细胞（myeloid progenitor）、淋巴系祖细胞（lymphoid progenitor）。髓系祖细胞分化产生粒细胞、单核-巨噬细胞、巨核细胞、树突状细胞及红细胞的母细胞，淋巴祖细胞分化产生 T 细胞、B 细胞、NK 细胞及部分树突状细胞。

（一）淋巴细胞

淋巴细胞是构成免疫细胞的基本单位。淋巴细胞是体内极为复杂的、不均一的细胞群体，它包括了许多形态上相似而功能上不同的亚群。从大的细胞群体来说，淋巴细胞分为 T 细胞、B 细胞、NK 细胞、K 细胞等。T 细胞和 B 细胞又可分为若干亚群，它们在功能和表面标志上各不相同。淋巴细胞具有明显的异质性。各种类型的淋巴细胞在免疫应答过程中相互协作、相互制约，共同完成对抗原性物质的识别、应答和清除，维持机体内环境的稳定。淋巴细胞在体内广泛分布，除中枢神经系统、角膜和眼前房等血流达不到的组织外，都有淋巴细胞的存在。

1. T 细胞

T 细胞来源于骨髓的淋巴样干细胞。绝大多数 T 细胞是经胸腺发育而来，即胸腺依赖的淋巴细胞（thymus dependent lymphocyte）。T 细胞执行细胞免疫功能，不仅有直接的免疫效应功能，同时通过产生多种细胞因子、表达黏附分子与其他免疫细胞直接和间接接触，发挥广泛的免疫调节作用。因此，T 细胞与临床上某些疾病发病的关系，以及在免疫相关疾病的诊断、预防和治疗方面的应用备受重视。在白细胞分化抗原的 CD 分子中，主要表达于 T 细胞或与 T 细胞功能相关的并列为 T 细胞组的 CD 分子目前有 20 种左右，还有许多白细胞分化抗原和黏附分子，虽未列入 T 细胞组，但在 T 细胞免疫应答的不同阶段也起着重要作用。T 细胞受体（T cell receptor, TCR）是 T 细胞表面识别自身 MHC-抗原肽复合物的受体，在同种异体移植中，TCR 也识别单独的非己 MHC 抗原。TCR 在细胞表面与 CD3 组成 TCR-CD3 复合物，TCR 识别抗原后的刺激信号通过 CD3 分子传递。T 细胞表面的多种膜分子参与了机体免疫系统的调节。

T细胞在免疫系统中占有及其重要的地位。T细胞的多种功能是由不同的亚群协同完成的。T细胞亚群可从不同角度加以分类：$CD4^+$辅助性T细胞分为Th1、Th2，$CD8^+$细胞毒性T细胞分为Tc1、Tc2亚群等。

1986年，Mossmann和Coffman等根据小鼠$CD4^+$T细胞分泌细胞因子模式和介导免疫功能的不同，将其分为Th1和Th2亚群。1991年Romagnani等发现人类也存在Th1和Th2亚群。近年来，大量的证据证实Th1和Th2细胞在介导机体免疫应答中扮演着不同的角色，两个亚群的平衡状态与免疫相关疾病的转归和预后密切相关。Th1分泌IL-2、IFN-γ和LT等细胞因子，主要介导迟发型超敏反应（DTH）和巨噬细胞活化等细胞免疫反应；在一定条件下，还可刺激B细胞产生具有调理作用和补体固定功能的抗体，包括人类IgM、IgA、IgG1和IgG3，或小鼠IgG2a和IgG2b。Th2分泌IL-4、IL-5、IL-6、IL-10和IL-13等细胞因子，主要促进B细胞增殖并分化成浆细胞，分泌特异性抗体，提高黏膜免疫力，介导体液免疫和Ⅰ型超敏反应。Th1和Th2两种亚群细胞均分泌IL-3、TNF-α和GM-CSF等细胞因子。除Th1和Th2细胞外，还有一类产生Th1和Th2样混合性细胞因子的Th0细胞。Th0亚群可能是从Th前体向Th1或Th2细胞分化过程中的一个中间阶段。此外，还可能存在着一类分泌高浓度TGF-β、抑制T细胞分化的Th3亚群。Th1和Th2细胞表面表达有不同的膜表面分子，其种类主要有：①G蛋白耦联受体（G protein coupled receptor），包括多种类型的趋化性细胞因子受体；②免疫球蛋白超家族成员（IgSF）；③黏附分子及其配体；④肿瘤坏死因子受体超家族（TNFR-SF）；⑤细胞因子受体等。

$CD8^+$T细胞又称细胞毒性T细胞（cytotoxic T lymphocyte，CTL或Tc），或杀伤性T细胞，它能够特异性杀伤靶细胞，是抗病毒免疫、抗肿瘤免疫及移植排斥反应中的主要效应细胞，而且还对多种免疫功能起重要的调节作用。以同种异体抗原在体外刺激小鼠$CD8^+$脾细胞，同时加入IL-12或IFN-γ和抗IL-4抗体，可以诱导分泌Th1样细胞因子（IFN-γ）的$CD8^+$T细胞的分化；当加入IL-4时，能够诱导分泌Th2样细胞因子（IL-4、IL-5）的$CD8^+$T细胞的分化。分泌Th1样细胞因子和分泌Th2样细胞因子$CD8^+$T细胞都具有细胞毒性，表型为$CD4^-CD8^+$（α/β）。根据这些细胞特性，1995年Sad等首次把分泌Th1和分泌Th2样细胞因子的细胞毒性$CD8^+$T细胞分别命名为Tc1（T cytotoxic type 1）和Tc2。Tc细胞亚群的主要功能包括细胞毒活性、辅助B细胞、介导DTH以及分泌细胞因子。

Tc1和Tc2杀伤靶细胞的途径主要通过穿孔素和死亡受体。穿孔素（perforin）又称为成孔蛋白（poreforming protein，PFP）或细胞溶素（cytolysin），主要表达于$CD8^+$T细胞、NK细胞和γδT细胞。当效应Tc被MHC-Ⅰ/抗原肽刺激后，穿孔素以单体形式分泌到细胞外，进入效应细胞-靶细胞的连接空隙处，当它与靶细胞膜接触后，构型发生改变，在Ca^{2+}存在的条件下，穿孔素插入靶细胞膜中，并聚集为多聚体，形成直径为10~20nm的圆柱形孔道。Na^+、H_2O经过该通道进入靶细胞，K^+及大分子物质（如蛋白质）则从胞内溢出，因此改变细胞膜渗透压，导致细胞的最终裂解。其他的细胞毒性介质也通过穿孔素形成的穿膜孔道进入靶细胞。Tc细胞表达并释放A型硫酸软骨素蛋白聚糖、硫酸软骨素A和同源限制因子等保护性调节因子，这些物质可以避免穿孔素对Tc细胞自身的攻击。

在体内Tc亚群的功能及其调节十分复杂。细胞因子IL-4是Tc1亚群的重要调节因子，IL-15可调节受感染者的$CD8^+$T细胞库的增殖，辅助它在某些组织的抗病毒免疫反应。Tc还通过它与靶细胞/抗原呈递细胞间的相互作用实现它的自身限制性调节（self-limitation）。Th和Tc亚群间存在相互调节，Th和Tc同型亚群间通过分泌相同的细胞因子相互促进，不同亚群间通过分泌拮抗的细胞因子相互抑制，组成复杂的网络系统对免疫应答进行精细调节。Tc1和Tc2细胞均可以通过穿孔素途径和FasL途径直接杀伤肿瘤细胞，通过非细胞毒机制影响肿瘤细胞的生长。Tc亚群与抗病毒免疫密切相关，亦参与Th2介导的过敏反应的调节，Tc2还能有效防止骨髓移植后的移植物抗宿主反应（GVHR）。

2. B细胞

成熟的B细胞主要定居于淋巴结皮质浅层的淋巴小结以及脾脏的红髓和白髓的淋巴小结内。B细胞在骨髓中分化，分化过程主要分为祖B细胞、前B细胞、未成熟B细胞和成熟B细胞等几个阶段。其中祖B细胞、前B细胞、未成熟B细胞的分化在骨髓中进行，其分化是抗原非依赖性过程；抗原依赖阶段是指成熟B细胞在抗原刺激后成为活化B细胞（activated B cell），并继续分化为浆细胞（plasma cell, PC），这个阶段的分化主要在外周免疫器官中进行。PC又称抗体分泌细胞（antibody secreting cell），它们合成和分泌抗体以及各类免疫球蛋白，主要执行机体的体液免疫（humoral immunity）。

在B细胞谱系发育、增殖以及迁移等过程中，多种细胞因子及细胞因子受体发挥了重要作用。B细胞表面存在包括白细胞分化抗原、MHC以及多种膜表面受体等在内的多种膜表面分子，借以识别抗原、与免疫细胞和免疫分子相互作用，这些膜表面分子也是分离和鉴别B细胞的重要依据。B细胞亚群的分类按照成熟B细胞表面是否表达CD5分子将B细胞分为B-1（$CD5^+$）和B-2（$CD5^-$）两个亚群。B-1细胞的主要功能是参与非特异性免疫（nonspecific immunity）或先天免疫（innate immunity）。B-2细胞指通常意义上的B细胞，是专职的抗原呈递细胞（antigen presenting cell, APC），尤其是有效地摄取、加工和呈递可溶性抗原，主要介导特异性免疫中的体液免疫，此外，还可分泌多种细胞因子，参与机体的免疫调节。Kohler和Milstein于1975年首创利用B细胞杂交瘤技术生产单克隆抗体（monoclonal antibody, mAb），极大地推动了生命科学和医学的发展。

3. 其他淋巴细胞

机体内的某些淋巴细胞可以杀伤肿瘤细胞，其杀伤作用是天然的，无需抗体的存在或预先致敏，因此将其命名为自然杀伤细胞（natural killer cell, NK）。NK细胞胞浆丰富，含有较大的嗜天青颗粒，故又称为大颗粒淋巴细胞（large granular lymphocyte, LGL）。NK细胞是一群独立于T细胞与B细胞的淋巴细胞，它可能与T细胞共有一个前体。NK细胞主要在骨髓中分化发育，也可在胸腺中分化，在骨髓中NK细胞是从共同淋巴样祖细胞（common lymphoid progenitor, CLP）中发育而来的。NK细胞具有细胞毒活性并能够产生淋巴因子，在机体抗感染、抗肿瘤、免疫调节和造血调控等方面发挥重要的免疫功能，是先天免疫中一类十分重要的淋巴细胞。表达MHC-I类分子的正常细胞可以避免NK细胞的杀伤，而丢失或降低了MHC-I类分子的靶细胞（病毒感染细胞或转化的肿瘤细胞）则对NK细胞的杀伤十分敏感。NK细胞具有种类繁多的受体，按其功能可分为活化性受体和抑制性受体。活化性受体的配体有MHC-I类分子和非MHC-I类分子两类，后者包括 IgG、黏附分子和细胞外基质等。抑制性受体的配体以 MHC-Ⅰ类分子为主，非 MHC-Ⅰ类分子主要是某些碳水化合物。此外还有多种细胞因子的受体，这些受体介导的信号传导对 NK 细胞的发育分化以及功能具有重要的调节作用。

（二）辅佐细胞

单核-巨噬细胞和树突状细胞在低等生物和高等生物的免疫应答中发挥重要的作用，它们与 B 细胞并称为专职性抗原呈递细胞（professional antigen presenting cell）。单核-巨噬细胞和树突状细胞广泛分布于全身组织。从任何部位进入机体的抗原能够被单核-巨噬细胞和树突状细胞在第一时间接触并识别，这些细胞立即发挥先天免疫作用，随后通过其特有的高效抗原呈递能力启动 T 细胞和 B 细胞介导的获得性免疫（acquired immunity）。单核-巨噬细胞和树突状细胞还能够分泌多种细胞因子，对先天免疫和获得性免疫发挥调节作用。

1. 单核-巨噬细胞

Aschoff 于 1924 年提出了网状内皮系统（reticulo-endothelial system, RES）的概念，该系统包括了单核细胞（monocyte）和巨噬细胞（macrophage）。Van Furth 于 20 世纪 70 年代以单核吞噬细胞系统（mononuclear phagocytic system, MPS）这一概念取代了网状内皮系统，其基本组成部分仍是单核-巨噬细胞。单核-巨噬细胞由骨髓造血干细胞发育分化而来，在骨髓中经历多能干细胞→定向干细胞（髓样干细胞）→单核母细胞（monoblast）→前单核细胞（promonocyte）→单核细胞的发育过程。单核-巨噬细胞的发育分化受到多种细胞因子的调控。IL-3、GM-CSF 和 M-CSF 分别调控多能干细胞和定向干细胞向单核-巨噬细胞的发育分化。骨髓中的单核细胞成熟后进入外周血，血中的单核细胞穿过血管内皮细胞间隙进入组织进一步发育分化为巨噬细胞。成熟单核细胞主要分布于血液中，巨噬细胞几乎存在于全身所有表皮和黏膜下组织。巨噬细胞不是均一的细胞群，其表型和功能均表现高度的异质性（heterogeneity）。由于机体可能受到自然界多种多样病原体的感染，巨噬细胞的高度异质性赋予了先天、非特异性免疫系统更大的适应性，能够对多种炎症刺激剂发生应答。巨噬细胞参与免疫应答的全过程，它们作为先天免疫的执行者，在产生特异性细胞免疫和体液免疫之前发挥防御作用，特别是对胞内菌、原虫（protozoa）、真菌和肿瘤（尤其是转移性肿瘤）等。活化的巨噬细胞还能够分泌大量细胞因子，包括促炎细胞因子（proinflammatory cytokine）、趋化性细胞因子（chemokine）和免疫调节性细胞因子（regulatory cytokine）。这些细胞因子可以发挥先天免疫作用，还可通过对 T 细胞、B 细胞的调节作用而影响获得性免疫。

2. 树突状细胞

树突状细胞（dendritic cell, DC）表面具有星状多形性或树枝状突起。由于 DC 独特的形态特点，其运动能力（motility）很强，分布非常广泛，是免疫系统中除淋巴细胞以外又一群不同于单核-巨噬细胞的重要免疫细胞。DC 除具有吞噬能力外，还是效能最强的抗原呈递细胞，能有效地刺激 T 细胞和 B 细胞的活化，从而将先天免疫和获得性免疫有机地联系在一起。DC 起源于骨髓造血干细胞，体内多种细胞也具有分化为 DC 的潜能。DC 具有高度异质性，分为多个亚群。DC 亚群的分类比较混乱，目前比较公认的两个亚群是髓样树突状细胞（myeloid dendritic cell, MDC）和淋巴样树突状细胞（lymphoid-derived dendritic cell，LDC）。MDC 在体内分布非常广泛，在淋巴组织和非淋巴组织中都有 MDC。LDC 主要分布于胸腺和二级淋巴组织的 T 细胞区，可能与诱导和维持 T 细胞的中枢耐受及外周耐受有关。MDC 的迁移能力是区别于巨噬细胞的重要特点。不成熟 DC 在迁移过程中逐渐分化为成熟 DC，最终到达二级淋巴组织。此时成熟 DC 释放趋化性细胞因子，以吸引那里的 T 细胞、B 细胞并与之相互作用，进而启动获得性免疫。DC 是抗原呈递能力最强的 APC，它能独立刺激活化初始 T 细胞，在诱导 T 细胞活化、产生 T 细胞介导的细胞免疫过程中发挥重大的作用。DC 与 T 细胞之间的相互作用和调节是双向的。DC 还能刺激 B 细胞的生长和抗体分泌，MDC 能刺激 B 细胞的增殖和分化。由于 DC 在诱导体液免疫应答和细胞免疫应答中的重要功能，DC 与临床多种疾病的关系引起了人们极大的关注，特别是移植排斥反应、超敏反应、自身免疫病、免疫缺陷、感染性疾病和肿瘤等。目前有证据显示与 DC 有直接关系的疾病包括病毒感染、肿瘤、自身免疫病和超敏反应等。

3．其他辅佐细胞

粒细胞（granulocyte）是外周血白细胞的主要成分，由于其细胞核具有多形性，故又称多形核白细胞（polymorphonuclear leukocyte）。粒细胞是骨髓来源的，经历多能干细胞→髓样干细胞→粒细胞祖细胞→粒细胞前体细胞→成熟粒细胞的发育分化过程。成熟粒细胞释放入血。粒细胞又分为中性粒细胞（neutrophil）、嗜酸性粒细胞（eosinophil）和嗜碱性粒细胞（basophil）三种细胞谱系，均属于发育终末细胞。

中性粒细胞在外周血粒细胞中数量最多，吞噬能力很强，和巨噬细胞一起被称为专职性吞噬细胞（professional phagocytic cell）。中性粒细胞在先天免疫中具有重要作用，是机体抗细菌和真菌的主要免疫细胞。中性粒细胞在促炎细胞因子（proinflammatory cytokine）、趋化性物质（chemoattractant）和趋化性细胞因子（chemokine）的作用下发生活化，与血管内皮细胞表面的一系列黏附分子及其配体之间相互作用，穿过血管内皮单层，进入局部组织，其生物学功能随之增强。中性粒细胞的生物学功能与其胞浆内的多种颗粒密切相关，中性粒细胞的吞噬、杀菌、细胞毒、趋化和迁移等过程均由这些颗粒及其内容物直接或间接介导。中性粒细胞吞噬异物或受到刺激发生活化时，在短时间内耗氧量显著增加，这一现象称为呼吸爆发（respiratory burst）或氧化爆发（oxidative burst）。呼吸爆发主要由还原型烟酰胺腺嘌呤二核苷酸磷酸/还原型辅酶Ⅱ（reduced form of nicotinamide adenine dinucleotide phosphate，NADPH）氧化酶的催化反应引起。NADPH 氧化酶催化胞浆内的 NADPH，生成超氧阴离子（superoxide anion）O_2^- 和一系列反应性氧中间体（reactive oxygen intermediate，ROI）。中性粒细胞产生的 ROI 对自身具有很大毒性，因此中性粒细胞中含有大量内源性抗氧化剂，防止 ROI 对自身的杀伤。中性粒细胞与多种疾病状态下的病理损伤有关，如局部缺血-再灌注损伤、呼吸窘迫综合征、类风湿关节炎、肺气肿等。细胞因子是中性粒细胞所有功能的基本调节剂，造血生长因子和热源性细胞因子可有效致敏中性粒细胞。中性粒细胞本身也能分泌少量细胞因子，如 IL-1、IL-6、IL-8、TNF-α 和 GM-CSF 等，这些因子通过自分泌或旁分泌方式发挥作用。

嗜酸性粒细胞在外周血白细胞中仅占 2%~4%，主要分布于黏膜下组织。嗜酸性粒细胞向组织迁移浸润的过程涉及许多黏附分子的相互作用。嗜酸性粒细胞与血管内皮细胞发生黏附，黏附过程包括滚动和紧密结合。与血管内皮细胞紧密结合的嗜酸性粒细胞受到局部组织中趋化性细胞因子的吸引穿过内皮单层进入组织。这些趋化性细胞因子不仅能趋化吸引嗜酸性粒细胞，还能活化嗜酸性粒细胞。在超敏反应和寄生虫感染时，嗜酸性粒细胞会聚集到炎症或感染部位，导致局部组织和外周循环中的嗜酸性粒细胞都明显增多。在慢性炎症中嗜酸性粒细胞主要参与表皮增生和纤维生成。嗜酸性粒细胞还能分泌 IL-1α、IL-6、IL-8、TNF-α、TGF-α 和 TGF-β 等细胞因子，它们在急性和慢性炎症反应中发挥作用。

嗜碱性粒细胞在外周血白细胞中数量最少，少于 1%。嗜碱性粒细胞表面具有 IgE 的高亲和力受体 FcεR I，在超敏反应特别是 I 型超敏反应中发挥重要作用。嗜碱性粒细胞受到刺激时，可分泌 TNF-α 和 IL-4，调节内皮细胞表面黏附分子的表达。

(三) 其他免疫细胞

机体内的多种细胞具有防御和清除病原微生物的作用。致密的上皮细胞具有机械屏障作用，可阻止病原微生物侵入机体。呼吸道黏膜上皮细胞纤毛的定向摆动以及黏膜上皮细胞表面分泌液的冲洗作用，能够清除病原体。皮肤和黏膜分泌物中的杀菌、抑菌物质构成体表的化学屏障，皮肤、呼吸道、消化道和泌尿生殖道黏膜表面寄生的正常菌群构成体表的微生物屏障。另外，散布于肠道黏膜上皮细胞间的 M 细胞 (membranous cell/microfold cell) 是一种特化的抗原转运细胞 (specialized antigen transporting cell)。M 细胞表面的微绒毛能够吸附病原菌等外来的抗原性物质，或者 M 细胞表面蛋白酶与之作用后摄取这些病原菌等外来抗原，并以吞饮泡 (pinocytotic vesicle) 形式转运至细胞质内，在未经降解的情况下，穿过 M 细胞，进入黏膜下结缔组织，被此处的巨噬细胞摄取，然后由巨噬细胞携至局部淋巴组织，诱导产生特异性免疫应答。

三、免疫分子

(一) 免疫球蛋白

抗体 (antibody, Ab) 是 B 细胞识别抗原后增殖分化为浆细胞所产生的一种蛋白质，主要存在于血清等体液中，能与相应抗原特异性地结合，具有免疫功能。1968 年和 1972 年的两次国际会议上，将具有抗体活性或化学结构、与抗体相似的球蛋白统一命名为免疫球蛋白 (immunoglobulin, Ig)。免疫球蛋白分为分泌型 (secreted Ig, sIg) 和膜型 (membrane Ig, mIg)。前者主要存在于体液中，具有抗体的各种功能；后者是 B 细胞膜上的抗原受体。

免疫球蛋白分子是由两条相同的重链 (heavy chain, H 链) 和两条相同的轻链 (light chain, L 链) 通过链间二硫键连接而成的四肽链结构。由于免疫球蛋白重链恒定区的氨基酸组成和排列顺序不同，可将免疫球蛋白分为五类，或称为免疫球蛋白的同种型 (isotype)，即 IgM、IgD、IgG、IgA 和 IgE，其相应的重链分别为 μ 链、δ 链、γ 链、α 链和 ε 链。免疫球蛋白轻链可分为两型，即 κ 型和 λ 型，一个天然 Ig 分子上两条轻链的型别总是相同的。五类 Ig 中每类 Ig 都可以有 κ 型和 λ 型，两型轻链的功能无差异。免疫球蛋白重链和轻链靠近 N 端的约 110 个氨基酸的序列变化很大，称为可变区 (variable region, V 区)，靠近 C 端的其余氨基酸序列相对稳定，称为恒定区 (constant region, C 区)。重链和轻链的 V 区分别称为 V_H 和 V_L。V_H 和 V_L 各有 3 个区域的氨基酸组成和排列顺序特别易变化，这些区域称为高变区（hypervariable region, HVR），高变区之外区域的氨基酸组成和排列顺序相对不易变化，称为骨架区（framework region, FR）。重链和轻链的 C 区分别称为 C_H 和 C_L。同一种属动物中，同一类别 Ig 分子其 C 区氨基酸的组成和排列顺序比较恒定。免疫球蛋白的铰链区（位于 C_{H1} 与 C_{H2} 之间）含有丰富的脯氨酸，因此易伸展弯曲，使之可与不同距离的抗原表位结合。

免疫球蛋白分子的主要功能是识别并特异性结合抗原，免疫球蛋白 V 区，特别是 HVR 的空间构型决定了这种特异性。在体内，抗体与相应抗原特异性结合并发挥免疫效应，清除病原微生物或导致免疫病理损伤。抗体在体外与抗原结合后也引起各种抗原抗体反应。B 细胞能特异性识别抗原分子，B 细胞识别抗原的受体是位于其膜表面的 IgM 和 IgD。IgM、IgG 与抗原结合后，通过经典途径激活补体系统，产生多种效应功能。Ig 的 Fc 段与细胞表面的 Fc 受体（FcR）结合后，发挥调理作用以及抗体依赖的细胞介导的细胞毒作用（antibody-dependent cell-mediated cytotoxicity, ADCC）。调理作用是指抗体、补体促进吞噬细胞吞噬细菌等颗粒性抗原的作用。ADCC 是指表达 Fc 受体的细胞通过识别抗体的 Fc 段直接杀伤被抗体包被的靶细胞。NK 细胞是介导 ADCC 的重要细胞。表达 FcR 的细胞的杀伤作用是非特异性的，而抗体则是特异性地与靶细胞上的抗原结合，IgE 的 Fc 段可与肥大细胞和嗜碱性粒细胞表面的高亲和力 IgEFc 受体（FcεR）结合，促使这些细胞合成和释放生物活性物质，引起 I 型超敏反应。IgG 是人类惟一能通过胎盘的免疫球蛋白，其穿过胎盘的作用是一种重要的自然被动免疫机制，在新生儿抗感染中具有重要意义；分泌型 IgA 能够通过呼吸道和消化道的黏膜，在黏膜局部免疫中发挥重要作用。

（二）补体

新鲜血清中存在一种不耐热的成分，这种成分是抗体发挥溶细胞作用的必要补充条件，能够辅助特异性抗体介导的溶菌作用，故被称为补体（complement, C）。人和脊椎动物血清与组织液中存在着一组具有这样作用的、经活化后具有酶活性的蛋白质，故被称为补体系统。补体广泛参与机体抗微生物防御反应以及免疫调节，也可介导免疫病理的损伤性反应，是体内具有重要生物学作用的效应系统和效应放大系统。

体内合成补体蛋白的主要细胞是肝细胞和巨噬细胞，其他多种组织细胞均能产生补体。构成补体系统的 30 余种成分可分为三类：①固有成分，指存在于体液中、参与补体激活级联反应的补体成分；②以可溶性或膜结合形式存在的补体调节蛋白；③介导补体活性片段或调节蛋白生物学效应的受体。

在某些活化物的作用下或在特定的固相表面上时，生理情况下，大多数以无活性的酶前体形式存在于血清中的补体各成分依次被激活，形成一系列放大的级联反应，最终导致溶细胞效应。补体活化过程中产生的多种水解片断具有不同的生物学效应，它们广泛参与机体的免疫调节与炎症反应。补体的激活过程依据其起始顺序不同，分为三条途径：①经典途径（classical pathway），又称为第一途径。该途径是抗体介导的体液免疫应答的主要效应方式，该途径的主要激活物是免疫复合物（immune complex, IC）。参与此途径的固有成分包括 C_1（C_{1q}、C_{1r}、C_{1s}）、C_2、C_4、C_3，激活过程分为识别和活化两个阶段。抗原和抗体结合后，抗体发生构象改变，使 Fc 段的补体结合部位暴露，补体 C_1 与之结合并被激活，这一过程是补体激活的启动或识别阶段。活化的 C1s 依次酶解 C_4、C_2，形成具有酶活性的 C_3 转化酶，后者进一步酶解 C_3 并形成 C_5 转化酶，此即经典途径的活化阶段。②甘露糖结合凝集素（mannan-binding lectin, MBL）激活途径。补体的激活起始于炎症期产生的蛋白与病原体的结合。病原微生物感染的早期，体内巨噬细胞和中性粒细胞产生 TNF-α、IL-1、IL-6，导致机体发生急性期反应（acute phase response），并诱导肝细胞合成与分泌急性期蛋白，其中的 MBL 首先与细菌的甘露糖残基结合，然后与丝氨酸蛋白酶结合，形成 MBL 相关的丝氨酸蛋白酶（MBL-associated serine protease, MASP-1、MASP-2）。MASP 具有与活化的 C_{1q} 同样的生物学活性，可水解 C_4 和 C_2 分子，继而形成 C_3 转化酶，其后的反应过程与经典途径相同。③旁路途径。不经 C_1、C_4、C_2 途径，而由 C_3、B 因子、D 因子参与的激活过程，称为补体活化的旁路途径，又称第二途径。C_3 是启动旁路途径并参与其后级联反应的关键分子。这个途径的激活方式不依赖特异性抗体的形成，在感染的早期为机体提供有效的防御机制。三条补体活化途径形成的 C_5 转化酶，均可裂解 C_5。若补体激活发生在脂质双层上，则形成 $C_{5b\sim 9}$（膜攻击复合物，MAC）；若补体激活发生在没有靶细胞的血清中，则有关的补体成分可同 S 蛋白形成亲水的、无溶细胞活性的 $SC_{5b\sim 7}$、$SC_{5b\sim 8}$ 及 $SC_{5b\sim 9}$。MAC 在胞膜上形成小孔，小的可溶性分子、离子以及水分子通过这些小孔自由透过胞膜，但是蛋白质之类的大分子很难从胞浆中逸出，结果导致胞内渗透压降低，细胞溶解。此外，末端补体成分插入胞膜，使致死量钙离子被动向胞内弥散，并最终导致细胞死亡。

补体的激活是一种高度有序的级联反应，在体内发挥广泛的生物学效应；另一方面，不受控制的补体激活会损伤自身的组织细胞。正常情况下，机体内存在补体的自身调控以及补体调节因子的作用，使补体的激活及其末端效应均处于严密的调控之下，从而有效地维持机体的自稳功能。补体激活过程中生成的某些中间产物极不稳定，成为级联反应的重要自限因素。体内的补体调节因子可与不同的补体成分相互作用，使补体的激活与抑制处于精细的平衡状态，既防止对自身组织造成损害，又能有效地杀灭病原微生物。

补体具有多种生物学作用，即参与非特异性防御反应，也参与特异性免疫应答。补体系统被激活后，在靶细胞表面形成 MAC，导致靶细胞溶解，是机体抵抗微生物感染的重要防御机制。补体的溶细胞效应不仅可以抗细菌，也可以抗其他致病微生物及寄生虫感染。此外，补体激活产生的一系列活性片断还可与表达在不同细胞表面的相应补体受体（complement receptor, CR）结合而发挥作用。在补体缺陷时，机体易受病原微生物的感染。在某些病理情况下，补体系统也可引起机体自身细胞的溶解，导致组织损伤与疾病。

（三）细胞因子

细胞因子（cytokine）是一类由细胞分泌的具有生物活性的小分子蛋白物质。细胞因子介导多种免疫细胞间的相互作用，在固有性免疫应答及适应性免疫应答过程中，细胞因子具有重要的功能。重组细胞因子的问世，使细胞因子成为生物应答调节剂（biological response modifier, BRM）中的一类重要的治疗制剂，调节机体的免疫应答可治疗某些疾病。

机体内细胞因子的种类繁多，但它们具有共同的特征：①天然的细胞因子由被抗原、丝裂原或其他刺激物活化的细胞所分泌，绝大多数细胞因子是低分子量（15~30kU）的蛋白或糖蛋白。细胞因子对靶细胞的作用无抗原特异性，不受 MHC 限制，即细胞因子以非特异的方式发挥作用。大多数细胞因子与其受体结合时均具有较高的亲和力，非常微量（pM）的细胞因子可以对靶细胞产生非常显著的生物学作用。细胞在受到刺激后，细胞内细胞因子的基因即开始转录，但是转录出的 mRNA 在短时间工作后就被降解，因此，细胞因子的分泌是一个短时的、自限的过程。②细胞因子对靶细胞发挥作用的方式可以是旁分泌（paracrine）、自分泌（autocrine）或内分泌（endocrine）。若产生某种细胞因子的细胞也是该因子的靶细胞，则该因子对靶细胞的作用方式为自分泌效应；若某种细胞因子的产生细胞与靶细胞邻近，则该因子对靶细胞的作用方式称为旁分泌效应；少数细胞因子如 TGF-β、IL-1 和 M-CSF 在高剂量时也可以作用于远处的靶细胞，即为内分泌效应。③机体内存在众多的细胞因子，它们的产生方式各异。多种细胞因子也可由一种细胞产生，多种不同类型的细胞也可产生一种或几种相同的细胞因子。一种细胞因子也可作用于多种靶细胞，产生多种不同的生物学效应（多效性），几种不同的细胞因子可对同一种靶细胞发生作用，产生相同或相似的生物学效应（重叠性）；一种细胞因子可以抑制另外一种细胞因子的某种生物学作用（拮抗效应），也可以增强另一种细胞因子的某种生物学作用（协同效应）。众多的细胞因子之间相互促进或相互抑制，形成机体内十分复杂的细胞因子网络。

众多细胞因子的生物学作用各异，可概括为几个方面：①介导天然免疫。这类细胞因子主要由单核-巨噬细胞分泌，具有抗病毒和抗细菌感染的作用。②介导和调节特异性免疫应答。具有这种功能的细胞因子主要由抗原活化的 T 细胞分泌，它们通过调节淋巴细胞的激活、生长、分化而发挥效应。③诱导凋亡。细胞因子可以诱导已被抗原激活的免疫细胞的凋亡，这是一种重要的免疫应答负调节机制，该机制能够限制免疫应答的强度，避免免疫损伤的发生。④刺激造血。在免疫应答和炎症反应过程中，白细胞、红细胞和血小板不断被消耗，机体需不断从骨髓造血干细胞补充这些血细胞。由骨髓基质细胞和 T 细胞等产生刺激造血的细胞因子，在血细胞的生成方面起重要作用。

（四）主要组织相容性复合体

主要组织相容性复合体（major histocompatibility complex, MHC）在启动特异性免疫应答中起重要作用，其主要功能是以其产物提呈抗原肽进而激活 T 细胞，由此形成 T 细胞对抗原和 MHC 分子的双重识别。人的 MHC 通常称为人类白细胞抗原（human leukocyte antigen, HLA）。

MHC 的结构十分复杂，其结构的多样性包括多基因性（polygenic）和多态性（polymorphism）。多基因性是指 MHC 由一组位置相邻的基因座位组成，各自的产物具有相同或相似的功能。组成 MHC 的基因分为 I 类、II 类和 III 类。经典的 MHC I 类和 MHC II 类基因的产物具有抗原提呈功能，并显示极为丰富的多态性，直接涉及 T 细胞的激活和分化，参与和调控特异性免疫应答。其他的基因以及新近确认的多种免疫功能相关基因，一般不具备激活 T 细胞的功能。

多态性指一个基因座位上存在多个等位基因（allele）。对一个个体而言，某一个基因座位上最多只能有两个等位基因，这两个等位基因分别出现在来自父母方的同源染色体上。因此 MHC 的多态性是一个群体概念，指群体中的不同个体间在等位基因拥有状态上的差别。多基因性着重于同一个个体中 MHC 基因座位的变化,而多态性指群体中各座位等位基因的变化。多态性主要为经典的 Ⅰ 类基因和 Ⅱ 类基因所有,不同的 MHC 等位基因产物可以提呈结构不同的抗原肽,并诱发出特异性和强度不同的免疫应答。带有不同 MHC 等位基因的个体,MHC 分子的结构和抗原提呈能力不同,MHC 的多态性从基因的储备上造就了对抗原(病原体)入侵的反应性和易感性均不同的个体。这一现象的群体效应就是赋予物种极大的应变能力,使它们能够对付多变的环境条件及各种病原体的侵袭。MHC 高度多态性是长期自然选择的结果,具有强大的生命力。

1999 年的资料统计表明,整个 HLA 复合体等位基因的总数已达到 1 031 个,其中等位基因数量最多的座位是 HLA-B(301 个)和 HLA-DRB1(227 个)。HLA 是人体多态性最丰富的基因系统,HLA 基因结构的变异为进化中的选择提供了基础。变异的发生涉及基因突变、基因重组(同源染色体之间的交换)、基因转换等多种机制。基因转换(gene conversion)指两条染色体非同源部分发生 DNA 片断的转移。基因转换可产生新的等位基因。

MHC 不同座位或同一座位的不同等位基因之间结构上的差异,可改变 HLA 分子抗原结合槽的结构,因此造成不同的 HLA 等位基因编码分子对各种抗原肽进行选择性的结合。抗原肽一般带有两个或两个以上的和 MHC 分子凹槽相结合的特定部位,称锚定位,该位置的氨基酸残基称为锚定残基(anchor residue)。能够与同一类 MHC 分子结合的抗原肽,具有相同或相似的锚定位和锚定残基,表明 MHC 分子通过特定的共同基序显示和抗原肽结合的专一性。MHC 分子可以视为抗原肽的受体,其作用是在细胞内捕捉相应的抗原肽,并将它转送到细胞表面,形成肽-MHC 分子复合物形式供 TCR 识别。不同 MHC 分子可选择性地结合具有不同锚定位和锚定残基的肽段,故不同 MHC 等位基因产物有可能提呈同一抗原分子的不同表位,因此造成不同个体(带有相异的 MHC 等位基因)对同一抗原的应答强度不同,这是 MHC 以其多态性参与和调控免疫应答的一种重要机制。MHC 分子对抗原肽的识别并不是严格的一对一识别,而是一类 MHC 分子识别一群带有特定共同基序的肽段,这种识别方式构成了两者相互作用中的包容性。例如 HLA Ⅰ 类分子中 A2、A3、B4、B44 四个家族中的成员(各种等位基因产物)能够选择性地共同识别拥有相同或相似锚定残基的抗原肽,即能够被某一 HLA 分子所识别和提呈的抗原肽,也可被这一 HLA 分子所属家族中的其他分子所提呈。这一特性是研究肽疫苗或 T 细胞疫苗并应用其进行免疫预防和免疫治疗的基础和保证。

(五)白细胞分化抗原及细胞黏附分子

1. 白细胞分化抗原

机体中的血细胞在分化成熟为不同谱系(lineage)、分化的不同阶段及细胞活化的过程中,细胞表面会出现或消失某些标记分子,这些细胞表面标记分子称为白细胞分化抗原(leukocyte differentiation antigen,LDA)。LDA 不仅表达在白细胞,还表达在红系和巨核细胞/血小板谱系。大部分 LDA 是跨膜的蛋白或糖蛋白,含胞膜外区、跨膜区和胞浆区。根据 LDA 胞膜外区的结构特点,可将人类 LDA 分为不同的家族(family)或超家族(superfamily),如免疫球蛋白超家族(IgSF)、细胞因子家族、C 型凝集素超家族、整合素家族、肿瘤坏死因子超家族(TNFSF)和肿瘤坏死因子受体超家族(TN-FRSF)等。

CD (cluster of differentiation) 是白细胞分化抗原的一种命名，即应用以单克隆抗体鉴定为主的方法，将来自不同实验室的单克隆抗体所识别的同一白细胞分化抗原称为CD。人类CD的编号已从CD1命名至CD166，可将这些CD大致划分为九个组：T细胞、B细胞、髓系细胞、NK细胞、血小板、黏附分子、内皮细胞、细胞因子受体和非谱系等。CD分子广泛参与机体的多种功能，如CD分子中的CD3、CD4、CD8、CD2、CD58、CD28/CTLA-4和CD40L等参与T细胞的识别、黏附和活化过程，CD79α、CD79β、CD19、CD21、CD81、CD80、CD86和CD40等参与B细胞的识别、黏附和活化过程。机体内某些免疫球蛋白Fc段受体也有CD编号，属于CD分子的Fc受体有FcγR、FcαR和FcεR：FcγR分为FcγRⅠ、FcγRⅡ和FcγRⅢ三种类型，分别为CD64、CD32和CD16；FcαR为CD89；FcεR分为FcεRⅠ和FcεRⅡ两种类型，FcεRⅡ为CD23，FcεRⅠ尚无CD编号。

2. 细胞黏附分子

细胞黏附分子 (cell adhesion molecules, CAM) 是一类介导细胞间或细胞与细胞外基质 (extracellular matrix, ECM) 间相互接触和结合分子的统称。黏附分子发挥作用的形式是使受体-配体结合，使细胞与细胞间、细胞与基质间、或细胞-基质-细胞间发生黏附，进而参与细胞的识别、活化和信号转导、增殖与分化、伸展与移动，是免疫应答、炎症发生、凝血、肿瘤转移以及创伤愈合等一系列重要生理和病理过程的分子基础。

(1) 黏附分子的分类：黏附分子的分类根据其黏附功能及结构特点可分为整合素家族、免疫球蛋白超家族、选择素家族、钙黏蛋白家族，此外还有一些尚未归类的黏附分子。①整合素家族 (integrin family)：此类黏附分子主要介导细胞与细胞外基质的黏附，使细胞得以附着而形成整体 (integration)。②免疫球蛋白超家族 (immunoglobulin superfamily, IgSF)：免疫系统、神经系统以及其他生物学系统中，存在许多具有与Ig相似的结构特征，并参与抗原识别或细胞间相互作用的分子。这些分子的种类繁多、分布广泛、识别功能多样，将其统称为免疫球蛋白超家族。③选择素家族 (selectin family)：又称为外源凝集素细胞黏附分子家族 (lectin-cell adhesion molecular family, LEC-CAM)。④钙黏蛋白家族：是一类钙离子依赖的黏附分子家族 (Ca^{2+} dependent adhesion molecular family, cadherin)，对维持实体组织的形成以及对在生长发育过程中细胞选择性地相互聚集、重排具有重要作用。⑤其他黏附分子：如外周淋巴结地址素 (PNAd)、皮肤淋巴细胞相关抗原 (CLA) 和CD44等。CD分子的命名和归类是以单克隆抗体的识别为根据的，CD分子的范围十分广泛，其中包括了黏附分子组。大部分黏附分子已有CD编号，尚有部分CD分子无CD编号。

(2) 黏附分子的功能：机体多种重要的生理功能和病理过程都有黏附分子的参与。①免疫细胞识别中的辅助受体 (co-receptor) 和协同活化信号：免疫细胞在接受抗原刺激的同时，必须有辅助的受体接受辅助活化信号才能被活化。T细胞识别APC细胞提呈的抗原后，如缺乏CD80 (或CD86) 提供的协同刺激信号，T细胞的应答处于无能 (anergy) 状态。②炎症过程中白细胞与血管内皮细胞的黏附：不同类型炎症的发生过程中，炎性细胞表面的特定黏附分子及其相应配体的表达水平和结合的亲和力亦不同，构成了炎症发生过程中的重要的分子基础。③淋巴细胞归巢：淋巴细胞的定向游动称为淋巴细胞归巢 (lymphocyte homing)。淋巴细胞归巢受体 (lymphocyte homing receptor, LHR) (黏附子）与内皮细胞上相应的地址素（addressin）（黏附分子）之间的相互作用是淋巴细胞归巢的分子基础。淋巴细胞归巢包括淋巴干细胞向中枢淋巴器官归巢、成熟淋巴细胞向外周淋巴器官归巢、淋巴细胞再循环以及淋巴细胞向炎症部位迁移。

第二节 超敏反应

机体对某些抗原初次应答后，再次接受相同的抗原刺激时，发生一种以机体生理功能紊乱或组织细胞损伤为主的特异性免疫应答，称为超敏反应（hypersensitivity），也称变态反应（allergy）或过敏反应（anaphylaxis）。

一、Ⅰ型超敏反应

Ⅰ型超敏反应即速发型超敏反应，主要由特异性 IgE 抗体介导产生，具有再次接触变应原（诱导超敏反应的抗原）后反应发生快、消退亦快，机体通常出现功能紊乱性疾病但不发生严重的组织细胞损伤，反应的发生具有明显个体差异和遗传背景等主要特征。对变应原易产生 IgE 型抗体应答的超敏患者，称为特应性素质个体。

（一）参与的主要成分和细胞

1. 变应原

能够选择性地激活 $CD4^+$ Th2 细胞及 B 细胞，诱导产生特异性 IgE 抗体应答，引起变态反应的抗原性物质称为变应原（allergens）。天然变应原多为分子量较小（10~20kU）的可溶性蛋白质抗原。某些药物或化学物质本身没有免疫原性，但是进入人体后，可能与组织蛋白结合而获得免疫原性，成为变应原。临床上常见的变应原种类繁多，涉及植物、动物、昆虫、真菌、食物中的动物类蛋白质以及经常使用的某些抗菌素和麻醉药物。变应原易于侵入并引发过敏反应的部位有鼻咽、扁桃体、气管和胃肠道黏膜。

2. 变应素

变应素（allergins）指引起Ⅰ型超敏反应的特异性 IgE 类抗体。IgE 在正常人血清中的含量很低，但是在过敏患者体内，特异性 IgE 含量异常增高。IgE 主要由上述的变应原易于侵入并引发敏反应部位的黏膜下固有层淋巴组织中的 B 细胞产生。IgE 是亲细胞抗体，它通过其 Fc 段与肥大细胞和嗜碱性粒细胞表面 IgEFc 受体（FcεRⅠ）结合，使机体处于致敏状态。

3. 肥大细胞和嗜碱性粒细胞

肥大细胞和嗜碱性粒细胞均来自髓样干细胞前体，其细胞表面均具有高亲和性 FcεRⅠ，胞质内含有类似的嗜碱性颗粒，被变应原激活后，释放大致相同的生物活性介质。FcεRⅠ由一条 α 链、一条 β 链和两条相同的 γ 链组成。α 链为配基结合链，其胞外功能区能与 IgEFc 段结合，β 链和 γ 链可介导信号转导。

4. 嗜酸性粒细胞

嗜酸性粒细胞具有很高的脱颗粒临界阈，通常不表达高亲和性 FcεRⅠ。当某些细胞因子（IL-3、IL-5、GM-CSF 等）或血小板活化因子（PAF）激活嗜酸性粒细胞后，细胞表达高亲和性 FcεRⅠ并使表面的 CR1 和 FcγR 表达增加，这些变化使嗜酸性粒细胞的脱颗粒临界阈降低,导致脱颗粒,释放一系列生物活性介质,如具有毒性作用的颗粒蛋白及酶类物质,以及类似于肥大细胞和嗜碱性粒细胞释放的脂类介质。

(二)发生过程及机制

1. 致敏阶段

致敏阶段指变应原进入机体,选择性诱导变应原特异性 B 细胞产生 IgE 抗体的应答阶段。IgE 类抗体以其 Fc 段与肥大细胞/嗜碱性粒细胞表面相应的 FcεRⅠ结合,使机体处于对该变应原的致敏状态。表面结合特异性 IgE 的肥大细胞/嗜碱性粒细胞,称为致敏肥大细胞/嗜碱性粒细胞,简称致敏靶细胞。靶细胞致敏状态可以维持数月甚至更长时间,如果长期不再接触变应原,其致敏状态逐渐消失。

2. 激发阶段

激发阶段指相同变应原再次进入机体,通过与致敏靶细胞表面的 IgE 抗体特异性结合,使之脱颗粒并释放生物活性介质的阶段。

3. 效应阶段

效应阶段指生物活性介质作用于效应组织和器官,引起局部或全身过敏反应的阶段。该阶段的反应分为即刻/早期相反应和晚期相反应两种类型。生物活性介质是Ⅰ型超敏反应中引起机体发生功能紊乱性疾病的主要物质,它们的分类及其作用如下:①颗粒内预先形成储备的介质,这类介质主要引起即刻相反应,组胺和缓激肽是其中的主要介质。组胺的主要作用是使小静脉和毛细血管扩张、通透性增强,刺激支气管、胃肠道、子宫、膀胱等处平滑肌的收缩,促进黏膜腺体的分泌增强。缓激肽的主要作用是刺激平滑肌收缩,使支气管痉挛,毛细血管扩张、通透性增强,吸引嗜酸性粒细胞、嗜中性粒细胞等向局部趋化。②细胞内新合成的介质,这类介质主要引起晚期相反应,该类介质包括白三烯、前列腺素、血小板活化因子(PAF)及某些细胞因子等。白三烯是引起晚期相反应的主要介质,其主要作用是使支气管平滑肌强烈而持久地收缩,使毛细血管扩张、通透性增强,促进黏膜腺体分泌增强。前列腺素 D_2 的主要作用是刺激支气管平滑肌收缩,使血管扩张、通透性增加。PAF 可凝集和活化血小板,使之释放组胺、5-羟色胺等血管活性胺类物质,增强和扩大Ⅰ型超敏反应。IL-4 和 IL-13 可扩大 $CD4^+$ Th2 细胞应答和促进 B 细胞发生 IgE 类别转换;IL-3、IL-5 和 GM-CSF 可促进嗜酸性粒细胞的生成和活化。

临床上有多种常见的Ⅰ型超敏反应性疾病,如属于全身性过敏反应的药物过敏性休克和血清过敏性休克,属于呼吸道过敏反应的过敏性鼻炎和过敏性哮喘,因进食动物性蛋白质(鱼、虾、蟹、蛋、奶等)引起的消化道过敏反应(过敏性胃肠炎)以及皮肤过敏反应等。

二、Ⅱ型超敏反应

IgG 或 IgM 类抗体与靶细胞表面的相应抗原结合后,在补体、吞噬细胞和 NK 细胞的参与作用下,引起以细胞溶解或组织损伤为主的病理性免疫反应称为Ⅱ型超敏反应。

Ⅱ型超敏反应中被攻击杀伤的靶细胞包括正常组织细胞、发生某些改变的自身组织细胞和被抗原或抗原表位结合修饰的自身组织细胞。这些靶细胞表面存在 IgG 或 IgM 类抗体结合的抗原,主要包括:①正常存在于血细胞表面的同种异型抗原,如 ABO 血型抗原、

Rh抗原和HLA抗原；②外源性抗原与正常组织细胞之间具有的共同抗原，如链球菌胞壁多糖抗原与心脏瓣膜、关节组织糖蛋白之间的共同抗原；③经感染和理化因素作用后发生改变的自身抗原；④结合在自身组织细胞表面的药物抗原表位或抗原-抗体复合物。

IgG和IgM类抗体具有补体C_{1q}结合点，当它们与靶细胞表面的抗原结合后，激活补体传统途径和通过补体裂解产物C_{3b}介导的调理作用，溶解破坏靶细胞。IgG抗体与靶细胞特异性结合后，还可通过其Fc段与效应细胞（巨噬细胞、中性粒细胞和NK细胞）表面相应受体的结合，对靶细胞产生调理吞噬和/或ADCC作用，使之溶解破坏。抗细胞表面受体的自身抗体与相应受体结合后，通过受体介导的对靶细胞的刺激或抑制作用，导致细胞的功能紊乱。

临床常见的Ⅱ型超敏反应性疾病有：发生于ABO血型不符输血反应；因母子间Rh血型不符引起的新生儿溶血症；因服用甲基多巴类药物或某些病毒感染后，使红细胞膜表面成分发生改变而引起的自身免疫性溶血性贫血；某些药物（青霉素、磺胺、安替比林、奎尼丁和非那西汀等）引起的药物过敏性血细胞减少症（药物性溶血性贫血、粒细胞减少症和血小板减少性紫癜）；因体内产生针对甲状腺细胞表面甲状腺刺激素（thyroid stimulating hormone, TSH）受体的自身抗体而引起的甲状腺功能亢进（Graves病），由于该型超敏反应不引起甲状腺细胞的破坏，因而是一种特殊的Ⅱ型超敏反应。

三、Ⅲ型超敏反应

中等大小的可溶性免疫复合物沉积于局部或全身毛细血管基底膜，通过激活补体和在血小板、嗜碱性粒细胞和嗜中性粒细胞参与作用下，引起以充血水肿、局部坏死和中性粒细胞浸润为主要特征的炎症反应和组织损伤为Ⅲ型超敏反应。

（一）发生机制

可溶性抗原与相应IgG或IgM类抗体结合形成免疫复合物。由于体内的单核-巨噬细胞能够及时吞噬清除大分子的免疫复合物，而小分子免疫复合物在循环中难以沉积，通过肾脏滤过排出体外，因此二者均无致病作用。当中等大小的可溶性免疫复合物形成并长期存在于循环中时，它们可能沉积于毛细血管基底膜而引起Ⅲ型超敏反应。

中等大小的可溶性免疫复合物通过血管活性胺类物质的作用以及毛细血管局部解剖和血液动力因素的作用，沉积于毛细血管基底膜。这些免疫复合物可直接与血小板表面FcγR结合，使之活化释放组胺等炎性介质；也可通过激活补体产生的过敏毒素（C_{3a}/C_{5a}）和C_{3b}，使肥大细胞、嗜碱性粒细胞和血小板活化，释放组胺等炎性介质。高浓度血管活性胺类物质使血管内皮细胞间隙增大，增加血管通透性，有助于免疫复合物对血管内皮细胞间隙的沉积和嵌入。另外，循环中的免疫复合物容易沉积于血压较高的毛细血管迂回处，如肾小球基底膜和关节滑膜等处的毛细血管迂回曲折，血流缓慢且易产生涡流，同时该处毛细血管内的血压也较高，因此可促进中等大小可溶性免疫复合物沉积并嵌入到血管内皮细胞间隙之中。

免疫复合物使嗜碱性粒细胞和肥大细胞活化后，释放的组胺等炎性介质可以引起局部水肿，同时吸引中性粒细胞聚集在免疫复合物沉积的部位，引起组织损伤。攻膜复合物在局部组织细胞表面形成后，可通过细胞溶解作用使损伤进一步加重。中性粒细胞也可向局部组织浸润聚集,吞噬免疫复合物,通过释放蛋白水解酶、胶原酶、弹性纤维酶和碱性蛋白等,使血管基底膜和周围组织细胞发生损伤。中性粒细胞浸润是Ⅲ型超敏反应病理组织学的主要特征之一。另外,免疫复合物和C_{3b}可使血小板活化,产生5-羟色胺等血管活性胺类物质,导致血管扩张,通透性增强,引起充血和水肿;还可使血小板聚集并通过激活凝血机制形成微血栓,造成局部组织缺血和出血,加重局部组织细胞的损伤。

(二)常见的Ⅲ型超敏反应性疾病

Ⅲ型超敏反应性疾病分为局部免疫复合物病和全身性免疫复合物病。链球菌感染后肾小球肾炎和类风湿性关节炎较为常见。链球菌感染后肾小球肾炎一般发生于A族溶血性链球菌感染后2~3周。此时体内产生抗链球菌抗体,它们与链球菌可溶性抗原结合形成循环免疫复合物,复合物沉积在肾小球基底膜上,造成肾损伤引起免疫复合物型肾炎。类风湿性关节炎可能与病毒或支原体的持续感染有关。这些病原体或其代谢产物能使体内IgG分子发生变性,从而刺激机体产生抗变性IgG的自身抗体。这种自身抗体以IgM为主,也可以是IgG或IgA类抗体,临床称之为类风湿因子(rheumatoid factor,RF)。当自身变性IgG与RF结合形成的免疫复合物反复沉积于小关节滑膜时,即可引起类风湿性关节炎。

四、Ⅳ型超敏反应

Ⅳ型超敏反应是由效应T细胞与相应抗原作用后引起的以单核细胞浸润和组织细胞损伤为主要特征的炎症反应。此型超敏反应发生与抗体和补体无关,而与效应T细胞和吞噬细胞及其产生的细胞因子或细胞毒性介质有关。Ⅳ型超敏反应的发生较慢,当机体再次接受相同抗原刺激后,需经过24~72小时才会出现炎症反应,因此又称为迟发型超敏反应。

胞内寄生菌、某些病毒、寄生虫和化学物质等抗原性物质经APC加工处理后,以抗原肽MHC-Ⅱ/Ⅰ类分子复合物的形式表达于APC表面,使具有相应抗原受体的$CD4^+$ Th细胞和$CD8^+$ CTL细胞活化。有些活化的T细胞在IL-2和IFN-γ等细胞因子作用下,增殖分化为效应T细胞,即$CD4^+$ Th1细胞(T_{DTH})和$CD8^+$效应CTL细胞;有些则成为静止的记忆T细胞。

当抗原特异性记忆T细胞再次与相应抗原接触时,可迅速增殖分化为效应T细胞。体内抗原特异性效应T细胞与APC或靶细胞表面相应抗原作用后,引发炎症反应即迟发型超敏反应。$CD4^+$ Th1细胞再次与APC表面相应抗原作用后,通过释放趋化因子、IFN-γ、TNF-β、IL-2、IL-3和GM-CSF等细胞因子,产生以单核细胞及淋巴细胞浸润为主的免疫损伤效应。$CD8^+$效应CTL细胞与靶细胞表面相应抗原作用后,通过脱颗粒释放穿孔素和颗粒酶等介质,可直接导致靶细胞溶解破坏;或诱导靶细胞表达凋亡分子(Fas),Fas与$CD8^+$效应CTL细胞表面的FasL(配体)结合,导致靶细胞凋亡。

常见的Ⅳ型超敏反应性疾病有传染性迟发型超敏反应和接触性皮炎。胞内寄生菌、病毒和某些真菌感染可使机体发生Ⅳ型超敏反应,如结核病人肺空洞形成、干酪样坏死和麻风病人皮肤肉芽肿形成,以及结核菌素皮试引起的局部组织损伤等。由于该种超敏反应是在感染过程中发生的,故称传染性迟发型超敏反应。引起接触性皮炎的抗原有油漆、染料、农药、化妆品,药物如磺胺、青霉素和某些化学物质等。患者局部皮肤表现为红肿、皮疹、水疱,严重者可出现剥脱性皮炎。

第三节 自身免疫性疾病

正常人血清中可以有针对多种自身抗原的自身抗体,但它们的效价很低,因而不足以破坏自身正常成分,但却可以协助清除衰老蜕变的自身成分,故有人称之为"生理性抗体"。健康人,自身抗体出现的频率随年龄增长而增高。针对自身成分的 T 细胞虽可引起相应的自身免疫反应,但同样也不一定引起病理变化。自身免疫反应如果达到一定强度以致能破坏正常组织结构并引起相应临床症状时,称为自身免疫病(autoimmune disease,AID)。

目前公认的自身免疫病有数十种之多。自身免疫病分为原发性自身免疫病和继发性自身免疫病。根据自身抗原分布的范围,原发性自身免疫病可分为器官特异性和器官非特异性两类。前者指自身抗原为某一器官的特定成分,病变也严格局限在该器官,例如桥本甲状腺炎(Hashimoto's thyroiditis)时,自身抗体是严格针对甲状腺的某些成分(甲状腺球蛋白)。后者是指自身抗原为细胞核成分或线粒体等,病变可遍及全身各器官系统,例如全身性红斑狼疮(systemic lupus erythematosus, SLE)时,损伤范围可遍及全身多个部位。自身免疫病也可按其病程分为急性和慢性,急性局限性的如特发性血小板减少性紫癜和自身免疫性溶血性贫血,急性全身性的如 EB 病毒感染后出现的多种自身抗体;慢性局限性的如重症肌无力和自身免疫性甲状腺炎,慢性全身性的如类风湿性关节炎和 SLE。

自身免疫病有其典型的临床特征:①患者以女性多见,发病率随年龄而增高,有遗传倾向;②血中有自身抗体和/或针对自身抗原的致敏淋巴细胞;③自身免疫病有重叠现象,即一个病人可同时患一种以上自身免疫病;④多数自身免疫病病情迁延反复,有的成为终生痼疾;(5)用免疫抑制药物治疗有一定疗效。

一、自身免疫病的主要病因

原发性自身免疫病常为特发性,原因不明,与遗传等因素密切相关。

(一)遗传因素

许多研究工作提示,遗传因素在自身免疫病发病机制中起重要作用。在遗传因素中,MHC 特别受到重视。从研究 HLA 抗原与疾病相关性的资料中可看出,自身免疫病的发生率与某些 HLA 抗原的检出率呈现正相关,而且主要是与 HLA-Ⅱ类抗原相关。例如,对类风湿性关节炎的易感性与 HLA-DR4(美国白人)和 DR1(以色列犹太人)有关;对 SLE 的易感性与 HLA-DR2 和 DR3 相关等。由于 MHC-Ⅱ类分子参与 $CD4^+$ T 细胞的选择和激活,从而在调节机体对蛋白抗原的免疫应答中起关键作用,所以近年来对 MHC-Ⅱ类分子与自身免疫病的相关性做了大量的研究。

(二)病毒

人类发生病毒感染时常伴发自身免疫反应,病人血清中可检出多种自身抗体,而且自身免疫病患者还可检出病毒,如1/3的结节性多发动脉炎病人能检出乙型肝炎病毒,病人血清中发现有病毒抗原和病毒抗体形成的免疫复合物。系统性红斑狼疮病人有 C 型 RNA 病毒存在。此外病人血清中还可测出多种病毒抗体,如抗麻疹、黏病毒和 EB 病毒抗体,含量也较高。这种对多种病毒抗体反应的增强,可能反映了病人全身体液免疫应答增强,而并非对某种特异性病毒抗原的反应。因此,病毒感染可能是诱发自身免疫病的一个重要因素。

病毒诱发自身免疫病可通过多种途径:①病毒可直接结合到细胞表面,或病毒基因组整合到宿主细胞的遗传物质中,从而改变细胞表面的抗原结构,使改变了的自身细胞为免疫系统所识别,引起免疫应答;②病毒可作为自身抗原的载体,有利于活化 Th 细胞,使 B 细胞形成自身抗体,而且病毒又是 B 细胞的多克隆活化因子(polyclonal activator),能直接刺激 B 细胞增殖和分裂,发育成为浆细胞,分泌抗体;③病毒感染可直接损害免疫系统的功能,引起免疫调节功能紊乱,从而促进自身免疫过程;④病毒感染时产生抗病毒抗体,抗体分子上的独特型激发产生抗独特型抗体,这种抗体实质上也是自身抗体。

(三) 免疫调节功能异常

患有自身免疫病的病人多伴有胸腺发育异常,如胸腺增生、淋巴样组织中形成生发中心或发生肿瘤,而手术切除胸腺对某些自身免疫病(如重症肌无力、自身免疫性溶血性贫血)有良好效果。Ts 细胞的缺失和功能降低也与疾病的发生密切相关。大多数系统性红斑狼疮病人表现有低淋巴细胞血症和 T 细胞绝对数减少,对各种抗原激发迟发型变态反应的能力丧失,对 T 细胞丝裂原(如 PHA)、同种淋巴细胞或自身非 T 细胞刺激所产生的增殖反应减弱等。多数器官特异性自身免疫病常可发现有免疫调节功能的异常。系统性红斑狼疮、干燥综合征、原发性胆汁肝硬化患者的混合淋巴细胞反应(MLR)明显低下。此外,系统性红斑狼疮病人外周血 T 细胞产生 IL-2 功能降低。IL-2 的产生和 MLR 都与 Th 细胞功能有关,因此,推测在自身免疫病时,Th 细胞功能也可能降低。近年来发现,Th 细胞亚群 Th1 细胞和 Th2 细胞的免疫调节功能失调可能与自身免疫病的发生有关。与自身免疫病有关的免疫调节功能失调可表现在 Th1 细胞与 Th2 细胞的相互作用上。Th1 细胞可介导自身免疫病,故应用 Th1 细胞抑制剂或使用 Th2 细胞产生的细胞因子(IL-4、IL-10)均可抑制疾病的发生;反之,可因 Th1 细胞刺激剂(IFN-α、IL-12)或 Th2 细胞抑制剂(IFN-γ、抗 IL-4 抗体)的作用而加速自身免疫病的发生。

二、自身免疫病的发病机制

自身免疫病的发生机制尚未完全阐明,存在多种理论,本节仅介绍比较重要的及共性因素。

(一) 隐蔽抗原的释放

隐蔽抗原是指体内某些与免疫系统在解剖位置上处于隔离部位的抗原。精子、眼晶状体、神经髓鞘 MBP、某些器官或细胞(如甲状腺、胃壁细胞、胰岛 β 细胞等)均属这类抗原。机体对这类抗原未能形成自身耐受性,在感染和外伤等情况下,这些抗原被释放而进入血液循环和周围免疫器官,有机会与免疫系统发生接触,导致自身免疫应答的形成,发生自身免疫病。例如在输精管结扎手术后出现抗精子抗体和睾丸炎；眼组织损伤后发生交感性眼炎。隐蔽抗原释放的机制对器官特异性自身免疫病的形成可能起重要作用，仅是组织耐受性的破坏尚不足以导致隐蔽抗原释放的原始组织损伤，还必须有嗜组织性的病原体（如病毒）参与作用，引起组织损伤，以释放隐蔽抗原及形成免疫应答所必需的协同刺激因子。

（二）自身抗原发生改变

生物、物理、化学以及药物等因素可通过多种方式改变自身组织和细胞的抗原性质，包括直接使抗原变性或改变细胞代谢过程，改变遗传物质结构而改变细胞膜抗原的表达，及通过与组织或细胞蛋白质载体结合而改变自身抗原结构，从而引起自身免疫病。如肺炎支原体感染可改变红细胞的抗原性，这种红细胞可刺激机体产生抗红细胞抗体，引起红细胞的破坏。在感染过程中，多核白细胞吞噬细菌后释放出溶酶体酶，能改变自身的 IgG 分子结构，变性的 IgG 可刺激机体产生抗 IgG 抗体，即抗 IgG-Fc 自身抗体，称为类风湿因子（RF）。

（三）分子模拟

很多感染因子的多肽成分与机体蛋白质（包括 MHC 分子）有同源性。所谓分子模拟系指自身分子和异体分子的线形氨基酸序列间的同源性。多种病毒（柯萨奇病毒、EB 病毒、单纯疱疹病毒、多瘤病毒、流感病毒和巨细胞病毒等）与正常宿主细胞或细胞外成分有相类似的抗原决定基，针对这些病毒抗原决定基的免疫应答可引起自身免疫病。柯萨奇病毒感染激发的免疫应答可攻击胰岛的 β 细胞，引发糖尿病。因为链球菌菌体多种抗原蛋白与人体肾基底膜和心肌内膜有交叉抗原，感染链球菌可引发急性肾小球肾炎和风湿性心脏病。此外，热休克蛋白（heat-shock protein, HSP）也与自身免疫病的发生关系密切。HSP 是一组在结构上高度保守的蛋白质，广泛存在于机体各种组织和微生物中。多种微生物的 HSP 与人的 HSP 以及多种组织有交叉的抗原性，从而引起自身免疫性疾病，如肾小球肾炎、慢性活动性肝炎、类风湿性关节炎、SLE 和心肌炎等。

（四）多克隆激活

用 B 细胞多克隆活化因子如细菌胞壁脂多糖（LPS）能直接刺激 B 细胞，导致自身抗体的产生。给小鼠注射 LPS 后，可测出一些自身抗体，如抗自身 IgG 抗体（RF）、抗 DNA 抗体、抗自身红细胞抗体等。有很多分子，特别是来源于微生物的分子均可作为多克隆 B 细胞的活化因子，诱发自身抗体的产生。多克隆 T 细胞活化对自身免疫病形成的作用表现在 GVHD 的自身免疫性，此时，供体的同种反应性 T 细胞（allo-reactive T cell）诱发受体的 B 细胞分化成为抗体分泌细胞。细菌性或病毒性超抗原（superantigen）也有多克隆刺激多种 T 细胞的作用，T 细胞与结合于 B 细胞的 MHC-II 类分子的超抗原发生反应，刺激载有超抗原的 B 细胞，导致多克隆免疫球蛋白的产生，在某些情况下便可产生自身抗体。

(五) Fas/FasL 表达异常

Fas (CD95) /FasL (CD95 配体) 基因缺陷的患者，因为激活诱导自身应答性淋巴细胞的凋亡机制受损，易发生多种自身免疫性疾病。凋亡调节蛋白的过度表达也与自身免疫病的发生有关。正常胰岛细胞不表达 Fas，在胰岛素依赖型糖尿病发病的过程中，局部 APC 和 CTL 相互作用所产生的 IL-1β 和 NO 可选择性地使 β 细胞遭到破坏。Fas/FasL 表达异常与多发性硬化症、桥本甲状腺炎等许多自身免疫病的发生有关。

三、典型自身免疫病的发病机理

(一) 自身免疫性甲状腺病

自身免疫性甲状腺病 (autoimmune thyroid diseases, AITD) 包括桥本甲状腺炎 (HI)、甲状腺功能亢进 (甲亢) 和 Graves 病 (GD)。在这些病人体内均可检出针对甲状腺特异性组织成分的自身抗体，如甲状腺过氧化物酶 (TPO) 和甲状腺刺激激素受体 (TSHR) 的自身抗体。TPO 是用抗甲状腺微粒体抗体所检出的主要抗原，是一种含铁酶类，能催化 Tg 的碘化作用，主要位于甲状腺滤泡细胞胞膜顶端。TSHR 是人类自身免疫性甲状腺功能亢进的重要靶抗原。针对 TSHR 的甲状腺刺激自身抗体 (TSA) 引起 GD 病人甲状腺功能亢进，这是由于它能模拟 TSH 与 TSHR 相结合的能力，TSH 与 TSHR 的结合拖延较久，引起甲状腺激素的慢性过量产生。有一些病毒抗原可作为 TSHR 的分子模拟 (病毒抗原与 TSHR 有同源性)，通过 Th2 细胞介导的途径，形成 TSHR 自身免疫性。有报道，在 GD 病人的甲状腺组织内能发现有类似逆转录病毒的基因序列。

(二) 胰岛素依赖型糖尿病

胰岛素依赖型糖尿病 (insulin dependent diabetes mellitus, IDDM) 的患者主要为女性，多有糖尿病遗传史，多数合并有黑色棘皮症、多毛症、胰岛瘤、慢性间质性胰腺炎雷诺综合征、关节痛、唾液腺肿大、脱毛等。所有病人均表现出耐糖功能低下、多无酮尿、血液中胰岛素浓度高、对外源性胰岛素表现特别强的抵抗力。IDDM 患者分泌胰岛素的胰岛 β 细胞被破坏，CTL 可能是破坏 β 细胞的主要效应细胞，APC 对处理和呈递抗原从而活化 $CD4^+$ T 细胞也是必需的。特异性 β 细胞抗原经过 APC 处理后形成抗原肽，并呈递至 $CD4^+$ Th1 细胞。活化的 Th1 细胞和 CTL 可分泌 IFN-γ。IFN-γ 对 β 细胞可表现不良反应，CTL 也能分泌其他多种毒性物质破坏 β 细胞。Th1 细胞尚能通过 IL-2 的作用促进胰岛中 CTL 的局部增殖。Th1 细胞和 CTL 的联合作用即可促使 β 细胞破坏，形成 IDDM。IDDM 患者分泌胰岛素的胰岛 β 细胞被破坏，其机制也可能与 II 型变态反应有关。近年来有报道，在胰岛 β 细胞受损后出现免疫炎性细胞渗透，并分泌细胞因子。细胞因子对胰岛 β 细胞有抑制和细胞毒作用。在 IDDM 时，胰岛产生过量的 IL-6，促进 B 细胞分化，过量表达 IgG 基因和促进杀伤性 T 细胞的过度活化，必将造成一个永久的自身破坏过程。这个过程可继发引起胰岛 β 细胞的死亡，从而加重 IDDM 的病情。

(三) 重症肌无力

重症肌无力是骨骼肌神经肌肉接头处传递障碍的一种疾病。临床表现为肌肉运动无力和易于疲劳。重症肌无力时神经肌肉接头的病变主要是在突触后膜，病人突触后膜的 Ach 受体数量显著减少或 Ach 受体敏感性降低。在重症肌无力的动物模型或病人血清中存在针对 Ach 受体的抗体，它是 7S 的 IgG。这种抗体与突触后膜 Ach 受体结合后，能降低 Ach 受体的功能活性，也可因抗体的调节作用而吸引大量的巨噬细胞，巨噬细胞吞噬 Ach 受体，因而使其数量减少。另外，由于抗体的结合造成功能性去神经，促进 Ach 受体加速再生。Ach 受体的破坏与再生造成突触后膜结构上的病理变化，出现重症肌无力的神经肌肉传导障碍。

重症肌无力病人中有胸腺异常者占 80%。实验证明，在人和大鼠胸腺中存在与骨骼肌细胞在结构和功能上相同的细胞，这些细胞也有 Ach 受体。由于胸腺内有这些细胞，它们与胸腺中免疫活性细胞密切接触，故可能引起对 Ach 受体的自身免疫过程，形成抗 Ach 受体的抗体。因此，重症肌无力病人产生自身免疫过程可能和胸腺异常有关。

(四) 类风湿关节炎

类风湿关节炎 (rheumatoid arthritis, RA) 是以侵犯关节和关节周围组织为主的结缔组织疾病。除关节炎外，还可累及心脏、血管、肺、皮肤、血液及神经系统，临床表现多样，应视为一种全身性疾病。RA 的发病与免疫复合物沉积于关节腔有关。RA 病人关节腔滑膜因受病毒或支原体的感染而变性，变性的自身抗原诱导生成自身抗体。RA 常出现的一种自身抗体为类风湿因子 (rheumatoid factor, RF)，是一种异常抗原产生的变性免疫球蛋白 G，有 IgM、IgG 和 IgA 三种类型。它们均能识别变性 IgGFc 段的 CH_2、CH_3，并形成免疫复合物，从而引起病理变化。表现在滑膜为单核细胞的高度浸润，并以聚集成为淋巴样滤泡的形式出现，还有大量浆细胞。如果诱发这种反应的主要抗原是 IgG，则多数浆细胞必然合成抗球蛋白，这种 IgG 抗球蛋白既是抗原，同时也是抗体，因此便可自身聚集 (self-association)。而这种免疫复合物的特点即 IgG 抗球蛋白的 Fc 段具有抗原的性质，而 Fab 段则有抗球蛋白活性，能与另一个 IgG 抗球蛋白分子的 Fc 抗原部分结合，组成自身聚集的 IgG 抗球蛋白复合物。这种复合物能通过不同的途径导致软骨破坏，并在关节腔内诱发 Arthus 反应，使多核白细胞进入关节腔，引起炎症反应。细胞释放的溶酶体酶类中，中性蛋白酶和胶原酶可破坏蛋白聚糖和胶原纤维而损伤关节软骨，如复合物黏附于软骨则损伤更为严重。

(五) 系统性红斑狼疮

系统性红斑狼疮 (systemic lupus erythematosus, SLE) 是侵犯全身结缔组织的自身免疫病，多见于青年女性，临床表现复杂多样。典型病例面部有蝶形红斑，同时伴有肾、心脏、脑、浆膜、关节、血管等病变。病理变化主要为纤维蛋白样坏死。病程迁延反复，缓解和复发交替出现，死亡率高。SLE 病人血清中有多种自身抗体，包括抗核抗体、类风湿因子、抗血细胞抗体、抗肾小球基底膜抗体、抗凝血因子等。其中最为重要的是抗核抗体，它是一组抗细胞核抗体的总称，其中包括抗 DNA、组蛋白、非组蛋白、RNA-蛋白质复合物及其他核抗原。受损的白细胞受到抗核抗体作用后发生破裂溶解，形成游离的均匀小体 (LE 小体)。LE 小体被中性粒细胞或单核细胞吞噬后形成 LE 细胞。SLE 患者 LE

细胞的阳性率在 50%~80% 之间。

SLE 是一种多种诱发因素、多种发病机制所促成的自身免疫病,其中遗传因素、病毒感染及免疫调节功能紊乱等因素均与其发病有关。SLE 发病有家族史,近亲发病率可达 5%~10%。SLE 病人血清中常可检出抗病毒抗体,如麻疹、副流感、单纯疱疹、风疹、EB 病毒等病毒的抗体高于健康人。SLE 患者常合并有胸腺肿大、胸腺上皮细胞退行性病变、细胞免疫功能低下等表现,提示 SLE 的发病机制中有免疫调节功能的紊乱,主要是 T 细胞与 B 细胞间、T 细胞亚群之间平衡功能的失调。

综观以上因素,SLE 的发病机制可以从两方面来考虑:①持续性或慢性病毒感染损伤胸腺,并损耗大量的 T 细胞,削弱了细胞免疫功能,一方面使机体产生抗病毒抗体,另一方面也可破坏组织细胞或改变组织细胞的抗原性,使机体产生大量的自身抗体;②血液循环中的免疫复合物沉积于组织和小血管壁上,在补体参与下造成多器官和组织的损伤。

第四节　免疫缺陷病

免疫缺陷病(Immunodeficiency disease, IDD)是由于免疫系统中任何一个成分的缺失或功能不全而导致免疫功能障碍所引起的疾病,包括免疫细胞、免疫分子和信号转导的缺陷。

免疫缺陷病按其发病原因可分为原发性免疫缺陷病(primary immunodeficiency disease, PIDD)和继发性免疫缺陷病(secondary immunodeficiency disease, SIDD)两大类。由遗传因素或先天性免疫系统发育不全而引起的免疫障碍称为 PIDD;由后天因素而引起的免疫功能障碍称为 SIDD。根据累及的免疫成分不同可分为:①抗体或 B 细胞免疫缺陷病;②B 细胞或 T 细胞免疫缺陷病;③T 细胞和 B 细胞联合免疫缺陷病;④吞噬细胞缺陷;⑤补体异常或缺陷。

免疫缺陷病的共同点是:①对感染的易感性明显增加。患者易感染的病原体主要取决于其免疫系统受损的部分。例如,体液免疫缺陷患者易发生细菌性感染,而细胞免疫缺陷患者则易发生病毒或其他细胞微生物感染。②易发生恶性肿瘤,尤其是 T 细胞免疫缺陷易导致恶性肿瘤发生。某些免疫缺陷易合并自身免疫病。③免疫缺陷病的临床及病理表现极其多样。免疫系统不同成分缺陷可引起不同疾病,同一疾病的不同患者也可有不同表现。典型免疫缺陷病的发生机理如下。

一、原发性免疫缺陷病

(一) 原发性 B 细胞缺陷

原发性 B 细胞发育和功能异常可引起抗体产生缺陷,其特征是反复细菌感染(如肺炎球菌、链球菌、流感嗜血杆菌等),对某些病毒及某些肠道寄生虫的易感性也增高。部分原发性 B 细胞缺陷疾病见表 17-1。

表 17-1　　　　　　　　　　部分原发性 B 细胞缺陷疾病

疾病	功能缺陷	机制
X-连锁无丙种球蛋白血症	各类 Ig 降低，B 细胞减少	前 B 细胞向 B 细胞分化缺陷
选择性 IgA 缺陷	血清 IgA1 减少和 IgA2 减少，B 细胞数正常	产生 IgA 的 B 细胞终末分化缺陷
伴 IgM 增多的 Ig 缺陷	IgM 增多，IgD 正常或增多，其他 Ig 减少	重链同型转换缺陷
选择性 IgG 亚类缺陷	一种或多种 IgG 亚类减少	同型转换障碍或 B 细胞终末分化缺陷
选择性 IgM 缺陷	血清 IgM 减少，B 细胞数正常	Th 功能不足或 B 细胞对 Th 反应缺陷，B 细胞终末分化缺陷
Ig 重链缺失	IgG1、IgG2 或 IgG4 缺失，有时伴有 IgA 或 IgE 的消失	染色体 14q32 缺失
婴儿暂时性低丙种球蛋白血症	IgG、IgA 减少，可测出抗菌抗体，B 细胞正常	可能是 Th 细胞成熟延迟
非同质性免疫缺陷	多种 Ig 可不同程度减少，B 细胞正常或减少	B 细胞成熟缺陷，常由于 B 细胞内在的异常引起
伴胸腺瘤的免疫缺陷	各类 Ig 降低，B 细胞减少	不明

（二）原发性 T 细胞免疫缺陷

T 细胞缺乏或功能缺陷可导致细胞免疫功能异常。由于 B 细胞机能也同时受到一定程度的影响，故亦可引起体液免疫功能异常。细胞免疫缺陷表现为对病毒、真菌、细胞内寄生菌及原虫的易感性增高，可能导致严重的甚至是致命的细胞内感染。T 细胞缺陷患者对病毒诱发的恶性肿瘤的易感性也增高。T 细胞免疫缺陷的免疫学特征是外周血 T 细胞减少，T 细胞对多克隆激活剂的增殖反应低下，皮肤迟发型超敏反应缺陷等。如 DiGeorge 综合征是由于胚胎期第Ⅲ、Ⅳ咽囊发育障碍而使来源于它的器官，如胸腺、甲状旁腺和大血管等发育不全，从而导致细胞免疫缺陷、低钙血症和大动脉的异常。胸腺发育不全导致所有 T 细胞成熟障碍，外周血 T 细胞数量明显减少或缺失；有时外周血淋巴细胞总数接近正常，但大多数为 B 细胞；外周血淋巴细胞对 T 细胞多克隆刺激剂及在混合淋巴细胞反应中都无应答。病人对分支杆菌属、病毒及真菌的易感性明显增高。

（三）联合免疫缺陷病

联合免疫缺陷病是指 T 细胞和 B 细胞联合缺乏或功能缺陷，可能由于原发性淋巴细胞异常所致或与先天性疾病伴随发生。其临床表现及发病机理极其多样。如严重联合免疫缺陷病（severe combined immunodeficiency, SCID）、伴有酶缺陷的联合免疫缺陷及 Wiskott-Aldrich 综合征。

严重联合免疫缺陷病是一组不同类型的疾病,其特征为T细胞、B细胞发育障碍,淋巴细胞数减少以及细胞免疫、体液免疫完全或几乎完全缺失。这类疾病可能是常染色体隐性遗传或X-连锁隐性遗传。患儿出生后6个月即出现发育障碍,易患严重感染,特别是皮肤黏膜的念珠菌病以及病毒、真菌、条件致病菌和卡氏肺囊虫感染,常发生慢性肺炎和伴吸收不良的腹泻。患儿多夭折。

Aiskott-Aldrich综合征致病基因位于X染色体短臂上,为X连锁隐性遗传病。患者膜蛋白糖基化作用缺陷导致多种细胞表面糖蛋白表达减少。其临床特征是湿疹、血小板减少及反复多发性感染。疾病早期淋巴细胞数正常,主要缺陷是对多糖类抗原(为典型的TI-2抗原)不能产生抗体反应,这可能与CD43糖蛋白表达缺陷有关。病人尤其对有荚膜细菌的易感性增高。淋巴细胞和血小板均比正常少,血小板寿命缩短,聚集能力障碍,血块收缩减弱。随着年龄的增长,病人表现淋巴细胞数减少及更严重的细胞免疫和体液免疫缺陷,典型的是IgM减少,IgG正常,IgA及IgE有增高趋势,细胞免疫反应降低,如皮肤致敏反应阴性,对丝裂原的增殖反应降低等。

除T细胞和B细胞原发缺陷外,也可表现为吞噬细胞缺陷和补体缺陷。吞噬细胞缺陷即可表现为吞噬细胞数量的减少或缺乏,也可以是细胞功能(如黏附、趋化、吞噬和杀菌功能)的缺陷。原发性吞噬功能缺陷多见于中性粒细胞,如原发性中性粒细胞减少症、白细胞黏附功能缺陷及慢性肉芽肿病。补体的激活与吞噬细胞的趋化、吞噬调理以及炎症反应均有关,并且可协助抗体发挥效应。原发性补体缺陷可能是单个补体成分缺乏,也可能是补体调控蛋白缺乏。补体缺陷的主要后果是机体对病原微生物的易感性增高,也可能会影响血液凝固。

二、继发性免疫缺陷病

继发性免疫缺陷常继发于感染、恶性肿瘤、营养不良及免疫抑制治疗等。获得性免疫缺陷综合征(acquired immunodeficiency syndrome,AIDS)于20世纪80年代初期被发现,其特征是在免疫缺陷基础上出现一系列临床症状,主要是机会性感染、恶性肿瘤及中枢神经系统损害。此病流行广泛,病死率很高,至今尚无理想的治疗办法,故受到世界各国的高度重视。AIDS的致病原为HIV(human immunodeficiency virus)。HIV通过外壳膜上糖蛋白gp120与其受体即靶细胞表面CD4分子结合而感染宿主的细胞。表达CD4抗原的细胞主要是Th细胞。此外,单核-巨噬细胞、B细胞及胶质细胞等可表达少量的CD4分子,因而也可能受到HIV的感染。HIV为逆转录病毒,其遗传信息经逆转录酶作用从RNA逆转录成DNA,并整合到宿主细胞遗传物质中,此种形式的病毒为前病毒。前病毒可数月、数年处于静止状态。在某些因素影响下(如TNF、IL-6以及某些抗原刺激),前病毒进入活动期,合成新的病毒体后,出胞而感染新的靶细胞。AIDS的主要发病机制及免疫学异常包括:

(一) $CD4^+$ T细胞明显减少,Th与Ts比值明显下降

其机制为:

(1) $CD4^+$ T细胞表面HIV受体蛋白-CD4蛋白,可直接被HIV感染,HIV在细胞内大量复制,产生许多病毒体,导致宿主细胞的死亡。

(2) 大量整合的病毒 DNA 及未转录的病毒 RNA 在胞浆聚集,干扰正常的细胞功能,对感染细胞亦有毒性作用。

(3) 感染 HIV 细胞表面的 gp120 可与未感染细胞的 CD4 分子结合,导致细胞融合,形成多核巨细胞,后者寿命明显缩短。

(4) 许多病人体内有抗 HIVgp120 抗体,通过 ADCC 及补体激活,可将 gp120 包被的 T 细胞破坏。

(5) AIDS 病人外周血中可分离出 MHC-II 类抗原限制的 gp120 特异性 CTL,这些 CTL 可溶解那些细胞表面有 gp120 分子的 $CD4^+$ T 细胞。以上因素可导致 $CD4^+$ T 细胞进行性减少,由于 $CD4^+$ 细胞绝对数减少,故 $CD4^+/CD8^+$ 比例明显下降。HIV 病毒同时可损害 $CD4^+$ T 细胞的功能。例如,可溶性 gp120 可阻断未感染的 $CD4^+$ T 细胞与抗原呈递细胞上 MHC-II 类分子间的反应;gp120 与 CD4 结合还引起 T 细胞上 CD3、CD4 等分子表达降低,从而使 T 细胞的激活受到抑制,故病人淋巴细胞 PHA 转化率降低,迟发型皮肤超敏反应消失。

(二) B 细胞异常

AIDS 病人常有 B 细胞激活异常,病人血清 Ig 水平明显增高,这可能是由于 HIV 或 gp120 本身或 EB 病毒感染导致的多克隆 B 细胞激活所致。由于缺乏 Th 细胞的辅助及 B 细胞本身功能紊乱,患者对新接触的抗原反应性降低。

(三) 巨噬细胞功能异常

巨噬细胞常受到 HIV 感染,其功能也受损,如趋化及活性氧杀菌作用均降低。AIDS 病人单核-巨噬细胞的抗原呈递能力减弱,其原因可能是 APC 表面 MHC-II 类抗原表达减少。由于 AIDS 病人常反复发生感染,致使病人巨噬细胞分泌 IL-1 和 TNF-α 增加,导致病人长期发热。同时 TNF-α 还可引起病人恶病质。AIDS 病人 NK 细胞活性降低,导致抗病毒及抗肿瘤免疫功能障碍。

(刘金保,董伟华)

参 考 文 献

1. 金伯泉主编. 细胞和分子免疫学. 第 2 版. 北京:科学出版社,2001:370~426
2. 陈慰峰主编. 医学免疫学. 第 3 版. 北京:人民卫生出版社,2001:197~207
3. Janeway C A, et al. Immunobiology: The immune system in health and disease. 4th. ed. New York: Current Biology Publications, 1999:79~111
4. Stenger S, et al. Granulysin: a lethal weapon of cytolytic T cells. Immunol Today, 1999 (20):390~396
5. 邵启祥,林郁. $CD8^+$ 的树突状细胞研究进展. 国外医学免疫学分册,2000(5):293~295
6. Granucci F, Zanoni I, Feau S, Ricciardi-Castagnoli P. New embo member's review: Dendritic cell regulation of immune responses: a new role for interleukin 2 at the intersection of

innate and adaptive immunity. EMBO J, 2003, 22 (11): 2546~2551
7. Townsend M J, McKenzie A N. Unraveling the net? Cytokines and diseases. J Cell Sci, 2000, 113 (20): 3549~3550
8. Bradley J, McCluskey J. Clinical Immunology. Oxford: Oxford University Press. 1997: 330~348
9. 季碧霞. 自身免疫性疾病的遗传因素和基因治疗. 国外医学免疫学分册, 2000 (6): 328~331

第十八章 神经系统功能紊乱

第一节 神经系统的基本结构和功能

神经系统（nerve system）主要由神经组织构成，可分为中枢神经系统和周围神经系统两部分，前者包括脑和脊髓，后者包括脑神经节和脑神经、脊神经节和脊神经、自主神经节和自主神经。

一、神经组织

神经组织由神经细胞、神经胶质细胞以及神经纤维组成。

（一）神经细胞

神经细胞（nerve cell）又称神经元（neuron），约有 10^{11} 个，是构成神经系统的结构和功能单位，包括细胞体和突起两部分，具有感受刺激、整合信息和传导冲动的功能。神经元按照突起的数目，可以分为假单极神经元、双极神经元和多极神经元三大类。按照其功能可以分为感觉神经元、中间神经元和运动神经元。

1. 细胞体

细胞体是神经元的营养和代谢中心，主要位于大脑和小脑的皮质、脑干、脊髓的灰质以及神经节内，均由细胞核、细胞质和细胞膜构成。神经元的细胞质除含有细胞器和包含物外，还含有特有的尼氏体和神经元纤维。细胞膜是可兴奋膜，具有接受刺激、处理信息、产生和传导神经冲动的功能。其中有些是离子通道，有些是受体，与相应的神经递质结合后，可使某种离子通道开放。

2. 突起

突起有两种，树突和轴突。树突可看做是细胞体的延伸部，其内胞质的结构与胞体相似，功能主要是接受刺激。轴突的主要功能是传导神经冲动。

（二）神经胶质细胞

在神经元与神经元之间、神经元与非神经元之间，除了突触部位以外，一般都被神经胶质细胞分隔、绝缘，以保证信息传递的专一性和不受干扰。神经胶质细胞具有支持、保护、营养和绝缘神经元的作用。

（三）神经纤维

神经元的长轴突及包绕它的神经胶质细胞构成神经纤维。神经纤维的功能是传导神经冲动。根据有无髓鞘可将神经纤维分为有髓神经纤维和无髓神经纤维。有髓神经纤维的神经冲动呈跳跃式传导，故传导速度快。无髓神经纤维无髓鞘和朗飞节，神经冲动只能沿轴膜连续传导，故传导速度慢。周围神经系统的神经纤维集合在一起，构成神经。

二、神经系统

(一) 脊髓

脊髓（spinal cord）位于椎管内，由灰质、白质构成，大致呈圆柱形，约占中枢神经系统全重的 2%；上端达枕骨大孔处，与延髓相延续，下端逐渐变细，达第一腰椎下缘平面；共分 31 节，由上而下依次划分出颈髓 8 节、胸髓 12 节、腰髓 5 节、骶髓 5 节、尾髓 1 节；每一节都与一对脊神经相连，颈髓第 4 节至胸髓第 1 节、腰髓第 2 节至骶髓第 3 节较其他节段膨大，分别称之为颈膨大和腰膨大。

1. 灰质

在横断面上，灰质呈"H"形，位于中央，由神经元细胞体组成。其前方、后方的突起分别称为前角和后角，两者之间称为中间带，连接两侧中间带的灰质称为灰质连合。灰质中央的狭小腔隙为中央管，其纵贯脊髓全长，内含脑脊液。Rexed 于 1952 年提出板层构筑学，将脊髓灰质分为 10 个板层：第 Ⅰ 层相当于后角边缘区，第 Ⅱ 层相当于胶状质，第 Ⅲ、Ⅳ 层大致相当于后角固有核的位置，第 Ⅴ 层相当于后角颈，第 Ⅵ 层相当于后角基底部，第 Ⅶ 层相当于中间带，第 Ⅷ 层相当于前角基底部，第 Ⅸ 层内有前角运动无核群，第 Ⅹ 层相当于中央管周围。

2. 白质

白质位于灰质周围，主要由神经纤维组成。其内上下纵行纤维束各占一个特定区域，一般具有共同的起止和走行路径，成为传导束。薄束和楔束位于后索，楔束位于薄束外侧，它们传导身体同侧的意识性本体感觉和精细触觉，经过两次换元，将冲动传至对侧大脑皮质。脊髓小脑后束起自胸及上腰髓的胸核，在同侧上行，经小脑传导下肢、躯干单肌肌梭的感觉冲动。丘脑束位于侧索和前索内，传导痛、温觉及粗触觉的冲动，其纤维束有明确的定位。皮质脊髓束也称为锥体束，起自大脑皮质锥体细胞，其功能为控制骨骼肌的随意运动。红核脊髓束起自中脑红核，主要功能为控制屈肌的肌张力。此外，还有顶盖脊髓束、前庭脊髓束、网状脊髓束等。

(二) 脑

脑（brain）位于颅腔内，平均重量约 1 400g，可分为端脑、间脑、脑干和小脑。

1. 脑干

中脑、桥脑和延髓合称脑干，其腹侧面伏于枕骨大孔前方的斜坡上。

(1) 延髓：向下在枕骨大孔处与脊髓相连，与脊髓无明显边界。位于延髓的脑神经共有 4 对：舌咽神经、迷走神经、副神经根丝自上而下依次由橄榄后方的沟内出入脑干，舌下神经由锥体与橄榄之间的沟内出入脑干。

(2) 桥脑：下与延髓相续，上连中脑。位于桥脑的脑神经共有 4 对：三叉神经自桥脑与小脑之间出入脑干，展神经、面神经、前庭蜗神经自内向外由延髓桥脑沟出入脑干。

(3) 中脑：下连桥脑，上接间脑。其腹侧面两侧的明显柱状隆起称为大脑脚。中脑共有两对脑神经附着：动眼神经自大脑脚内侧穿出，滑车神经则自前髓帆系带两侧穿出，是惟一自脑干背侧出脑的脑神经。

(4) 第四脑室：位于延髓、桥脑及小脑之间，向下连于脊髓中央管，向上通中脑导水管。第四脑室底即菱形窝，其上界为小脑上脚，下界为薄束结节、楔束结节和小脑下脚。两个侧角为外侧隐窝。菱形窝纵行的正中沟将其分为两半，每侧的界沟又将一侧分为内侧区和外侧区。内侧区有面神经、舌下神经三角和迷走神经三角，其深面分别为外展神经核、舌下神经核和迷走神经背核。外侧区的听结节深面含有蜗神经核。

后髓帆是由室管膜上皮、软脑膜和少许白质组成的薄膜，向上入小脑，向下终于第四脑室脉络组织。第四脑室脉络组织由室管膜上皮及富含血管的软脑膜组成。它深入脑室内，产生脑脊液。后髓帆上有正中孔和一对侧孔。第四脑室借此孔与蛛网膜下腔相通。

(5) 脑干网状结构：脑干网状结构是指脑干内神经元细胞体与纤维相互混杂的部分。它不似灰质、白质那样边界清楚。几乎所有来自外周的传入纤维都有终支和侧支进入网状结构，而网状结构又直接或间接与中枢神经系保持密切联系，影响中枢神经各方面的活动。网状结构内含有的核团大致分为以下三类核群：中缝及附近的核群，其功能尚不十分清楚；内侧核群位于正中区的两侧，它们接受来自脊髓、脑神经感觉核和大脑皮质的信息，发出上行、下行纤维，广泛地投射至大脑、间脑、小脑、脑干，并有一部分止于脊髓。外侧核群主要为小细胞网状核，它接受长的感觉纤维束的侧支，并将冲动传给内侧核群。

脑干网状结构内存在一易化区和一抑制区，易化区和抑制区共同维持机体的肌紧张平衡和躯体运动。在脑干中还有一网状上行激活系统（ascending reticular activating system，ARAS）和网状上行抑制系统。中脑和间脑的尾侧区是 ARAS 的关键部位。如此部位损伤可引起昏睡或昏迷。网状结构的上行影响使皮质维持一定的觉醒程度，而网状结构的活动又受大脑皮质的影响。此外，网状结构还对植物神经、内分泌活动和感觉冲动中枢传导有影响。

2. 小脑

小脑位于颅后窝内、桥脑与延髓的背面，借小脑幕与大脑枕叶相隔，借小脑上脚、小脑中脚和小脑下脚与延髓、桥脑和中脑相连。按照先后的发生顺序可将小脑分为古小脑、旧小脑和新小脑。古小脑即绒球小结叶，又称前庭小脑，主要接受前庭的纤维，维持身体的平衡。旧小脑即前叶蚓部、蚓锥体和蚓垂，又称脊髓小脑，主要接受来自脊髓的纤维，控制肌张力和肌协调。新小脑为其余大部，又称桥脑小脑，主要接受大脑皮质的投射，控制随意运动的协调性以及力量、方向、范围的准确性。

3. 间脑

间脑位于中脑与大脑半球之间，背侧面借大脑横裂与大脑半球分割，外侧面与大脑半球的实质愈合，可分为五部分：背侧丘脑、上丘脑、下丘脑、后丘脑和底丘脑。间脑的脑室为第三脑室。

4. 端脑

端脑主要包括两侧大脑半球，表面被覆灰质，灰质的深面为白质，白质内的灰质核团为基底核。大脑半球根据其部位和功能的不同分为五叶、三面。五叶为额叶、顶叶、颞叶、枕叶、岛叶，各叶之间并非严格分界。三面为：宽阔膨隆的外侧面、较平坦的内侧面和凹凸不平的下面。皮质表面布满深浅不等的沟称大脑沟，其中外侧裂和中央沟最为显著，沟与沟之间的隆起部分称大脑回。外侧裂在脑底面以一深裂起于前穿质的外侧斜向后上终于顶叶的缘上回，其上方为额、顶二叶，下方为颞叶。外侧裂深部埋藏有三角形的脑岛。额叶、顶叶和颞叶掩盖脑岛的部分，为岛盖，中央沟分隔额叶与顶叶。

(1) 大脑半球背外侧面：额叶前至额极，后界以中央沟与枕叶分割，下界以外侧裂与颞叶分割。额叶有第Ⅰ躯体运动区、第Ⅱ躯体运动区、补充运动区、Broca氏区（运动性语言中枢）、书写中枢等许多重要的皮质功能区。

顶叶前至中央沟，后界为顶枕沟，顶枕沟上端与枕前切迹连线的中点与外侧裂末端的连线为下界。中央沟的后方有与之大致平行的中央后沟，它与中央沟之间为中央后回。顶内沟与半球上缘平行，起自中央沟，延向后方。顶内沟把顶叶分为顶上小叶和顶下小叶。顶下小叶又分为缘上回和角回。顶叶的主要功能区有第Ⅰ躯体感觉区、第Ⅱ躯体感觉区、Wernicke区（感觉性语言中枢）。

颞叶上界为外侧裂，后方以顶枕沟和枕前切迹的连线与枕叶分界。颞叶的主要功能区有听觉区和Wernicke区。

枕叶在外侧面自顶枕沟上端至枕前切迹连线为前界后方，在内侧面以顶枕沟为界。位于枕叶内侧面距状裂两侧皮质的是视觉中枢。

岛叶借岛环状沟与额叶、顶叶和颞叶分界，岛中央沟将岛叶分为前后两部分，与Rolando氏中央沟平行，前方有三四个岛短回，后有岛长回。岛叶可能与内脏感觉有关。

(2) 大脑半球的内侧面和底面：最显著的结构为连接左右大脑半球新皮质的胼胝体。由前至后分为胼胝体嘴部、膝部、干部和压部。大脑半球的底面有枕极，伸向颞极的脑回，后部为舌叶，前部为海马旁回。额叶的底面有许多短小的眶沟，分隔为若干眶回。内侧为嗅束，嗅束前端为嗅球，后端为嗅三角。

(3) 基底核：又称为基底神经节，为大脑半球内的灰质核团，包括尾状核、豆状核、带状核和杏仁体，其中豆状核分为内侧的壳核和外侧的壳核。豆状核和尾状核合称为纹状体，苍白球称为旧纹状体，尾状核和壳核称为新纹状体。

(4) 大脑半球白质：大脑半球白质是由起联系作用的纤维束构成，可分为3种纤维：联络纤维、联合纤维和投射纤维。

1) 联络纤维是连接一侧大脑半球内不同部位皮质的纤维，可分为长、短纤维两种。长纤维位置较深，联合成束。短纤维位置浅，联系邻近的脑回。联络纤维主要有钩束联系额叶与额叶前部的纤维，上纵束联系额叶、顶叶、枕叶、颞叶的纤维，下纵束联系枕叶、颞叶的纤维，扣带联系穹窿回各部及该回与邻近颞叶的纤维束。

2) 联合纤维是连接两侧大脑半球的纤维，包括胼胝体、前联合和穹窿联合。胼胝体在大脑纵裂底，是连接两侧大脑半球新皮质的纤维。穹窿是嗅脑的联合纤维，也是嗅脑的投射纤维。

3) 投射纤维是连接大脑皮质和皮质下结构的纤维。它在皮质下方呈扇形放射，称为辐射冠，向下聚成一宽厚致密的白质层，通过基底核与背侧丘脑之间，称为内囊。

内囊可分为3部分：内囊前肢、内囊后肢和内囊膝。内囊前肢位于尾状核头部及豆状核之间，有额桥束及丘脑前辐射通过。内囊后肢位于豆状核与背侧丘脑之间，又可分为3

部分：丘脑豆状核部、豆状核后部和豆状核下部，皮质脊髓束和丘脑中央辐射通过丘脑豆状核部，视放射和顶枕桥束通过豆状核后部，枕额桥束和听辐射通过豆状核下部。内囊膝位于前后肢之间，有皮质核束通过。如果内囊后肢受到损害（如内囊出血），可出现三偏综合征，即对侧偏瘫、对侧偏身感觉障碍、双眼对侧偏盲。

4）侧脑室位于大脑半球内，左右各一，腔内衬以室管膜上皮，分为前角、后角、下角和体部。体部位于顶叶，前角、后角、下角分别伸入额叶、枕叶和颞叶。

（5）嗅脑和边缘系统：嗅脑是指大脑半球中接受与整合嗅觉冲动的皮质部分，主要包括嗅球、嗅束、前嗅核、嗅结节、嗅纹、部分杏仁体及梨状区皮质等结构。

边缘叶加上与其功能和联系上较为密切的一些皮质下结构（杏仁体、下丘脑、上丘脑、隔核、丘脑前核和中脑被盖等）共同构成边缘系统，其中边缘叶又包括扣带回、海马旁回、海马结构、隔区和梨状叶等。边缘系统与嗅觉、内脏活动、情绪行为、性活动和记忆等有关。

（三）周围神经系统

周围神经系统可分为3部分：与脑相连的脑神经，与脊髓相连的脊神经，与脑、脊髓相连的内脏神经。

1. 脑神经

由脑发出或进入脑而与周围联系的神经称为脑神经，人类共有12对。脑神经按组成的纤维成分可分为3类：

（1）感觉神经：包括嗅神经、视神经和前庭蜗神经。功能分别支配嗅觉、视觉和听觉、本体感觉。

（2）运动神经：包括动眼神经、滑车神经、展神经、副神经和舌下神经，功能是分别支配眼球运动、咽喉运动、头颈运动、肩运动和舌运动。

（3）混合神经：包括三叉神经、面神经、舌咽神经和迷走神经，功能是分别支配本体感觉、咀嚼运动、表情变化、味觉、腺体分泌、味觉、黏膜感觉、血管（压力、化学）感觉、外感觉、腺体分泌、咽部运动，发音运动、腺体分泌、内脏与血管感觉等。

2. 脊神经

脊神经指与脊髓相连的周围神经，共31对，包括颈神经8对、胸神经12对、腰神经5对、骶神经5对、尾神经1对。每一对脊神经都为混合神经，既含感觉神经纤维又有运动神经纤维。脊神经在皮肤的分布具有节段性，这一点对神经系统疾病的诊断和治疗具有十分重要的意义。

3. 内脏神经

内脏神经包括内脏感觉神经和内脏运动神经。内脏运动神经又分为交感神经和副交感神经。交感神经节前纤维的神经元胞体位于胸脊髓和腰脊髓1~3节的灰质侧角内，副交感神经节前纤维的神经元胞体位于脑干和骶脊髓2~4节的灰质前角内。内脏神经系统在皮质和皮质下中枢的调节下管理、调整人体的重要生命活动（如呼吸、循环、消化、体温调节、代谢等）。

三、脑的血液供应

正常成人的脑重占体重的2%~3%，但流经脑组织的血液有750~1 000ml/min，耗氧量占全身耗氧量的 20%～30%，表明脑血液供应非常丰富，代谢极为旺盛。脑几乎无能量储备，能量来源主要依赖于糖的有氧代谢，因此脑组织对缺血、缺氧性损害十分敏感，无论氧分压明显下降或血流量明显减少都会出现脑功能的严重损害。如果脑血液循环完全阻断，5s 即可致意识丧失，5min 即可致不可逆的损害。

(一) 脑的动脉系统

脑的动脉系统包括颈内动脉和椎-基底动脉两大系统。

1. 颈内动脉系统

颈内动脉系统（又称前循环）起自颈总动脉，沿咽侧壁上升至颅底，穿行颈动脉管至海绵窦，然后进入蛛网膜下腔，供应眼部和大脑半球前 3/5（额叶、颞叶、顶叶和基底节）的血液。其主要分支有眼动脉（主要供应眼部血液）、脉络前动脉（供应纹状体、海马、外侧膝状体、大脑脚、乳头体和灰结节等）、后交通动脉（与椎-基底动脉系统连接组成 Willis 环）、大脑前动脉和大脑中动脉。

大脑前动脉是颈内动脉的终支，在视交叉上方折入大脑纵裂，在大脑半球内侧面延伸，主要分支有眶动脉、额极动脉、额叶内侧动脉、胼周动脉、胼缘动脉等皮层支和深穿支，其皮层支主要供应大脑半球内侧面前 3/4 及额顶叶背侧面上 1/4 部皮质及皮质下白质，深穿支主要供应内囊前肢及部分膝部、尾状核、豆状核前部等。左、右大脑前动脉之间有前交通动脉相连。

大脑中动脉是颈内动脉最大的分支，即其延续的部分供应大脑半球背外侧面 2/3 的血液，包括额叶、顶叶、颞叶和岛叶，内囊膝部和后肢前 2/3 的血液，包括壳核、苍白球、尾状核。其主要分支有：眶额动脉，中央沟、中央沟前及中央沟后动脉，角回动脉，颞后动脉等皮层支和深穿支。

2. 椎-基底动脉系统（又称后循环）

该系统供应大脑半球后 2/5（丘脑、脑干和小脑）的血液。两侧椎动脉均由锁骨下动脉的根部上后方发出，经第 1 颈椎至第 6 颈椎的横突孔入颅，在脑桥下缘汇合成基底动脉。其分支有脊髓后动脉、脊髓前动脉、延髓动脉、小脑后下动脉。基底动脉的分支有小脑前下动脉、脑桥支、小脑上动脉和大脑后动脉。大脑后动脉是基底动脉终末支，其分支有皮层支（颞下动脉、矩状动脉和顶枕动脉）、深穿支（丘脑穿通动脉、丘脑膝状体动脉和中脑支）和后脉络膜动脉。

3. 脑底动脉环

颈内动脉和椎-基底动脉通过几组吻合支形成丰富的侧支循环，其中最重要的是脑底动脉环，又称为 Willis 环，由双侧大脑前动脉、颈内动脉、大脑后动脉、前交通动脉和后交通动脉组成。它位于脑底面，使两侧大脑半球及一侧大脑半球的前、后部分有充分的侧支循环，具有脑血流供应的调节和代偿作用。颈内动脉与颈外动脉分支间的侧支循环（如颈内动脉的眼动脉与颈外动脉的颞浅动脉、颈外动脉的脑膜中动脉与大脑前、中、后动脉的软脑膜动脉间的吻合），椎动脉、锁骨下动脉与颈外动脉间的侧支循环，大脑前、中、后大脑前动脉末梢分支间互相吻合等，均有脑血流的调节及代偿作用。但脑深部穿动脉的吻合支较少，血流的调节和代偿作用较差。

(二) 脑的静脉系统

脑的静脉回流并不与动脉伴行。该系统分为深、浅静脉系统，大脑浅静脉主要引流大脑皮质和皮质下髓质的静脉血，大脑深静脉主要引流大脑半球深部结构、脑室脉络丛、枕叶、丘脑、基底核等处的静脉血。两者通过一定的侧支发生吻合，如某一静脉系统回流受阻，这些吻合便可提供回流的侧副循环途径。

在正常情况下，脑血流量（CBF）具有自动调节作用，与脑灌流注压成正比，与脑血管阻力成反比。在缺血或缺氧的病理状态下，脑血管的自动调节机制紊乱，血管扩张或反应异常。脑水肿和颅内压的升高，就会出现缺血区内充血、过度灌注或脑内盗血现象。颅外血管（椎动脉、锁骨下动脉或无名动脉）狭窄或闭塞时可发生脑外盗血现象，出现相应的临床综合征，如锁骨下动脉盗血综合征。

由于脑组织血流量的分布并不均匀，灰质的血流量远高于白质，大脑皮质的血液供应最丰富，其次为基底核和小脑皮质，因此，急性缺血时大脑皮质可发生出血性脑梗死（红色梗死），白质易出现缺血性脑梗死（白色梗死）。不同部位的脑组织对缺血、缺氧性损害的敏感性亦不相同：大脑皮质、海马神经元对缺血、缺氧性损害最敏感，其次为纹状体和小脑 Purkinje 细胞，脑干运动神经核的耐受性较高。因此，相同的致病因素在不同的部位可出现程度不同的病理损害。

第二节 脑梗塞与脑出血

一、概 述

脑梗塞（cerebral infarction）与脑出血（cerebral hemorrhage）属于脑血管疾病（cerebrovascular disease，CVD）。CVD 是指在各种脑血管病变或血流障碍基础上发生的缺血或出血及其所引起的脑部病变，是神经系统的常见病及多发病，以发生率高、死亡率高、致残率高、复发率高为主要特点，是目前人类疾病的三大死亡原因之一，约占所有疾病死亡人数的 10%。CVD 不仅危害身体健康，而且严重降低存活患者的生活质量，存活者中 50%～70% 患者遗留瘫痪、失语等严重残疾，给社会和家庭带来沉重的负担。

(一) 脑血管病的分类

1. 根据神经功能缺失症状持续的时间分

可将脑血管病分为短暂性脑缺血发作（transcient ischemic attack，TIA）和脑卒中（stroke），将脑缺血发作不足 24h 者称为 TIA，超过 24h 者称为脑卒中。但最近有人主张 TIA 的"1 小时"概念，即 TIA 症状体征持续少于 1h，超过 1h 者为脑卒中。脑卒中又称中风（apoplexy）、脑血管意外，指急性起病、迅速出现局限性或弥漫性脑功能缺失征象的脑血管性临床事件。

2. 根据疾病的发生和进展速度分

可将脑血管病分为急性 CVD 和慢性 CVD。

3. 根据病情严重程度分

可将脑血管病分为小卒中、大卒中和静息性卒中。

4. 根据病理性质分

可将脑血管病分为缺血性卒中 (ischemic stroke) 和出血性卒中 (hemorrhagic stroke)。前者又称为脑梗塞，包括动脉粥样硬化性脑梗塞、脑栓塞和腔隙性脑梗塞；后者包括脑出血和蛛网膜下腔出血。

(二) 脑血管病的病因

许多全身性血管病变、局部脑血管病变及血液系统病变均与CVD的发生有关，其病因可以是单一的，亦可由多种病因联合所致。常见的病因有：

1. 血管壁病变

以高血压性动脉硬化和动脉粥样硬化所致的血管损害最常见，而长期高血压又是脑动脉粥样硬化最重要的促进因素。其次为结核、梅毒、结缔组织疾病和钩端螺旋体等多种原因所致的动脉炎，以及先天性血管病（如动脉瘤、血管畸形和先天性狭窄）和各种原因（外伤、颅脑手术、插入导管、穿刺等）所致的血管损伤，药物、毒物、恶性肿瘤等所致的血管病损等。

2. 心脏病和血流动力学改变

见于高血压、低血压或血压的急骤波动，以及心功能不全、传导阻滞、风湿性或非风湿性瓣膜病、心肌病及心律失常，特别是心房纤颤。

3. 血液成分和血液流变学改变

包括各种原因所致的高黏血症（如脱水、红细胞增多症、高纤维蛋白原血症和白血病等），以及凝血机制异常，特别是应用抗凝剂、服用避孕药物和弥漫性血管内凝血等。

4. 其他病因

包括空气、脂肪、癌细胞和寄生虫等栓子，脑血管受压外伤、痉挛等。部分CVD病人的病因不明。

二、脑 梗 塞

脑梗塞又称缺血性脑卒中，是指由于脑部血液供应障碍导致缺血、缺氧引起的局限性脑组织的缺血性坏死或脑软化，占全部脑卒中的60%～70%。临床上常见的脑梗塞类型有动脉粥样硬化性脑梗塞 (arterothrombotic infarction)、脑栓塞 (cerebral embolism) 和腔隙性脑梗塞 (lacunar infarction) 等。

(一) 脑梗塞的常见临床类型

1. 动脉粥样硬化性脑梗塞

动脉粥样硬化性脑梗塞是脑梗死中最常见的类型，也称脑血栓形成 (cerebral thrombosis, CT) 或简称脑梗塞，通常指脑动脉的主干或其皮层支因动脉粥样硬化及各类动脉炎等血管病变，导致血管的管腔狭窄或闭塞，进而发生血栓形成，造成脑局部供血区血流中断，脑组织缺血、缺氧，软化坏死。临床上表现为偏瘫、失语等局灶性神经功能缺失。

2. 脑栓塞

脑栓塞是指各种栓子随血流进入颅内动脉系统使血管腔急性闭塞引起相应的供血区脑组织缺血坏死及脑功能障碍。国内报道脑栓塞占脑梗死的20%，国外统计其发生率为31%~48%。

3. 腔隙性梗死

腔隙性梗死是指发生在大脑半球深部白质及脑干的缺血性微梗死，因脑组织缺血、坏死、液化并由吞噬细胞移走而形成腔隙。腔隙性梗死约占脑梗死的20%。腔隙性梗死灶呈不规则的圆形、卵圆形、狭长形，小者可为0.2mm，大者可达20mm。病变血管多为直径100~200pm深穿支，多见于豆纹动脉、丘脑深穿动脉及基底动脉的旁中线支分布区。其临床表现多样，取决于腔隙的部位。

(二) 脑梗塞致神经损伤的机制

脑组织能量储备极少，对缺血、缺氧损害非常敏感，阻断脑血流30s脑代谢即会发生改变，1min后神经元功能活动停止，完全缺血5min即可导致神经元死亡。轻度缺血时仅有某些神经元丧失，严重缺血时各种神经元均有选择性死亡，完全持久的缺血时，缺血区内各种神经元及胶质细胞、内皮细胞均坏死。缺血引起神经系统损伤的机制仍未完全明了，但有许多证据表明除缺氧和能量代谢衰竭外，由缺血诱导的一系列瀑布样效应是导致缺血性神经元死亡的重要机制，其中兴奋性氨基酸的神经毒性作用、胞内Ca^{2+}超载、自由基以及缺血时产生的大量细胞因子在其中起主要作用。

1. 兴奋性氨基酸（excitatory amono acida，EAA）

兴奋性氨基酸包括谷氨酸、天门冬氨酸、海人酸、喹啉酸等，与缺血性脑损伤有关的EAA主要为谷氨酸。生理状态下，EAA参与了中枢神经系统的突触传递、发育过程中突触间的联系和功能变化。但在脑缺血等病理情况下谷氨酸的爆发性释放、过度刺激受体，则引起兴奋毒性的病理作用。脑缺血引起EAA释放增加的机制可能与ATP下降及膜通透性改变导致K^+外流、神经元持续去极化有关，持续放电、Ca^{2+}内流和能量耗竭导致EAA增加的同时再摄取也受阻，EAA在细胞外堆积，又反馈性地引起K^+外流，产生恶性循环。

大量EAA的爆发性释放使其受体过度激活，导致突触后神经元过度兴奋、溃变、坏死，这就是所谓的兴奋毒性。其机制尚不十分清楚，可能机制有：①EAA激活KA/Q受体，增加细胞内Na^+、Cl^-、K^+流向细胞外，造成细胞内外电解质紊乱，这一过程通常在缺血后6~24h内已有明显改变，为"早期细胞损伤"。②由于EAA不断增加，过度激活NMDA受体，该受体所控制的Ca^{2+}通道病理性开放，引起大量Ca^{2+}内流；另一方面通过KA/Q受体耦合通道增加胞内Na^+而引起膜去极化，启动电压依赖性Ca^{2+}通道开放，也增加Ca^{2+}内流，造成细胞内Ca^{2+}超载，一般是在缺血后3~7d内造成"迟发性神经损伤"。③细胞内Ca^{2+}增多，可激活磷脂酶A_2和C，使磷脂酶降解，释放大量的花生四烯酸及其代谢产物LTs，也可释放PAF等活性物质，同时加速激活NOS合成大量NO，产生NO的神经毒性。

2. 胞内Ca^{2+}超载（calcium overload）

细胞的正常功能有赖于细胞内外Ca^{2+}浓度维持在一定的比例。在正常生理条件下，

细胞外 Ca^{2+} 浓度高达 0.1mmol/L，而胞内为 $0.1\mu mol/L$。如此大浓度梯度的 Ca^{2+} 内环境稳定主要依靠 Ca^{2+} 对胞膜的极低通透性及能量来维持。当脑缺血时，可通过以下途径引起大量 Ca^{2+} 内流：①ATP 合成减少，Na^+-K^+ 泵功能降低，大量 Na^+ 内流 K^+ 外流，造成电压依赖性 Ca^{2+} 通道开放；②EAA 大量增加，使受体依赖性 Ca^{2+} 通道开放；③胞内 Ca^{2+} 增加，可激活磷脂酶，产生甘油二酯、前列腺素、IP_3 等，使胞内 Ca^{2+} 库释放；④大量自由基损伤脂质膜，影响膜的通透性及离子转运，引起 Ca^{2+} 内流；⑤多巴胺、5-羟色胺、乙酰胆碱增加，使 Ca^{2+} 内流和内 Ca^{2+} 释放。

Ca^{2+} 超载可通过下述机制引起并加重脑缺血，详见本书第十二章第六节心肌缺血-再灌注损伤一节。

3. 自由基（free radical）

自由基是外层轨道上含有一个或多个不配对电子的分子、离子、原子或原子团的总称。由氧诱发的自由基称氧自由基，如过氧化氢（H_2O_2）、超氧阴离子 O_2^-、羟自由基 $OH\cdot$ 和 NO。由氧自由基和多聚不饱和脂肪酸生成的中间代谢产物属于脂自由基。氧自由基是众多自由基的前体物质。生理情况下，氧通过色素氧化酶系统接受 4 个电子还原成水，同时释放能量，也有 1%~2% 氧接受 1 个电子生成 O_2^-，或再接受一个电子生成 H_2O_2。但是由于细胞内存在自由基清除系统可以及时清除它们，所以对机体并无有害作用。

在脑缺血时，自由基大量增加，与其他组织相比，脑组织更易受自由基损害，其原因有：①神经细胞的膜结构中富含胆固醇和多种不饱和脂肪酸；②脑组织中含中等量超氧化物歧化酶和谷胱甘肽过氧化物酶，缺乏过氧化氢等酶系统；③脑组织中富含催化自由基生成的铁离子；④脑组织中抗坏血酸浓度高，当它单独存在时是一种抗氧化剂，而缺血时，组织进入血中，释放出铜、铁等离子，刺激抗坏血酸产生大量自由基。

4. 细胞因子

脑梗死的白细胞浸润发生在缺血的 6~24h 内，抗炎治疗可使脑梗死的治疗时间窗变宽，赢得进一步治疗的时机。促使白细胞向血管外迁移的细胞因子发生在梗塞的初始部位，在炎症细胞反应出现以前有介导炎症反应的细胞因子，即前炎症细胞因子的表达。常见的前炎症细胞因子包括 IL-1、IL-6、IL-8、IL-10、TNFα 等。

研究表明，脑缺血后 TNF 的表达具有神经毒性作用，应用 TNF 抗体可明显减轻皮层和皮层下的损伤，提高再灌注时脑血流，同时改善神经功能。TNF 发挥神经毒性作用的机制可能与以下因素有关：①抑制核因子 NF-κB 的活性，增加脑细胞对 TNF 细胞毒性的敏感性；②促使细胞间黏附分子的表达，引起白细胞在缺血病灶的聚集；③直接或通过诱导神经毒性介质如 NO 的产生而导致梗塞病灶的进展；④增加血脑屏障的通透性。

有些细胞因子具有神经保护作用。如 IL-6 可作为神经保护和神经营养因子；IL-10 是一种抗炎性细胞因子，对缺血性脑损伤也具有保护作用，其作用机制与抑制其他细胞因子的产生有关。

5. 细胞黏附

脑缺血后的白细胞浸润所致的炎症反应在缺血性脑损害的发生、发展中起重要作用，而白细胞的浸润必须有黏附分子（adhesion molecule）的诱导和参与，因此白细胞与细胞黏附因子在脑缺血损伤的作用引起了人们的关注。

细胞黏附可通过影响缺血组织的血流量和释放一些物质来对缺血组织产生影响。黏附分子介导的白细胞黏附于微血管内皮细胞表面一方面可机械性阻塞微循环通道，影响缺血半暗带的血液供应，同时伴有大量血浆成分进入血管并聚集在血管壁内。血浆成分的聚集，尤其是纤维蛋白的聚集使管壁变厚，管腔狭窄，加重缺血并影响再灌注。

6. 其他

NO 在脑循环和脑损伤中起重要作用，它在脑缺血中的利和弊取决于脑缺血后的不同时间段和 NO 是由哪种细胞产生的。在缺血早期，内皮产生的 NO 超过神经元产生的有毒性 NO，能增加侧支循环，阻止血小板和白细胞对微血管的阻塞，改善微循环。此外，NO 还能阻滞 NMDA 受体，减轻兴奋毒性对神经细胞的损伤。但在脑缺血数小时后，NO 对血管不再有保护作用，而变为有害了。脑缺血超过 6h，iNOS 在脑缺血后的炎症细胞部位表达，产生大量的 NO，引起迟发性损伤，如 NO 与 O_2^- 作用能生成过氧化硝基产物，发挥细胞毒作用。NO 还可引起能量耗竭，产生 DNA 损伤，抑制 DNA 合成，触发细胞凋亡。

很多研究表明，缺血引起内皮素（ET）的增加，ET 增高可引起侧支血管收缩，病灶血流量进一步减少，加重梗塞后脑组织缺血及神经元损伤，形成恶性循环。

（三）脑梗塞中的几个特殊问题

1. 缺血半暗带（ischemic penumbra）

电机能衰竭和膜机能衰竭两个阈值的发现，导致半暗带概念的产生。所谓缺血半暗带即围绕在不可逆损伤外的电生理活动消失，但尚能维持自身离子平衡的脑组织。急性脑梗塞病灶是由中心坏死区及其周围的缺血半暗带组成。中心坏死区由于严重的完全性缺血，脑细胞死亡。而缺血半暗带内因仍有侧支循环存在，可获得部分血液供给，尚有大量可存活的神经元，损伤为可逆的。如果血流迅速恢复，脑代谢障碍可得以恢复，神经细胞仍可存活并恢复功能。故保护这些神经元是对急性脑梗塞治疗成功的关键。

一般认为，缺血半暗带自缺血 1h 后出现，通常持续达 24h，在人类脑梗塞时，半暗带的持续时间可能要达 48h。半暗带向梗塞的转化通过两种方式进行：一是梗塞的不断扩大逐渐波及并取代半暗带；二是半暗带中存在的神经元坏死小岛逐渐扩大并与梗塞区融合，使梗塞扩大，半暗带变窄。半暗带能存在一定时间，这为临床上脑梗塞的治疗提供了一个时间窗。

半暗带存在另一种完全不同的细胞死亡形式，即细胞凋亡，表现为神经细胞皱缩，染色质浓集，细胞器完整，以及凋亡小体的产生。脑缺血后会引发许多基因的表达，其中即早基因是最早激活并转录的基因，细胞内钙超载是诱导即早基因的一个主要刺激。

2. 脑缺血-再灌注损伤（ischemia-reperfusion damage）

脑组织缺血后恢复血流供应，而脑损伤继续加剧的现象称再灌注损伤。再灌注损伤的机制主要是与自由基的过度形成、神经细胞内钙超载、兴奋性氨基酸的细胞毒作用和酸中毒等有关。一般认为脑缺血后再灌注治疗时间定为 6h 之内较为合适。

3. 脑低氧预适应（hypoxic preconditioning）

1990 年 Kitagawa 等在沙土鼠脑缺血的实验研究中观察到短暂性脑缺血预处理具有神经保护作用，首先提出缺血预适应的概念，即机体对短暂缺血的适应性反应，能增加神经元对再次缺血的耐受。

大脑产生缺血耐受的时间比心脏要长，且持续数天时间，其保护机制可能与热休克蛋白（heart shock protein，HSP）、凋亡相关基因和即早基因的表达、腺苷、炎性细胞因子、兴奋性氨基酸等有关。

HSP是一组分子量不等（15～110kU）的酸性蛋白质，具有显著的细胞保护作用。编码HSP的基因具有高度的保守性，该基因在各种应激原的作用下，可迅速激活表达，合成大量HSP，以抵抗各种强烈应激原的作用。脑缺血诱导HSP70、HSP72的表达，它们发挥其蛋白质的伴娘作用，与变性蛋白质结合，阻止其进一步变性，使组织耐受刺激的能力提高。

许多研究表明，脑缺血可诱导凋亡相关基因的表达，其中研究较多的是bcl-2、c-fos和P53。抗凋亡基因bcl-2抑制细胞坏死也抑制细胞凋亡。

腺苷是缺血耐受的启动因子，在缺血耐受中起到递质的作用。缺血诱导腺苷释放，并与A1受体结合，引起K^+_{ATP}通道开放。有报道，阻断A1受体和K^+_{ATP}通道使全脑缺血耐受不能产生。

4. 无症状脑梗塞（SBI）

SBI是指无任何脑与视网膜症状的一类脑血管疾病，仅为神经影像学或尸检发现的梗塞，其症状可能未被认识或被病人遗忘或只有短暂缺血症状。随着CT及MRI的临床应用，本病的检出率逐渐增高。高血压、高血脂、糖尿病、冠心病引起小动脉硬化是导致本病的主要原因，高血糖还可损害血脑屏障及使神经元线粒体肿胀和破坏。

5. 细胞凋亡（apoptosis）

过量谷氨酸受体的激活、钙超载、氧自由基、线粒体和DNA的损害等因素均可导致脑细胞的坏死和凋亡，这部分取决于刺激的性质和强度、受损细胞的种类及其在生命周期中所处的阶段。急性、持续的血管阻塞引起坏死，而轻微受损特别是在半暗带受损引起细胞凋亡；而迟发性损伤中选择性神经元死亡的主要形式则是凋亡。

（四）治疗原则

1. 超早期溶栓

治疗目的是溶解血栓，迅速恢复梗死区血流灌注，减轻神经元损伤。溶栓应在起病6h内进行才有可能挽救缺血半暗带。临床常用的溶栓药物如尿激酶（UK）、链激酶（SK）等，存在梗死病灶继发出血、再灌注损伤、脑组织水肿以及再闭塞等并发症。

2. 抗凝治疗

目的在于防止血栓扩展和新血栓形成。常用药物有肝素、低分子肝素及华法林等，但有引起出血的副作用。

3. 脑保护治疗

脑保护治疗是在缺血瀑布启动前超早期针对自由基损伤、细胞内钙离子超载、兴奋性氨基酸毒性作用、代谢性酸中毒和磷脂代谢障碍等进行联合治疗。可采用钙离子通道阻滞剂、镁离子、抗兴奋性氨基酸递质、自由基清除剂（过氧化物歧化酶、维生素E、维生素C和甘露醇等）和亚低温治疗。

4. 外科治疗

颈动脉内膜切除术、颅内外动脉吻合术、开颅减压术等对急性脑梗死病人有一定疗效。大面积脑梗死和小脑梗死而有脑病征象者，宜行开颅减压治疗。

5. 一般治疗

一般治疗包括维持呼吸道通畅及控制感染、进行心电监护以预防致死性心律失常和猝死、控制脑水肿等并发症等基础治疗。

三、脑　出　血

脑出血（intracerebral hemorrhage，ICH）又称脑溢血或出血性脑卒中，是指原发性非外伤性脑实质内出血，占全部脑卒中的20%～30%。脑出血与高血压有直接关系，约1/3的高血压患者发生脑出血，而脑出血患者95%有高血压病史。

（一）病因

1. 高血压

大多数患者因高血压引起脑出血。但一般认为，单纯的血压升高不足以引起脑出血，常在合并小动脉硬化的基础上发生。

2. 脑动脉粥样硬化

脑动脉粥样硬化患者易发脑梗塞，在大块脑缺血软化区内的动脉易破裂出血，形成出血性坏死。

3. 其他

多发性脑出血通常继发于血液病（白血病、再生障碍性贫血等）、脑淀粉样血管病变、动脉瘤、动静脉畸形、Moyamoya病、原发或转移性肿瘤、抗凝或溶栓治疗等。

（二）脑出血致神经损伤机制

1. 血肿本身的影响

（1）早期血肿扩大：ICH早期血肿扩大是导致临床病情恶化的重要原因之一，利用头颅CT对脑出血进行动态观察，发现20%～40%患者在病后24h内血肿仍继续扩大，为活动性出血或早期再出血，其中多数出现在3～4h。血肿扩大多与早期病情加重有关。

（2）局部脑血流（rCBF）下降：主要为血肿的占位效应，影响局部微循环。

2. 血肿内容物的影响

血肿释放的某些活性物质或血液本身的成分可能是脑水肿产生的物质基础。

（1）凝血酶：凝血酶是凝血过程中心环节凝血酶原的活化产物，其主要作用是促进纤维蛋白原转变为纤维蛋白，此外，它还具有促进凝血酶原激活物形成，激活内源性凝血系统，激活纤溶酶，诱导血小板聚集、释放反应，激活蛋白C等作用。普遍认为低浓度凝血酶对脑组织具有保护作用，而高浓度凝血酶则会损伤脑细胞。

凝血酶对血脑屏障和脑细胞的毒性作用：①引起脑水肿，可能是通过作用于凝血酶受体而产生毒性作用；②破坏血脑屏障，其确切机制尚不清楚；③产生细胞毒性作用，与脑细胞的电生理异常，神经元的轴突与树突、胶质细胞的突起退变有关；④引起炎症反应，造成对脑细胞间接的损伤。

（2）血红蛋白：游离血红蛋白能够催化各种氧化反应和过氧化反应，从而产生病理状态。血红蛋白分解释放出的铁离子和血红素具有毒性作用，还可诱导产生大量的氧自由基。血红蛋白对脊髓神经元的毒性作用可造成细胞死亡，而这种毒性作用的机制是铁离子依赖的过氧化氢介导的氧化反应。在脑出血后脑水肿形成的中、晚期，红细胞的内容物（如血红蛋白和 ADP 等）起重要作用。

(3) 其他：其他加剧脑水肿的因素（如血浆蛋白、cys-LT 等）、血肿中血管活性物质（如肾上腺素）的释放、细胞膜性成分裂解及细胞内释放的大分子物质等可参与脑水肿形成，引起血管痉挛、血管扩张或血管通透性改变。

3. 血肿以外物质的影响

来源于血肿外的一些血管活性物质如组胺、5-羟色胺、激肽、缓激肽、花生四烯酸及其代谢产物增多，可加重脑组织损害；溶酶体膜被氧自由基破坏后，各种水解酶释放，使神经细胞进一步损伤或坏死；兴奋性神经毒性氨基酸促进神经细胞的坏死。此外，活化的白细胞还可产生活性物质、酶类，如蛋白水解酶及自由基等，对局部脑组织造成直接而严重的损伤。而再灌注期的"不再流"现象以及再灌注损伤是血肿边缘水肿形成的发病机制之一。

(三) 主要临床表现

高血压性脑出血常发生在 50~70 岁，男性略多见，冬春季发病较多。患者多有高血压病史，通常在活动或情绪激动时发生。大多数病例病前无预兆，少数可有头痛、头晕、肢体麻木等前驱症状。重症者发病时突感剧烈头痛，瞬即呕吐，数分钟内可转入意识模糊或昏迷。临床症状常在数分钟到数小时内达到高峰，依出血部位、出血量及发展速度不同而临床特点各异。

(四) 治疗

急救原则是防止进一步出血，降低颅内压，控制脑水肿，维持生命机能和防治并发症，以提高生存率，降低致残率。

1. 保持安静

早期应尽量减少搬动，卧床休息，避免精神紧张和情绪激动。

2. 控制脑水肿，降低颅内压（ICP）

脑出血后脑水肿约在 48h 达到高峰，维持 3~5d 后逐渐消退，可持续 2~3 周或更长。积极控制脑水肿、降低 ICP 是脑出血急性期治疗的重要环节，有条件及有必要时可行 ICP 监测。

3. 控制高血压

脑出血后血压升高是一种对为保持脑血流量（CBF）相对稳定的脑血管的自动调节反应，当 ICP 下降时血压也会随之下降，因此通常收缩压 23.99kPa（180mmHg）以内或舒张压 13.60kPa（13.60mmHg）以内可观察而不用降压药。急性期后 ICP 增高不明显而血压持续升高者，应进行系统抗高血压治疗，把血压控制在较理想水平。但急性期血压骤然下降提示病情危笃。

4. 外科治疗

常用的手术方法有开颅血肿清除术、脑室引流、钻孔扩大骨窗血肿清除术、立体定向血肿引流术等。

5. 其他

其他治疗包括防治并发症如限制水摄入量、补钠，有中枢性高热者宜先行物理降温，勤翻身、被动活动或抬高瘫痪肢体以预防下肢深静脉血栓形成等。

第三节　神经递质

一、概　　述

机体对内外环境变化的适应与调节有赖于神经系统的功能。神经元是神经系统的基本功能单位，它由细胞体和胞突（树突和轴突）组成。细胞体是神经元代谢和营养的中心，神经元之间靠轴突前膜释放化学递质，作用于突轴后膜上的受体而传递兴奋。这些化学递质即神经递质。

神经递质（neurotransmitter）是神经元之间进行信号传递的化学物质，它主要在神经元内合成，贮存于突触前末梢，当神经冲动到达末梢时从突触前膜释放，通过突轴间隙作用于突触后膜受体，产生特定的功能变化。随着神经科学的迅速发展，目前已确定的神经递质已有几十种。神经递质应符合或基本符合以下几个条件：①突触前神经元应具有合成递质的前体和酶系统，并能合成该递质；②递质贮存于突触小泡内，当兴奋冲动抵达末梢时，小泡内递质能释放入突触间隙；③递质释出后经突触间隙作用于后膜上特异受体而发挥其生理作用（人为施加递质至突触后神经元或效应器细胞旁，应能引起相同的生理效应）；④存在使该递质失活的酶或其他失活方式（如重摄取）；⑤有特异的受体激动剂和拮抗剂，并能够分别拟似或阻断该递质的突触传递作用。

神经调质（neuromodulator）是指由神经元产生、作用于特定的受体，但并不在神经元之间起直接传递信息作用，只是调节信息传递效率，增强或削弱递质效应的一类化学物质。调质所发挥的作用称为调制作用（modulation），以区别于递质的传递作用。如阿片肽对交感末梢释放去甲肾上腺素（NE）的调制作用。血管壁的交感神经末梢上分布有 δ 和 κ 型阿片受体，如果阿片肽作用于 κ 受体，可促进交感末梢释放 NE，加强血管收缩；如果阿片肽作用于 κ 受体，则可抑制交感末梢释放 NE，抑制血管收缩。但实际上，递质和调质并无明确的界限。一方面，调质是从递质中派生出来的概念，不少情况下，递质包含着调质；另一方面，有些化学物质在有些情况下发挥着递质作用，而在另一情况下又发挥着调质作用。

二、神经递质的分类

周围神经的递质有乙酰胆碱、去甲肾上腺素、嘌呤类和肽类递质以及气体性递质 NO。NO 不作用于膜受体，而是穿透细胞膜作用于鸟苷酸环化酶，升高 cGMP 水平，产生生物效应。嘌呤类和肽类递质存在于胃肠道壁内神经丛中副交感神经节后纤维，以及交感、副交感神经末梢。

中枢神经递质分为：

1. 胆碱类

乙酰胆碱（Acetylcholine, Ach）。

2. 单胺类 (The Amines)

去甲肾上腺素 (Norepinephrine, NE)、肾上腺素 (Epinephrine, E)、多巴胺 (Dopamine, DA)、5-羟色胺 (Serotonin, 5-HT)。

3. 氨基酸类

γ-氨基丁酸 (γ-aminobutyric acid, GABA)、谷氨酸 (Glutamate, Glu)、甘氨酸 (Glycine, Gly)、天门冬氨酸 (Aspartic acid, Asp)。

4. 肽类

肽类可分为：①下丘脑释放的激素，包括促甲状腺释放激素、促黄体激素释放激素、生长激素抑制素等；②垂体肽，包括促肾上腺皮质激素、γ-促黑素细胞激素、血管加压素、催产素等；③脑肠肽，包括缩胆囊素、P物质、神经降压素等；④内啡肽，包括脑啡肽、内啡肽、强啡肽和新啡肽等；⑤其他，包括血管紧张素Ⅱ、缓激肽、神经肽γ、组胺、嘌呤类腺苷、ATP、一氧化氮、一氧化碳、花生四烯酸及其衍生物（前列腺素类）等。

三、神经递质的代谢

(一) 递质的合成

神经元中含有合成神经递质的前体和酶系统。传统递质的前体包括胆碱、氨基酸。酶系统定位于胞体和末梢。当递质前体随轴浆运输到达末梢时，在各种酶的作用下合成递质。各种递质的合成酶中有一些酶是该递质代谢的特征性酶，这些酶存在就可说明该类递质存在。如胆碱乙酰基转移酶是乙酰胆碱的特征性酶，酪氨酸羟化酶是多巴胺的特征性酶，多巴胺β羟化酶是去甲肾上腺素的特征性酶，色氨酸羟化酶是5-羟色胺的特征性酶，谷氨酸脱羧酶是γ-氨基丁酸的特征性酶，苯乙醇胺N甲基转移酶是肾上腺素的特征性酶。

肽类递质的合成在胞内核糖体上以RNA为模板翻译而成。其合成过程为：基因转录使细胞核内前体mRNA进入粗面内质网，翻译成前肽原，后者在蛋白水解酶的作用下切除一小段信号肽成为肽原，然后转移到高尔基体经磷酸化、糖基化等翻译后加工过程，成为有生物活性的递质。合成的肽类递质储存在致密囊泡内。如脑啡肽的前体肽原是前脑啡肽原，水解为脑啡肽原（肽原）。

(二) 递质的储存

合成的递质大多储存于神经末梢的囊泡内，囊泡内的递质浓度大大高于胞浆，如囊泡内乙酰胆碱浓度高于胞浆内的100倍。这样可避免胞浆内一些酶的破坏。γ-氨基丁酸则以结合的形式储存于末梢的胞浆内。

(三) 递质的释放

当神经冲动抵达末梢时，末梢产生动作电位和离子转移，Ca^{2+}由膜外进入膜内，使一定数量的小泡与突触前膜紧贴融合。然后小泡与突触前膜黏着处出现破裂口，小泡内递质和其他内容物就释放到突触间隙内。Ca^{2+}内流的数量决定递质释放的多少，当胞内Ca^{2+}浓度增加时，激活Ca^{2+}-钙调蛋白依赖的蛋白激酶Ⅱ，使突触蛋白Ⅰ磷酸化，于是囊泡从 F-肌动蛋白上脱离，向突轴前膜移动，并与前膜融合，然后前膜破裂，递质外排。这一过程称为出胞（exocytosis）或胞裂外排。一个小泡含有 1 000~10 000 个递质分子。假如一个囊泡含有 5 000 个小泡，其释放的递质就很多了。静息状态下，也有一些递质自发释放。

（四）递质的失活

不同递质的失活方式是不同的，可被酶降解，也可被末梢膜重新摄取。递质在突触间隙被迅速移除是保证化学传递高度灵敏的重要条件。如乙酰胆碱被胆碱酯酶水解成胆碱和乙酸而失活；去甲肾上腺素大部分（70%~90%）被末梢膜重新摄取，小部分被局部的儿茶酚胺-O-氧位甲基移位酶（catecholamine-O-methyl transferase，COMT）和单胺氧化酶（monoamine oxidase，MAO）降解；多巴胺和 5-羟色胺的失活与去甲肾上腺素的失活相似；氨基酸递质则被神经元和神经胶质再摄取而失活；肽类递质的失活是通过氨基肽酶、羧基肽酶和一些内肽酶的降解而失活。

四、主要神经递质的生理作用

（一）乙酰胆碱（ACh）

乙酰胆碱在周围神经中主要分布于副交感神经和交感神经的节前纤维、副交感神经节后纤维及躯体运动神经纤维，传递副交感神经的兴奋和支配骨骼肌运动。

在中枢神经系统，纹状体、大脑皮质、海马和脊髓后角有胆碱能神经元回路。还有一些中枢胆碱能神经元的长轴突可以投射到远距离，组成神经通路。其功能为：

(1) 维持觉醒状态。

(2) 与躯体和内脏运动有关，如眼外肌、咀嚼肌、表情肌、舌肌和内脏运动，参与视觉和感觉的传入。

(3) 参与行为、学习和记忆功能。

(4) 参与调节体温、血压、摄食和饮水。

（二）儿茶酚胺类递质

神经系统中有一些胺类化合物，它们具有儿茶酚的化学结构，统称儿茶酚胺，包括去甲肾上腺素、肾上腺素和多巴胺。去甲肾上腺素在中枢神经系统分布广泛，肾上腺素在哺乳动物脑内含量较少，多巴胺集中分布于锥体外系统的神经结构中。

1. 去甲肾上腺素的中枢效应

去甲肾上腺素（NE）对脑电和行为的觉醒有一定作用。该系统的适度兴奋能产生兴奋与欢快情绪，过度兴奋则可能导致狂躁及攻击行为。在休克、格斗、自我刺激、寒冷、制动术等应激物作用下，脑内 NE 的含量反而下降，这与其周转加快有关，而非制造减少所致。此外，NE 对维持血压、体温及某些神经内分泌具有重要作用。

2. 中枢多巴胺的功能

中枢多巴胺能神经元主要位于中脑和间脑，由中脑发出的长轴突纤维投射到纹状体、边缘系统和大脑皮层。其作用为：①参与认知、精神和情绪功能；②调节下丘脑释放垂促激素；③参与心血管活动调节；④参与痛觉调节。

3. 外周神经系统效应

儿茶酚胺对外周神经系统的效应需根据靶细胞受体分布而定。当前认为有两种肾上腺素能受体——α-受体及β-受体。肾上腺素对这两种受体均能起作用，而作为神经递质的去甲肾上腺素则主要影响α-肾上腺素能受体，多巴胺对α-受体、β-受体均可产生一定的激动作用。

(三) 中枢 5-羟色胺 (5-HT) 系统的功能

目前认为脑内有 7 种 5-HT 受体，$5-HT_1 \sim 5-HT_7$ 七种亚型，除 $5-HT_3$ 为促离子型受体外，其余均为与 G 蛋白耦联的促代谢型受体。

5-HT 的生理功能为：①维持睡眠；②提高痛阈，具有镇痛功能；③参与皮质激素负反馈调节；④维持情绪和精神稳定。

(四) 氨基酸递质

1. γ-氨基丁酸 (GABA)

GABA 在脑内的含量比单胺类递质高 1 000 倍以上，脑内 20%～40% 的突触以其为递质。

γ-氨基丁酸的生理功能为：①抗焦虑作用；②调节垂体激素分泌；③抑制摄食；④镇痛作用；⑤维持正常神经系统兴奋性；⑥维持骨骼肌正常的兴奋性和痉挛阈值。

2. 谷氨酸 (Glu)

Glu 为中枢神经系统兴奋性递质，它在脑内分布广泛，但具有潜在毒性，如果在突触间隙含量过高或其受体大量激活会引起神经元损伤。中枢 Glu 的功能：①维持神经元兴奋与正常活动；②作为 GABA 的前体，合成神经递质 GABA；③具有解毒功能，其机制是在谷氨酰胺合成酶作用下，与氨结合生成谷氨酰胺，解除氨对大脑的毒害作用；④参与神经发育、老化、突触发生及可塑性等许多缓慢的生命过程。

(五) 脑肽

脑肽以神经递质、神经调质或神经内分泌等三种方式起作用。例如，P 物质可能是脊髓背根痛觉信息传入的递质，也是蛙交感神经节传递中的递质或调质；加压素 (VP)、催产素 (OT)、黄体生成素释放激素 (LHRH)、促甲状腺素释放激素 (TRH)、生长激素释放因子 (CRF)、生长抑素 (SS) 等则是早已熟知的神经内分泌物质。

1. 内啡肽 (endorphin)

内啡肽主要存在于脑和垂体。其生理作用为：①镇痛作用及镇静作用；②促进催乳素和生长激素的分泌；③直接刺激脑内 DNA 的合成。

2. 脑啡肽 (enkephalin)

脑啡肽主要分布于中脑和丘脑。其主要生理作用：①镇痛作用；②调节情绪。脑啡肽的鸦片样生物活性仅及内啡肽的几十分之一。其功能可被鸦片拮抗剂——纳洛酮 (naloxone) 所阻断。

五、主要神经递质与疾病

由于神经递质对维持正常的神经系统活动具有十分重要的意义,因此神经递质的异常与疾病的发生有着千丝万缕的联系。在精神分裂症、震颤性麻痹、癫痫、学习记忆障碍、老年性痴呆等疾病中均有神经递质的异常。

(一) 神经递质与癫痫

癫痫是由多种病因引起的慢性脑部疾患,以脑部神经元过度发放所致的突然、反复和短暂的中枢神经系统功能失常为特征。根据所侵犯神经元的部位和发放扩散的范围,功能失常可表现为运动、感觉、意识、行为、自主神经功能等不同障碍,或兼而有之。

氨基酸类递质及其受体在脑分布广泛,对神经元起兴奋或抑制作用,这种兴奋和抑制的不平衡是癫痫发病机制的一个重要环节。其他递质如 5-羟色胺(5-HT)、去甲肾上腺素(NE)、多巴胺(DA)可以抑制癫痫发作,乙酰胆碱(ACh)可促进癫痫发作。

1. 兴奋性递质增加

谷氨酸(Glu)是脑内兴奋性神经递质,在癫痫发作中起着相当重要的作用。现已确定癫痫性脑损害是兴奋性神经递质谷氨酸盐及天门冬氨酸盐的神经毒作用引起的。Glu 解毒途径是经神经胶质细胞摄取,并通过谷氨酰胺合成酶生成谷氨酰胺。突触前 Glu 与突触后膜 NMDA 受体结合后使 Na^+ 和 Ca^{2+} 流入细胞内,K^+ 和 Mg^{2+} 流出细胞外,由于 Mg^{2+} 的流出,产生 NMDA 受体的副反馈作用,离子通道关闭。因此,Glu 增加则细胞内 Na^+ 和 Ca^{2+} 增加,特别是 Ca^{2+} 的增加更为严重。

2. 抑制性递质减少

γ-氨基丁酸(GABA)为抑制性神经递质。当脑内 GABA 浓度降低 40% 时,即可引起自发性癫痫。癫痫动物实验研究表明:凡是能导致脑内谷氨酸脱羧酶(GAD)活性降低、GABA 合成减少或 GABA 受体数目减少的动物模型,均可导致中枢神经系统神经元兴奋性的增高而引发惊厥。

常用的抗癫痫药如苯巴比妥、苯妥英钠、丙戊酸都能增强 γ-氨基丁酸的抑制作用。γ-氨基丁酸受体上的苯二氮䓬类结合位点是安定类药抗惊厥的作用部位。

3. 其他

研究还显示,癫痫患者的发作还与抑制性神经递质 5-羟色胺、多巴胺减少,去甲肾上腺素、乙酰胆碱、吗啡、促皮质激素释放激素、ENK、β-EP 等升高有关。

(二) 神经递质与阿尔茨海默病

阿尔茨海默病(Alzheimer disease,AD)是大脑皮质的一种变性疾病。在临床上表现为进行性痴呆,以大脑皮质广泛性萎缩、出现大量的老年斑和神经元纤维缠结为神经病理学特征。研究证实 AD 患者大脑中存在广泛神经递质或调制物质的代谢紊乱。

1. 乙酰胆碱和生长抑素

阿尔茨海默病患者脑内胆碱乙酰化酶活性的下降和乙酰胆碱酯酶活性增高,使乙酰胆碱含量减少,其下降程度与痴呆程度正相关。研究显示,脑内生长抑素含量下降与 AD 神经元纤维缠结的分布与区域性相关。

2. 谷氨酸（Glu）

研究发现 AD 患者内嗅区皮质谷氨酸神经元变性，穿通纤维通路终止带中 Glu 活性降低；海马的谷氨酰胺酶阳性的锥体细胞明显减少，齿状回谷氨酸的阳性纤维终止带明显缩小。患者脑脊液中游离的谷氨酸和脯氨酸浓度增高，而对 CNS 具有抑制作用的氨基乙磺酸浓度却降低，致使谷氨酸的活性更大。

3. 血管升压素

血管升压素（VP）是第一个被认为参与学习记忆过程的肽类。一些国家已将其作为抗健忘药出售。VP 似乎主要是增强记忆的巩固和提取，对此已获得了一些实验的支持。先天缺乏 VP 的尿崩症大鼠很难建立逃避性条件反射的记忆；脑室内注射精氨酸升压素抗体（AVP）导致对条件反射记忆的丧失；皮下注射 AVP 可逆转短暂性脑缺血引起的遗忘。在逆行性遗忘大鼠模型中，腹腔注射 VP 10μg/kg 可逆转腹腔注射 β-EP 和电击产生的遗忘。研究发现 AD 和乙醇（酒精）中毒性痴呆病人脑脊液 AVP 水平下降，AD 脑海马及基底节区 AVP 的含量亦减低，可能与 AD 的记忆力障碍有关。

（三）神经递质与帕金森病

帕金森病（Parkinson disease, PD）又称震颤麻痹，是发生于中年以上的一种神经系统变性疾病。震颤、运动减少和肌强直是本病的主要临床特征，32%～56%的病人伴有痴呆。其主要病变在黑质和纹状体。越来越多的证据表明，PD 不仅是黑质多巴胺神经元变性，而且存在着广泛的脑功能失调和多种神经递质的变化。

1. 多巴胺含量降低

多巴胺和乙酰胆碱是纹状体中两种重要神经递质系统，功能相互拮抗，两者的平衡对基底节环路活动起重要的调节作用。帕金森病患者黑质-纹状体内多巴胺和去甲肾上腺素合成酶系的活性降低，酪氨酸羟化酶活性降低，而多巴胺分解酶活性却不变，使多巴胺含量降低。导致 ACh 系统功能相对亢进，丘脑-皮质反馈活动受到过度抑制，它对皮质运动功能的易化作用受到削弱，因此产生肌张力增高、动作减少等运动症状。近年来还发现，中脑-边缘系统和中脑-皮质系统的 DA 含量亦显著减少，这些部位 DA 缺乏可能是智能减退、行为情感异常、言语错乱等高级神经活动障碍的病理生理基础。患者症状的严重度与多巴胺减少的程度一致。

2. 其他递质

帕金森病患者脑内 GABA 含量增多，去甲肾上腺素、γ-氨基丁酸、5-羟色胺、脑啡肽、P 物质、生长抑素、胆囊收缩素等水平降低。去甲肾上腺素减少与患者的痴呆和运动障碍有关。5-羟色胺减少则与幻觉等精神症状有关。

（四）神经递质与精神分裂症

精神分裂症为一组病因不明的疾病。由于该病患病率高，在精神病学中占有极为重要的位置。临床资料及在动物与人体进行的各种药物研究都充分表明，精神分裂症与神经递质的变化有关。

1. 多巴胺

精神分裂症患者脑内 DA 分泌亢进，抗精神病药是通过降低脑内 DA 的活性而使症状缓解的。中枢兴奋药（苯丙胺）可诱发酷似精神分裂症的精神症状，而使用中枢 DA 阻断剂（酚噻嗪、丁酰苯）可降低 DA 活性产生安定作用，因而提出了精神分裂症发病机制的 DA 神经元活动过度假说。动物实验为这一假说提供了证据，全身性使用或将 DA 激动剂注射到动物前脑边缘系统，能诱发动物行为障碍，此种行为障碍可通过抗精神药抑制对 DA 敏感的腺苷酸环化酶活性，从而抑制与此酶关联的多巴胺受体 D_1 活性而逆转；应用离子电泳法将抗精神病药（DA 拮抗剂）导入细胞内，能对抗应用 DA 激动剂诱导的细胞功能亢进。

2. 去甲肾上腺素（NE）

研究表明精神分裂症患者脑内特定区域，尤其是富含 NE 的前脑边缘系统 NE 升高。Farley 等研究也发现，精神分裂症患者，尤其是妄想型症状者，其脑伏隔核和乳头体内 NE 的含量比对照组高 3 倍，因而提出 NE 可能为精神分裂症的致病因子。

3. 5-HT

20 世纪 70 年代就发现，精神分裂症与脑内 5-HT 的代谢失调有关。其脑脊液中存在 5-HT 的代谢异常产物 5-甲氧色胺（5-MT）。当给予大量蛋氨酸作为甲基供体时，会加重精神分裂症状。

4. 乙酰胆碱

中枢 ACh 能神经元活动增强时，可使精神分裂症患者的症状减轻，如拟胆碱药槟榔碱可使紧张型精神分裂症患者出现短暂清醒。使用乙酰胆碱酯酶抑制剂（毒扁豆碱）降低 ACh 的降解，可缓解症状，而抗胆碱药能恶化精神分裂症。

5. GABA

GABA 能神经元功能不足，或其在脑内代谢障碍可能导致精神分裂症。这是由于 GABA 可通过反馈调理调节多巴胺系统功能，使之处于稳定分泌状态。

6. 血管升压素

1952 年，血管升压素（VP）首先用于治疗精神分裂症。Forize 给慢性精神分裂症病人注射一种血管升压素（pitressin），约 1/3 病人有改善，表现为精神运动型活动，自闭症（antism）及监护麻烦均减少。

综上所述，神经递质及调质异常在许多疾病的发生发展中具有重要的作用。在某些疾病中，神经递质及调质的改变可能是原发性的，在另一些疾病中则可能是继发性的。一种疾病可出现多种神经递质的变化，而一种神经递质的变化又可在多种疾病过程中起作用。神经递质与神经递质之间、神经递质与调质及与其他生物活性物质之间形成复杂的网络关系，相互协调或相互制约。认识它们在疾病发生发展中的病理生理意义，不仅可以揭示疾病的分子机制，也为疾病的防治提供新思路，开辟新途径。

第四节 疼 痛

一、概 述

疼痛是大多数疾病具有的共同症状，是人类共有而个体差异很大的一种不愉快的感觉。就其生物学意义来说，疼痛是一种警戒信号，它提示躯体已经发生或即将损伤，是不可缺少的一种生命保护功能。同时,疼痛又给数以百万计的患者带来痛苦,是促使患者就诊的最常见症状。由于痛觉的变异很大,不同的人、不同的时间和不同的发生地,疼痛的感受可以不一样,因此很难给疼痛下一个令人满意的定义。为此,1994年,国际疼痛研究会(The International Association for the Study of Pain,IASP)对疼痛(pain)定义为:"疼痛是一种与组织损伤或潜在的损伤相关的不愉快的主观感觉和情感体验"。机体受到伤害性刺激(noxious stimulation)时,往往通过体内的各种痛觉神经末梢及痛觉感受器,将各部的状况经由感觉神经传送至脊髓而后至大脑,这便成为我们所"意识"到的疼痛。

引起疼痛不需要特异的刺激,任何形式的刺激只要达到了一定程度而成为伤害性刺激时,都能引起疼痛。疼痛对患者有两方面的意义:一是疼痛意味机体有损伤,这种损伤多为躯体组织有损伤,但也可能是精神性损伤,慢性疼痛如不加治疗,其本身即能严重损伤机体,所以疼痛是机体损伤的信号;二是疼痛时会引起自主神经反应、情感反应、躯体运动性反应和行为反应,这对机体是一种保护反应。疼痛包括两个紧密联系的成分:痛觉和痛反应。

痛觉(pain sensation)是个体的主观体验,很难加以确切形容。与其他体表感觉如触、压、温、冷等相比较,痛觉的特点在于它含有丰富的情绪成分,并且它的感受有时很大程度上受到精神活动、情绪状态及生理因素影响,它总是不愉快的,令人不安、焦虑和痛苦。

痛反应(pain response)是指机体对疼痛刺激产生的一系列生理、生化反应,即一系列由伤害性刺激导致的具有保护性的反射活动,这种反射活动可以是局部的、反射性的或行为的反应,如血压升高、呼吸急促、肌肉收缩,血液中某些化学物质的变化,以及反抗逃避等行为。痛反应可以用适当的方法记录下来,常被用来作为疼痛的比较客观的指标。但这些指标并不是疼痛所特有的,即缺乏特异性,因为体内外许多非伤害性的因素都有可能引起这些指标的变化。因此,在实际工作中最好能采用多指标进行综合观察,或者从多方面排除引起类似变化的各种可能性后才能得出正确的结论。

二、疼痛的原因

1. 细胞损伤释放的致痛物质

致痛物质(algesic substance)是指从损伤组织释放出来的化学物质。这些物质的细胞来源不完全相同,但都能刺激游离神经末梢,使之产生痛觉信号或增加其对疼痛刺激的敏感性,通过脊髓传入中枢而引起疼痛。外周损伤部位释放的致痛物质及其作用见表18-1。

表18-1　　　　　　　外周损伤部位释放的致痛物质及其作用

致痛物质	释放来源	对伤害性感受器的作用
K^+	损伤细胞	激活
H^+	损伤细胞	激活
ATP	损伤细胞	激活
5-HT	血小板	激活
BK	血浆激肽原	激活
组织胺	肥大细胞	激活

续表

致痛物质	释放来源	对伤害性感受器的作用
PG	花生四烯酸代谢产物	降低阈值
白三烯	花生四烯酸代谢产物	降低阈值
SP	初级传入神经末梢	降低阈值
NGF	神经膜细胞	降低阈值
IL-2, IL-3, TNF	免疫细胞	降低阈值

2. 化学性刺激和物理性刺激

酸、碱等化学性刺激及热、冷、电流等物理性刺激可成为一种伤害性刺激，这种伤害性刺激经感觉神经传入脊髓，然后经脊髓丘脑侧束上传到大脑皮质中央后回的感觉区，从而产生疼痛。

3. 肌肉缺血、缺氧

心绞痛时，心肌缺血、缺氧使过多的代谢产物积聚于心肌内，如乳酸、丙酮酸、磷酸等酸性物质，或类似激肽的多肽类物质，刺激心肌内自主神经的传入纤维末梢传至大脑产生疼痛感觉。缺血本身并不引起疼痛，但当受试者使缺血肌肉运动时则引起疼痛，这表明缺血所造成的缺氧和酸中毒使化学感受器敏感，肌肉运动牵拉时引起疼痛。

4. 血管病变

血管壁中也有感觉神经，在外膜内形成游离神经末梢，它能感受刺激性物质和血管扩张而引起痛觉，如脑肿瘤可直接牵引、伸展和挤压血管而引起头痛。急性感染时，病原体的毒素可引起动脉扩张，CO 和酒精中毒也可由于动脉扩张而引起头痛。50% 的椎-基底动脉狭窄或闭塞病例，由于脑供血不足致使侧支血管扩张而引起头痛。

5. 对末梢神经的机械刺激

在炎症时，组织水肿、局部张力增高，可使感觉神经末梢因受肿胀压迫和刺激而引起疼痛。内脏受牵拉时的机械刺激可能是内脏痛的重要原因。

6. 周围神经本身损伤的病理冲动

如灼性神经痛主要是周围神经损伤局部形成神经瘤、黏连或有异物、炎症使感觉神经和交感神经纤维受刺激，这种刺激所引起的病理性冲动不断向各神经中枢传入，结果大脑皮质感觉区、丘脑以及脊髓侧角等处于过度兴奋状态，从而可出现伤肢灼痛。

三、疼痛的发生机制

从组织受到伤害性刺激到疼痛的产生，神经系统发生一系列复杂的电学和化学变化。伤害性刺激在外周初级感觉神经元换能，转变成电信号，经脊髓、脑干和丘脑的传递和调制，最后在大脑皮层产生痛觉。参与信号转导、传递、调制和疼痛感知的神经结构和回路，构成痛觉信息传递和调制的神经通路。感受器对信号加以鉴别并进行换能，转换成神经冲动，神经冲动信号进一步由痛觉系统的神经元加工和传递，完成整个疼痛感受过程。

(一) 痛觉感受器及其激活的机制

伤害性感受器 (nociceptors)，或称痛觉感受器，为背根神经节和三叉神经节的初级感觉神经元的外周部分，分为 Aδ 伤害性感受器、C 伤害性感受器和寂静性感受器（silent nociceptors）。Aδ 伤害性感受器介导刺痛（第一痛），C 伤害性感受器介导灼痛（第二痛），寂静性感受器传递炎症痛。一般认为，这种感受器就是游离神经末梢，多为较细的有髓神经纤维和 C 类无髓神经纤维的终末分支。在接近末梢处，髓鞘消失，其裸露的细支广泛分布在表皮、黏膜的上皮细胞之间，毛囊、筋膜、韧带和肌腱的结缔组织中。血管的外膜、胸膜、腹膜、骨膜、脑膜、关节囊以及肌肉的内膜也都有这种游离的神经末梢。皮肤的游离神经末梢几乎可以对所有的刺激，如机械、温度、化学、电刺激起反应而产生痛觉，只要它们的强度达到足以损伤组织的程度。伤害性刺激使受损伤的组织释放致痛物质，通过直接或间接的途径，激活不同的受体使伤害性感受器去极化，将化学信息转化为电信号，产生神经冲动。另一方面，伤害性感觉器的传入冲动又可经传入纤维分支传向其他末梢分支，引起分支末梢释放 P 物质（Substance P，SP）。SP 刺激肥大细胞释放组胺、5-HT，引起血管舒张、局部水肿，并反馈刺激 SP 的进一步释放，激活邻近的伤害性感受器，从而引起伤害性刺激停止后的持续疼痛和感觉过敏。引起痛觉的感受器冲动与频率有关。在人体，感受器冲动小于 0.3 次/秒，没有疼痛产生；0.4 次/秒时达到痛阈；达 0.5 次/秒及以上时产生较持久的疼痛。

（二）痛觉的传入通路

1. 躯干、四肢的痛觉传导通路

伤害性感受器去极化换能后的神经冲动沿 Aδ 和 C 纤维传导（Aδ 纤维主要传导快痛，C 纤维主要传导慢痛），进入脊神经节内的假单极神经元，其中枢支由脊髓后根的外侧进入脊髓，在后根的外侧部入背外侧束，终止于第二级神经元。第二级神经元的胞体主要位于脊髓灰质的第 I、IV、V 层，它们发出的纤维经白质前连合斜越上升 1~2 个脊髓节段，交叉到对侧的外侧索组成脊髓丘脑侧束，上行抵达丘脑的腹后外侧核。第三级神经元即位于此，其发出纤维组成丘脑中央辐射，经内囊后肢投射到中央后回中部、上部和中央旁小叶的后部，即大脑皮层体表感觉区。此传导系统的特点是换元少、较直接、传导快，为一条定位投射的传导系统，对躯体疼痛具有较明确的空间和时间编码功能。此外，痛觉传入冲动还在脊髓内弥散上升，沿脊髓网状纤维、脊髓中脑纤维和脊髓丘脑内侧部纤维抵达脑干网状结构、丘脑内侧和边缘系统。由脊髓弥散上升的痛觉传导系统称为旁中央上升系统，又称为内侧传导系统，包括脊髓网状束、旧脊丘束和脊髓固有束，主要投向边缘系统，其共性是短纤维，多级神经元，径路弥散，传导较慢，定位模糊，对触、压、热的伤害性刺激起反应，反应频率随刺激强度增加，并出现内脏反应和情绪行为反应。

上述两个传导系统之间有许多突触联系，因此两者之间的活动也有交互作用。表现在外侧系统对内侧系统的抑制作用，内侧系统对外侧系统的代偿作用，如外侧系统被抑制时，疼痛冲动仍可向中枢传导。总之，疼痛传导的功能并非各自单独体现，它们在传导过程中各自的分支相互接触，并在每一个突触水平发生会聚和辐射，且多方向投射，因而产生复杂的生理效应。

2. 头面部的痛觉传导通路

头面部皮肤及口、鼻黏膜的痛觉感受器传入冲动达三叉神经节内的假单极神经元，中枢支经三叉神经根入脑桥，组成三叉神经脊束，止于三叉神经脊束核后换元，交叉到对侧，组成三叉丘束，沿内侧丘系的背侧上行至丘脑的腹后内侧核，然后投射至大脑皮层。

3．内脏痛传导通路

大部分腹腔、盆腔器官的内脏痛由交感神经传入，而膀胱颈、前列腺、尿道、子宫的痛觉则经盆神经（副交感神经）传入，进入脊髓后在同侧或对侧伴行于脊丘束，上达丘脑腹后内侧核，然后投射到大脑皮层。内脏痛的传入纤维比较分散，且在脊髓和脑干多次换元中继，因此内脏痛弥散而且定位不明确。

(三) 痛觉传入信号在中枢的整合

1．痛觉在脊髓水平的整合

脊髓是痛觉信号处理的初级中枢，疼痛信号在进入高位中枢以前在脊髓受到调控，即对疼痛信息的量、性质和时速进行调节、转换或调控。脊髓的这种功能主要集中在脊髓的后角，以Ⅰ～Ⅴ层的板层的神经元为主。痛觉信号在该部位加工后，一部分作用于前角运动细胞，引起局部的防御反射如屈肌反射等；另一部分则继续向上传递。

2．脑干网状结构对痛觉的整合

疼痛过程中脑干网状结构既是传导通路又是低级中枢，其内侧部为整合效应区，外侧部为感受及联络区。疼痛信号在此受到调制（易化、抑制），特别是通过其中的内脏中枢（呼吸、心血管、呕吐）整合疼痛引发的内脏反应（呼吸节律、心率、心律、血压的改变及呕吐等）。

3．丘脑对疼痛的整合感知

丘脑为疼痛的主要皮质下中枢，其中的腹侧核群接受内侧丘系、三叉丘系和脊丘系 $A\delta$ 纤维的快痛投射，中央核和束旁核接受脑干网状结构的 C 纤维的慢痛投射和丘外系的纤维投射、感知、整合，传导来自躯干、四肢和头面部的痛觉信号。

在束旁核和中央核群中有一群对伤害性刺激有特异反应的神经元，潜伏期约为 200ms，而后放电长达数秒，对重复给予的伤害性刺激缺乏适应性，但对麻醉剂十分敏感。刺激人的束旁核可明显增加病人的痛觉，而毁损该区可明显缓解病人的痛觉且不引起其他感觉障碍。临床上已有人用毁损束旁核-中央中核的方法治疗中枢性顽痛取得一定的成功。

4．边缘系统和基底神经节对疼痛的整合和感知

边缘系统具有接受和调控疼痛信息的功能。疼痛冲动由边缘系统上行向大脑皮质投射即产生疼痛的体验和心理反应。疼痛冲动自边缘系统向下传导时，则调控疼痛的情绪和行为反应，如动物嘶叫、瞳孔扩大、竖毛等"发怒"的行为表现。在边缘系统的扣带回、海马、下丘脑等部位都证实有"痛敏神经元"。

尾核是基底神经节最大的一个核团，对疼痛具抑制效应。电刺激尾核能产生镇痛作用。临床上用电刺激尾核的方法可成功缓解癌症病人的顽痛。该结构可能也是疼痛调制的一个重要单元。

5．大脑皮质对疼痛的整合调制

大脑皮质对疼痛信号具有感觉分辨和发动反应的功能。疼痛信号在大脑皮质实际经历了感知、整合、调制、机体反应（包括心理反应）等全过程。这些皮质活动是广泛的，有许多功能区共同参与，除感觉区和运动区的皮质外还有视、听、嗅、味以及经验记忆等功

能的参与,其功能的定位只是相对的。

(1) 感觉分辨系统:主要分辨疼痛的形式、性质、空间、强度。中央后回具有对疼痛刺激形式的分辨(例如刺、割、烧灼、挤压的辨别)功能;中央前回具有对疼痛空间的分辨功能,可识别刺激的存在、刺激部位和层面;中央后回的后外侧区可识别疼痛的强度,即疼痛剧烈、重、轻等程度。

(2) 反应发动系统:躯体的反应活动是由皮质的运动系统所驱动,出现机体对痛源的躲避、逃离、辗转、呼救、呻吟、肌紧张等拒痛动作。内脏的疼痛反应是由边缘系统、下丘脑、脑干、网状结构等中枢所驱动,出现自主神经、内分泌、体液生化以及免疫系统的反应等功能障碍。

投向大脑皮质的疼痛信号除了来自直接的伤害性刺激以外,也可来自其他感受形式,例如当伤害性刺激在接触或介入以前即被视、听、嗅、味等特殊感官所察觉,立即唤醒大脑皮质记忆的体验(条件反射),提前产生了痛觉或增高了疼痛的强度,同时产生了疼痛的内脏反应。

(四)痛觉调制

痛信号传入中枢后,经多层面和复杂的信息处理后才引起痛觉和痛反应,因此除前述的痛觉传递和感知系统以外,还有一个完善的痛觉调制神经网络。

1. 内源性镇痛系统

Richardsan 和 Alcil(1973 年)报道电刺激人的脑室周围灰质和中央导水管能引起镇痛。随后,放射自显影方法发现,脊髓的Ⅰ、Ⅱ层(胶状质)分布有阿片受体;位于第三与第四脑室间中央导水管周围的灰质区和靠近颞角脑室的杏仁核也发现存在有特别丰富的阿片受体。这些受体能被内源性甲-脑啡肽和吗啡激活。脊髓的阿片受体被激活后能选择性地抑制 P 物质的释放,从而抑制痛觉感受器向中枢传递冲动。而后两个结构均参与中枢痛觉调制,甚至通过下行抑制通路对脊髓背索的痛觉传入活动进行调节。因而提出了内源性镇痛系统(endogenous analgesia system)的概念,即内源性痛觉调节系统——指脑内存在对镇痛起主要作用的部位或有镇痛作用的活性物质组成的一个功能调节系统。该系统的基本镇痛物质为内源性阿片肽。吗啡镇痛、针刺镇痛、电刺激边缘系统的一些镇痛相关核团(如尾核、下丘脑等)的镇痛效应,多可被注入微量阿片受体拮抗剂及纳络酮于中脑导水管周围而部分阻断。内源性镇痛系统的发现,提示机体本身对痛觉有调控能力,从而大大开拓了防治疼痛的思路。

此外,延髓头端中缝大核的 5-HT 能神经元是痛觉调制系统下行抑制的重要中转站,刺激该区可提高痛阈,而应用 5-HT 受体拮抗剂于该区则削弱吗啡和针刺的镇痛效应。内源性镇痛效应系统是疼痛感知和调制的一个重要环节。

2. 脊髓对伤害性信息传递的闸门控制学说

"闸门控制学说"(gate control theory)认为传入冲动在脊髓后角内被一系列的神经元所控制,它是否被感知与这些神经元的兴奋及抑制有关,同时受中枢控制系统的制约。由外周感觉神经的传入纤维传导的冲动进入脊髓的三个系统:①闸门控制系统;②中枢控制系统,即进入向脑投射的背索系统;③作用系统。

(1) 闸门控制系统:闸门控制学说的核心是脊髓的节段调控。按此学说,节段性调控网络由初级传入 Aδ 纤维和 C 纤维、背角投射神经元（T 细胞）和胶状质区抑制性中间神经元（SG 细胞）组成。Aδ 纤维和 C 纤维传入均激活 T 细胞活动，而对 SG 细胞的作用相反，最后是否产生疼痛，取决于 T 细胞的传出能力，即 A 类初级传入冲动与 C 类传入冲动在 T 细胞上的最终平衡状态。Aδ 传入兴奋 SG 细胞，C 传入抑制 SG 细胞的活动。因此，损伤引起 C 纤维冲动，抑制 SG 细胞的活动，T 细胞脱离了 SG 细胞的抑制，使"闸门"打开，C 传入冲动大量进入脊髓后角。当 Aδ 纤维兴奋，SG 细胞激活，从而抑制 T 细胞的活动，从而关闭闸门，减少或阻止伤害性信息向中枢传递，使疼痛缓解。日常生活中轻揉患者能局部止痛可能与闸门控制学说有关，轻揉皮肤的刺激由 A 类粗纤维传入 SG 细胞，从而关闭闸门，抑制 T 细胞的痛信号上传。

（2）中枢控制系统：指从大脑来的冲动也控制 T 细胞的传入、传出活动。研究发现，中枢性控制作用是闸门控制学说的重要组成部分。背索系统起中枢性的触发装置作用，它选择性地使某些神经过程活动起来，以影响闸门控制系统的调节特性。任何原因如果能激活脑干的下行抑制系统，就可起镇静作用。例如刺激中脑导水管周围灰质可产生镇痛效应，说明闸门系统接受内源性痛觉调制系统的下行抑制。

（3）作用系统：指接受 T 细胞输出信号的高一级中枢结构，它引起痛感觉和痛反应。作用系统包括三种不同形式的功能系统：①对经由脊髓丘脑侧束投射系统传入的冲动进行选择和调节，构成疼痛的感觉辨别程度（空间、时间分析）；②由网状结构和边缘系统的活动组成"中枢强度监视器"，是产生强烈运动反应和不舒适感觉的生理基础，是一个激动情绪的系统，决定着疼痛的情绪成分；③新皮质或高级中枢神经系统，控制感觉辨别系统和运动系统的过度活动。这三种不同作用形式的功能，均能影响作为疼痛之特征的复杂反应。

（五）疼痛的心理机制

在疼痛的研究中，早已发现伤害性刺激与痛觉之间并非简单的应答关系，刺激强度与疼痛也不相一致，而且疼痛尚可源于非伤害性刺激。疼痛的感受和忍耐程度受感觉、情感和认知评价三者的影响，而这三者和个体心理特征密切相关。

1. 注意

对疼痛的感觉与人注意力集中的方向和程度密切相关。临床观察发现，如果把注意力集中在自己疼痛的器官或组织上，则疼痛就会更加剧烈。相反，如果转移患者注意力可减轻疼痛。

2. 暗示

暗示是指以某种信息如语言、手势、文字、动作、药物等来影响别人心理活动的特殊方式。据报道，接受催眠术的人凭借适当的暗示，对于创伤或烧伤几乎毫不感到疼痛，做自我催眠或陷入冥想状态的瑜伽者，可耐受疼痛刺激而不感到疼痛。

3. 焦虑、不满和抑郁

任一感知都和情绪相联系。痛觉也是一种感觉，它总是与消极的、不愉快的情绪相联系，并且常伴随逃避行为。实践证明，积极、愉快的情绪使人们对有害刺激的敏感性降低，对疼痛刺激耐受性升高，因而不易感觉到痛。

4. 早期经验

儿童时期疼痛的经验对以后对疼痛的感知、耐受产生很大的影响。如儿童受轻伤时，父母若泰然处之，则以后该儿童成人后便对疼痛的耐受增强，感受痛阈也提高；反之，若父母对子女轻微损伤便大惊小怪，则子女成年后便对疼痛敏感，耐受痛的能力降低。

5. 对环境的认知和期望

美国 Beecher（1966）报道，第二次世界大战期间，受伤的士兵都很少诉说疼痛，因为他们正处于庆幸自己能死里逃生、欣喜若狂的状态。而普通医院外伤患者，大多要求服用止痛药。这提示对环境的认知、对外伤意义的认识和期望会影响一个人的疼痛耐受性。此外，当一个人认为自己患了不治之症，没有期望时，也会表现出异乎寻常的疼痛反应。

四、疼痛的类型

由于疼痛信号、痛感受器、痛传导、痛觉的整合和调制等许多方面都影响着最后的痛知觉，因此痛觉表现出各种各样的形式，下面仅是一个粗略的概括。

（一）急性痛

急性痛（acute pain）是各种伤害性刺激作用于机体而产生的即时性疼痛，在伤害性刺激停止后，疼痛即随之消失。急性痛往往提示组织受到损伤或即将受损，随即反射性地引起防御反应，排除伤害性刺激的继续作用，以保护机体的完整性。它是机体的一种基本感觉，所以有人称其为生理性疼痛（physiological pain）。急性痛常有明确的病因，临床上见于急性炎症、心肌梗死、脏器穿孔、创伤手术等。

（二）慢性痛

慢性痛（chronic pain）总是伴有明显的组织损伤、炎症或神经系统病变，有时也可以是急性疼痛的继续和发展，这时伤害性刺激已停止作用，疼痛却持续存在。由于这种疼痛都发生在病理条件下，所以又称为病理性疼痛（pathological pain）。这种痛已失去警戒意义，对机体没有任何保护作用。其病因可以是多种明确的原因或原因不明。

（三）表面痛或浅表痛

表面痛或浅表痛指位于体表如皮肤、黏膜等所感受的疼痛，如穿刺、压迫、捻挫、冷热、酸碱等物理化学性刺激所引起的疼痛，性质多为锐痛、快痛，比较局限，有防御反应，严重者可以产生休克等全身症状。

（四）深部痛

深部痛指肌腱、韧带、关节、滑膜、内脏、浆膜等部位的疼痛，性质一般为锐痛，不局限，患者只能笼统地申述疼痛部位，严重者常伴有呕吐、出汗、脉缓、低血压等全身症状。

（五）内脏痛

内脏痛（visceral pain）为深部痛的一部分。内脏无本体感觉，温度觉和触觉也很少。

痛觉感受器分布与躯体比明显稀疏，因此内脏痛有以下特征：①缓慢、持续、定位不明确和对刺激的分辨能力差；②对机械性牵拉、缺血、痉挛和炎症等刺激敏感，而对使皮肤致痛的刺激（切割、烧伤等）不敏感；③常伴有自主神经症状，往往出现反射痛（牵涉性疼痛）。

（六）中枢性疼痛

中枢性疼痛（central pain）包括由中枢性神经病变、肿瘤、创伤、先天性畸形、血流障碍等引起的疼痛，以及由于神经官能症、精神分裂症等疾病而出现的各种疼痛症状，又称为精神（心理）性疼痛，与其他疼痛鉴别常很困难。

（七）牵涉性疼痛

当某些内脏器官发生病变时，往往引起一些特定体表皮肤部位的疼痛或痛觉过敏，这种现象称为牵涉痛（referred pain）。其牵涉的部位与内脏器官之间有一定的规律性，各器官的牵涉区相对固定（见表18-2）。但必须指出的是，内脏器官病变时的牵涉部位并不是定型不变的。如心脏病变时的牵涉部位一般是心前区、左臂尺侧，但有时以腹痛的形式表现，有时也可牵涉到右臂或颈部。

表 18-2　　　　　　　　　常见内脏疾病牵涉痛的部位和压痛点

患病器官	心（绞痛）	胃（溃疡）、胰（腺炎）	肝（病）、胆囊（炎）	肾（结石）	阑尾（炎）
体表疼痛部位	心前区 左臂尺侧	左上腹 肩胛区	右肩胛	腹股沟区	上腹部 脐区

关于牵涉痛的发生机制，学者们有许多不同的解释，现在通常以会聚、易化等学说来解释。研究发现，当发生牵涉痛时，疼痛往往放射到与疼痛原发内脏具有相同胚胎来源节段和皮节的体表部位，发生牵涉痛的躯体组织与患病内脏的传入纤维在进入脊髓时位于同一水平，因而设想来自内脏痛和躯体痛的传入纤维会聚到同一后角神经元，即会聚学说（convergence theory）。但也可能是来自内脏和躯体的传入纤维到达脊髓后角同一区域内彼此非常接近的不同神经元，由患病内脏传来的冲动可提高邻近的躯体感觉神经元的兴奋性，从而对体表传入冲动产生易化作用，因而较弱的躯体传入也能引起痛觉，即易化学说（facilitation theory）。另外，大脑皮层的感觉分辨区对内脏疼痛的空间不能精确定位，但长于对体表疼痛的分辨，因此内脏疼痛冲动的中枢投射往往同时反映在体表区。另据研究表明，在大脑的眶皮质存在内脏和躯体传入冲动的会聚区，该区被认为是深部器官和体表组织疼痛通路的共同驿站。最近的研究表明，一级感觉神经元的分支可分别连接体表、肌肉和内脏。当其中一个分支接受冲动后可逆向传入另一分支，引起另一区域的疼痛。因此牵涉痛不仅发生在内脏体表，也可发生在躯体（肌肉）体表。

（八）投射性疼痛

投射性疼痛的形式是在没有伤害性刺激的情况下却强烈感受到周围部位疼痛的存在，其中包括截肢后的幻肢痛（phantom limb pain）和中枢性自发痛。这种疼痛的病理机制十分复杂，既与心理过程有关，也与中枢的病理性损伤有关。

（九）放射性疼痛

放射性疼痛乃神经根受到损害的特征性表现，多因神经根受压或其周围受病变刺激所引起。疼痛自神经干根部向远端放射，病人描述为电击样疼痛。这种疼痛常见于神经根型颈椎病、椎间盘侧后突出、椎管狭窄症等。

（十）转移性疼痛

转移性疼痛是指内脏疼痛的部位变化。随着内脏疾病的病理演化，从开始的疼痛部位转移到另外的部位，并成为内脏病变的临床特征。其机制是病变早期疼痛信号由内脏神经传导，疼痛部位在内脏神经分布的区域，因而定位不十分清楚。当病变侵及体腔的壁层被膜组织时，疼痛则沿脊神经传导，其疼痛部位与脊神经分布一致且定位明确。这种转移痛以阑尾炎的腹痛过程最为典型。

五、疼痛对机体的影响

1. 精神心理状态

急性剧烈的疼痛可以引起患者精神兴奋、烦躁不安以及强烈的反应，如大哭大喊等。长时间的慢性疼痛使大部分患者呈抑制状态，情绪低落、表情淡漠。

2. 神经内分泌系统

急剧强烈的刺激，使中枢神经系统表现为兴奋状态，其中表面痛多表现为交感神经兴奋，深部痛为副交感神经兴奋。内分泌系统，由于疼痛刺激交感神经和肾上腺髓质，故使儿茶酚胺分泌增多。肾上腺素抑制胰岛素分泌，促进胰高血糖素分泌，增强糖原分解和糖异生，血糖升高，呈负氮平衡。此外，垂体促肾上腺皮质激素、皮质醇、醛固酮、抗利尿激素增加，甲状腺素和三碘甲状腺原氨酸也增加。

3. 循环系统

在剧烈疼痛时心电图可出现 T 波变化，特别是冠状动脉病患者。脉搏频率在浅表痛时增快，深部痛时减弱，变化与疼痛程度有关，强烈的内脏痛可以引起心跳停止。血压一般与脉搏变化一致，高血压患者因疼痛而血压升高，但剧烈的深部疼痛可引起血压下降，发生虚脱、休克。

4. 呼吸系统

强烈疼痛时呼吸快而浅，特别是发生在胸壁或腹壁痛时明显，一般每分钟通气量无变化，但是与呼吸系统无关部位的疼痛，由于精神紧张、兴奋不安也可以产生过度换气。

5. 消化系统

强烈的深部疼痛引起恶心、呕吐，一般多伴有其他自主神经症状，表现为消化功能障碍，消化管运动和腺体分泌减弱、停止等。

6. 泌尿系统

由于反射性血管收缩和垂体抗利尿激素增加，可引起尿量减少。

7. 免疫系统

疼痛过程中皮质激素分泌增高而抑制抗体反应，影响淋巴细胞的成熟，使机体免疫功能下降。

六、疼痛的防治原则

（一）病因学防治

病因学防治针对引起损伤的原因进行处理，如治疗外伤、烧伤、炎症性损伤或风湿等。

（二）发病学治疗

（1）使用镇痛药物：解热、镇痛、消炎类药物可以减少损伤组织产生致痛物质，从而减轻疼痛，如对乙酰氨基酚、乙酰水杨酸等。中枢镇痛药物如吗啡、可待因、度冷丁等，因可与吗啡类（阿片）受体结合，兴奋中枢内镇痛系统，抑制痛觉传导系统，故能有效镇痛。

（2）心理水平治疗：①精神药物的治疗；②减轻疼痛患者的焦虑、恐惧、抑郁情绪；③暗示和催眠疗法；④转移注意力。

（3）针刺止痛。

（4）运用皮肤刺激法：如按摩、刺激皮肤等，兴奋 Aδ 类纤维以关闭脊髓痛闸门。

（5）慢性、不可抑制性疼痛可通过手术方法，切断或阻断痛觉传导通路。

（6）前瞻性镇痛（preemptive analgesia）：预先应用局麻药或镇痛药，防止中枢神经元敏感化，以防止或减轻外周创伤或手术后产生的中枢高反应状态和痛觉过敏。

（陆　丽　卢彦珍）

参 考 文 献

1. 王维治，罗继明主编. 神经病学. 第4版. 北京：人民卫生出版社，2002
2. 姚泰主编. 人体生理学. 第3版. 北京：人民卫生出版社，2001
3. 潘殿卿主编. 现代临床神经病学. 北京：中国科学技术出版社，2001：193~247
4. Emerich D F, et al. The role of leukocytes following cerebral ischemia: pathogenic variable or bystander reaction to emerging infarct? Exp Neuro, 2002, 173 (1): 168~181
5. Triarhou L C. Introduction. Dopamine and Parkinson's disease. Adv Exp Med Biol, 2002, 517: 1~14
6. Kieffer B L, Gaveriaux-Ruff C. Exploring the opioid system by gene knockout. Prog Neurobiol, 2002, 66 (5): 285~306
7. Hunt R H, Tougas G. Evolving concepts in functional gastrointestinal disorders: promising directions for novel pharmaceutical treatments. Best Pract Res Clin Gastroenterol, 2002, 16 (6): 869~883

第十九章 糖尿病

糖尿病（diabetes mellitus）是由于胰岛素分泌绝对不足和/或胰岛素生物学效应降低引起的，以碳水化合物、蛋白、脂肪代谢紊乱为特征的综合征，其临床的典型症状为慢性高血糖。实际上，糖尿病包括了许多病因无相互联系的疾病，也包括了导致糖耐量异常的各种原因。糖尿病的急性发作可导致严重的急性代谢紊乱，如糖尿病性酮症酸中毒、糖尿病性高渗性昏迷。糖尿病的长期慢性发展可导致多器官、系统的损害，如心脏、血管、肾脏、眼、皮肤、神经等的损害，引发相应器官、系统的疾病，如糖尿病微血管病变、高血压、动脉粥样硬化、糖尿病肾病等。

第一节 分类与病因

糖尿病有各种不同的分类方法：根据患者对胰岛素治疗的反应性可将其分为胰岛素依赖型糖尿病（insulin-dependent diabetes mellitus, IDDM）和非胰岛素依赖型糖尿病（non-insulin-dependent diabetes mellitus, NIDDM）；根据患者的体重可分为肥胖型和非肥胖型。1999年美国糖尿病学会（America Diabetes Association, ADA）和世界卫生组织（World Health Organization, WHO）制定了新的糖尿病分类标准（见表19-1），该分类方法以糖尿病的病因为依据，将糖尿病分为I型糖尿病（Type I diabetes）、II型糖尿病（type II diabetes）、其他特殊类型糖尿病（other specific types）和妊娠期糖尿病（gestational diabetes mellitus, GDM）四类。

表19-1　　　　　　　　　　　　糖尿病的分类标准

1. I型糖尿病（B细胞破坏，通常导致胰岛素绝对缺乏）
(1) 免疫介导；(2) 特发性
2. II型糖尿病（从胰岛素抵抗伴相对胰岛素缺乏到胰岛素分泌缺陷到胰岛素抵抗）
3. 其他特殊类型糖尿病
(1) B细胞功能基因缺陷：①12染色体，HNF-1α（MODY 3）；②7染色体，glucokinase（formerly MODY 2）；③20染色体，HNF-4α（formerly MODY 1）；④线粒体1 DNA；⑤其他
(2) 胰岛素功能基因缺陷：①A型胰岛素抵抗；②妖精貌综合征；③Rabson-Mendenhall综合征e；④脂质萎缩性糖尿病；⑤其他
(3) 胰腺外分泌疾病：①胰腺炎；②创伤，胰切除术；③瘤形成；④囊性纤维化；⑤血色素沉着；⑥其他
(4) 内分泌病：①肢端肥大症；②Cushing's综合征；③高血糖素瘤；④嗜铬细胞瘤；⑤甲状腺功能亢进；⑥生长抑素瘤
(5) 药物或化学剂诱导：①Vacor；②双戊烷；③烟酸；④糖皮质素；⑤甲状腺激素；⑥二氮嗪；⑦β-肾上腺素激动剂；⑧噻嗪类；⑨苯妥英；⑩α干扰素

(6) 感染：①先天性风疹；②巨细胞病毒；③其他
(7) 免疫介导的糖尿病：①"强直人"综合征；②抗胰岛素受体抗体；③其他
(8) 其他与糖尿病有关的遗传综合征：①唐氏综合征；②Klinfelter's综合征；③Turner's综合征；④Wolfram's综合征；⑤Friedreich's共济失调；⑥普-威综合征；⑦Laurence-Moon-Biedl综合征；⑧强直性肌营养不良；⑨卟啉病

4. 妊娠期糖尿病（GDM）

Ⅰ型糖尿病的主要病因是导致胰岛 B 细胞破坏，使循环中胰岛素含量绝对缺乏的各种因素。Ⅰ型糖尿病包括免疫介导型糖尿病和特发型糖尿病，前者胰岛 B 细胞由于细胞介导的自身免疫反应而破坏，后者原因不明。

Ⅱ型糖尿病病因较为复杂，各种原因导致的胰岛素抵抗或外周组织对胰岛素的效应降低均可导致Ⅱ型糖尿病。

其他特殊类型糖尿病包括 8 个亚型，每个亚型的病因与其分类的名称相对应，如 B 细胞功能遗传性缺陷型的病因为各种相应的遗传因素，药物和化学物质诱导性糖尿病的病因为各种药物和化学物质。

妊娠期糖尿病病因不明，可能患者存在其他类型糖尿病的病因，只是在妊娠期表现出来。大部分 GDM 分娩后血糖可自行恢复正常，少部分患者分娩 5~10 年后有发生其他类型糖尿病的危险。

第二节 发生机制

糖尿病的发生机制较为复杂，至今尚未完全清楚。

一、Ⅰ型糖尿病的发生机制

Ⅰ型糖尿病或胰岛素依赖型糖尿病约占糖尿病患者总数的 10%，其发生的主要机制是在遗传因素的控制下和在环境因素的影响下，启动自身免疫反应，使循环中出现自身抗体，通过细胞介导的免疫反应导致胰岛 B 细胞进行性破坏，血胰岛素绝对含量降低，从而导致糖尿病的发生。

1. 遗传因素

与Ⅰ型糖尿病发生相关的基因较多，主要有 HLA 相关基因、免疫球蛋白基因、T 细胞受体基因等。

(1) HLA 相关基因：位于第 6 对染色体短臂上的组织相容性抗原表达频率的增加或降低在Ⅰ型糖尿病的发生、发展中具有重要作用。在Ⅰ型糖尿病中存在一个或多个与 HLA 抗原不平衡相联系的免疫反应基因，从而使 B 细胞易受到环境因素与特殊细胞膜抗原的相互作用而受到损伤。HLA 相关基因中最重要的是 HLA class Ⅱ 分子 DQ 和 DR 基因（见表 19-2），它们与巨噬细胞和 B 细胞表面抗原的表达相一致。DR 基因在其 β 亚基具有多形性，DQ 基因的 α 和 β 亚基均具有多形性。在已知的 21 个 DR 基因中，仅有 DR3 和

DR4 是 I 型糖尿病的易感因素。I 型糖尿病患者中大约 95% 的患者有 DR3 和/或 DR4 的表达，而非糖尿病人群仅 45%～50% 有 DR3 和/或 DR4 的表达。DQ 基因是 DR 基因的 allele 基因，如 DQA1*0501 和 DQB1*0201 与 DR3 相对应，DQA1*0301 和 DQB1*0302 与 DR4 相对应。DQ 基因也是 I 型糖尿病的危险因素，糖尿病患者的常见 DQ 的表达频率增加。具有某些 HLA 基因表达的患者为何易患 I 型糖尿病的机制目前还不太清楚，可能与胰腺 B 细胞免疫耐受性的选择性丧失导致其发生自身免疫性破坏有关。

表 19-2　　与 I 型糖尿病相关的 HLA 基因型

基因型	与 I 型糖尿病的相关性	
	正相关	负相关
DR	DR4	DR2
	DR3	
DQA1	0301	0102
DQB1	0302	0602
	0501	

(2) 第 6 对染色体上的其他基因：第 6 对染色体上的其他基因如 TNF-α 和 TNF-β、热休克蛋白、BfF1、C4A3 和 C4B3 等均与 I 型糖尿病有一定的联系。尽管 TNF-β 的表达在 HLA-DR 表达阳性的糖尿病患者中变异较大，它与 I 型糖尿病的关系难以定论，但是糖尿病患者 TNF-α 表达增加已得到证实。TNF-α 在 I 型糖尿病中的作用机制之一与 TNF-α 与胰岛素信号系统的相互交谈（cross talk）有关。TNF-α 通过与胰岛素信号系统的交谈干扰参与胰岛素信号传递的部分信号分子（如 IRS-1）的功能，降低外周组织对胰岛素的敏感性，导致糖尿病的发生。BfF1 通过 HLA-DR 在 I 型糖尿病中起作用。而 C4A3 和 C4B3 的作用则与 HLA-DR 无关。总的来说，BfF1、C4A3 和 C4B3 在 I 型糖尿病发生、发展中的作用要小于 HLA-DR 和 HLA-DQ。

(3) 免疫球蛋白基因：某些免疫球蛋白基因的异形体，如 Km（轻链）和 Gm（重链）与 I 型糖尿病有关，其中异形体 G1m 在 DR3/4 表达阳性的糖尿病患者中的表达明显增加。Km 和 Gm 并不直接导致糖尿病易感性，它们通过与 HLA 基因的相互作用影响糖尿病易感性。此外，免疫球蛋白基因的异形体可与 T 细胞受体基因相互作用，通过影响自身免疫反应破坏胰岛 B 细胞，导致 I 型糖尿病的发生。

(4) T 细胞受体基因：T 细胞受体（T-cell receptor，TCR）基因包括 TCRα、TCRβ、TCRγ 和 TCRδ。TCR-Cγ 基因的多形性在 DR3/4 表达阳性的糖尿病患者中的表达增加，表明 TCR 可能与 I 型糖尿病的发生有关。TCR 在 CD4 辅助 T 细胞上的表达可以识别外来肽。体内和体外抗原刺激 TCR 形成和表达的机制目前尚不清楚，但当 TCR 形成后，可以激活各种 T 细胞，导致自身免疫反应而破坏胰岛 B 细胞，从而引发糖尿病。

(5) 其他基因标志物：其他基因标志物，如 Lewis 和 Kidd 血型系统等（见表 19-3）均被证明与 I 型糖尿病的发生具有一定的联系，但其具体的作用尚不清楚。

表 19-3　　　　　　　　　　　　　Ⅰ型糖尿病的基因标志

标　志	染色体定位
Gm 免疫球蛋白重链	14
基德血型（JK^b-allele）	2
T 细胞受体 β-链基因	7
5'-flanking 胰岛素基因序列	11

2．免疫反应

Ⅰ型糖尿病发生的关键环节是胰岛 B 细胞渐进性的破坏，其中 90% 由细胞免疫介导。

(1) 自身抗体：在Ⅰ型糖尿病的胰腺胰岛细胞中普遍存在自身抗体与抗原的反应。自身抗体的种类较多，除了与胰腺胰岛细胞作用的抗体，即抗胰岛细胞抗体外，还包括对胰岛素、前胰岛素、谷氨酸脱羧酶、羧基肽酶 H 等抗原和其他一些分子量为 37、38、52、64、69 和 150kU 的半抗原所形成的抗体。这些抗体均参与 B 细胞自身免疫反应，是Ⅰ型糖尿病发生临床表现的重要原因。其中起主要作用的抗体有 4 个，分别是抗胰岛细胞抗体（ICA）、胰岛素自身抗体、谷氨酸脱羧酶抗体（GAD$_{65}$）、酪氨酸磷酸酶抗体 IA-2 和 IA-2β。Ⅰ型糖尿病中 ICA 的阳性率高达 80%，IAA 的阳性率为 40%～50%，GAD$_{65}$ 的阳性率为 60%～96%。各种自身抗体通过与胰岛 B 细胞自身免疫反应破坏胰岛 B 细胞，导致Ⅰ型糖尿病发生。在临床上，自身抗体的检测已成为鉴别Ⅰ型糖尿病和Ⅱ型糖尿病的重要手段。

(2) 细胞介导的免疫反应机制：组织化学研究表明，Ⅰ型糖尿病普遍存在有胰岛炎（insulitis），T 细胞、B 细胞、巨噬细胞以及粒细胞和 NK 细胞均参与了炎症反应。胰岛炎的发生使胰岛 B 细胞的功能逐渐丧失，胰岛 B 细胞数量逐渐减少，胰岛素的分泌逐渐降低，以致糖尿病发生。免疫细胞在这一过程中的确切作用不太清楚，可能有以下作用：①细胞毒性 T 细胞对胰岛 B 细胞抗原的特殊作用；②与胰岛 B 细胞紧密接触的巨噬细胞或 NK 细胞释放细胞因子，如白细胞介素-1、TNF、干扰素，形成局部的高浓度，导致胰岛 B 细胞的破坏；③ICA 启动补体依赖的或抗体依赖的细胞毒性（cellular cytetoxicity）作用导致胰岛 B 细胞的消失。

3．环境因素

流行病学研究发现，一定的环境因素，如季节、年龄、药物和化学物质、饮食、病毒感染等，均可影响Ⅰ型糖尿病的发生。环境因素影响Ⅰ型糖尿病的可能机制为：①对胰岛 B 细胞产生直接的毒性作用；②启动对胰岛 B 细胞的自身免疫反应；③在损伤胰岛 B 细胞的同时，增加机体对胰岛素的需求；④提高胰岛 B 细胞对损伤的易感性。

4．药物

凡是能导致胰岛 B 细胞破坏的药物和化学物质均可导致Ⅰ型糖尿病的发生。这些特殊的药物和化学物质包括四氧嘧啶、链脲酶素和 vacor（N-3-pyridylmethyl-N-p-nitrophenyl urea）等。四氧嘧啶对胰岛 B 细胞具有直接毒性作用，可选择性地使 B 细胞快速破坏。链脲酶素在临床上被用来治疗巨型胰岛瘤，其结构中的-SH 基团可直接导致胰岛 B 细胞溶解，并可诱导胰岛 B 细胞自身免疫反应发生，使胰岛 B 细胞数量进一步减少，诱发Ⅰ型糖尿病的产生。四氧嘧啶和链脲酶素常被用于复制动物的Ⅰ型糖尿病和Ⅱ型糖尿病。

5. 饮食因素

研究表明，改变 NOD 大鼠和 BB 大鼠饮食中的营养成分可以导致大鼠 I 型糖尿病的发生。牛奶中含有两种主要蛋白：牛血清白蛋白（BSA）和酪蛋白。BSA 与胰岛细胞的 ICA69 具有同源性，通过分子模拟作用使胰岛细胞失去免疫耐受，引发胰岛 B 细胞的自身免疫反应。酪蛋白有 A1 和 A2 两种，酪蛋白 A1 也被认为与糖尿病的发生有关。新生儿胃肠屏障功能发育不完全，如出生后用牛奶或牛奶制品喂养，BSA 和酪蛋白 A1 有可能进入到体内，因而增加了其后发生 I 型糖尿病的危险性。此外，长期高热量饮食喂养婴幼儿可导致其胰岛素分泌持续升高，胰岛 B 细胞抗原逐渐增多，也有可能诱发 I 型糖尿病。

6. 病毒

人类对病毒诱发的糖尿病易感性受基因控制，病毒感染可直接损伤胰岛 B 细胞从而引发糖尿病，也可在损伤胰岛 B 细胞的同时诱发自身免疫反应，进一步损伤胰岛 B 细胞从而引发糖尿病。与 I 型糖尿病发生有关的病毒包括脑炎心肌炎病毒、柯萨奇病毒 B、Mengovirus 2T 和 reovirus 1 型和 3 型。病毒导致 I 型糖尿病发生的机制为：①对 B 细胞产生直接的毒性作用；②增加胰岛素抵抗和胰岛 B 细胞的破坏；③分子模拟作用使胰岛细胞失去免疫耐受，引发胰岛 B 细胞的自身免疫反应；④刺激调节 T 细胞，引发胰岛 B 细胞的自身免疫反应；⑤刺激效应 T 细胞引发胰岛 B 细胞的自身免疫反应。

二、II 型糖尿病的发生机制

II 型糖尿病或非胰岛素依赖型糖尿病的主要特征是血胰岛素水平相对降低，而非绝对减少，外周组织对胰岛素的反应性降低。II 型糖尿病约占糖尿病总数的 90% 以上，患者年龄通常在 40 岁以上，伴有一定程度的肥胖。II 型糖尿病的发生主要与遗传和胰岛素抵抗有关，其危险因素包括老龄化、缺乏锻炼、肥胖等。

1. 遗传与环境因素

目前，分子生物学研究已发现 II 型糖尿病是一种多基因疾病，需要多基因的共同作用才能促进其发生、发展。参与 II 型糖尿病发生的基因主要有胰岛坏死基因和胰岛素抵抗基因两种。胰岛坏死基因的主要作用是使胰岛 B 细胞破坏和功能丧失，胰岛素抵抗基因则与胰岛素抵抗的发生相关。已发现的胰岛坏死基因有：葡萄糖激酶基因、腺苷酸脱氨酶基因和葡萄糖转移子-2 基因。青年人中的成年发病型糖尿病有 56% 出现了葡萄糖激酶基因变异，这种变异与胰岛 B 细胞的破坏和功能丧失具有密切关系。胰岛素抵抗基因包括胰岛素受体基因、胰岛素受体底物基因和 PI-3 激酶基因。胰岛素抵抗基因突变时，胰岛素信号转导将发生障碍，葡萄糖不能转移至细胞内，出现胰岛素抵抗，导致 II 型糖尿病的发生。胰岛素受体底物基因和 PI-3 激酶基因在 II 型糖尿病中的作用已得到实验证实。此外，临床上已在患者体内发现了 21 种突变的胰岛素受体结构基因。这些基因可造成胰岛素受体 mRNA 数量减少，阻止胰岛素受体 α 亚基和 β 亚基的生成，影响受体的膜转运，加速受体分解，降低受体的结合力和受体酪氨酸蛋白激酶的活性，从而导致胰岛素抵抗，引发 II 型糖尿病。

环境因素包括人口老龄化、营养、中央性肥胖、缺乏锻炼、子宫内环境、应激、化学物质等。有观点认为 II 型糖尿病是成人对胎儿时期营养不良代谢反应的表现，低出生体重的人群成年后肥胖、胰岛素抵抗、II 型糖尿病的发生率均高于正常出生体重的人群。环因素导致Ⅱ型糖尿病的具体机制不明，可能通过对遗传因素的影响而起作用。

2. 胰岛素抵抗和葡萄糖抵抗

胰岛素抵抗是指正常量的循环胰岛素产生低于正常的生物学反应，其关键环节是组织对胰岛素的反应性降低，胰岛素抵抗是Ⅱ型糖尿病的早期重要特征。葡萄糖抵抗是指肝组织抑制葡萄糖产生的能力降低伴有或不伴有外周组织摄取葡萄糖的效应降低。胰岛素抵抗和葡萄糖抵抗相互联系、相互作用共同导致血糖升高，在Ⅱ型糖尿病的发生中具有重要作用。Ⅱ型糖尿病患者空腹血胰岛素处于正常水平或高于正常水平，而许多血糖正常的患者具有高胰岛素血症。高胰岛素血症伴有正常血糖或高血糖是胰岛素抵抗的主要特征。随着胰岛素抵抗的发展，除了高胰岛素血症和高血糖外，还将导致高血压、葡萄糖耐受、中央性肥胖、血脂紊乱、血纤溶酶原激活抑制因子增加和动脉粥样硬化危险性增加等，称为胰岛素抵抗综合征，即X综合征。

影响组织对胰岛素反应性减低的因素有：①受体前抑制剂的产生，主要是血胰岛素抗体，胰岛素抗体与胰岛素结合使能与组织结合的胰岛素量减少，胰岛素的生物学效应因而降低。②受体抑制剂的产生，包括胰岛素受体自身抗体和高胰岛素血症引起的胰岛素受体下调，胰岛素受体自身抗体和胰岛素受体下调均导致细胞膜上能与胰岛素结合的受体数量减少，细胞对胰岛素的反应性随之降低。③受体后的影响，主要指外周靶器官对胰岛素反应性降低和部分激素过多造成的胰岛素抵抗，前者主要包括肥胖、肝脏疾病和肌无力，后者包括糖皮质激素、生长激素、口服避孕药、黄体酮、儿茶酚胺等。

胰岛素抵抗和葡萄糖抵抗发生的主要机制是胰岛素信号转导系统的功能障碍，包括受体前、受体和受体后障碍。受体前障碍主要是血胰岛素抗体的产生，受体障碍是指各种原因造成的受体数量、结构和功能的破坏，受体后障碍包括胰岛素信号转导系统中各信号分子的数量、结构和功能的破坏，其中受体后障碍最为常见。胰岛素信号转导系统是一个极其复杂、尚有待进一步研究的系统。现有研究资料表明，胰岛素通过细胞表面的胰岛素受体介导，胰岛素与胰岛素受体结合后的第一个作用是胰岛素受体自磷酸化和胰岛素受体酪氨酸激酶活化。自磷酸化的胰岛素受体可为其他信号分子提供结合位点，激活的胰岛素受体酪氨酸激酶可使其底物分子上的酪氨酸磷酸化。在众多胰岛素受体酪氨酸激酶作用底物中，胰岛素受体底物-1是主要的胞浆底物。IRS-1通过其结构上的众多酪氨酸位点与数个含SH2区的信号分子蛋白结合，包括PI-3激酶、Grb2-SOS复合体、Syp、Nck等。经IRS-1介导后，胰岛素信号转导通路形成两条通路：一条是Insulin/Insulin Receptor/IRS-1/PI-3 K/PDK1/PKB/Glut4，另一条为Insulin/Insulin Receptor/IRS-1/ras/raf/MAPKK/MAPK。前者调节葡萄糖转运入胞，后者与细胞丝裂反应相关。当各种原因导致参与Insulin/Insulin Receptor/IRS-1/PI-3 K/PDK1/PKB/Glut4信号通路的一个或多个信号分子的数量、结构和功能发生障碍时，葡萄糖入胞将减少，血糖将升高。

第三节 对机体的影响

一、对代谢的影响

糖尿病的代谢紊乱主要是由于胰岛素分泌绝对不足和/或胰岛素生物学效应降低所致。

当胰岛素分泌绝对不足和/或胰岛素生物学效应降低时,肝、肌肉和脂肪组织摄取、利用葡萄糖减少,肝糖原分解增加,导致高血糖的发生。脂肪组织从血浆中摄取甘油三酯减少,脂肪合成降低。脂蛋白酯酶活性低下,血游离脂肪酸和甘油三酯浓度增加。蛋白质合成减少,分解加速,出现负氮平衡。血糖升高可导致渗透性利尿,继而出现口渴而多饮水。蛋白质代谢负平衡时,肌肉渐渐消瘦,机体疲乏无力,体重减轻,若发生在儿童时期,则生长发育受阻。为补偿损失的糖分,维持机体的活动,患者常出现多食表现,故糖尿病常出现"三多一少"的症状,即多饮、多食、多尿,体重减轻。

在胰岛素极度缺乏时,氨基酸迅速从骨骼肌和脂肪中流入肝脏转化为葡萄糖和脂肪酸,脂肪组织同时大量分解产生脂肪酸,脂肪酸可进一步转化为酮体,包括乙酰乙酸、β-羟基丁酸和丙酮。同时,胰岛素的急性缺乏和酮症代谢导致胰岛素拮抗激素的水平持续增加,外周组织对葡萄糖和酮体的利用降低。酮体的产生增加和利用降低使得大量的酮体堆积在体内形成酮症和发展为糖尿病性酮症酸中毒。糖尿病性酮症酸中毒是糖尿病急性并发症,常为Ⅰ型糖尿病的首发症状,也可因外科手术、肿瘤、心肌梗塞、感染等导致机体对胰岛素的需求增加所致。部分Ⅱ型糖尿病在诱因作用下也可发生酮症酸中毒。

糖尿病性酮症酸中毒发生时,血浆葡萄糖的水平可以达到500mg/dl(27.8mmol/L),血浆酮体的水平可以达到8~15mmol/L以上。糖尿病性酮症酸中毒将导致严重失水、电解质平衡紊乱、外周循环衰竭、肾功能障碍和中枢神经系统功能障碍。高血糖导致渗透性利尿,使得组织间容量降低。酮体的聚集可导致呕吐,从而加剧组织间容量降低。当病程继续发展时,肾血流量降低,肾脏排泄葡萄糖减少,加重血浆高渗透压。严重的高渗透压(>330mmol/L)可导致中枢神经系统的抑制,引发昏迷。肾血流量降低使肾脏分泌、排泄氢离子减少,加重由酮体聚集所致的代谢性酸中毒。长时间的酸中毒使心输出量和血管张力降低,其结果将导致心血管系统的严重损伤,使组织缺氧,加重代谢性酸中毒。

糖尿病性酮症酸中毒的早期临床表现为食欲减退、恶心、呕吐,常伴有头疼、嗜睡、烦躁、呼吸加快,呼出气中有丙酮味(烂苹果味)。中期表现为严重失水、尿量减少,皮肤弹性差,眼球下陷,脉细速,血压下降。晚期表现为各种反射迟钝甚至消失,嗜睡甚至昏迷。

高渗性非酮症糖尿病昏迷是糖尿病急性代谢紊乱的另一种类型,其发生常有诱因,如感染、脑血管意外、严重肾疾患、血液和腹膜透析、不合理限制水分等。起病时常先有多尿、多饮,多食不明显或反而食欲减退。病程进展随失水逐渐加重,临床主要表现为精神神经症状,如嗜睡、幻觉、定向障碍、偏盲、抽搐、昏迷等。

高渗性非酮症糖尿病昏迷发生的可能机制:胰岛素的轻度缺乏可抑制骨骼肌、脂肪和肝脏对葡萄糖的利用;抑制脂肪组织的脂质溶解,阻止酮症的发生;导致高胰高血糖素血症,增加肝脏葡萄糖的输出。最终使血糖升高,出现渗透性利尿。如果患者此时因为各种急性和慢性疾病不能摄入足够的水或体液丢失过多,缺水就会产生。当血浆容量减少,肾泌尿和排泄葡萄糖降低,血浆葡萄糖和渗透压将进一步增加。血浆渗透压大于320mmol/L时,水从中枢神经细胞中移出,导致意识障碍和昏迷。

二、对心血管系统的影响

(一) 糖尿病血管病变

糖尿病血管病变分为微血管病变和大血管病变。小血管、毛细血管和毛细血管前动脉病的主要病理变化表现为毛细血管基底膜增厚。糖尿病微血管病变是导致其他多种疾病的基础，如视网膜的微血管病变可导致糖尿病视网膜病，肾脏的微血管病可导致糖尿病肾病，而小血管的病变是导致心脏疾病如心衰发生的重要原因。糖尿病大血管病主要表现为动脉粥样硬化。动脉粥样硬化增加了糖尿病患者心肌梗塞、休克、肢端坏疽等的发生率。糖尿病动脉粥样硬化发生的确切机制不太清楚，与血管壁、血小板和凝血系统的其他成分、红细胞、脂质代谢等的异常有关。此外，吸烟和高血压等危险因素的共同作用，在动脉粥样硬化的病程中也起重要的作用。

(二) 糖尿病性心脏疾病

糖尿病性心脏疾病是指糖尿病导致的心脏病变，包括冠状动脉疾病、心脏自主神经病和心肌病。

糖尿病性冠状动脉疾病主要包括静息性心肌缺血和心肌梗塞，其中心肌梗塞发生率是同龄人的3～5倍，是导致Ⅱ型糖尿病患者死亡的主要原因。糖尿病患者的心肌梗塞发生率增加与糖尿病所致的动脉粥样硬化、高脂血症、血小板黏附性、凝固因子异常和高血压等有关。

糖尿病性心脏自主神经病主要表现为心电图的改变，包括：①仰卧15min后的静息心率≥100次/min；②以6次/min频率呼吸时，最大和最小心率间的变化≤10次/min；③Valsalva实验后与Valsalva实验间最长的R-R间期比率≤1.10；④站立后第30次心率与站立时第15次心率的R-R间期比率≤1.00；⑤站立1min后收缩压的下降≥30。糖尿病患者心电图的变化与糖尿病的严重程度和持续时间无明显联系，也没有发现其产生的结构或生物化学基础。最近组织学研究发现心电图的改变可能与交感神经和副交感神经的传入纤维损害有关。糖尿病患者死亡后心脏儿茶酚胺研究表明，其心脏中的去甲肾上腺素和多巴胺的含量降低，而肾上腺素含量正常。

糖尿病性心肌病主要为充血性心衰，通常是由于心脏微血管病变（如冠状动脉粥样硬化）和心肌广泛灶性坏死等所致。

(三) 糖尿病性肢端坏疽

糖尿病性肢端坏疽的发生率是同龄非糖尿病的30倍。导致肢端坏疽发生的因素包括：外周血管病变、小血管病变、二次感染以及以痛觉和神经源性感染反应降低为主的外周神经病变。在缺血性坏疽时，足动脉血流量明显降低，约有2/3患者足动脉的搏动不能被触及。

三、糖尿病性肾病

糖尿病性肾病是指糖尿病所致的肾脏功能的破坏。糖尿病性肾病的发展具有渐进性，早期表现为不同严重程度的蛋白尿,接着出现肾病综合征,最后导致肾功能衰竭。其发生的主要机制是肾脏的微血管病变,主要病理变化为:①肾小球硬化症,包括弥散性肾小球硬化症、结节性毛细血管间肾小球硬化症和肾小球基底膜增厚;②血管病变,包括动脉硬化和小动脉硬化;③肾小管与组织间隙病变。临床上将糖尿病性肾病的发展分为5期:Ⅰ期,糖尿病初期,肾脏体积增大,肾小球滤过率升高,肾小球入球小动脉扩张,肾小球内压增加;Ⅱ期,肾小球毛细血管基底膜增厚,出现间歇性蛋白尿;Ⅲ期,出现微蛋白尿;Ⅳ期,蛋白尿逐渐加重,肾小球滤过率降低,出现水肿、高血压,肾功能逐渐降低;Ⅴ期,出现尿毒症各种表现。

四、对神经系统的影响

糖尿病神经病包括外周神经病和自主神经病。目前,对糖尿病神经病的发生机制了解甚少。某些病变,如颅神经麻痹和糖尿病性肌萎缩可能是由于外周神经缺血性梗塞所致。大多系统感官与运动神经病和外周神经病的发生可能与高血糖症所致的代谢或渗透压张力的改变有关。

(一) 外周神经病

有观点认为外周神经病是由于微血管病变和山梨醇旁路代谢增强以致血浆山梨醇增多所致。临床上表现为肢端感觉异常或感觉过敏,常呈对称性,下肢较上肢严重,早期伴有麻木、针刺、灼热等感觉;其后有各种疼痛,如肢体疼痛、刺痛、灼热痛等;晚期运动神经受影响,出现肌张力降低,肌力下降直至肌萎缩和瘫痪。

(二) 自主神经病

自主神经病变出现较早,并较为常见,可影响胃肠、心血管、泌尿系统和性器官的功能。表现为瞳孔改变、排汗异常、胃排空延迟、腹泻、便秘、体位性低血压、心动过速、尿失禁、尿潴留、阳痿等。

五、对其他器官系统的影响

(一) 皮肤

糖尿病皮肤病的典型特征是在胫前区皮肤出现萎缩性棕色斑,棕色斑的产生是由于组织蛋白糖化作用增加和血管病变所致。

(二) 眼

糖尿病可导致视网膜病变、黄斑病、白内障、青光眼、屈光改变、虹膜睫状体病变等。

糖尿病视网膜病主要分为两种:增生型和非增生型。增生型糖尿病视网膜病主要病理变化是有新毛细血管和纤维组织在视网膜上生长,并可进入到玻璃体房。当糖尿病小血管病变发生时可导致视网膜缺氧,从而刺激新血管的生长。在新毛细血管增生前有一个增生前期,此期因小动脉出血而表现为视网膜上小的梗塞,此时视力通常是正常的。增生型糖尿病视网膜病可增加玻璃体出血或视网膜剥离的危险性，是致盲的主要因素。非增生型糖尿病视网膜病是糖尿病视网膜病变的早期阶段，其主要表现为微动脉瘤、点状出血、渗出液形成、视网膜水肿，视网膜毛细血管漏出蛋白、脂质和红细胞进入视网膜。若病变发生在视盘处，可以影响视敏感度。一般而言，增生型糖尿病视网膜病常见于Ⅰ型糖尿病，非增生型糖尿病视网膜病多见于Ⅱ型糖尿病。

糖尿病时白内障发生的主要机制：①血葡萄糖水平升高引起晶状体蛋白的糖化作用；②山梨醇形成过多使得晶状体渗透压改变，最终导致晶状体纤维化。糖尿病白内障形成后可导致视力下降，甚至致盲。

(三) 骨和关节

慢性糖尿病的代谢紊乱或血管病变的持续发展可导致骨和关节的病变。

(四) 感染

糖尿病患者极易发生念珠菌感染和其他一些罕见的感染，如气肿性胆囊炎、白微菌病、恶性外耳炎、坏死性视神经乳头炎等。念珠菌感染将导致腋部、指间和胸部以下损伤部位出现红斑和水肿。对患慢性糖尿病、长期尿糖阳性的妇女易发生阴道炎和瘙痒。糖尿病患者易于感染的机制目前不清楚，动脉粥样硬化导致的缺血在感染的发生中可能起着一定的作用。

第四节 防治的病理生理基础

由于对糖尿病的发生、发展机制尚未完全了解，因而对糖尿病，尤其是Ⅱ型糖尿病的防治缺乏有效的方法。目前采用的各种治疗手段的目的是控制血糖在正常或接近正常水平，纠正糖尿病对代谢紊乱的影响，防止或延缓糖尿病各种并发症的发生，提高生存能力，延长寿命，降低死亡率。

一、一般治疗

对有糖尿病家族史的人群应加强宣传教育，提高其对糖尿病的认识；提倡生活规律，戒烟戒酒，讲究个人卫生，避免接触或使用有可能损害胰岛 B 细胞的药物和化学物质；加强体育锻炼，控制体重；体育锻炼可提高外周组织对胰岛素的敏感性，提高外周组织利用葡萄糖的能力，改善血糖和血脂代谢，有利于糖尿病的防治。

二、饮食治疗

合理的饮食有利于减轻体重，控制高血糖和防止低血糖的发生，改善脂质代谢，防止和延缓糖尿病并发症的发生，同时减少降糖药物的使用频率和剂量。饮食治疗包括如下几个方面：

(1) 根据性别、年龄、身高、体重制订每日所需的总热量。休息状态时成人每日所需的总热量为 105～125.5 kJ/kg，轻体力劳动时为 125.5～146 kJ/kg，中度体力劳动时为 146～167 kJ/kg，重体力劳动时大于 167 kJ/kg。婴幼儿、孕妇等可根据实际情况增加或减少。

(2) 忌食含糖制品,控制碳水化合物含量占饮食总热量的 50%～60%之间,并以粗粮和杂粮为主。

(3) 控制蛋白质和脂肪的含量,蛋白质含量不超过总热量的 15%,脂肪含量不超过总热量的 30%。

(4) 根据生活习惯、病情、治疗状况等因素合理分配每餐进食量,可每日三餐分配为 1/5、2/5、2/5 或 1/3、1/3、1/3,也可每日四餐分配为 1/7、2/7、2/7、2/7。

(5) 减少食盐的摄入。

三、药物治疗

治疗糖尿病的药物主要有口服药物和胰岛素。口服药物包括磺脲类降糖药、双胍类降糖药、α葡萄糖苷酶抑制剂和噻唑烷二酮。对于口服降糖药治疗无效的患者,可采用胰岛素治疗。临床所用的胰岛素制剂主要从动物(如猪、牛等)的胰腺中提取,根据其作用时间可分为速效、中效、长效三种制剂。胰岛素主要用于Ⅰ型糖尿病、经饮食和口服降糖药治疗无效的Ⅱ型糖尿病、糖尿病的各种急慢性并发症。由于胰岛素制剂含有胰升糖素、胰多肽、胰岛素原及其中间产物等致敏原和抗原,故应防止抗胰岛素抗体的产生。一般而言,多次注射胰岛素 1 月后,循环中可出现抗胰岛素抗体,包括 IgG 和 IgE 两种。在使用降糖药物治疗时应严格监测血糖水平,防止因使用剂量过大导致的低血糖反应的发生。

四、外科治疗

对于Ⅰ型糖尿病和Ⅰ型糖尿病合并有肾功能不全的患者可进行胰腺移植和胰岛细胞移植,以替代损伤的胰岛细胞分泌胰岛素,从而改善患者的功能,减轻症状。

总之,糖尿病的治疗是一个极其复杂的过程,应强调早期治疗、长期治疗、综合治疗、治疗措施个体化的原则,强调药物治疗、饮食治疗、体育锻炼相结合。

(汪长华)

参 考 文 献

1. Chris E Kaufman, et al. Essentials of Pathophysiology. Lippincott Williams & Wilkins, 中国协和医科大学出版社,2002:239～249
2. Stephen J McPhee, et al. Pathophysiology of Disease. In: An Introduction to Clinical Mediacine. McGraw-Hill. 2000:432～458
3. 傅祖植. 糖尿病. 见:叶任高主编. 内科学. 北京:人民卫生出版社,2001:798～842
4. 杨义生. 胰岛素抵抗. 信号转导的缺陷. 国外医学内分泌学分册,2002,22(1):5～7

第二十章　多器官功能不全

第一节　概　　述

在严重的创伤、感染、休克等病理过程中或复苏后，相继或同时发生两个或两个以上的系统或器官功能障碍以致衰竭，称为多器官功能不全（multiple organ dysfunction，MOD）或多器官功能障碍综合征（multiple organ dysfunction syndrome，MODS）。

MOD 是创伤及感染后最严重的并发症之一，且发病率与创伤和感染的严重程度、患者的年龄以及累及器官多少密切相关，并直接影响着患者的预后。据美国 1998 年统计，在美国外科加强监护病房（ICU）中，平均每名患者花费 15 万美元，但真正能救治成功的为数甚微，死亡人数占整个 ICU 死亡人数的 50% 以上。

病人在发病前身体健康，发病后所发生衰竭的器官在发病前没有功能障碍，因此 MOD 与慢性心、肺、肾疾病过程中合并其他器官慢性功能障碍的概念不同，亦不包括多脏器联合损伤这种原发性多器官功能障碍或丧失。MOD 中的器官功能衰竭一旦治愈，其功能可以完全恢复。

1973 年 Tilney 等首先报道了一组腹主动脉破裂手术后相继发生急性肾衰，全身感染，心、肺、肝等多系统器官衰竭病例，首次提出了这一概念，初步认识到了急性大失血和休克可以使原先未累及的器官在手术后发生衰竭。1975 年 Baue 根据他对抢救中死亡病人的尸检结果研究，认识到了严重的生理刺激可导致远隔器官的损伤，遂提出了"多器官衰竭"的命名建议，后被医学界接受。目前尚存在一些异名同义的名称，如多系统器官衰竭（multiple system organ failure，MSOF）、多器官功能不全综合征（multiple organ dysfunction syndrome，MODS）、多器官功能衰竭（multiple organ failure，MOF）、多器官系统功能不全（multi-organ system dysfunction，MSD）等。近几年来，许多学者考虑"多器官衰竭"（MOF）一词过分强调器官衰竭这个终末点，而未反映疾病的发展过程，不利于早期防治，因而临床上最近倾向于将"多器官功能衰竭"称为"多器官功能不全综合征"（MODS）。但从病理生理学着眼点出发，多数学者认为还是以"多器官功能不全"（MOD）更为合适。

资料显示，在外科领域中，7%～22% 的急诊手术后病人以及 30%～50% 因腹腔感染接受手术的病人发生 MOD，尤其是老年人（≥65 岁）和原有严重慢性病者 MOD 发生率特别高。MOD 的死亡率从 30% 到 100% 不等，取决于累及系统（或器官）的数目和 MOD 的持续时间。有作者对美国 13 家大医院的加强监护病房中的 5 677 例内科和外科病人的前瞻性研究表明，48% 的病人发生急性器官系统衰竭。其中单个系统衰竭持续 24h 以上者，死亡率 40%；2 个系统衰竭并持续 24h 以上者，死亡率 60%；3 个或 3 个以上系统衰竭并持续 3d 以上者，死亡率达 98%。

MOD 所涉及的系统包括心血管、呼吸、肝、肾、胃肠、代谢、凝血、免疫和中枢神经系统等。确定某系统器官是否发生衰竭，一方面要根据临床症状，但更重要的是要依据检查指标。下面列出主要系统和器官衰竭的指标，如果有两个或两个以上系统器官功能异常改变达到以下标准，即可认为发生了 MOD。

(1) 心功能衰竭：突然发生低血压、低心输出量，心脏指数小于 $1.5L/min·m^2$，需用药物或机械方法支持循环功能，或者发生心肌梗死。

(2) 肺衰竭：病人明显呼吸困难，动脉血氧分压（PaO_2）低于 6.65kPa（50mmHg），或需吸入 50% 以上氧气才能维持 PaO_2 在 6.65kPa 以上。患者须借助呼吸机维持通气 5d 以上。

(3) 肝衰竭：出现黄疸或肝功能不全；血清总胆红素超过 $34.2\mu mol/L$（2mg/dl），血清谷丙转氨酶、谷草转氨酶、乳酸脱氢酶或碱性磷酸酶在正常值上限 2 倍以上；可以有或无肝性脑病。

(4) 肾衰竭：肾脏不能维持机体水和电解质的平衡，不能有效排除体内废物。通常以血肌酐浓度大于 $176.8\mu mol/L$（2mg/dl）（原有肾脏疾病者，需较入院时水平增加 1 倍）作为诊断标准。

(5) 胃肠道衰竭：发生胃肠黏膜应激性溃疡，内窥镜或手术证实急性胃黏膜浅表性溃疡，或因上消化道出血，24h 需输血 1 000ml 以上才能维持心肺功能。

(6) 凝血系统功能衰竭：发生凝血障碍或弥散性血管内凝血。血小板计数小于 $50 \times 10^9/L$，凝血时间和部分凝血活酶时间延长达对照的 2 倍以上。纤维蛋白原小于 200mg/dl，有纤维蛋白降解产物存在。临床上有或无出血。

(7) 内分泌衰竭：血糖升高，甚至尿糖阳性，肾上腺皮质功能减退。

(8) 免疫系统功能衰竭：表现为感染难以控制或者出乎意料地发生感染。

(9) 中枢神经系统功能衰竭：表现为感觉中枢抑制和/或昏迷。

第二节 病因及发病经过

一、病　因

引起 MOD 的病因在临床各科中可见于严重创伤、大手术、大量失血、休克、严重感染等疾病，不适当大量输血、输液，药物毒副反应以及临床治疗措施不当或诊治错误亦可触发。如内窥镜检查造成胃肠道穿孔，感染控制不力，心肺复苏不当，手术中伤及大动脉引起出血或误扎主要动、静脉血管等。归纳起来，引起 MOD 的高危因素主要有三个方面：严重感染、严重创伤、休克。

(一) 严重感染

严重感染也是 MOD 最常见的原因。据报道，在 MOD 中 70% 由脓毒症（sepsis）引起，死亡率约为 70%。脓毒症的原发灶 50% 在肺内，40% 在腹腔内。老年人以肺部感染作为 MOD 原发病因者多，青壮年病人以腹腔脓肿或肺部侵袭性感染后 MOD 发生率高。

有一些 MOD 病人虽然找不到感染病灶或血细菌培养阴性，但其临床经过和结局与脓毒症病人大致相同，其原因多是由于肠屏障功能障碍、肠内细菌和内毒素穿过肠壁经门静脉进入全身循环而致。

（二）严重创伤

较早引起人们注意导致 MOD 的病因就是腹主动脉破裂手术后所发生的多种器官功能衰竭。严重的组织创伤、多处骨折、大面积烧伤、大手术、体外循环心肺复苏后，经过 12~36h，病情虽已平稳，但患者又出现呼吸困难、低氧血症，继之发生肝、肾功能衰竭和凝血功能障碍，即发生了 MOD。这些创伤无论是否伴有感染，只要伴有低血容量休克都极易发生 MOD。

（三）休克

大多数 MOD 病人入院时有明显的休克。严重的创伤、手术、感染，都可引起休克，而休克发生后，会进一步减少各组织器官的灌流，使其功能更进一步障碍，加重和加速 MOD 的发生和发展。休克晚期，血液中肿瘤坏死因子（tumor necrosis factor，TNF）、组织溶解酶类等物质明显增多，若合并 DIC 更易发生 MOD。

二、发病经过

MOD 的发病形式可分为两种：

（一）单相速发型

此型 MOD 是在原始病因作用下，由一个器官损伤迅速导致另一个或多个系统器官功能障碍甚至衰竭。

诸如严重挤压伤时横纹肌溶解引起急性肾功能衰竭，多次输血引起凝血功能障碍等，这一类 MOD 患者多在休克复苏后 12~36h 内发生呼吸衰竭，继之发生肝、肾功能衰竭和凝血功能障碍，即器官衰竭序贯发生，只有一个高峰，称之为单相速发型。

（二）双相迟发型

此型是比较典型的 MOD。在创伤、失血和休克后，在 1~2d 内经过处理病情缓解稳定，但 3~5d 后发生全身性感染，病情急剧恶化，发生第二个器官衰竭高峰，称为双相迟发型 MOD。其特点是原发损伤引起全身性炎症反应综合征（systemic inflammatory response syndrome，SIRS），继而造成远隔器官功能不全或衰竭。

第三节　发病机制

20 年来对 MOD 发病机制的研究显示，创伤和感染过程中出现的器官缺血和再灌注损伤、全身性炎症反应、肠源性内毒素血症与细菌移位等在 MOD 中起重要作用。在不同始发病因的作用下，引起 MOD 的主要因素可能有所不同，但常常是多种因素共同作用的结果。上述三个因素可以互为因果，相互加强，使某些组织细胞代谢和功能障碍，甚至完全丧失功能，从而造成器官功能障碍或衰竭。下面分别介绍引起 MOD 的几个主要因素的作用机制。

一、器官血流减少和再灌注损伤

创伤、失血引起休克的过程中，各主要生命器官发生缺血，由于交感-肾上腺髓质系统兴奋，血液重新分配，使腹腔内脏血管收缩，加重肝、肾、肠等器官的缺血程度。持续性低灌流可以导致组织缺氧、酸中毒、代谢障碍和能量产生减少，引起器官功能衰竭。

复苏治疗后，缺血器官恢复血液灌流，此过程中产生的大量自由基可以引起细胞膜功能失常以及线粒体产能障碍，细胞蛋白酶结构改变，丧失活性，从而使细胞丧失功能。缺血时细胞膜上磷脂酶 A_2 激活产生的花生四烯酸代谢产物白三烯（leukotrienes，LTs）及吞噬细胞产生的肿瘤坏死因子（TNF）、血小板活化因子（platelet activating factor，PAF）等炎性介质，在再灌注时均能吸引更多的白细胞到缺血部位，黏附于血管内皮，激活产生氧自由基并释放溶酶体酶，使血管内皮细胞损伤、血管通透性增加，引起微血栓形成和出血、水肿，甚至灌流中断。周围循环中形成的血小板微聚物栓塞在肺、肝、肾等器官，血小板释放出 5-羟色胺、血小板活化因子、组胺和血管活性胺，引起各器官的炎性反应。

二、全身性炎症反应失控

感染、内毒素血症、脓毒症、组织创伤、坏死组织、缺血-再灌注损伤等均可引起全身性炎症反应综合征。轻度的 SIRS 可动员体内的防御力量，抵抗致病因素对机体的损伤作用，但若 SIRS 反应过重，尤其是炎症介质的相互正性加强作用，可使 SIRS 失控，由此引起机体组织的损伤。

MOD 时全身性炎症反应所造成的多种炎症介质失控性释放，可引起组织细胞的损伤和功能障碍，从而引起多个器官系统功能不全。

（一）补体的作用

革兰氏阴性细菌产生的内毒素与抗体形体的免疫复合物以及细菌的细胞壁成分、纤溶酶、凝血酶、蛋白酶均可以激活补体。被激活之补体 C_{3a}、C_{5a} 具有过敏毒素活性以及趋化活性。它们可以使肥大细胞及嗜碱性粒细胞释放组胺等介质，使平滑肌收缩、毛细血管通透性增加，还可使白细胞释放蛋白酶和过氧化物酶，并能刺激肺组织内白三烯的生物合成，同时又可吸引中性粒细胞及单核细胞到达反应区域聚集，其结果是炎症反应区域组织水肿、细胞损伤，从而使器官功能障碍。

（二）中性粒细胞的作用

中性粒细胞在活化补体 C_{5a} 的作用下可以游走进入组织，被激活后发生呼吸爆发，其耗氧量增加 2~20 倍，并将其 90% 氧耗用于生成超氧阴离子自由基等活性氧上。在髓过氧化物酶的作用下活性氧中的 H_2O_2 可以和 Cl^- 作用生成次氯酸（HOCl），活性氧及次氯酸虽然在杀灭细菌等病原微生物中起着重要作用，但过多产生对自身组织细胞亦造成损伤。

中性粒细胞若长期受激活补体的作用，便会崩解释放酶性颗粒，这些酶性颗粒包含有数十种酶,其中有 3 种引起组织损伤作用最大:弹性蛋白酶(elastase)、胶原酶(collagenase)和明胶酶(gelatinase)。这些酶类几乎能降解细胞外液基质中的所有成分,裂解免疫球蛋白、凝血因子,并能攻击完整的未受损细胞。

中性粒细胞被激活后,也激活磷脂酶 A_2,游离出花生四烯酸,导致瀑布反应,产生许多血管活性物质,如白三烯和血小板活化因子等。这些介质使血管收缩,通透性增加,促进白细胞对管壁黏附。大量过度激活的中性粒细胞聚集形成微栓子,栓塞在多个器官的微循环内,进一步导致细胞损害和器官功能不全。

(三)单核-吞噬细胞系统的作用

单核-吞噬细胞系统包括循环中的单核细胞和组织中固定的巨噬细胞,这一类细胞也是炎症反应的效应细胞。全身性感染、组织损伤或免疫反应都可激活单核吞噬细胞系统,使其吞噬能力增强,并释放 IL-1、TNF 和 INF-γ 等。单核-吞噬细胞系统释放的炎症介质趋化中性粒细胞到达炎症区域,后者释放自由基和蛋白酶类、前列腺素类等生物活性物质,其结果是增强了机体的免疫能力及白细胞对病原微生物的杀灭清除能力,同时具有促进创面愈合、增强机体代谢速率、清除受损组织和异物的作用。这对机体是极其重要的。但是如果这一炎症反应过度,就会给机体器官造成损伤,由保护作用变为破坏作用。自由基、各种水解酶类、血管活性物质的大量释放,一方面直接损伤邻近的组织、细胞,引起器官实质细胞的损害,另一方面炎症介质进入全身循环损伤血管内皮细胞,引起微血栓形成,微血管通透性增加,造成远隔器官损害。

三、内毒素血症和肠道细菌移位

许多死于 MOD 的病人血中可培养出肠道细菌,而临床检查与尸检均未能发现感染灶,人们自然推测这些细菌很可能来自肠道,因为人体肠道是一个很大的"细菌库",而这些无数的细菌与人体内部循环仅靠一层黏膜上皮分隔开,在特殊情况下,细菌极易进入人体组织内。实验也证明肠道内细菌在特定条件下,可以透过肠黏膜屏障侵入肠淋巴管及血管,继而进入全身循环。实验大鼠失血性休克血压降至 4.0kPa(30mmHg),30min 时肠黏膜淋巴结内即发现大肠杆菌,90min 时肝、脾内都有细菌进入。这种肠内细菌侵入肠外组织的过程称为细菌移位(bacterial translocation)。许多研究表明,在细菌进入血液发生菌血症之前,常常已有细菌内毒素进入血液循环而导致的内毒素血症。Rush 发现大鼠失血性休克 30min 时,已有 1/3 的动物发生内毒素血症,2h 时阳性率达 87.5%。内毒素与细菌侵入机体后,引起机体全身性的炎症反应,从而引起:①激活巨噬细胞、粒细胞等释放炎性介质和酶,从而直接或间接使机体组织损伤;②对凝血、纤溶系统发生作用,促发 DIC;③激活,补体发生补体反应以及引起发热、低血压等。通过这三个途径,使许多器官功能受损,甚至发生衰竭。

肠内细菌及内毒素之所以会通过肠黏膜进入全身,这主要是由于:①正常肠道菌群生态平衡破坏,导致某些细菌过度生长;②机体免疫和防御机制受损;③肠黏膜屏障破坏。危重病人常由于应用广谱抗生素而改变了肠道菌群的正常生态,并常有免疫抑制,尤其是在肝脏受损的情况下,枯否细胞对细菌的吞噬杀灭及肝脏对肠道内毒素的解毒功能障碍,使肠内细菌及内毒素容易通过肠黏膜局部防御屏障及肝脏这道"防线"侵入机体;创伤、失血、休克时肠血流量减少，肠黏膜缺血、上皮受损、糜烂脱落，肠屏障功能减弱。

近年来研究表明，关于肠屏障功能损害的原因还不仅仅是由于缺血、缺氧等造成肠循环障碍所致，较长时间采用静脉营养而不从胃肠道进食，常常造成肠黏膜损伤和屏障功能衰减。目前认为肠腔内有食物刺激是肠黏膜生长最重要的条件，较长时间肠内无食物，就会造成肠黏膜萎缩，屏障功能减弱，细菌和内毒素侵入机体。

肠黏膜面积大，细胞生长极快，故需要大量能量。谷氨酰胺是肠黏膜上皮细胞最主要的能量来源，大鼠的小肠可摄取循环血中谷氨酰胺量的 20%～30%，全部供肠黏膜上皮细胞利用。肠黏膜上皮细胞，尤其是空肠绒毛上皮细胞的线粒体内膜上含有丰富的谷氨酰胺酶，能分解肠内食物中的谷氨酰胺，产生谷氨酸和 NH_3。谷氨酰胺在维持肠的代谢、结构和功能方面起着重要作用。一般的静脉营养液中不含谷氨酰胺。给大鼠静脉补充谷氨酰胺，可防止肠绒毛萎缩。使大鼠禁食，注射全静脉营养液，会发生肠内细菌移位；而给大鼠饮全静脉营养液，细菌移位显著减轻，但不能阻止；只有饲以正常饲料才不发生细菌移位。此关键就在于饲料中含有谷氨酰胺而静脉营养液中缺失。由此可见，通过胃肠道进食是保持肠黏膜正常屏障功能的一个很重要因素。

近年来对肠屏障功能衰竭与 MOD 的研究很多，越来越显示出肠屏障功能的重要性，但迄今尚无临床资料证明预防肠屏障衰竭能防止 MOD 发生。肠道是否确是 MOD 的始动器官也需要更进一步的研究证明。

四、细胞代谢障碍

MOD 时细胞代谢障碍表现为线粒体能量代谢的缺陷、氧的摄取和各种底物利用障碍，ATP 产生减少和高代谢。

（一）氧债增大

机体所需的氧耗量与实测氧耗量之差称为氧债。氧债增大反映组织缺氧。各种原因造成机体循环灌流不足或血流分布紊乱，均可引起组织氧量供应减少，从而影响器官的代谢和功能。严重的组织缺氧可引起器官衰竭和死亡。有报道氧债程度与 MOD 的严重程度及存活与否有关。MOD 死亡病人，氧债严重而持续时间长。

（二）能量代谢障碍

组织灌流减少和再灌注损伤都能损害线粒体的结构和功能，引起氧化产能过程障碍。MOD 时 NAD^+/NADH 比值降低使三羧酸循环受阻、糖和脂肪代谢发生障碍，ATP 产生减少，引起器官功能障碍，甚至衰竭。

（三）高代谢

静息时全身氧耗量增高的情况称高代谢（hypermetabolism）。机体在遭受严重创伤、大手术和全身性感染时多表现为高代谢状态。此时能量消耗增加、氧耗量和 CO_2 产生增加、糖原分解和糖异生作用增强、肌蛋白分解增强；支链氨基酸消耗过多，表现为支链氨基酸/芳香族氨基酸比值降低；尿氮增多，发生负氮平衡；心输出量增加、外周血管阻力降低。高分解代谢使病人很快出现中度到重度营养不良，严重的组织消耗是发生器官衰竭

的又一重要原因。高代谢产生的机制与以下三个方面相关:

1. 应激激素分泌增多

严重创伤、感染及大手术时,机体处于应激状态,应激激素诸如儿茶酚胺、胰高血糖素和糖皮质激素、生长激素、甲状腺素等分泌增多,加强了机体分解代谢,引起组织消耗。

2. 创面热量丧失

烧伤和创伤的创面水分蒸发增多,以及大面积皮肤破损使隔热作用丧失,均可使机体大量体热丢失。机体通过调节,使代谢速率增快,但这只是创伤后高代谢的部分原因,代谢率并不因创面全部愈合而下降至正常。

3. 细胞因子的作用

严重创伤和感染时,单核-巨噬细胞被激活可产生大量 TNF、IL-1 等,它们促进应激激素的释放,使肌蛋白分解,引起发热和激活白细胞的呼吸爆发。

高代谢是机体对创伤的一种防御性反应。通过高代谢抵抗致病因子的致病作用并尽快修复机体的损伤。但如果过度,则会因为持久、过强的高动力循环加重心肺负担,能量消耗过度及组织消耗过多而引起器官功能障碍以致衰竭。

第四节 主要器官功能改变的特点

一、肺功能不全

在 MOD 时,往往首先是肺发生衰竭,并且在各器官衰竭中也以肺衰竭发生率最高。有资料表明,MOD 病人中有 83%~100% 发生肺衰竭。

肺是全身静脉血的一个大"过滤网",组织中的许多代谢产物和血液中的有害物质在肺脏被吞噬、灭活和转化,因此极易受累,亦容易被富集的有害物质损伤;肺泡的巨噬细胞及白细胞常常在一些致病因素的作用下激活,在肺内释放炎症介质及血管活性物质,从而引起肺微血管通透性升高、中性粒细胞黏附、微血栓形成,从而造成肺水肿、出血、肺不张和肺内透明膜形成等,临床上出现进行性低氧血症和呼吸窘迫。

二、肝功能不全

MOD 时爆发肝衰竭虽不到 10%,但有明显肝脏受损和功能异常者则可高达 95%,因而在 MOD 中肝脏衰竭是仅次于肺而发生衰竭几率较高的器官。严重的创伤、休克和脓毒症都可引起肝血流量减少,直接影响肝细胞和枯否细胞能量代谢,表现为氧化磷酸化障碍和能量产生减少;组织碎片和溶血后的红细胞碎片被枯否细胞大量吞噬造成单核-吞噬细胞系统封闭和功能抑制,对感染的易感性增加;枯否细胞及单核细胞激活后释放炎性介质,造成肝细胞本身的损害及远隔器官的损害。肝功能的障碍,使它对毒物及细菌的清除能力下降,反过来加剧了机体的损伤。

黄疸多在创伤后 5d 左右出现,8~10d 达高峰,常由脓毒血症引起。感染性休克伴严重肝损伤者死亡率达 100%。由于肝产生的或未灭活的有害物质易循血流到肺,造成肺血管内皮损伤，因而严重肝损伤极易伴发急性肺损伤。

三、肾衰竭

肾衰竭在 MOD 的发生率为 40%～55%，发生率仅次于肺、肝。在 MOD 中如有肾衰竭，病人通常死亡，无肾衰竭者即使有 3 个器官衰竭往往也可存活。因此密切观察病情变化，尽早防治肾衰无疑对 MOD 预后具有重要意义。

四、胃肠道衰竭

创伤、脑外伤、烧伤、脓毒血症后发生胃肠黏膜糜烂（病变只侵犯到上皮层表层）以及浅层溃疡（侵犯到黏膜下层）常预示早期的多器官衰竭。在 MOD 中约有一半发生胃肠功能衰竭。胃肠屏障功能的损害可以诱发加重其他远隔器官的损伤或衰竭。

五、心功能不全

MOD 时心功能不全发生率为 10%～23%，主要表现为：①突然低血压，收缩压小于 8.0kPa（60mmHg）；②心脏指数小于 $2.0L/min·m^2$ 以下；③正性肌力药物常常对其作用不明显。

第五节　防治的病理生理学基础

MOD 早期阶段的病理生理过程常常是可逆的，但 MOD 一旦发生，死亡率很高，因此应以预防 MOD 作为理想的防治目标。积极支持各器官系统，使之不发生功能衰竭，另一方面采取各种措施，防止感染及其他发病因素。由于 MOD 病因各异，发生机制尚不明了，因此临床有效救治尚有困难。根据目前人们对其病理机制的认识，其防治原则应是如下几方面：

一、控制感染，减少创伤损害

感染是 MOD 的主要原因之一，控制感染是防治 MOD 的关键。一旦发现形成脓肿应立即切开引流，应用有效抗生素；彻底清除创面坏死组织和血肿，以除去炎症灶以及大量组织碎片，预防组织碎片及组织因子进入血液循环；对于骨折要早期固定以减少进一步的组织创伤及限制炎症反应。

二、及时补足血容量，防治休克和缺血-再灌注损伤

休克是导致 MOD 的常见原因，因此及时补充有效血容量，保持血压相对稳定是十分重要的。休克状态下腹腔内脏血管普遍收缩，肝、肾、肠等血流量减少；器官恢复灌流，常发生再灌注损伤。因此补充血容量的同时要给予一些抗自由基制剂及细胞保护剂，抗自由基制剂如别嘌呤醇、维生素 E、丹参注射液、甘露醇、维生素 C、亚硝酸钠等，细胞保护剂如 1,6-二磷酸果糖（FDP）、极化液等。

三、阻断炎症介质的有害作用

1. 糖皮质激素

大剂量糖皮质激素的抗炎、抗毒作用非常明显,可稳定溶酶体膜,减少组织损伤和减轻水肿。但由于它对免疫功能的抑制作用及对创面细胞再生修复的抑制作用,临床应用仍有争议。

2. 非类固醇类抗炎药

布洛芬、消炎痛等前列腺素环氧酶抑制剂可抑制血栓素产生,实验证明对 ARDS、脓毒症、休克以及改善创伤和感染时的肺损伤都有效果。

3. 鱼油

鱼油中的 ω-3 不饱和脂肪酸可渗入细胞膜,使细胞膜受刺激时产生的花生四烯酸减少,同时鱼油还有刺激免疫系统、改善细胞介导的免疫反应、抑制巨噬细胞的活化及产生 IL-1 和 TNF 的作用。

4. 血浆交换法除去有害的炎症介质

鉴于炎症介质种类繁多,难以用药物一一阻断,故国外近年来用血浆交换法治疗脓毒症引起的 MOD,这对除去血中的内毒素和炎症介质有一定效果。

四、尽可能由胃肠道进食

胃肠食物刺激对维持肠黏膜屏障功能极为重要,因此要尽量缩短禁食时间。由于谷氨酰胺制剂极易分解,故静脉营养液中缺乏该物质,对静脉营养患者应尽量另外补充谷氨酰胺。

五、营养支持

对于饮食困难和危重病人可采用静脉内高营养疗法,包括输注多种氨基酸溶液、白蛋白、乳化脂肪溶液滴注,应用含有丰富支链氨基酸的混合物,以利于保护器官功能,预防 MOD 发生。

(刘永明)

参 考 文 献

1. McCance K L, Huether S E.Pathophysiology: the biologic basic for disease in adults & children. 4th ed. Mosby, 2002
2. Hasko G, Deitch E A, Szabo C, Nemeth Z H, Vizi E S.Adenosine: a potential mediator of immunosuppression in multiple organ failure.Current opinion in pharmacology, 2002, 2 (4): 440~444
3. Marshall J C.SIRS and MODS: what is their relevance to the science and practice of intensive care? Shock (Augusta, Ga.), 2000, 14 (6): 586~589
4. Baue A E, Durham R, Faist E. Systemic inflammatory response syndrome (SIRS), multiple organ dysfunction syndrome (MODS), multiple organ failure (MOF): are we winning

the battle? Shock (Augusta, Ga.), 1998, 10 (2): 79~89
5. 王迪浔. 人体病理生理学. 第 2 版. 北京：人民卫生出版社，2002
6. 盛志勇，胡森. 多器官功能障碍综合征. 北京：科学出版社，1999